RESSONÂNCIA MAGNÉTICA
APLICAÇÕES PRÁTICAS

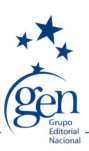

O GEN | Grupo Editorial Nacional – maior plataforma editorial brasileira no segmento científico, técnico e profissional – publica conteúdos nas áreas de ciências da saúde, exatas, humanas, jurídicas e sociais aplicadas, além de prover serviços direcionados à educação continuada e à preparação para concursos.

As editoras que integram o GEN, das mais respeitadas no mercado editorial, construíram catálogos inigualáveis, com obras decisivas para a formação acadêmica e o aperfeiçoamento de várias gerações de profissionais e estudantes, tendo se tornado sinônimo de qualidade e seriedade.

A missão do GEN e dos núcleos de conteúdo que o compõem é prover a melhor informação científica e distribuí-la de maneira flexível e conveniente, a preços justos, gerando benefícios e servindo a autores, docentes, livreiros, funcionários, colaboradores e acionistas.

Nosso comportamento ético incondicional e nossa responsabilidade social e ambiental são reforçados pela natureza educacional de nossa atividade e dão sustentabilidade ao crescimento contínuo e à rentabilidade do grupo.

RESSONÂNCIA MAGNÉTICA
APLICAÇÕES PRÁTICAS

Catherine Westbrook
EdD, MSc, FHEA, PgC (Learning & Teaching), DCRR, CTC
Senior Lecturer, Anglia Ruskin University, Cambridge, UK

John Talbot
EdD, MSc, FHEA, PgC (Learning & Teaching), DCRR
Senior Lecturer, Anglia Ruskin University, Cambridge, UK

Revisão Técnica
Diogo Goulart Corrêa
Professor Adjunto do Departamento de Radiologia da Universidade Federal Fluminense (UFF). Professor de Radiologia e Diagnóstico por Imagem da Faculdade de Medicina da Universidade Estácio de Sá. Médico Neurorradiologista da Clínica de Diagnóstico por Imagem (CDPI)/DASA. Médico Neurorradiologista do Instituto Estadual do Cérebro.

Tradução
Angela Satie Nishikaku

5ª edição

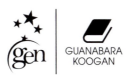

- Os autores deste livro e a editora empenharam seus melhores esforços para assegurar que as informações e os procedimentos apresentados no texto estejam em acordo com os padrões aceitos à época da publicação, e todos os dados foram atualizados pelos autores até a data do fechamento do livro. Entretanto, tendo em conta a evolução das ciências, as atualizações legislativas, as mudanças regulamentares governamentais e o constante fluxo de novas informações sobre os temas que constam do livro, recomendamos enfaticamente que os leitores consultem sempre outras fontes fidedignas, de modo a se certificarem de que as informações contidas no texto estão corretas e de que não houve alterações nas recomendações ou na legislação regulamentadora.

- Data do fechamento do livro: 09/04/2021

- Os autores e a editora se empenharam para citar adequadamente e dar o devido crédito a todos os detentores de direitos autorais de qualquer material utilizado neste livro, dispondo-se a possíveis acertos posteriores caso, inadvertida e involuntariamente, a identificação de algum deles tenha sido omitida.

- Atendimento ao cliente: (11) 5080-0751 | faleconosco@grupogen.com.br

- Traduzido de:
MRI IN PRACTICE, FIFTH EDITION
Copyright © 2019 John Wiley & Sons Ltd
Blackwell Science (1e, 1993, 2e, 1998); Blackwell Publishing Ltd (3e, 2005, 4e, 2011).
All Rights Reserved. This translation published under license with the original publisher John Wiley & Sons Inc.
ISBN: 9781119392002

- Direitos exclusivos para a língua portuguesa
Copyright © 2021 by
Editora Guanabara Koogan Ltda.
Uma editora integrante do GEN | Grupo Editorial Nacional
Travessa do Ouvidor, 11
Rio de Janeiro – RJ – CEP 20040-040
www.grupogen.com.br

- Reservados todos os direitos. É proibida a duplicação ou reprodução deste volume, no todo ou em parte, em quaisquer formas ou por quaisquer meios (eletrônico, mecânico, gravação, fotocópia, distribuição pela Internet ou outros), sem permissão, por escrito, da Editora Guanabara Koogan Ltda.

- Capa: Wiley

- Imagem da capa: Cortesia de John Talbot

- Adaptação da capa: Bruno Sales

- Editoração eletrônica: Tikinet

- Ficha catalográfica

CIP-BRASIL. CATALOGAÇÃO NA PUBLICAÇÃO
SINDICATO NACIONAL DOS EDITORES DE LIVROS, RJ

W537r
5. ed.

Westbrook, Catherine, 1960-
    Ressonância magnética : aplicações práticas / Catherine Westbrook, John Talbot; revisão técnica Diogo Goulart Corrêa ; tradução Angela Satie Nishikaku. - 5. ed. - Rio de Janeiro : Guanabara Koogan, 2021.
    il.
    Tradução de: MRI in practice
    Inclui índice
    ISBN 978-85-277-3752-4

    1. Imagem de ressonância magnética. I. Talbot, John. II. Corrêa, Diogo Goulart. III. Nishikaku, Angela Satie. IV. Título.

21-69210   CDD: 616.07548
                            CDU: 616-073

Camila Donis Hartmann - Bibliotecária - CRB-7/6472

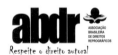

Prefácio

Ressonância Magnética | Aplicações Práticas continua a se expandir cada vez mais. Sua quarta edição é um *best-seller* internacional, traduzido em vários idiomas. À época da elaboração deste livro, o curso *Ressonância Magnética | Aplicações Práticas*, que acompanha esta obra, já somava 26 anos. Esse curso foi ministrado para cerca de 10 mil pessoas em mais de 20 países e temos uma grande e crescente comunidade on-line. Nossos leitores e participantes do curso são profissionais de diversas áreas, como técnicos de radiologia, tecnólogos, radiologistas, radioterapeutas, veterinários, tecnólogos em medicina nuclear, físicos e engenheiros, além de estudantes de radiologia e medicina.

A característica única deste livro sempre foi a abordagem descomplicada da física. Conceitos difíceis são explicados de maneira simples e apoiados por diagramas, imagens e animações claras. Os profissionais clínicos não costumam se interessar por conceitos matemáticos, só querem saber, basicamente, como "tudo funciona". Acreditamos que *Ressonância Magnética | Aplicações Práticas* seja tão popular porque tem uma linguagem acessível sem ser simplista em excesso.

Esta quinta edição passou por uma revisão significativa, o que destacou os pontos fortes da obra. Para auxiliar ainda mais seu aprendizado, criamos uma sinergia entre o livro e o curso. Nesta edição, concentramo-nos propositadamente na física e em conceitos essenciais. É importante entender de maneira correta os fundamentos, pois eles apoiam áreas de atuação mais especializadas. Acrescentamos capítulos novos sobre equipamentos de RM e segurança, bem como revisamos e ampliamos os capítulos que tratam de sequências de pulsos gradiente-eco, espaço-*k*, artefatos e angiografia. As populares dicas de aprendizado e as analogias de edições anteriores foram expandidas e revisadas. Há também um novo glossário, muitos diagramas, novas imagens e sugestões de leitura adicional para aqueles que desejam se aprofundar na física. Incluímos também, nesta edição, algumas equações, mas não se preocupe: elas foram acrescentadas apenas para os que gostam, e explicadas de um jeito muito prático.

Todavia, provavelmente a mudança mais significativa desta edição seja a inclusão de dicas para exames de RM. Ao longo do livro, focamos em como a teoria se aplica à prática. As dicas para exames servem basicamente de alerta para que você saiba o que está ocorrendo "nos bastidores" quando selecionar um parâmetro no protocolo de varredura ou escaneamento. Esperamos que isso o ajude a relacionar teoria e prática. A física isoladamente tem pouco valor para o clínico. O que importa é a aplicação desse conhecimento. Este livro apoia a filosofia de que a física não precisa ser difícil, e esperamos que nossos leitores, antigos e novos, considerem essas mudanças úteis. Richard Feynman, considerado um dos melhores professores de física de todos os tempos, era conhecido pela habilidade de transferir, para o papel, seu profundo conhecimento sobre a física, com clareza e quase nenhuma complicação. Ele acreditava ser desnecessário tornar a física mais difícil do que o necessário. Nosso desejo é que esta quinta edição reproduza a sua maneira de pensar.

Esperamos que os muitos fãs de *Ressonância Magnética | Aplicações Práticas* em todo o mundo continuem a desfrutar da obra, aprendendo com ela. Nosso agradecimento pelo apoio de sempre. Boa leitura!

Catherine Westbrook
John Talbot
Novembro de 2017
Reino Unido

Agradecimentos

Muito obrigada a todos os meus entes queridos pelo apoio de sempre, especialmente a Maggie Barbieri (minha mãe, cujos exames de RM do cérebro foram usados com frequência, nos últimos 26 anos, em todas as edições deste livro e do curso *Ressonância Magnética | Aplicações Práticas*. Ela deve ter o cérebro mais visto do mundo!), Francesca Bellavista, Amabel Grant, Adam, Ben e Maddie Westbrook.

Catherine Westbrook

Gostaria de agradecer a meus familiares Dannie, Joey e Harry por me trazerem café, biscoitos e, ocasionalmente, gim-tônica. Aproveito também a oportunidade para reconhecer o trabalho de um grande pioneiro da RM, o Prof. Sir Peter Mansfield, que faleceu no ano da publicação deste livro. A equipe do Prof. Mansfield criou a primeira imagem humana de RM em 1976 e, quando comecei a escrever sobre esse incrível campo, ele gentilmente compartilhou comigo todos os seus trabalhos de pesquisa mais importantes.

John Talbot

Acrônimos

Genérico	Siemens	GE	Philips	Hitachi	Toshiba
Sequências de pulso					
Spin-eco (SE) convencional	SE	SE	SE	SE	SE
Turbo *spin*-eco (TSE)	TSE	FSE	TSE	FSE	FSE
TSE de acionamento único (SS-TSE; em inglês, *single-shot* TSE)	HASTE	SS-FSE	SS-TSE	SS-FSE	FASE
TSE (com pulso de restauração)	RESTORE	FRFSE	DRIVE	*Driven equilibrium* FSE	T2 Puls FSE
Inversão-recuperação (IR)	IR	IR/MPIR	IR	IR	IR
Inversão-recuperação rápida (em inglês, *fast* IR)	TIR	IR rápida (em inglês *fast* IR)	IR-TSE	IR	IR
IR de tau curta (STIR)	STIR	STIR	STIR	STIR	STIR rápida (em inglês, *fast* STIR)
IR com atenuação líquida ou por fluido (FLAIR)	Fluido escuro turbo	FLAIR	FLAIR	FLAIR	FLAIR rápida (em inglês, *fast* FLAIR)
Gradiente-eco (GRE)	GRE	GRE	FFE	GE	Eco de campo
Gradiente-eco coerente	FISP	GRASS	FFE	SARGE refasado	SSFP
Gradiente-eco incoerente	FLASH	SPGR	T1 FFE	SARGE *spoiled*	FE rápido (em inglês, *fast* FE)
Gradiente-eco com eco reverso	PSIF	SSFP	T2 FFE	SARGE com tempo reverso	–
Gradiente-eco balanceado	FISP verdadeira (em inglês *true* FISP)	FIESTA	BFFE	SARGE balanceada	SSFP verdadeira (em inglês *true* SSFP)
Imagem ecoplanar (IEP ou, em inglês, EPI)	EPI	EPI	EPI	EPI	EPI
Duplo eco em estado estacionário	DESS	–	–	–	–

Genérico	Siemens	GE	Philips	Hitachi	Toshiba
Dupla excitação balanceada	CISS	FIESTA-C	–	SARGE balanceada em fase	–
Combinação de dados-imagens em ecos múltiplos	MEDIC	MERGE	MFFE	–	–
Gradiente-eco rápido (em inglês, *fast*)	turbo FLASH	GRE rápido (em inglês *fast* GRE), SPGR rápido (em inglês *fast* SPGR)	TFE	RGE	FE rápido (*fast* FE)
Sequência híbrida	TGSE	–	GRASE	–	EPI (ou IEP) híbrida
Parâmetros de contraste					
Tempo de repetição (TR)	TR	TR	TR	TR	TR
Tempo de eco (TE)	TE	TE	TE	TE	TE
Tempo de inversão (TI)	TI	TI	TI	TI	TI
Ângulo de inclinação	Ângulo de inclinação	Ângulo de inclinação	Ângulo de inclinação	Ângulo de inclinação	Ângulo de inclinação
Número de ecos (em TSE)	Fator turbo	CTE	Fator turbo	Fator de acionamento	CTE
Fator/valor b	Fator b	Fator b	Fator b	Fator b	Fator b
Parâmetros geométricos					
Campo de visão (FOV, em inglês, *field of view*)	FOV (mm)	FOV (cm)	FOV (mm)	FOV (mm)	FOV (mm)
FOV retangular	FOV em fase	PFOV	FOV retangular	FOV retangular	FOV retangular
Espaço entre cortes	fator de distância	espaço ou intervalo	espaço ou intervalo	intervalo entre cortes	espaço ou intervalo
Parâmetros de aquisição de dados					
Médias	Média	NEX	NMS	NMS	NMS
Largura de banda	Largura de banda (Hz/pixel)	Largura de banda receptora (KHz)	Deslocamento de gordura-água (pixel)	Largura de banda (KHz)	Largura de banda (KHz)
Largura de banda variável	Largura de banda otimizada	Largura de banda variável	Largura de banda otimizada	Largura de banda variável	Largura de banda correspondente
Média parcial	Meia-Fourier	NEX fracionada	Meio *scan*	Meio *scan*	AFI

Ressonância Magnética | Aplicações Práticas

Genérico	Siemens	GE	Philips	Hitachi	Toshiba
Eco parcial	Eco assimétrico	Eco parcial	Eco parcial	Meio eco	Largura de banda correspondente
Imagem paralela (baseada em imagens)	mSENSE	ASSET	SENSE	RAPID	SPEEDER
Imagem paralela (baseada no espaço-*k*)	GRAPPA	ARC	–	–	–
Técnicas de redução de artefato					
Preenchimento do espaço-*k* radial	BLADE	PROPELLOR	multiVane	RADAR	JET
Refasagem de momento do gradiente	GMR/comp fluxo	Comp fluxo	Comp fluxo/ FLAG	GR	FC
Pré-saturação	Pré-SAT	Sat	REST	Pré-SAT	Pré-SAT
Pulso de sat em movimento	*Travel* SAT	*Walking* SAT	*Travel* REST	Pré-SAT sequencial	BFAST
Saturação de gordura	SAT de gordura	SAT química	SPIR	Sat gordura	MSOFT
Imagem fora de fase	DIXON	IDEAL	Pró-SET	Excitação da água	PASTA
Compensação respiratória	Sincronização respiratória	Compensação respiratória	PEAR	MAR	Sincronização respiratória
Antialiasing (frequência)	Superamostragem	*Antialiasing*	Superamostragem de frequência	Superamostragem de frequência	Supressão da frequência de dobra ou retroprojeção
Antialiasing (fase)	Superamostragem em fase	Sem dobradura em fase	Supressão de dobradura ou retroprojeção	Antidobradura	Supressão da dobra em fase
Técnicas especiais					
Ângulo de inclinação variável no TSE volumétrico	SPACE	CUBE	VISTA	–	–
Gradiente-eco volumétrico	VIBE	LAVA-XV	THRIVE	TIGRE	–
ARM dinâmica	TWIST	TRICKS-SV	*keyrole* (4d *Trak*)	–	–
ARM sem contraste com gradiente-eco	NATIVE-FISP verdadeira (em inglês, *true* FISP)	*Inhance inflow* IR	B-TRANCE	VASC ASL	TIME-SLIP
ARM sem contraste com *spin*-eco	NATIVE-SPACE	–	TRANCE	VASC FSE	FBI

Genérico	Siemens	GE	Philips	Hitachi	Toshiba
Ponderação em suscetibilidade	SWI	SWAN	BOLD venoso	–	–
Imagem da mama em alta resolução	VIEWS	VIBRANT-XV	BLISS	–	RADIANCE
Imagem ponderada em difusão (IPD ou, em inglês, DWI)	DWI	DWI	DWI	DWI	DWI
Imagem por tensor de difusão (ITD ou, em inglês, DTI)	DTI	DTI	Imagem por tensor de difusão	–	DTI
Imagem por difusão corporal	REVEAL	–	DWIBS	–	Visão corporal

Nomenclatura

S	Número quântico de giros ou *spins*	
N^+	Número de giros na população de alta energia (Boltzmann)	
N^-	Número de giros na população de baixa energia (Boltzmann)	
ΔE	Diferença de energia entre populações de alta e baixa energia (Boltzmann)	J
k	Constante de Boltzmann	J/K
T	Temperatura do tecido	K
ω_0	Frequência de precessão ou de Larmor	MHz
γ	Razão giromagnética	MHz/T
B_0	Intensidade do campo magnético externo	T
E	Energia de um fóton	J
h	Constante de Planck	J/s
θ	Ângulo de inclinação	°
ω_1	Frequência de precessão de B_1	μT
B_1	Campo magnético associado ao pulso excitatório de RF	mT
τ	Duração do pulso excitatório de RF	ms
ε	fem	V
N	Número de voltas em uma bobina	
$d\Phi$	Mudança do fluxo magnético em um único ciclo	V/s
dt	Mudança no tempo	s
Mz_t	Quantidade de magnetização longitudinal no tempo t	
Mz	Magnetização longitudinal total ou completa	
Mxy_t	Quantidade de magnetização transversal no tempo t	
Mxy	Magnetização transversal total ou completa	
IS	Intensidade de sinal em um tecido	
ΔB_0	Variação no campo magnético	ppm
G	Amplitude de gradiente	mT/m
δ	Duração do gradiente	ms
Δ	Tempo entre dois pulsos de gradiente	ms
b	Valor b ou fator b	s/mm^2
TS	Tempo de escaneamento	s
E_s	Espaçamento entre ecos em turbo *spin*-eco (TSE)	ms
t	Tempo de inversão (TI)	ms
Ernst	ângulo de Ernst	°

TE_{eff}	TE efetivo	ms
TE_{act}	Configuração de TE no console ou painel	ms
B_p	Intensidade de campo magnético em um ponto ao longo do gradiente	T
IS_t	Espessura do corte	mm
TBW	Largura de banda de transmissão	KHz
$\omega_{amostragem}$	Frequência de amostragem digital	KHz
ΔT_s	Intervalo de amostragem	ms
$\omega_{Nyquist}$	Frequência de Nyquist	KHz
RBW	Largura de banda de recepção	KHz
W_s	Janela de amostragem	ms
M(f)	Matriz de frequência	
M(p)	Matriz de fase	
N_s	Número de localizações no corte	
G(p)	Amplitude máxima do gradiente de codificação de fase	mT/m
Φ	Passo adicional entre cada linha do espaço-k	
G(f)	Amplitude do gradiente de codificação de frequência	mT/m
FOV(f)	FOV de frequência	cm
σ	Desvio padrão do sinal de fundo ou ruído	
S_p	Separação entre fantasmas devido ao movimento p	pixels
T_m	Período de movimento de algo se movendo no paciente	ms
Re	Número de Reynolds	
d	Densidade do sangue	g/cm^3
v	Velocidade de fluxo	cm/s
m	Diâmetro de um vaso	cm
Vis	Viscosidade do sangue	g/cm s
f_p	Frequência percebida	KHz
f_t	Frequência real	KHz
ω_{csf}	Diferença de frequência de deslocamento químico entre gordura e água	Hz
C_s	Deslocamento químico (3,5 ppm ou $3,5 \times 10^{-6}$)	ppm
CS_p	Deslocamento de pixel	mm
H_0	Intensidade magnética	A/m
q	Carga de uma partícula	C
F	Força de Lorentz (fem total de uma partícula carregada)	V
E	Vetor de campo elétrico	
B	Vetor de campo magnético	

Sumário

Capítulo 1 Princípios Básicos			1
Introdução	1	Precessão e frequência precessional (Larmor)	10
Estrutura atômica	2		
Movimento dos átomos	2	Fase de precessão	13
Núcleos ativos de RM	4	Ressonância	13
Núcleo do hidrogênio	5	Sinal de RM	18
Alinhamento	6	Sinal de decaimento de indução livre	20
Vetor magnético efetivo (VME)	8	Parâmetro de tempo de pulso	21

Capítulo 2 Ponderação e Contraste da Imagem			23
Introdução	23	Relaxação em diferentes tecidos	31
Contraste da imagem	24	Contraste em T1	35
Relaxação	24	Contraste em T2	39
Recuperação T1	25	Contraste por densidade de prótons	40
Decaimento T2	26	Ponderação	40
Mecanismos de contraste	30	Outros mecanismos de contraste	50

Capítulo 3 Sequências de Pulsos *Spin*-Eco			57
Introdução	57	Inversão-recuperação (IR)	77
Refasagem de RF	58	Inversão-recuperação de tau curta (STIR)	81
Spin-eco convencional	63	Inversão-recuperação com atenuação líquida (FLAIR)	83
Spin-eco rápido ou turbo (FSE/TSE)	66		

Capítulo 4 Sequências de Pulsos Gradiente-Eco 89

Introdução	89	Gradiente-eco incoerente ou *spoiled*	109
Ângulo de inclinação variável	90	Gradiente-eco com eco reverso	113
Gradiente de refasagem	91	Gradiente-eco balanceado	118
Ponderação nas sequências de pulso gradiente-eco	94	Gradiente-eco rápido	121
Gradiente-eco coerente ou rebobinado (*coherent or rewound gradient-echo*)	106	Imagem ecoplanar	122

Capítulo 5 Codificação Espacial 129

Introdução	129	Codificação de frequência	141
Mecanismo dos gradientes	130	Codificação de fase	146
Eixos do gradiente	135	Juntando tudo: tempo de sequência de pulso	152
Seleção de corte	136		

Capítulo 6 Espaço-*k* 157

Introdução	157	Parte 3: alguns fatos importantes sobre o espaço-*k*!	181
Parte 1: o que é espaço-*k*?	158	Parte 4: como as sequências de pulsos preenchem o espaço-*k*?	194
Parte 2: como os dados são adquiridos e as imagens criadas a partir desses dados?	164	Parte 5: opções que preenchem o espaço-*k*	196

Capítulo 7 Otimização de Protocolos 207

Introdução	207	Tempo de escaneamento	233
Relação sinal-ruído (RSR)	208	Vantagens e desvantagens (*trade-offs*)	234
Razão contraste-ruído (RCR)	223	Desenvolvimento e modificação de protocolos	234
Resolução espacial	229		

Capítulo 8 Artefatos — 239

Introdução	239	Artefato de sombreamento	272
Mapeamento de fase incorreto	240	Artefato de moiré	273
Aliasing	250	Ângulo mágico	275
Artefato de deslocamento químico	258	Falhas no equipamento	276
Cancelamento do sinal fora de fase	262	Artefatos de fluxo	276
Artefato de suscetibilidade magnética	266	Angiografia dependente de fluxo (sem uso de meio de contraste)	292
Artefato de truncamento ou truncagem	268		
Excitação cruzada/cross-talk	269	Imagem de sangue negro	298
Artefato tipo zíper	271	ARM por contraste de fase	299

Capítulo 9 Instrumentação — 305

Introdução	305	Sistema shim (sistema de homogeneização)	322
Magnetismo	306	Sistema de gradiente	325
Configurações do equipamento de RM (scanner)	309	Sistema de RF	331
Sistema do magneto	311	Sistema de transporte do paciente	338
Blindagem do magneto	320	Sistema de computador e interface gráfica do usuário	338

Capítulo 10 Segurança em RM — 341

Introdução (e isenção de responsabilidade)	341	Campos magnéticos com gradientes variáveis no tempo	358
Definições usadas na segurança da RM	342		
Efeitos psicológicos	345	Criogênicos	361
Campo estático com variação espacial	346	Dicas de segurança	363
Campos eletromagnéticos (radiofrequência)	352	Recursos adicionais	364

Glossário	365
Índice Alfabético	385

1

Princípios Básicos

Introdução	1	Precessão e frequência precessional (Larmor)	10
Estrutura atômica	2	Fase de precessão	13
Movimento dos átomos	2	Ressonância	13
Núcleos ativos de RM	4	Sinal de RM	18
Núcleo do hidrogênio	5	Sinal de decaimento de indução livre	20
Alinhamento	6	Parâmetro de tempo de pulso	21
Vetor magnético efetivo (VME)	8		

Após a leitura deste capítulo, você será capaz de:

- *Descrever a estrutura do átomo*
- *Explicar os mecanismos de alinhamento e precessão*
- *Compreender o conceito de ressonância e geração de sinal.*

INTRODUÇÃO

Os princípios básicos da ressonância magnética (RM) constituem a base para um melhor entendimento deste tema complexo. É importante compreender essas ideias antes de seguir em frente para tópicos mais complicados presentes neste livro.

Existem basicamente duas vias para explicar os fundamentos da RM: a mecânica clássica e a quântica. A **teoria clássica** (atribuída a Sir Isaac Newton e frequentemente denominada teoria newtoniana) fornece uma visão mecânica de como o universo (e, portanto, como a RM) funciona. Na teoria clássica, a RM é explicada pelos conceitos de massa, *spin* (ou giro) e momento angular em grande ou larga escala. A **teoria quântica** (atribuída a vários cientistas, incluindo Max Planck, Albert Einstein e Paul Dirac) opera em escala subatômica, muito menor, e refere-se a níveis de energia de prótons, nêutrons e elétrons. Embora a teoria clássica seja muitas vezes utilizada para descrever os princípios da física em larga escala e a teoria quântica em nível subatômico, há evidência de que todos os princípios da física sejam explicados pelos conceitos quânticos.[1] No entanto, para nossos propósitos, este capítulo baseia-se principalmente nas perspectivas clássicas, porque geralmente são mais fáceis de compreender. A teoria quântica é empregada somente para fornecer mais detalhes, quando necessário.

Neste capítulo, nós exploramos as propriedades dos átomos e suas interações com os campos magnéticos, assim como os mecanismos de excitação e relaxação.

ESTRUTURA ATÔMICA

Todas as coisas são feitas de **átomos**. Os átomos são organizados em **moléculas**, que são dois ou mais átomos agrupados. O átomo mais abundante no corpo humano é o **hidrogênio**, mas existem outros elementos, tais como oxigênio, carbono e nitrogênio. O hidrogênio é encontrado comumente em moléculas de água (em que dois átomos de hidrogênio são agrupados com um átomo de oxigênio; H_2O) e de gordura (em que os átomos de hidrogênio são agrupados com átomos de carbono e oxigênio; o número de cada um depende do tipo de gordura).

O átomo consiste em um núcleo central e **elétrons** em órbita (Figura 1.1). O núcleo é muito pequeno, um milionésimo de um bilionésimo do volume total de um átomo, mas contém toda a massa do átomo. Essa massa vem principalmente de partículas denominadas **núcleons**, que são subdivididos em **prótons** e **nêutrons**. Os átomos são caracterizados de duas maneiras:

- O **número atômico** é a soma dos prótons no núcleo. Esse número confere a um átomo sua identidade química
- O **número de massa** ou **peso atômico** é a soma dos prótons e dos nêutrons no núcleo.

O número de nêutrons e prótons em um núcleo é geralmente balanceado de modo que o número de massa é um número par. Em alguns átomos, porém, existem ligeiramente mais ou menos nêutrons do que prótons. Os átomos de elementos com o mesmo número de prótons, mas com um número diferente de nêutrons, são denominados **isótopos**.

Os elétrons são partículas que giram em torno do núcleo. Tradicionalmente, isso pode ser considerado análogo aos planetas que giram ao redor do Sol, com elétrons que se movem em órbitas distintas. No entanto, de acordo com a teoria quântica, a posição de um elétron não é previsível, pois depende da energia de um elétron individual a qualquer momento no tempo (isso é chamado de princípio da incerteza de Heisenberg).

Algumas das partículas do átomo possuem uma carga elétrica. Os prótons apresentam uma carga elétrica positiva, os nêutrons não possuem carga e os elétrons são carregados negativamente. Os átomos são eletricamente estáveis se o número de elétrons carregados negativamente for igual ao número de prótons carregados positivamente. Esse equilíbrio é por vezes alterado com a aplicação de energia para eliminar os elétrons do átomo. Isso produz um déficit no número de elétrons comparado ao número de prótons e causa instabilidade elétrica. Os átomos nos quais isso ocorre são denominados **íons**, e o processo de inativação de elétrons é denominado **ionização**.

MOVIMENTO DOS ÁTOMOS

Três tipos de movimento estão presentes em um átomo (Figura 1.1):

- Os elétrons giram em seu próprio eixo
- Os elétrons estão em órbita ao redor do núcleo
- O próprio núcleo girando em torno de seu próprio eixo.

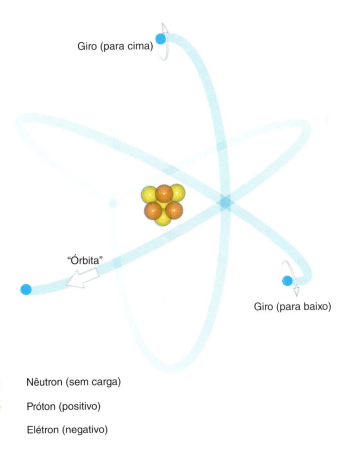
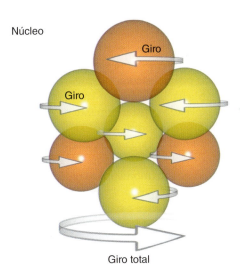

Figura 1.1 O átomo.

Os princípios da RM dependem do movimento giratório de núcleos específicos presentes nos tecidos biológicos. Há um número limitado de valores de giro a depender dos números atômicos e de massa. Um núcleo não tem rotação ou giro se ele possui um número atômico e de massa par, por exemplo, seis prótons e seis nêutrons, número de massa 12. Em núcleos que têm um número de massa par causado por um número par de prótons e nêutrons, metade dos núcleos gira em um sentido e metade em outro sentido. As forças de rotação se anulam e o núcleo em si não possui giro total.

Entretanto, em núcleos com um número ímpar de prótons, um número ímpar de nêutrons ou um número ímpar de prótons e nêutrons, os sentidos de rotação não são iguais e opostos; desse modo, o núcleo em si tem um giro total ou **momento angular**. Geralmente, são núcleos que apresentam um número ímpar de prótons (ou número atômico ímpar) e, portanto, um número de massa ímpar. Isso significa que seu giro tem a metade do valor integral, por exemplo, 1/2, 5/2. No entanto, esse fenômeno também ocorre em núcleos com um número ímpar de prótons e nêutrons, resultando em um número de massa par. Isso significa que apresenta um valor de giro integral total, por exemplo, 1, 2, 3. Exemplos são o ^{6}lítio (que é constituído de três prótons e três nêutrons) e ^{14}nitrogênio (sete prótons e sete nêutrons). No entanto, esses elementos são em grande parte não observáveis na RM, de modo que, em geral, apenas núcleos com um número de massa ou peso atômico ímpar são utilizados. São conhecidos como **núcleos ativos de RM**.

> ## Dica para aprendizado: o que faz um giro de prótons e por que é carregado?
>
> Em um nível subnuclear, prótons individuais são constituídos de quarks e cada um deles possui características de alinhamento e giro. A valência e o giro de um próton são consequência da composição do quark. O próton consiste em três quarks giratórios. Dois quarks giram para cima e o outro gira para baixo. O giro total do próton (1/2) é causado pelo alinhamento distinto dos quarks. A valência do próton tem origem em cada quark com giro para cima, contendo uma carga de +2/3, enquanto o quark com giro para baixo possui uma carga de –1/3 (carga total + 1).[2]

NÚCLEOS ATIVOS DE RM

Os núcleos ativos de RM são caracterizados pela tendência em alinhar seu eixo de rotação a um campo magnético aplicado. Isso ocorre porque eles apresentam momento angular ou giro e, quando contêm prótons carregados positivamente, possuem uma carga elétrica. A lei da indução eletromagnética (determinada por Michael Faraday em 1833) refere-se à conexão entre movimento e campos magnéticos e elétricos (explicados posteriormente neste capítulo). A lei de Faraday determina que um campo elétrico em movimento produz um campo magnético e vice-versa.

Os núcleos ativos de RM apresentam uma carga elétrica líquida (campo elétrico) e estão em rotação (movimento) e, portanto, adquirem automaticamente um campo magnético. Na teoria clássica, esse campo magnético é representado por um **momento magnético**. O momento magnético de cada núcleo tem partículas com propriedades vetoriais, por exemplo, possuem tamanho (ou magnitude) e sentido. O momento magnético total do núcleo é a soma vetorial de todos os momentos magnéticos de prótons no núcleo.

Exemplos importantes de núcleos ativos de RM, juntamente com seus números de massa, estão listados a seguir:

- ^{1}H (hidrogênio)
- ^{13}C (carbono)
- ^{15}N (nitrogênio)

- ¹⁷O (oxigênio)
- ¹⁹F (flúor)
- ²³Na (sódio).

Tabela 1.1 Características de elementos comuns no corpo humano.

Elemento	Prótons	Nêutrons	Giro nuclear	Abundância natural (%)
¹H (prótio)	1	0	1/2	99,985
¹³C (carbono)	6	7	1/2	1,10
¹⁵N (nitrogênio)	7	8	1/2	0,366
¹⁷O (oxigênio)	8	9	5/2	0,038

NÚCLEO DO HIDROGÊNIO

O isótopo de hidrogênio denominado **prótio** é o núcleo ativo de RM mais comumente empregado nesse exame. Seu número de massa e atômico é 1, pois o núcleo consiste em um próton único e não possui nêutrons. É utilizado porque o hidrogênio é muito abundante no corpo humano e porque o próton solitário fornece um momento magnético relativamente grande. Essas características significam que a quantidade máxima de magnetização disponível no corpo é utilizada.

A lei de indução eletromagnética de Faraday estabelece que um campo magnético é criado por uma partícula carregada em movimento (que cria um campo elétrico). O núcleo de prótio contém um próton carregado positivamente que gira, ou seja, se move. Portanto, o núcleo tem um campo magnético induzido ao seu redor e atua como um pequeno magneto. O magneto de cada núcleo de hidrogênio tem um polo norte e um polo sul de intensidade equivalente. O eixo norte/sul de cada núcleo é representado por um momento magnético e é utilizado na teoria clássica.

Nas figuras deste livro, o momento magnético é indicado por uma seta. O comprimento da seta representa a magnitude do momento magnético ou a intensidade do campo magnético que circunda o núcleo. O sentido da seta denota o sentido do alinhamento do momento magnético, como na Figura 1.2.

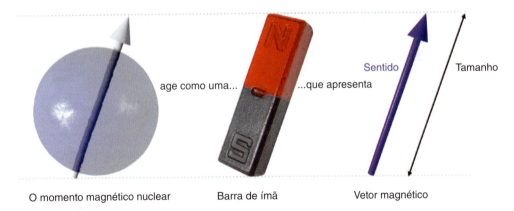

Figura 1.2 O momento magnético do núcleo de hidrogênio.

> ### Dica para aprendizado: uso de termos – núcleos ativos de RM
>
> De agora em diante neste livro, os termos *spin*, núcleo ou próton são utilizados quando nos referimos ao núcleo H_1, prótio. No entanto, é importante lembrar que os outros tipos de núcleos ativos de RM comportam-se de modo semelhante quando expostos a um campo magnético externo. Alguns desses, como o fósforo, o sódio e o carbono, são utilizados em algumas aplicações da RM, mas a maioria utiliza o prótio.

Tabela 1.2 Para lembrar: noções básicas do átomo.

O hidrogênio é o elemento mais abundante no corpo humano
Os núcleos disponíveis na RM são aqueles que exibem um giro total
Como todos os núcleos contêm pelo menos um próton carregado positivamente, aqueles que também rotacionam apresentam um campo magnético induzido em torno deles
Uma seta denominada momento magnético representa o campo magnético de um núcleo na teoria clássica

ALINHAMENTO

Na ausência de um campo magnético aplicado, os momentos magnéticos de núcleos de hidrogênio são orientados ao acaso e não produzem nenhum efeito magnético global. Entretanto, quando colocados em um forte campo magnético externo estático (representado como uma seta branca na Figura 1.3 e denominada B_0), os momentos magnéticos de núcleos de hidrogênio orientam-se com esse campo magnético. Isso é chamado **alinhamento**. O alinhamento é mais bem descrito pelas teorias clássica e quântica, como a seguir.

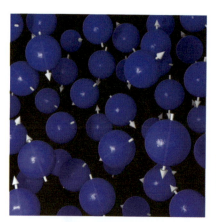 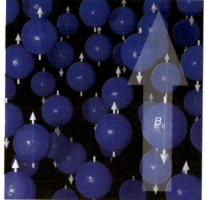

Alinhamento ao acaso Alinhamento
Nenhum campo externo Campo magnético externo

Figura 1.3 Alinhamento: teoria clássica.

A teoria clássica utiliza o *sentido dos momentos magnéticos* dos *spins* (núcleos de hidrogênio) para ilustrar o alinhamento:

- **Alinhamento paralelo:** alinhamento de momentos magnéticos no mesmo sentido com o principal campo B_0 (também referido como giro para cima)

- **Alinhamento antiparalelo:** alinhamento de momentos magnéticos no sentido oposto ao campo principal B_0 (também referido como giro para baixo) (Figura 1.3).

Após o alinhamento, existem sempre mais giros com seus momentos magnéticos alinhados em paralelo do que os antiparalelos. O magnetismo efetivo do paciente (denominado **vetor magnético efetivo, VME**) é, dessa forma, alinhado em paralelo ao campo principal B_0 no **plano longitudinal** ou **eixo z**.

Dica para aprendizado: momentos magnéticos *vs.* núcleo de hidrogênio

Um equívoco muito comum é pensar que, quando um paciente é exposto a B_0, o núcleo de hidrogênio em si alinha-se com o campo magnético externo. Isso é incorreto. São os momentos magnéticos dos núcleos de hidrogênio que se alinham com B_0, não os núcleos de hidrogênio em si. O núcleo de hidrogênio não muda de sentido, mas somente gira em torno de seu eixo.

A teoria quântica utiliza o *nível de energia* dos *spins* (ou núcleos de hidrogênio) para ilustrar o alinhamento. Os prótons dos núcleos de hidrogênio acoplam-se ao campo magnético externo B_0 (denominado **interação de Zeeman**) e causam um número discreto de estados de energia. Para os núcleos de hidrogênio, existem apenas dois estados de energia possíveis (Figura 1.4):

- Os **núcleos de baixa energia** não possuem energia suficiente para resistirem ao campo principal B_0 (representados como uma seta branca na Figura 1.4). São núcleos que se alinham aos seus momentos magnéticos em paralelo ou com giro para cima em relação ao campo principal B_0 na descrição clássica (representados em azul na Figura 1.4)
- Os **núcleos de alta energia** apresentam energia suficiente para resistirem ao campo principal B_0. São núcleos que se alinham aos momentos magnéticos antiparalelos ou com giro para baixo em relação ao campo principal B_0 na descrição clássica (indicados em vermelho na Figura 1.4).

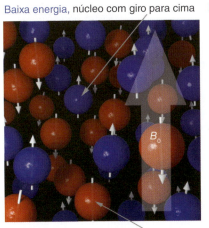
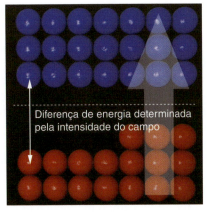

Figura 1.4 Alinhamento: teoria quântica.

A teoria quântica explica por qual motivo os núcleos de hidrogênio possuem apenas doi estados de energia – alta ou baixa (Equação 1.1). Isso significa que os momentos magnético dos *spins* de hidrogênio alinham-se apenas nos sentidos paralelo ou antiparalelo. Não podem se orientados em qualquer outra direção. O número de *spins* em cada nível de energia é estimad pela **equação de Boltzmann** (Equação 1.2). A diferença na energia entre esses dois estados proporcional à intensidade do campo magnético externo (B_0) (ΔE na equação de Boltzmann) À medida que B_0 aumenta, a diferença na energia entre os dois estados de energia tambén aumenta e, assim, os núcleos necessitam de mais energia para alinhar seus momentos mag néticos em oposição ao campo principal. A equação de Boltzmann também demonstra que temperatura do paciente é um fator importante que determina se um giro está na população d alta ou baixa energia. Na imagem clínica, contudo, os efeitos térmicos são em grande parte des considerados, pois a temperatura do paciente é geralmente semelhante dentro e fora do camp magnético. Isso é denominado **equilíbrio térmico**.

Equação 1.1		
Número de estados de energia = 2S+1	S é o número quântico do *spin*. O valor de S para o hidrogênio é 1/2	Essa equação explica a razão pela qual o hidrogênio pode apresentar apenas dois estados de energia. Se S = 1/2, então o número de estados de energia é 2 × 1/2 + 1 = 2

Dica para aprendizado: o que é B_0?

B_0 refere-se ao grande campo magnético gerado pelo aparelho de RM. Esse campo magnético estático é mensurado em teslas (T) utilizando o Sistema Internacional (SI). B é a notação universalmente aceita para densidade de fluxo magnético e a anotação zero indica que é um campo magnético primário do aparelho. Outros campos magnéticos também são empregados na RM. Incluem campos magnéticos graduados ou inclinados (denominados gradientes, utilizados para produzir imagens) e um campo magnético oscilatório que causa um fenômeno denominado ressonância. Esse campo oscilatório é chamado B_1. Apresenta uma magnitude várias vezes inferior a B_0 (militeslas em oposição a teslas).

VETOR MAGNÉTICO EFETIVO (VME)

Os momentos magnéticos dos *spins* de hidrogênio estão constantemente alterando sua orientação, porque devido à interação de Zeeman, eles estão sempre se movendo entre os esta- dos de alta e baixa energia. Os giros ganham e perdem energia, e seus momentos magnéticos, portanto, alteram constantemente seu alinhamento em relação a B_0. No equilíbrio térmico, em qualquer momento do tempo, há uma proporção maior de *spins* com seus momentos magnéti- cos alinhados no mesmo sentido de B_0 do que contra ele. Como há um número maior alinhado paralelamente, existe sempre um pequeno excesso nesse sentido, que produz um momento magnético efetivo (Figura 1.5). Isso é denominado VME e reflete o equilíbrio relativo entre os núcleos com giro para cima e giro para baixo. É a soma de todos os momentos magnéticos de núcleos com excesso de giro para cima e é mensurável (na grandeza de microteslas).[3] Alinha-se no mesmo sentido do campo magnético principal no plano longitudinal ou eixo *z*.

O número de giros que constituem esse pequeno excesso depende do número de moléculas por grama de tecido e da intensidade de B_0. De acordo com a lei de Avogadro, há aproximadamente 6×10^{23} moléculas por grama de tecido e o número de *spins* em excesso está na ordem de 6×10^{17} por rama de tecido.[4] No equilíbrio térmico, a intensidade do campo externo também determina as quantidades relativas de núcleos com giro para cima e giros para baixo, pois isso também afeta a diferença os níveis de energia entre os dois estados de energia (ver Equação 1.2). À medida que a magnitude o campo magnético externo aumenta, mais momentos magnéticos se alinham no sentido paralelo, orque também há aumento da quantidade de energia que os *spins* devem possuir para alinhar seus momentos magnéticos em oposição ao campo mais intenso (e alinhar-se no sentido antiparalelo). Com o aumento da intensidade de campo, *spins* menores possuem energia suficiente para alinhar seus momentos magnéticos em oposição ao maior campo B_0. Como resultado, a população de baixa energia aumenta em tamanho, a população de alta energia diminui de tamanho e, assim, o número de *bins* excessivos também aumenta. A 1,5 T, o número em excesso é de aproximadamente 4,5 para cada milhão de prótons; a 3 T, isso aumenta para aproximadamente 10 por milhão.[5] Consequentemente, VME também aumenta em tamanho e é um dos motivos pelos quais a relação sinal-ruído (RSR) aumenta em intensidades de campo mais altas (ver Capítulo 7).

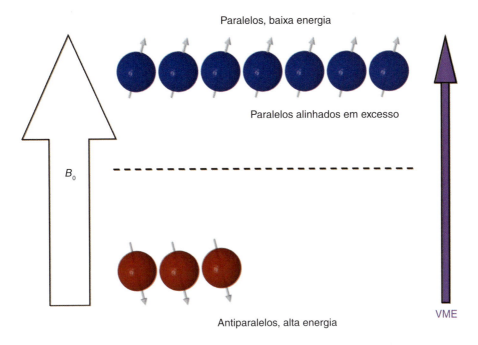

Figura 1.5 O vetor magnético efetivo.

Equação 1.2

$N^+/N^- = e^{-\Delta E/kT}$

$N+$ e $N-$ representam o número de giros nas populações de alta e baixa energia, respectivamente.
DE é a diferença de energia entre as populações de alta e baixa energia em Joules (J)
k é a constante de Boltzmann (1,381 × 10^{-23} J/K)
T é a temperatura do tecido em Kelvin (K)

Essa equação possibilita estimar o número de giros nas populações de alta e baixa energia e como isso é dependente da temperatura. Na RM, o equilíbrio térmico é presumido de modo que não existem mudanças significativas na temperatura corporal na sala de exame de RM.

Tabela 1.3 Para lembrar: alinhamento.

Quando colocados em um campo magnético externo, os momentos magnéticos do hidrogênio alinham-se em orientação com um giro para cima, de baixa energia, ou um giro para baixo, de alta energia
No equilíbrio térmico, existem mais giros para cima, de baixa energia, do que giros para baixo, de alta energia, de forma que o vetor magnético efetivo (VME) do paciente é orientado no mesmo sentido de B_0
A diferença na energia entre essas populações é determinada principalmente pela intensidade de B_0
À medida que B_0 aumenta, a diferença de energia entre as duas populações também aumenta, conforme o número de giros para cima (de baixa energia) aumenta em relação ao número de giros para baixo (de alta energia)
A relação sinal-ruído (RSN) aumenta em valores mais elevados de B_0 (ver Capítulo 7)

PRECESSÃO E FREQUÊNCIA PRECESSIONAL (LARMOR)

Cada núcleo de hidrogênio gira em seu eixo, como na Figura 1.6. A influência de B_0 produz um giro adicional ou oscilação dos momentos magnéticos de hidrogênio ao redor de B_0. Esse giro secundário é denominado **precessão** e faz com que os momentos magnéticos circulem ao redor de B_0. O curso que percorrem é denominado **caminho de precessão**, e a velocidade pela qual ocorre a precessão ao redor de B_0 é denominada **frequência precessional**. A frequência de precessão é frequentemente denominada **frequência de Larmor**, pois é determinada pela **equação de Larmor** (Equação 1.3). A unidade de frequência precessional é o hertz (Hz), na qual 1 Hz é um ciclo ou rotação por segundo (s) e 1 megahertz (MHz) é um milhão de ciclos ou rotações por segundo. Os momentos magnéticos de todos os núcleos com giro para cima e giro para baixo realizam a precessão em torno de B_0 em um caminho precessional em uma frequência de Larmor determinada por B_0 (Figura 1.7).

Equação 1.3

$\omega_0 = \gamma B_0/2\pi$ simplificado para $\omega_0 = \gamma B_0$	ω_0 é a frequência precessional ou de Larmor (MHz) γ é a razão giromagnética (MHz/T) B_0 é a intensidade do campo magnético externo (T)	Esta é a equação de Larmor. A função 2π possibilita a conversão de ω_0 da frequência angular para cíclica. Como γ é uma constante, para um dado núcleo ativo de RM, ω_0 é proporcional a B_0

A **razão giromagnética** expressa a relação entre o momento angular e o momento magnético de cada núcleo ativo de RM. É constante e é expressa como a frequência precessional do momento magnético de um núcleo ativo de RM específico a 1 T. A unidade da razão giromagnética é então MHz/T. A razão giromagnética do hidrogênio é 42,58 MHz/T. Outros núcleos ativos de RM apresentam diferentes razões giromagnéticas, de forma que seus momentos magnéticos possuem diferentes frequências precessionais na mesma intensidade de campo (Tabela 1.4).

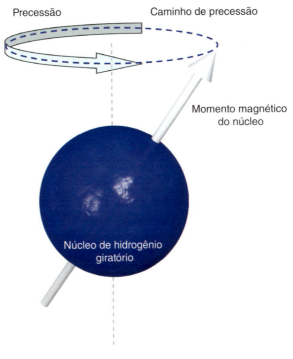

Figura 1.6 Precessão.

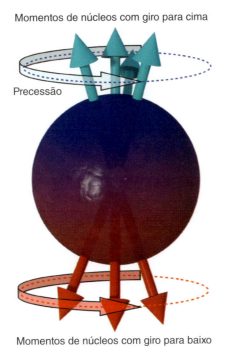

Figura 1.7 Precessão das populações de giro para cima e giro para baixo.

Tabela 1.4 Características magnéticas de elementos comuns.

Elemento	Giro nuclear	Razão giromagnética (MHz/T)	Frequência de Larmor a 1,5 T (MHz)
^1H (hidrogênio)	1/2	42,5774	63,8646
^{13}C (carbono)	1/2	10,7084	16,0621
^{15}N (nitrogênio)	1/2	4,3173	6,4759
^{17}O (oxigênio)	5/2	5,7743	8,6614

Além disso, os momentos magnéticos de núcleos ativos de RM possuem diferentes frequência de precessão a diferentes intensidades de campo. Para o hidrogênio, por exemplo:

- A 1,5 T, a frequência precessional é de 63,87 MHz (42,58 MHz × 1,5 T)
- A 1,0 T, a frequência precessional é de 42,57 MHz (42,58 MHz × 1,0 T)
- A 0,5 T, a frequência precessional é de 21,29 MHz (42,58 MHz × 0,5 T).

Essas frequências se enquadram na banda de **radiofrequência (RF)** do espectro eletromagnético (Figura 1.8).

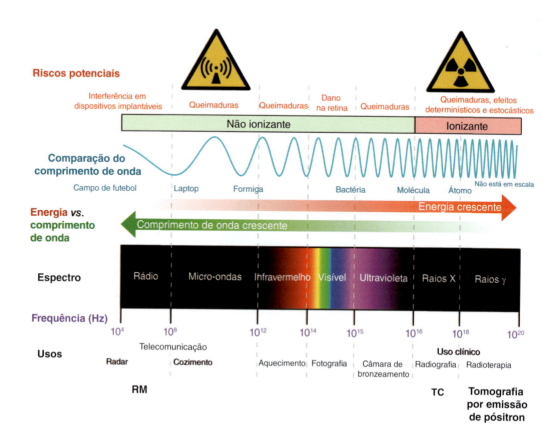

Figura 1.8 O espectro eletromagnético.

Dica para aprendizado: o que a equação de Larmor nos diz?

Todos os núcleos ativos de RM apresentam sua própria constante ou razão giromagnética única, de modo que quando são expostos à mesma intensidade de campo ocorre a precessão de seus momentos magnéticos em diferentes frequências, por exemplo, a precessão de momentos magnéticos do hidrogênio em uma frequência diferente dos momentos magnéticos do flúor ou do carbono, que também são núcleos ativos de RM. Isso permite a imagem específica do hidrogênio. Outros núcleos ativos de RM são ignorados, pois a frequência precessional ou de Larmor de seus respectivos momentos magnéticos é diferente da do hidrogênio (nós exploramos como isso é realizado posteriormente). Além disso, como a razão giromagnética é uma constante de proporcionalidade, B_0 é proporcional à frequência de Larmor. Portanto, se B_0 aumenta, a frequência de Larmor aumenta proporcionalmente e vice-versa.

FASE DE PRECESSÃO

A **fase** refere-se à posição de momentos magnéticos em seu caminho de precessão a qualquer momento do tempo. A unidade de fase é o **radiano**. Um momento magnético desloca-se 360 rad ou 360° durante uma rotação. Nesse contexto, a **frequência** é a taxa de mudança de fase de momentos magnéticos, por exemplo, é uma medida de quão rapidamente a posição de fase de um momento magnético muda ao longo do tempo. Na RM, as posições de fase relativas de todos os momentos magnéticos do hidrogênio são importantes:

- **Fora de fase** ou **incoerente** significa que os momentos magnéticos do hidrogênio estão em *diferentes* locais do caminho de precessão em um momento no tempo
- **Em fase** ou **coerente** significa que os momentos magnéticos de hidrogênio estão no *mesmo* local no caminho de precessão em um momento no tempo.

Quando a única influência é B_0, os momentos magnéticos dos núcleos estão fora de fase um com o outro e, dessa forma, não ocorre a precessão do VME.

Tabela 1.5 Para lembrar: precessão.

Os momentos magnéticos de todos os *spins* precessam em torno de B_0 na frequência de Larmor, que é proporcional a B_0 para um determinado núcleo ativo em RM. Portanto, a frequência refere-se a quão rápida é a precessão dos momentos magnéticos dos *spins* e é mensurada em MHz na RM
Para intensidades de campo utilizadas na imagem clínica, a frequência de Larmor do hidrogênio está na banda de radiofrequência (RF) do espectro eletromagnético
A fase refere-se à posição de um momento magnético de um *spin* em seu caminho de precessão em qualquer momento no tempo
Em equilíbrio, os momentos magnéticos dos *spins* estão fora de fase entre si

RESSONÂNCIA

A ressonância é um fenômeno que ocorre quando um objeto está exposto a uma perturbação oscilatória que possui uma frequência próxima à sua frequência natural de oscilação. Quando um núcleo está exposto a uma força externa que apresenta uma oscilação semelhante à frequência natural de seu momento magnético (sua frequência de Larmor), o núcleo ganha energia a partir da fonte externa. Se a energia é entregue em uma frequência diferente àquela observada na frequência de Larmor, a ressonância não ocorre e o núcleo não ganha energia. Com a precessão dos momentos magnéticos dos núcleos de hidrogênio na banda de RF do espectro eletromagnético, para a ressonância de hidrogênio ocorrer, um pulso de RF de energia é aplicado com a mesma frequência de Larmor do hidrogênio. Outros núcleos ativos de RM, cujos momentos magnéticos estão alinhados com B_0, não ressoam, pois as frequências de precessão desses momentos magnéticos são diferentes daquelas observadas no hidrogênio. Isso porque as suas razões giromagnéticas são diferentes.

A ressonância é atingida pela transmissão de um pulso de RF denominado **pulso excitatório de radiofrequência**. É produzida por uma bobina transmissora (ver Capítulo 9). Como ocorre com qualquer tipo de radiação eletromagnética, consiste em um campo elétrico e magnético que se propaga em ondas a 90° entre si. Essas ondas possuem uma frequência que reside na banda de RF do espectro eletromagnético. O pulso excitatório de RF é derivado apenas do componente magnético (o campo elétrico produz calor) e, ao contrário do campo B_0, que é estacionário, o pulso excitatório de RF produz um campo magnético oscilatório, denominado B_1. O campo B_1 é aplicado a 90° em relação a B_0 a uma faixa estreita ou largura de banda de frequências centradas em torno de uma frequência central (denominada largura de banda transmissora; ver Capítulos 5 e 6). O campo magnético associado ao pulso excitatório de RF B_1 é muito fraco em comparação ao encontrado no campo principal externo B_0.[6]

Resultados da ressonância: teoria clássica

Da perspectiva da teoria clássica, a aplicação do campo B_1 em um plano a 90° em relação a B_0, denominada **plano transversal** ou **eixo x-y**, causa a precessão de momentos magnéticos dos *spins* em torno desse eixo, em vez do plano longitudinal ou eixo z. Como acabamos de aprender, a equação de Larmor determina que a frequência de precessão é proporcional à intensidade de campo. Como o campo magnético B_1 associado ao pulso de excitação de RF é fraco, a precessão de momentos magnéticos dos *spins* acontece em uma frequência muito menor do que quando estão alinhados no plano longitudinal e experimentam um campo B_0 muito maior. A transição resulta em um movimento em espiral para baixo do VME a partir do plano longitudinal para o transversal. Esse movimento em espiral é denominado **nutação** e é causado por dois movimentos precessionais que ocorrem simultaneamente; a precessão em torno de B_0 e uma precessão muito mais lenta em torno de B_1.[7]

Outra consequência do pulso de excitação de RF ocorre quando os momentos magnéticos dos núcleos com giro para cima e para baixo entram em fase. Os momentos magnéticos que estão em fase (ou coerentes) estão no mesmo local no caminho de precessão em qualquer tempo determinado. Quando a ressonância ocorre, todos os momentos magnéticos movem-se na mesma posição no caminho precessional e, assim, estão em fase (Figura 1.9).

Resultados da ressonância: teoria quântica

A aplicação de um pulso de RF que causa ressonância é denominada **excitação**, que significa ser um "doador de energia". O pulso de excitação de RF fornece energia aos núcleos de hidrogênio e causa um aumento efetivo no número de núcleos de alta energia, com giro para baixo (Figura 1.10). Isso ocorre porque os núcleos de hidrogênio de baixa energia, com giro para cima, absorvem energia do pulso de excitação de RF e se movem para a população de alta energia. Ao mesmo tempo, os núcleos com giro para baixo, de alta energia, são estimulados a liberar energia e retornar ao estado de baixa energia. No entanto, em razão de existirem mais *spins* de baixa energia, o efeito resultante é de absorção de energia.[8]

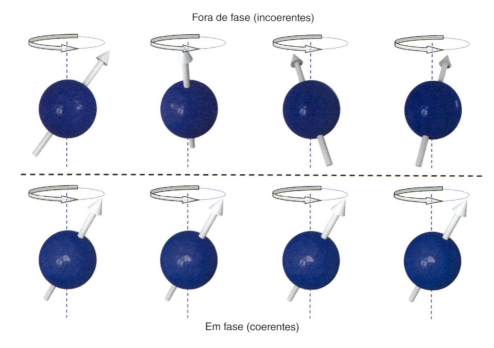

Figura 1.9 Em fase (coerentes) e fora de fase (incoerentes).

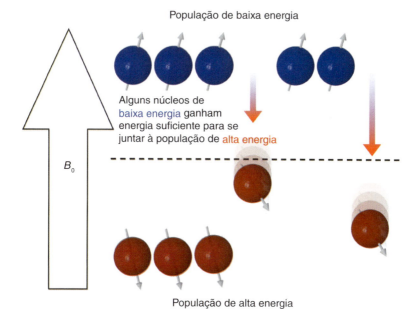

Figura 1.10 Transferência de energia durante a excitação.

Dica para aprendizado: B_0 vs. B_1

O pulso excitatório de RF é caracterizado por sua amplitude (B_1) e sua frequência. Para que a ressonância ocorra, a frequência do pulso excitatório de RF deve ser equivalente à frequência de Larmor dos momentos magnéticos dos núcleos de hidrogênio. Na ocorrência dessa combinação, B_1 causa a precessão dos momentos magnéticos dos núcleos de hidrogênio no plano transversal. O quão rápido ocorre a precessão no plano transversal deriva da equação de Larmor, que afirma que a frequência de precessão é proporcional à intensidade do campo (ver Equação 1.3). Tendo em vista que B_1 é muito menor do que B_0, os momentos magnéticos dos núcleos de hidrogênio precessam a uma frequência muito menor em relação àquela realizada antes da ressonância, quando afetados apenas por B_0. Antes da ressonância, eles não só precessam mais rápido, mas seus momentos magnéticos estão fora de fase e, assim, não possuem componente transversal efetivo. No entanto, quando o campo B_1 é aplicado no plano transversal, os momentos magnéticos se alinham com esse campo e, com isso, ganham coerência de fase. Isso causa um aumento na magnetização transversal. A combinação de desenvolvimento de coerência de fase e nutação resulta em magnetização coerente que precessa no plano transversal. Durante o pulso excitatório de RF, a magnetização transversal precessa a uma frequência dependente da amplitude do campo B_1.[4] Se a quantidade certa de energia é absorvida, o VME encontra-se no plano transversal a 90° em relação a B_0. Quando isso ocorre, o VME move-se a um **ângulo de excitação** ou de **inclinação (*flip angle*)** de 90° (Figura 1.10). A energia e frequência da radiação eletromagnética (incluindo a RF) estão relacionadas entre si, e, consequentemente, a frequência necessária para causar ressonância está relacionada à diferença na energia entre as populações de alta energia e baixa energia e, assim, à intensidade de B_0 (Equação 1.4). À medida que a intensidade de campo aumenta, a diferença de energia entre as duas populações aumenta, de modo que mais energia (frequências mais altas) é requerida para produzir ressonância.

Equação 1.4

$E = h\omega_0$

$\Delta E = \eta\omega_0 = \eta\gamma B_0$

E é a energia de um fóton em Joules (J)

η é a constante de Planck ($6,626 \times 10^{34}$ J/s)

ω_0 é a frequência de uma onda eletromagnética (Hz)

ΔE é a diferença de energia entre as populações de *spins* com giro para cima e com giro para baixo

η é a constante de Planck ($6,626 \times 10^{34}$ J/s)

ω_0 é a frequência precessional ou de Larmor (MHz)

γ é a razão giromagnética (MHz/T)

A constante de Planck relaciona a energia de um fóton de radiação eletromagnética à sua frequência. Os fótons são partículas que possuem energia e, ao mesmo tempo, comportam-se como ondas que apresentam frequência (dualidade onda-partícula).

Esta equação mostra que, quando a energia do fóton corresponde à diferença de energia entre as populações de *spins* com giro para cima e de *spins* com giro para baixo, a absorção de energia ocorre. É proporcional à intensidade do campo magnético B_0

Dica para aprendizado: ângulo de excitação

A magnitude do ângulo de excitação depende da amplitude e duração do pulso excitatório de RF. Geralmente, o ângulo de excitação é de 90°. Por exemplo, o VME recebe energia suficiente pelo pulso excitatório de RF para movimentar-se a 90° em relação a B_0. No entanto, como o VME é um vetor, mesmo que outros ângulos de excitação diferentes de 90° sejam utilizados, sempre há um componente de magnetização em um plano perpendicular a B_0. Com um ângulo de excitação de 90°, os núcleos recebem energia suficiente para que o VME longitudinal seja completamente transferido para um VME transversal. Quando ângulos de excitação menores ou maiores que 90° são usados, somente uma porção do VME é transferida ao plano transversal. O ângulo de excitação depende da intensidade do campo B_1 e do tempo em que é aplicado (Equação 1.5).

Pode ser observado a partir da Equação (1.5) que um ângulo de excitação de 180° é formado quando o pulso excitatório de RF é de duas vezes a magnitude daquela utilizada para produzir um ângulo de excitação de 90°.[8] Na mecânica quântica, um pulso de RF de 180° produz uma inversão das populações de *spins*, ou seja, todos os *spins* de baixa energia possuem energia suficiente para situarem-se na população de alta energia e todos os *spins* de alta energia são estimulados a doarem sua energia e passam a localizar-se na população de baixa energia. Isso é denominado **saturação** e é causado quando os *spins* são incapazes de absorver mais energia ou de serem estimulados e liberarem mais energia. A quantidade de RF necessária para produzir um ângulo de 90° é a metade desse valor e está relacionada ao equilíbrio dos *spins* de alta e baixa energia.[6]

Equação 1.5

$\theta = \omega_1 \tau$
Portanto, da equação de Larmor
$\theta = \gamma B_1 \tau$
$90° = \pi/2 = \gamma B_1 \tau$
$180° = \pi = \gamma B_1 \tau$

q é o ângulo de excitação (°)
ω_1 é a frequência de precessão de B_1 (μT)
B_1 é o campo magnético associado ao pulso excitatório de RF (mT)
τ é a duração do pulso excitatório de RF (ms)

Esta equação mostra que o ângulo de excitação é determinado pela intensidade do campo B_1 e pela duração do pulso. Na trigonometria, um fator de 2π representa 360°. Um ângulo de excitação de 90° pode ser então escrito como $\pi/2$; um ângulo de excitação de 180° é π. Substituindo θ por esses valores, vemos que um pulso de RF produzindo um ângulo de excitação de 90° apresenta metade da força ou metade da duração de um pulso de RF de 180°.[9]

Analogia do relógio

Os termos frequência e fase são empregados muitas vezes neste livro e é importante compreendermos a diferença entre eles e como estão relacionados entre si. A analogia mais simples é o ponteiro das horas em um relógio analógico. A frequência é o tempo que o ponteiro das horas leva para dar uma volta no mostrador do relógio, ou seja, 12 horas. A unidade de frequência é o Hz, na qual 1 Hz é um ciclo ou rotação por segundo. Utilizando a analogia do relógio, a frequência do ponteiro das horas é 1/43.200 s = 0,0000231 Hz, à medida que se move ao redor do mostrador do relógio uma vez a cada 12 horas.

A fase do ponteiro de horas, mensurada em graus ou radianos, é o tempo no relógio, por exemplo, 1 hora, 2 horas, que corresponde à sua posição ao redor do mostrador do relógio quando você observa que horas são (Figura 1.11). A fase do ponteiro de horas depende de sua frequência (velocidade). Se a frequência estiver correta, então o ponteiro de horas nos diz o tempo correto. Se o relógio está rápido ou lento, por exemplo, a frequência aumenta ou diminui e assim o relógio diz o tempo incorreto.

Imagine uma sala cheia de pessoas com relógios que indicam o tempo perfeito e que são solicitadas a sincronizar seus relógios para meio-dia. Uma hora depois, todos os relógios indicam 1 hora da tarde porque mantiveram o tempo certo. Estão em fase ou coerentes, pois todos indicam o mesmo tempo e seus ponteiros de horas estão no mesmo lugar no mostrador do relógio, ao mesmo tempo. No entanto, se após a sincronização os relógios no lado esquerdo da sala funcionam rápido por 1 hora e os relógios no lado direito da sala ficam lentos por 1 hora, então à 1 hora da tarde eles indicam tempos diferentes. Os relógios no lado esquerdo da sala mostram um tempo posterior à 1 hora da tarde, por exemplo, 1 hora e 15 minutos da tarde, e aqueles que estão no lado direito da sala indicam um tempo anterior à 1 hora da tarde, por exemplo, 12 horas e 45 minutos da tarde. Portanto, os relógios estão fora de fase ou incoerentes, pois mostram tempos diferentes e seus ponteiros de horas não estão no mesmo local no mostrador do relógio simultaneamente.

A diferença de fase entre eles depende de suas frequências relativas entre o horário de meio-dia e 1 hora. Se a diferença nas frequências é maior, então a diferença na fase é maior. A fase e a frequência são, desse modo, conectadas. Nesse contexto, a frequência do ponteiro de horas está relacionada à sua mudança de fase ao longo do tempo. Em outros contextos, utilizados posteriormente neste livro, a frequência é uma mudança de fase sobre a distância. A analogia do relógio é empregada muitas vezes neste livro. Preste atenção no símbolo do relógio na margem.

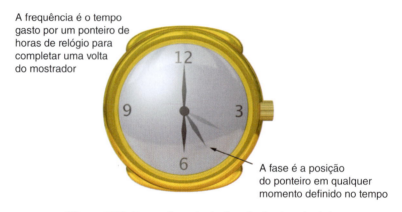

Figura 1.11 Fase e frequência (analogia do relógio).

Dica para aprendizado: eixo de referência estacionário *vs.* rotativo

O **eixo de referência estacionário** refere-se ao observador (p. ex., você) vendo algo se movendo. Você e a sala em que você está situado estão estacionários e o que você está observando se move. Você é um estranho olhando para dentro.
O **eixo de referência rotativo** refere-se ao observador vendo isso de uma perspectiva diferente. Imagine que você é "a coisa" que se move: como a sala se apresentaria a você? Você seria estacionário e a sala pareceria se mover ao redor de você, pois você agora é parte do sistema rotativo.
Um bom exemplo disso é imaginar o que acontece durante o pulso excitatório de RF. Se você estivesse observando isso a partir do eixo de referência estacionário, então você observaria a nutação do VME em torno de B_0 e simultaneamente ao redor de B_1. O observador externo vê a precessão rápida ao redor de B_0 e uma espiral descendente muito mais lenta no plano transversal em torno de B_1. Se, contudo, você fosse observar isso de dentro do eixo de referência rotativo, então você veria algo diferente. Imagine que você esteja viajando com o VME no interior do sistema rotativo, na frequência associada a B_0. Então, você observaria apenas a precessão lenta do VME a partir do eixo *z* para o eixo *x-y* causada por B_1.[4]

SINAL DE RM

Por causa da ressonância, a precessão da magnetização em fase ou coerente ocorre no plano transversal. Essa mudança do campo magnético gera uma corrente elétrica. A **lei de Faraday** de indução explica esse fenômeno. A alteração do fluxo magnético por um circuito fechado induz uma **força eletromotriz (fem)** no circuito. A fem é definida como a energia disponível de uma unidade de carga percorrendo uma vez em torno de uma alça de fio. A fem conduz uma corrente no circuito e é o resultado de um campo magnético variável induzindo um campo elétrico.

As leis de indução eletromagnética (Faraday) estabelecem que a fem:

- É proporcional à taxa de mudança do campo magnético e à área do circuito
- É proporcional ao número de voltas em uma bobina (Equação 1.6)
- Está em um sentido que se opõe à mudança no campo magnético que a causa **(lei de Lenz)**.

Equação 1.6

$\varepsilon = -Nd\Phi/dt$

ε é a fem em volts (V)
N é o número de voltas em uma bobina
dΦ é o fluxo magnético variável em uma única alça (V/s)
dt é o tempo de mudança (s)

Esta equação mostra que a quantidade de corrente induzida em uma bobina está relacionada à taxa de mudança do fluxo magnético (quão rápido as linhas magnéticas de fluxo são cruzadas) e ao número de voltas em uma bobina

De acordo com a lei de Faraday, um campo magnético variável causa o movimento de partículas carregadas, por exemplo, elétrons. Esse fluxo de elétrons é uma corrente, e se uma bobina receptora ou qualquer alça condutora é colocada em um campo magnético em movimento, por exemplo, a precessão da magnetização no plano transversal, uma voltagem gerada por essa corrente é induzida na bobina receptora. Essa voltagem é denominada **sinal** e é produzida quando a magnetização coerente (em fase) corta transversalmente a bobina. A frequência de sinal depende da frequência de rotação do campo magnético – a magnitude do sinal depende da quantidade de magnetização coerente presente no plano transversal (Figura 1.12).

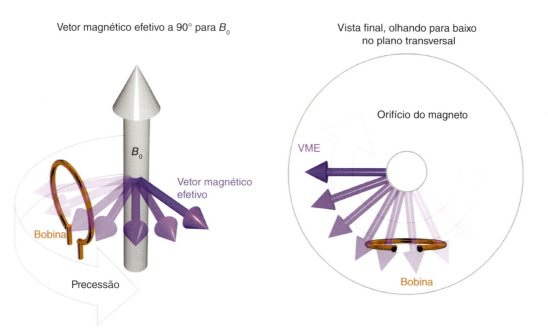

Figura 1.12 Geração do sinal.

SINAL DE DECAIMENTO DE INDUÇÃO LIVRE

Quando o pulso excitatório de RF está desligado, o VME é influenciado apenas por B_0 e tenta realinhar com ele. Para fazer isso, os núcleos de hidrogênio perdem energia fornecida para eles pelo pulso excitatório de RF. O processo pelo qual o hidrogênio perde essa energia é chamado **relaxação**. Quando a relaxação ocorre, o VME retorna para realinhar com B_0, porque alguns dos núcleos de alta energia retornam para a população de baixa energia e, desse modo, alinham seus momentos magnéticos no sentido do giro para cima. Ao mesmo tempo, mas independentemente, os momentos magnéticos do hidrogênio perdem coerência em razão da defasagem. Isso ocorre por causa da falta de homogeneidade no campo B_0 e devido às interações entre os *spins* no tecido do paciente (ver Capítulo 2). Como a magnitude da magnetização transversal coerente diminui, o mesmo acontece com a magnitude da tensão induzida na bobina receptora. A indução da voltagem de decaimento é denominada sinal de **decaimento de indução livre (DIL)**. Isso ocorre porque os *spins* precessam *livremente*, influenciados apenas por B_0, o sinal *decai* com o tempo e os momentos magnéticos dos *spins* *induzem* uma corrente na bobina receptora.

A magnitude e o tempo dos pulsos de RF fazem parte das **sequências de pulso**, que são a base da geração de contraste na RM (ver Capítulos 2 a 4).

Dica para aprendizado: vetores

O VME é uma grandeza vetorial. É criado por dois componentes a 90° um do outro. Esses dois componentes são a magnetização no plano longitudinal e a magnetização no plano transversal (Figura 1.13). Antes da ressonância, existe uma magnetização longitudinal completa paralela a B_0. Após a aplicação do pulso de RF e assumindo um ângulo de excitação de 90°, o VME é excitado completamente no plano transversal. Existe agora a magnetização transversal completa e a magnetização longitudinal zero.
Uma vez que o pulso excitatório de RF é removido, o VME é recuperado. Quando isso ocorre, o componente longitudinal de magnetização cresce novamente, enquanto o componente transversal diminui (demonstrado posteriormente na Figura 2.5). À medida que a amplitude de sinal recebida está relacionada à magnitude do componente transversal coerente, o sinal na bobina decai quando ocorre a relaxação.

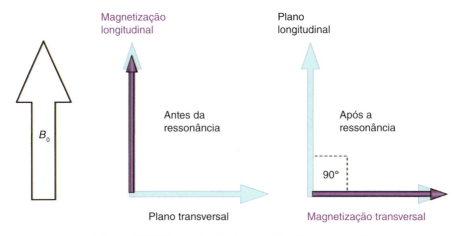

Figura 1.13 Magnetização longitudinal e transversal.

Tabela 1.6 Para lembrar: excitação e geração de sinal.

A aplicação de energia de RF na frequência de Larmor causa uma absorção efetiva de energia (excitação) e altera o balanço entre o número de *spins* nas populações de baixa e alta energia
A orientação do VME para B_0 depende desse equilíbrio. Se há um número semelhante de *spins* em cada população, o VME situa-se em um plano a 90° em relação a B_0 (plano transversal)
A ressonância também causa a precessão dos momentos magnéticos de todos os *spins* em fase. O resultado é a magnetização transversal coerente que realiza a precessão no plano transversal
Se uma bobina receptora (condutora) é colocada no plano transversal, o movimento de magnetização transversal coerente rotativo causa uma tensão na bobina
Quando o pulso excitatório de RF é removido, ocorre a defasagem dos momentos magnéticos de todos os *spins* e a produção de DIL

PARÂMETRO DE TEMPO DE PULSO

Uma sequência de pulso muito simplificada é uma combinação de pulsos de RF, sinais e períodos intermediários de relaxação (Figura 1.14). É importante notar que uma sequência de pulso, como demonstrada esquematicamente na Figura 1.14, apenas mostra em termos simplificados os parâmetros de tempo distintos utilizados em sequências mais complicadas, por exemplo, tempo de repetição (TR) e tempo de eco (TE).

Uma sequência de pulso consiste em vários períodos de tempo. Os principais são descritos a seguir:

- O **TR** é o tempo da aplicação de um pulso excitatório de RF até a aplicação do próximo pulso excitatório de RF para cada fatia e é mensurado em milissegundos. O TR determina a quantidade de relaxação longitudinal que ocorre entre o final de um pulso excitatório de RF e a aplicação do próximo. O TR assim determina a quantidade de relaxação de T1 que ocorreu quando o sinal foi lido (ver Capítulo 2)
- O **TE** é o tempo da aplicação do pulso excitatório de RF até o pico de sinal induzido na bobina receptora e é também mensurado em milissegundos. O TE determina quanto decaimento da magnetização transversal ocorre. O TE controla assim a quantidade de relaxação T2 que ocorreu quando o sinal foi lido (ver Capítulo 2).

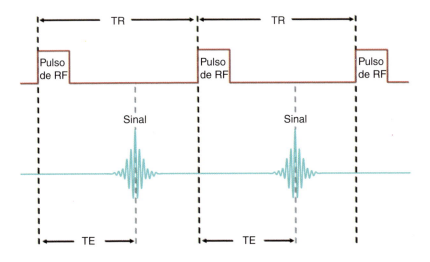

Figura 1.14 Uma sequência de pulso básica.

Neste capítulo, nós exploramos e descrevemos os princípios básicos por trás da criação de sinal. A aplicação dos pulsos de RF e a recepção de sinais em tempos predefinidos produzem contraste nas imagens de RM. No próximo capítulo, nós vamos examinar esses conceitos em detalhes.

REFERÊNCIAS BIBLIOGRÁFICAS

1. Cox, B. and Forshaw, J. (2012). *The Quantum Universe: Everything that Can Happen Does Happen*, 16. Penguin, London.
2. Odaibo, S.G. (2012). *Quantum Mechanics and the MRI Machine*, 5. Arlington, VA: Symmetry Seed Books.
3. McRobbie, D.W., Moore, E.A., Graves, M.J. et al. (2017). *From Picture to Proton, 3*, 127. Cambridge: Cambridge University Press.
4. Hashemi, R.H., Bradley Jr, W.G., and Lisanti, C.J. (2010). *MRI: The Basics, 3*, 24. Philadelphia, PA: Lippincott Williams and Wilkins.
5. Elmaoglu, M. and Celik, A. (2012). *MRI Handbook, MR Physics, Patient Positioning and Protocols*, 9. New York: Springer.
6. McRobbie, D.W., Moore, E.A., Graves, M.J. et al. (2017). *From Picture to Proton*, 129. Cambridge: Cambridge University Press.
7. Hashemi, R.H., Bradley Jr, W.G., and Lisanti, C.J. (2010). *MRI: The Basics, 3*, 24. Philadelphia, PA: Lippincott Williams and Wilkins.
8. Dale, B.M., Brown, M.A., and Semelka, R.C. (2015). *MRI Basic Principles and Applications, 5*, 11. Wiley.
9. Hashemi, R.H., Bradley Jr, W.G., and Lisanti, C.J. (2010). *MRI: The Basics, 3*, 37. Philadelphia, PA: Lippincott Williams and Wilkins.

2

Ponderação e Contraste da Imagem

Introdução	23	Relaxação em diferentes tecidos	31
Contraste da imagem	24	Contraste em T1	35
Relaxação	24	Contraste em T2	39
Recuperação T1	25	Contraste por densidade de prótons	40
Decaimento T2	26	Ponderação	40
Mecanismos de contraste	30	Outros mecanismos de contraste	50

Após a leitura deste capítulo, você será capaz de:

- *Diferenciar entre parâmetros de contraste intrínsecos e extrínsecos*
- *Explicar a recuperação T1 e o decaimento T2*
- *Compreender como o contraste é gerado em diferentes tecidos*
- *Aplicar o que você aprendeu para criar imagens de diferentes ponderações*
- *Descrever as técnicas que afetam o contraste da imagem.*

INTRODUÇÃO

Todos os exames de imagem para diagnóstico clínico devem demonstrar contraste entre estruturas anatômicas normais e entre a anatomia normal e uma eventual doença. Se não houver contraste, é impossível identificar a anatomia ou detectar anormalidades no corpo. Uma das principais vantagens da RM comparada a outros exames de imagem é a excelente capacidade de discriminação dos tecidos moles. As características de contraste de cada imagem dependem de muitas variáveis e é importante que os mecanismos que afetam o contraste da imagem na RM sejam claramente compreendidos.

CONTRASTE DA IMAGEM

Os fatores que afetam o contraste da imagem no diagnóstico por imagem são geralmente divididos em duas categorias:

- Os **parâmetros de contraste intrínsecos** são aqueles que *não podem* ser modificados porque são inerentes aos tecidos corporais
- Os **parâmetros de contraste extrínsecos** são aqueles que *podem* ser modificados porque estão sob nosso controle.

Por exemplo, na radiografia, os parâmetros de contraste intrínsecos incluem a densidade das estruturas através das quais o feixe de raios X passa e é atenuado, enquanto os parâmetros de contraste extrínsecos incluem os fatores de exposição. Estes determinam o contraste da imagem em uma radiografia, mas os fatores de exposição podem ser alterados, ao contrário da densidade tecidual. Na RM, existem vários parâmetros em cada grupo.

Os parâmetros de contraste intrínsecos são descritos a seguir:

- Tempo de recuperação T1
- Tempo de decaimento T2
- Densidade de prótons (DP)
- Fluxo
- Coeficiente de difusão aparente (CDA).

Todos esses parâmetros são inerentes aos tecidos corporais e não podem ser modificados. O tempo de recuperação T1, o tempo de decaimento T2, a densidade de prótons e o CDA são discutidos neste capítulo. O fluxo é discutido no Capítulo 8.

Os parâmetros de contraste extrínsecos são os seguintes:

- TR
- TE
- Ângulo de excitação
- TI
- Fator turbo/comprimento do trem de ecos
- Valor *b*.

Estes compreendem todos os parâmetros selecionados no protocolo do exame. Alguns desses parâmetros dependem da **sequência de pulsos** que nós selecionamos (ver Tabela 4.18). TR, TE e o valor *b* são discutidos posteriormente neste capítulo e os outros parâmetros são descritos nos Capítulos 3 e 4 nas seções relevantes sobre sequência de pulsos. Uma lista de acrônimos dos cinco principais fabricantes do sistema é fornecida no início do livro. Isso inclui os parâmetros de contraste e as sequências de pulsos nestes capítulos.

RELAXAÇÃO

No final do Capítulo 1, nós exploramos as consequências de desligar o pulso excitatório de radiofrequência (RF). Para recapitular, assim que o campo B_1 for removido, os núcleos do hidrogênio estão apenas sob a influência de B_0. Um dos princípios da termodinâmica é que um sistema sempre busca o nível mais baixo de energia possível. Isso ocorre na RM quando o pulso excitatório de RF é desligado e, assim, os núcleos do hidrogênio retornam ao seu estado de baixa energia e seus momentos magnéticos tornam-se defasados.[1] O processo pelo qual isso ocorre é denominado **relaxação**.

Durante a relaxação, os núcleos do hidrogênio liberam a energia de RF absorvida e o vetor magnético efetivo (VME) retorna para B_0. Ao mesmo tempo, mas de forma independente, os momentos magnéticos dos núcleos do hidrogênio perdem a coerência de fase. A relaxação então resulta na recuperação da magnetização no plano longitudinal e o decaimento da magnetização coerente no plano transversal.

- A recuperação da magnetização longitudinal é causada por um processo denominado **recuperação T1**
- O decaimento da magnetização transversal coerente é causado por um processo denominado **decaimento T2**.

> ## Dica para aprendizado: recuperação T1 *vs.* decaimento T2
>
> A recuperação T1 e o decaimento T2 ocorrem em duas taxas distintas. O decaimento T2 ocorre de 5 a 10 vezes mais rápido do que a recuperação T1. Uma etapa importante de aprendizagem é compreender o tempo de diferentes componentes de uma sequência de pulso (ver Capítulo 3).

RECUPERAÇÃO T1

A recuperação T1 é causada por núcleos de hidrogênio que fornecem energia ao ambiente circundante ou à rede molecular. O termo *recuperação* refere-se à recuperação da magnetização longitudinal e T1 está relacionada ao fato de que é o processo primário de relaxação (no entanto, não é o primeiro processo que ocorre. A dica para aprendizado acima mostra que a recuperação T1 leva de 5 a 10 vezes mais tempo do que o decaimento T2). Esse tipo de relaxação é denominado **transferência de energia spin-rede**. A energia liberada pelos *spins* para a rede molecular circundante faz com que os momentos magnéticos dos núcleos de hidrogênio recuperem sua magnetização longitudinal. De acordo com a teoria quântica, o número de *spins* de alta energia diminui e o número de *spins* de baixa energia aumenta, quando a energia é perdida pelos *spins* de alta energia durante o processo de relaxação. De acordo com a teoria clássica, o VME gradualmente se realinha no plano longitudinal conforme a proporção de mudanças dos núcleos do hidrogênio com giros para cima e giros para baixo.

A taxa de recuperação T1 é um processo exponencial e ocorre em diferentes taxas em tecidos distintos (Tabela 2.1). Como ilustrado na Figura 2.1, a magnetização longitudinal está relacionada exponencialmente ao tempo de recuperação. Isso significa que grande parte da recuperação longitudinal ocorre no início do período de tempo. À medida que o tempo avança, a recuperação longitudinal ocorre cada vez menos, até que a magnetização longitudinal seja totalmente recuperada. Existe uma constante de tempo associada a essa relação exponencial. Isso é denominado **tempo de recuperação T1**, e é o tempo que leva para 63% da magnetização longitudinal ser recuperada em um tecido (Equação 2.1) (Figura 2.1). O tempo de recuperação T1 de um tecido é um parâmetro de contraste intrínseco que é inerente ao tecido. O tempo durante o qual a recuperação T1 ocorre é o tempo entre um pulso excitatório de RF e o próximo. Isso representa o tempo de repetição (TR) (ver Capítulo 1). Portanto, o TR determina o quanto de recuperação T1 ocorre em um tecido. Essa é, portanto, a variável demonstrada no eixo horizontal da Figura 2.1.

Tabela 2.1 Tempos de recuperação T1 característicos do tecido cerebral a 1 T.

Tecido	Tempo de recuperação T1 (ms)
Água	2.500
Gordura	200
LCR	2.000
Substância branca	500

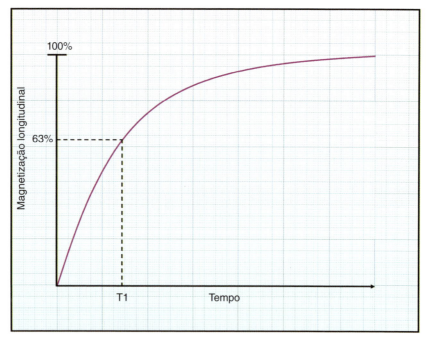

Figura 2.1 A curva de recuperação T1.

Equação 2.1

$Mz_t = Mz(1 - e^{-t/T1})$
Portanto,
$IS = (1 - e^{-t/T1})$

Mz_t é a quantidade de magnetização longitudinal no tempo t (ms) após a remoção do pulso excitatório
Mz é a magnetização longitudinal total
T1 é o tempo de recuperação T1 (ms) e é o tempo gasto para aumentar a magnetização longitudinal por um fator de e
IS é a intensidade do sinal em um tecido

Esta equação traça o tamanho do VME em recuperação, como uma função do tempo após a remoção do pulso excitatório e o tempo de recuperação T1. Quando t = T1, observa-se 63% de recuperação da magnetização longitudinal. Quando t = 2 × T1, a recuperação é de 86% e quando t = 3 × T1, 95% se recupera. Geralmente leva entre 3 e 5 tempos de recuperação T1 para que ocorra a recuperação total

DECAIMENTO T2

O decaimento T2 é causado pela interação entre os campos magnéticos dos núcleos do hidrogênio vizinhos. O termo *decaimento* refere-se à perda de magnetização transversal coerente e T2 relaciona-se ao fato de que é o processo de relaxação secundário. Esse tipo de relaxação é denominado **relaxação *spin-spin*** e causa a defasagem dos momentos magnéticos dos *spins*. A relaxação *spin-spin* é causada por um *spin* transferindo energia a outro *spin*, em vez de para a rede. Ocorre porque os núcleos do hidrogênio estão no mesmo ambiente e experimentando o mesmo campo B_0.[2] Os momentos magnéticos de todos os núcleos do hidrogênio (que giram para cima e que giram para baixo) perdem a coerência de fase dessa forma.

Imagine dois *spins* próximos entre si, um com seu momento magnético alinhado no mesmo sentido de B_0 e o outro no sentido oposto. O *spin* cujo momento magnético está alinhado no mesmo sentido de B_0 cria um campo magnético ligeiramente maior do que o criado pelo *spin* vizinho. Como consequência, a frequência de precessão do momento magnético desse *spin* aumenta. Por sua vez, o *spin* cujo momento magnético está alinhado no sentido oposto a B_0 promove um campo magnético ligeiramente inferior àquele que é experimentado pelo outro *spin* e sua frequência de precessão diminui.[3] Essas pequenas mudanças na frequência são suficientes para causar a defasagem de momentos magnéticos dos *spins*.

A interação *spin-spin* é inerente ao tecido, mas a defasagem também é causada por inomogeneidades no campo B_0. As inomogeneidades são áreas dentro do campo magnético que não correspondem exatamente à intensidade do campo magnético externo. Algumas áreas possuem uma intensidade de campo magnético ligeiramente menor do que o campo magnético principal (demonstrado em roxo na Figura 2.2), enquanto outras áreas apresentam uma intensidade do campo magnético ligeiramente maior do que o campo magnético principal (demonstrado em vermelho na Figura 2.2).

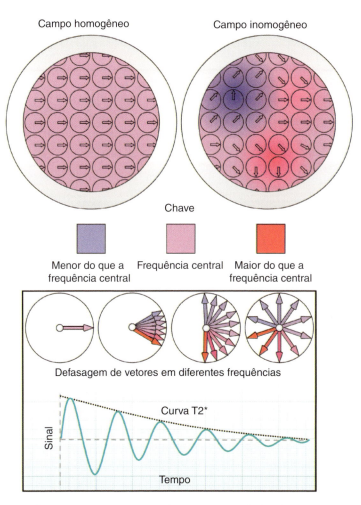

Figura 2.2 Decaimento T2* e inomogeneidades de campo.

De acordo com a equação de Larmor, a frequência de Larmor de um núcleo ativo de RM é proporcional à intensidade do campo magnético que ele experimenta. Se um núcleo do hidrogênio está em uma área de inomogeneidade com intensidade de campo maior, a frequência de precessão de seu momento magnético aumenta, ou seja, ele acelera. No entanto, se um núcleo do hidrogênio está em uma área de inomogeneidade com intensidade de campo menor, a frequência de precessão de seu momento magnético diminui, ou seja, ele fica mais lento. Essa aceleração e desaceleração relativas dos momentos magnéticos decorrentes das inomogeneidades do campo magnético, além das diferenças na frequência de precessão em determinados tecidos, causam defasagem imediata dos momentos magnéticos dos giros e produzem um decaimento de indução livre (DIL) como demonstrado nas Figuras 2.2 e 2.3.

Dica para aprendizado: inomogeneidades

Você se lembra da analogia do relógio no Capítulo 1? A mudança de fase dos momentos magnéticos causados por inomogeneidades nos campos é o mesmo observado em vários relógios que mostram diferentes tempos, pois as frequências de seus ponteiros são diferentes.

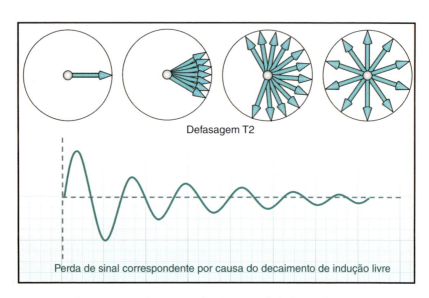

Figura 2.3 Defasagem e decaimento de indução livre.

A taxa de decaimento T2 é um processo exponencial e ocorre em diferentes taxas em diferentes tecidos (Tabela 2.2). Como ilustrado na Figura 2.4, a magnetização transversal coerente está relacionada exponencialmente ao tempo de decaimento. Isso significa que há mais magnetização transversal coerente no início do período de tempo e, conforme o tempo avança, observa-se menos magnetização transversal coerente até a defasagem de todos os momentos magnéticos. Há uma constante de tempo associada a essa relação exponencial, que é denominada **tempo de decaimento T2** e representa o tempo gasto para a defasagem de 63% da magnetização transversal (37% é deixado em fase) em um tecido (Equação 2.2) (Figura 2.4).

Equação 2.2

$Mxy_t = Mxy\, e^{-t/T2}$
portanto,
$IS = e^{-t/T2}$

Mxy_t é a quantidade de magnetização transversal no tempo t (ms) após a remoção do pulso excitatório
Mxy é o tempo de decaimento T2 (em ms) e é o tempo gasto para reduzir a magnetização transversal por um fator de e
IS é a intensidade de sinal em um tecido

Esta equação traça o tamanho do decaimento da magnetização transversal como uma função do tempo após a remoção do pulso excitatório e o tempo de decaimento T2. Quando t = T2, 63% da magnetização transversal coerente sofre decaimento e 37% permanece

Tabela 2.2 Tempos de decaimento T2 característicos do tecido cerebral a 1 T.

Tecido	Tempo de decaimento T2 (ms)
Água	2.500
Gordura	100
LCR	300
Substância branca	100

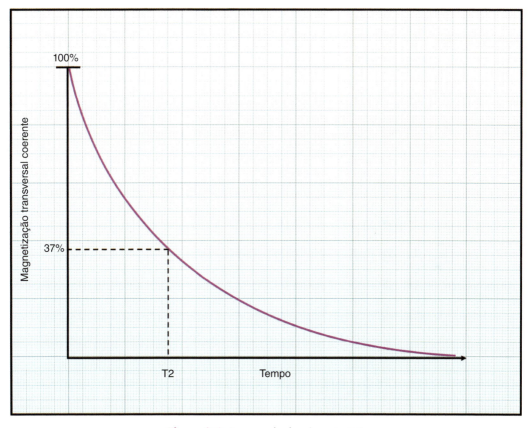

Figura 2.4 A curva de decaimento T2.

O tempo de decaimento T2 de um tecido é um parâmetro de contraste intrínseco que é inerente ao tecido. O tempo durante o qual isso ocorre é o tempo entre um pulso excitatório de RF e quando o sinal é coletado na bobina receptora (ver Capítulo 1). O tempo de eco (TE), dessa forma, determina quanto do decaimento T2 ocorre em um tecido quando o sinal é coletado. Portanto, é a variável demonstrada no eixo horizontal da Figura 2.4.

A defasagem causada por inomogeneidades no campo B_0 produz sua própria curva de decaimento, que é diferenciada do decaimento T2 com o termo **T2***. Quando o pulso excitatório de RF é desligado, há a defasagem muito rápida dos momentos magnéticos dos núcleos do hidrogênio (em aproximadamente 10 ms) e isso é causado pelo decaimento T2*. O decaimento T2, a partir da defasagem inerente do tecido, leva mais tempo do que o decaimento T2* (Equação 2.3). O propósito das sequências de pulsos é reorientar ou mudar a fase dos momentos magnéticos dos núcleos do hidrogênio, de modo que a defasagem inerente do tecido seja mensurada no tempo TE e as imagens de diferentes contrastes possam ser adquiridas (ver Capítulo 3).

Equação 2.3

$1/T2^* = 1/T2 + 1/2\gamma\Delta\beta_0$	T2 e T2* são os tempos de relaxação T2 e T2* dos tecidos (ms) γ é a razão giromagnética (MHz/T) ΔB_0 é a variação no campo magnético (partes por milhão, ppm)	Esta equação demonstra como T2 e T2* estão relacionados entre si. As inomogeneidades deficientes do campo resultam em T2* sendo muito mais curto do que T2, além de ter um rápido sinal de decaimento

Tabela 2.3 Para lembrar: relaxação.

A relaxação é um termo geral que se refere à perda de energia. Na RM, esta é a energia entregue aos *spins* pelo pulso excitatório de RF e, em seguida, perdida, uma vez que o pulso do RF é desligado
A transferência de energia *spin*-rede é um processo de relaxação em que os *spins* fornecem a energia absorvida por meio da excitação da RF para a rede molecular circundante do tecido. Isso causa a recuperação T1
O decaimento T2 é uma perda irreversível da coerência de fase decorrente de interações *spin-spin* em nível atômico e molecular. É uma das causas de decaimento T2
As sequências de pulso são mecanismos que permitem a reorientação dos *spins*, de modo que as imagens possam ser adquiridas com diferentes tipos de contraste

MECANISMOS DE CONTRASTE

Uma imagem de RM apresenta contraste se existem áreas de sinal intenso (hiperintensidade – branco na imagem) e áreas de sinal pouco intenso (hipointensidade – preto na imagem). Algumas áreas possuem sinal intermediário (sombras em tom cinza, entre o branco e o preto). O VME é separado em vetores individuais dos tecidos, tais como gordura, líquido cefalorraquidiano (LCR) e músculos.

Um tecido tem um sinal intenso na presença de um grande componente transversal de magnetização coerente no tempo TE. Se houver um grande componente de magnetização transversal coerente, a amplitude do sinal recebido pela bobina é intensa, resultando em uma área hiperintensa na imagem. Um tecido possui um sinal de baixa intensidade se tiver um pequeno componente transversal de magnetização coerente no tempo TE ou na ausência dele. Na existência de um pequeno ou de nenhum componente de magnetização transversal coerente, a amplitude do sinal recebido pela bobina é fraca, resultando em uma área hipointensa na imagem.

As imagens obtêm contraste principalmente por mecanismos de recuperação T1, decaimento T2 e densidade de prótons ou de *spins*. A **densidade de prótons (DP)** de um tecido é o número de prótons de hidrogênio móveis por unidade de volume daquele tecido. Quanto maior a densidade de prótons de um tecido, maior o sinal disponível desse tecido. A relaxação T1 e T2 depende de dois fatores:

- Se a *taxa de rotação molecular corresponde à frequência de Larmor do hidrogênio*. Se houver uma correspondência entre a taxa de rotação molecular e a frequência de Larmor dos momentos magnéticos do hidrogênio, a troca de energia entre os núcleos do hidrogênio e a rede molecular é eficiente. Quando há uma má combinação, a troca de energia não é tão eficiente. Isso é importante tanto no processo de recuperação T1 quanto no de decaimento T2
- Se as *moléculas estão estreitamente agrupadas entre si*. Em tecidos cujas moléculas estão próximas entre si, há interação mais eficiente entre os campos magnéticos dos núcleos do hidrogênio vizinhos. O inverso é verdadeiro quando as moléculas estão espaçadas. Isso é particularmente importante em processos de decaimento T2, que dependem da eficiência de interações entre os campos magnéticos dos núcleos do hidrogênio vizinhos (relaxação *spin-spin*).

RELAXAÇÃO EM DIFERENTES TECIDOS

Como discutido anteriormente, a recuperação T1 e o decaimento T2 são processos exponenciais com constantes de tempo, tempo de recuperação T1 e tempo de decaimento T2, que representam o tempo gasto para a recuperação de 63% da magnetização total no plano longitudinal devido à transferência de energia *spin*-rede (tempo de recuperação T1) ou redução no plano transversal por meio da relaxação *spin-spin* (tempo de decaimento T2), respectivamente. Geralmente, os dois extremos de contraste na RM são a gordura e a água (Figura 2.5) (neste livro, os vetores da gordura são representados em amarelo e os vetores da água em azul). Vamos explorar como o contraste é gerado nesses tecidos.

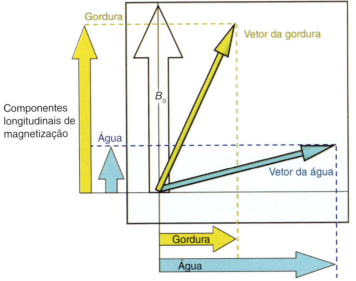

Figura 2.5 A magnitude da magnetização transversal *vs.* amplitude do sinal.

Gordura e água

As moléculas de gordura contêm átomos de hidrogênio agrupados com carbono e oxigênio, que consistem em grandes moléculas denominadas lipídios. Essas moléculas são estreitamente compactadas entre si, e seu movimento molecular ou taxa de rotação é relativamente lento. As moléculas de água contêm dois átomos de hidrogênio agrupados com um átomo de oxigênio (H_2O). Suas moléculas são espaçadas entre si e a taxa de rotação molecular é relativamente rápida. O oxigênio na água tende a roubar os elétrons ao redor do núcleo do hidrogênio. Isso o torna mais disponível aos efeitos do campo magnético principal. Na gordura, o carbono não retira os elétrons presentes ao redor do núcleo do hidrogênio. Eles permanecem em uma nuvem de elétrons, protegendo o núcleo dos efeitos do campo principal. Portanto, o hidrogênio na gordura recupera-se mais rapidamente ao longo do eixo longitudinal, em comparação com o hidrogênio na água, e perde a magnetização transversal mais rapidamente do que na água. Posteriormente, a gordura e a água aparecem de forma diferente nas imagens de RM.

Recuperação T1 na gordura

A recuperação T1 ocorre porque os núcleos do hidrogênio cedem sua energia à rede molecular circundante. A gordura tem uma baixa energia inerente e facilmente absorve energia em sua rede derivada dos núcleos do hidrogênio. A rotação molecular lenta na gordura permite que o processo de recuperação T1 seja relativamente rápido, pois a taxa de rotação molecular corresponde à frequência de Larmor. Consequentemente, há troca de energia eficiente dos núcleos do hidrogênio para a rede molecular circundante. Isso significa que os momentos magnéticos dos núcleos do hidrogênio da gordura relaxam rapidamente e recuperam sua magnetização longitudinal. O VME da gordura realinha-se rapidamente com B_0, então o tempo de recuperação T1 da gordura é curto (Figura 2.6).

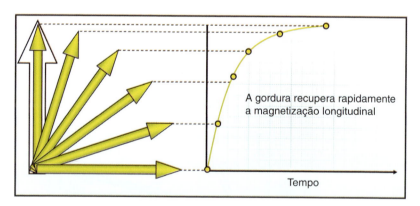

Figura 2.6 Recuperação T1 na gordura.

Recuperação T1 na água

A recuperação T1 ocorre porque os núcleos do hidrogênio cedem energia adquirida do pulso excitatório de RF para a rede circundante. A água tem uma alta energia inerente e não absorve facilmente a energia em sua rede, a partir dos núcleos de hidrogênio. Na água, a mobilidade molecular é alta, resultando em uma recuperação T1 menos eficiente, pois a taxa de rotação molecular não corresponde à frequência de Larmor e não permite a troca eficiente de energia dos núcleos do hidrogênio para a rede molecular circundante. Os momentos magnéticos de núcleos de hidrogênio da água demoram mais para relaxar e recuperar sua magnetização longitudinal. O VME da água leva mais tempo para se realinhar com B_0 e, assim, o tempo de recuperação T1 da água é longo (Figura 2.7).

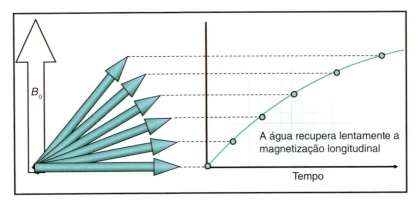

Figura 2.7 Recuperação T1 na água.

Dica para aprendizado: recuperação T1 e B_0

A recuperação T1 é afetada pela intensidade de B_0. A frequência de precessão de momentos magnéticos dos núcleos do hidrogênio em um tecido varia discretamente, mas a troca eficiente de energia, em razão do movimento molecular, é ideal na frequência de Larmor. A frequência de Larmor é proporcional a B_0 e, portanto, a recuperação T1 leva mais tempo à medida que B_0 aumenta, porque há menos moléculas se movendo nas frequências que causam a relaxação.[4]

Decaimento T2 na gordura

O decaimento T2 ocorre porque os campos magnéticos dos núcleos do hidrogênio interagem uns com os outros. Esse processo é eficiente nos núcleos de hidrogênio presentes na gordura, visto que as moléculas são estreitamente compactadas entre si e, portanto, as interações *spin-spin* são mais prováveis de acontecer. Também ocorre por causa da precessão dos momentos magnéticos dos núcleos do hidrogênio na gordura em uma frequência semelhante à rotação molecular. Como resultado, ocorre a rápida defasagem dos momentos magnéticos, além de uma rápida perda de magnetização transversal coerente. O tempo de decaimento T2 da gordura é, portanto, curto (Figura 2.8).

Decaimento T2 na água

O decaimento T2 na água é menos eficiente do que na gordura, pois as moléculas são espaçadas e as interações *spin-spin* são menos prováveis de ocorrer. Além disso, a precessão dos momentos magnéticos dos núcleos do hidrogênio na água é muito mais rápida do que a rotação molecular. Como consequência, observa-se a defasagem lenta dos momentos magnéticos de núcleos do hidrogênio e há uma perda gradual, em vez de rápida, da magnetização transversal coerente. O tempo de decaimento T2 da água é, portanto, longo (Figura 2.9).

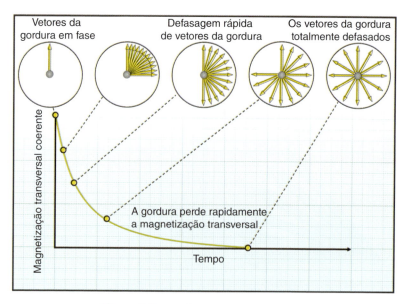

Figura 2.8 Decaimento T2 na gordura.

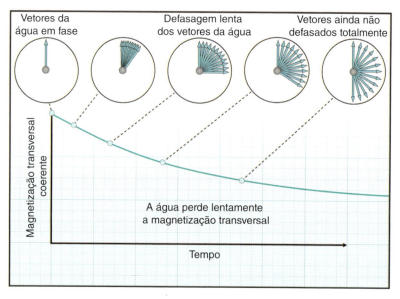

Figura 2.9 Decaimento T2 na água.

Dica para aprendizado: decaimento T2 e B_0

O decaimento T2 é afetado apenas em um pequeno grau pela intensidade de B_0. A relaxação *spin-spin* é ideal quando o movimento molecular ocorre na frequência de Larmor. A frequência de Larmor é proporcional a B_0 e, portanto, o decaimento T2 leva um pouco mais de tempo à medida que B_0 aumenta, pois há menos moléculas movendo-se nas frequências que causam a relaxação.[1]

CONTRASTE EM T1

O termo **contraste em T1** significa que o contraste da imagem é derivado de diferenças nos tempos de recuperação T1 dos tecidos em vez de qualquer outro mecanismo. É provável que ocorra o contraste em T1 se os vetores não recuperarem totalmente sua magnetização longitudinal entre cada pulso excitatório da RF. Portanto, ele aumenta se o TR é curto. Se o TR é mais longo do que os tempos de relaxação dos tecidos, a recuperação total ocorre em todos os tecidos e, portanto, não é possível produzir uma imagem que demonstre o contraste com base nas diferenças em seus tempos de recuperação T1.

O tempo de recuperação T1 da gordura é muito mais curto do que o da água. Então, o vetor da gordura realinha-se com B_0 mais rapidamente do que o vetor da água. Se o TR for mais curto do que os tempos de recuperação total dos tecidos, o componente longitudinal de magnetização da gordura é maior do que o da água. Quando o próximo pulso excitatório da RF é aplicado, ele inverte os componentes longitudinais de magnetização, tanto da gordura como da água no plano transversal (assumindo que um pulso excitatório da RF de 90° é aplicado), como indicado na Figura 2.10. Como há mais magnetização longitudinal na gordura antes do pulso excitatório da RF, observa-se mais magnetização transversal na gordura após o pulso excitatório da RF. Dessa forma, a gordura tem um sinal elevado e é hiperintenso. Como há menos magnetização longitudinal na água antes do pulso de RF excitatório, verifica-se menos magnetização transversal na água após o pulso de RF excitatório. Portanto, a água tem um baixo sinal e parece relativamente hipointensa.

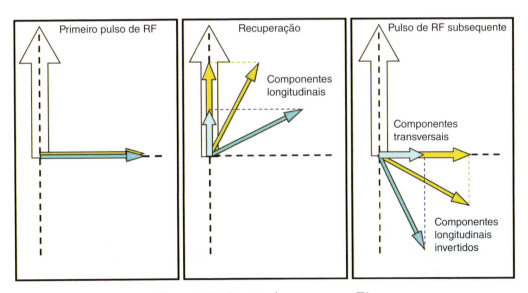

Figura 2.10 Geração de contraste em T1.

Dica para aprendizado: saturação

Sempre que o VME é direcionado para além de 90°, é dito que está **parcialmente saturado**. Quando o VME é direcionado para 180° completos, é dito que está **totalmente saturado**. Na presença de saturação parcial dos vetores de gordura e de água, o contraste em T1 é maximizado.
Veja a Figura 2.11. Antes da aplicação do primeiro pulso de RF excitatório, os vetores de gordura e de

água estão alinhados com B_0. Com a aplicação do primeiro pulso de RF excitatório de 90°, os vetores de gordura e de água passam a ficar alinhados com o plano transversal. O pulso de RF excitatório é então removido e os vetores começam a relaxar e retornar a B_0. A gordura apresenta um tempo de recuperação T1 mais curto do que a água e, assim, retorna a B_0 mais rápido do que a água. Se o TR é mais curto do que os tempos de recuperação T1 dos tecidos, o próximo pulso de RF excitatório inverte os vetores para além de 90° e para a saturação parcial, pois sua recuperação foi incompleta. Os vetores da gordura e da água são saturados a diferentes graus, pois se encontram em diferentes pontos de recuperação antes da aplicação do pulso de RF excitatório de 90°. O componente transversal de magnetização para cada vetor é, portanto, diferente. O componente transversal da gordura é maior do que o da água, porque seu componente longitudinal é recuperado a um maior grau antes da aplicação do próximo pulso de RF e, assim, há mais magnetização longitudinal disponível para ser invertida no plano transversal. O vetor da gordura, desse modo, gera um sinal mais elevado do que o da água. A gordura é hiperintensa e a água é relativamente hipointensa.

Agora, veja a Figura 2.12. Se o TR é mais longo do que os tempos de recuperação T1 dos tecidos, tanto a gordura quanto a água se recuperam totalmente antes que o próximo pulso de RF excitatório seja aplicado. Ambos os vetores são invertidos diretamente para o plano transversal e não há saturação. A magnitude do componente transversal de magnetização para a gordura e a água depende apenas das densidades de prótons individuais em vez da taxa de recuperação de seus componentes longitudinais. O ângulo de excitação tem um impacto significativo nos efeitos de saturação. Isso é discutido em mais detalhes no Capítulo 4.

Dica para aprendizado: atingindo o estado estacionário

É evidente, a partir da dica para aprendizado, que se o TR é mais curto do que os tempos de relaxação T1 dos tecidos, os primeiros pulsos de RF excitatórios resultam em diferentes quantidades de magnetização transversal. Isso ocorre porque eles recuperam diferentes quantidades de magnetização longitudinal antes da aplicação do pulso de RF excitatório. Leva alguns períodos de TR para que haja a estabilização, sendo denominado **estado estacionário**. Quando o estado estacionário é atingido, os vetores são recuperados ao mesmo ponto e atingem a mesma quantidade de magnetização longitudinal durante o período de TR, e estão sempre invertidos no mesmo ponto pelo pulso de RF excitatório de 90°. Portanto, eles criam a mesma quantidade de magnetização transversal a cada TR.

Uma vez que o estado estacionário é atingido, os sinais (ou ecos, como geralmente são denominados) são detectados pela bobina receptora. Antes disso, os sinais não são detectados porque são diferentes a cada TR. Isso ocorre porque a quantidade de magnetização transversal que é criada é diferente. Os primeiros pulsos de RF excitatórios são conhecidos como **pulsos preparatórios** ou **simulados**, pois os sinais que eles produzem são ignorados. Uma vez que os vetores de magnetização longitudinal e transversal tenham se estabelecido e sejam estáveis, então esses sinais são detectados e utilizados para criar a imagem. O tempo gasto para atingir o estado estacionário depende de B_0, densidade de prótons, ângulo de excitação, tempo de relaxação T1 e da duração do pulso de RF excitatório.[5] O estado estacionário é discutido mais detalhadamente no Capítulo 4 em relação às sequências gradiente-eco.

Tabela 2.4 Para lembrar: recuperação T1.

A gordura tem um tempo de recuperação T1 curto
A água tem um tempo de recuperação T1 longo
A recuperação T1 é causada pela transferência de energia *spin*-rede. A eficiência desse processo depende da energia inerente do tecido e de quão bem a taxa de rotação molecular corresponde à frequência de Larmor
Os tempos de recuperação T1 são dependentes da intensidade do campo magnético. À medida que a intensidade do campo aumenta, os tecidos levam mais tempo para a relaxação
O contraste em T1 é controlado pelo TR. Para um bom contraste da imagem em T1 o TR deve ser curto

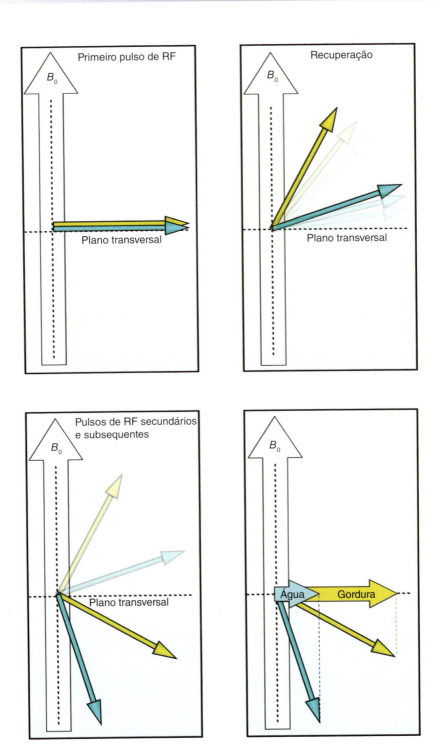

Figura 2.11 Saturação com um TR curto.

Ressonância Magnética | Aplicações Práticas

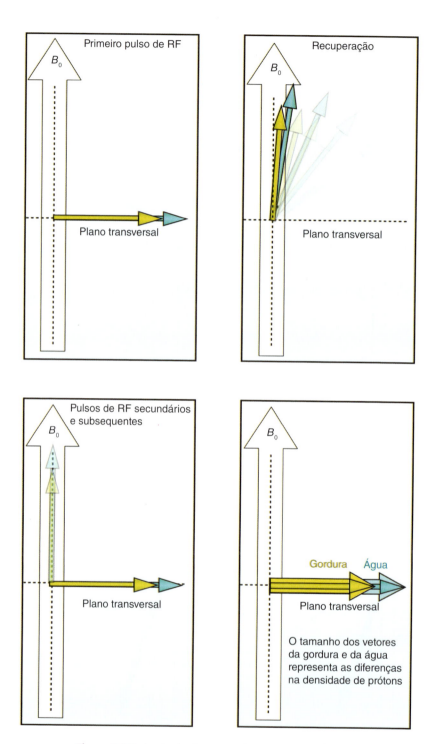

Figura 2.12 Ausência de saturação com um TR longo.

CONTRASTE EM T2

O termo **contraste em T2** significa que o contraste da imagem é derivado de diferenças nos tempos de decaimento T2 dos tecidos, em vez de qualquer outro mecanismo. É provável que ocorra o contraste em T2 se houver defasagem dos vetores e na existência de diferenças na magnetização transversal coerente em cada tecido. Portanto, ele aumenta se o TE for longo. A defasagem de momentos magnéticos dos núcleos do hidrogênio acontece em diferentes taxas, então, na presença de um TE longo, é possível produzir uma imagem que demonstre diferenças em seus tempos de decaimento T2. Se o TE for curto, então pouca defasagem ocorre e, assim, não é possível produzir imagens que demonstrem diferenças nos tempos de decaimento T2 dos tecidos.

O tempo de decaimento T2 da gordura é mais curto do que o da água, então o componente transversal de magnetização na gordura decai mais rápido do que o componente transversal na água. Observa-se mais magnetização transversal coerente na água do que na gordura. A água, portanto, tem um sinal forte e é hiperintensa, e a gordura, portanto, apresenta baixo sinal e é relativamente hipointensa na imagem de contraste em T2 (Figura 2.13).

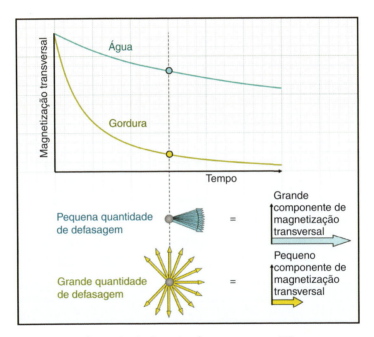

Figura 2.13 Geração de contraste em T2.

Tabela 2.5 Para lembrar: decaimento T2.

A gordura tem um tempo de decaimento T2 curto
A água tem um tempo de decaimento T2 longo
O decaimento T2 é causado por relaxação *spin-spin*. A eficiência desse processo depende de como as moléculas estão estreitamente agrupadas entre si
Os tempos de decaimento T2 são dependentes da intensidade do campo magnético. À medida que a intensidade do campo aumenta, os tecidos levam mais tempo para a defasagem
O contraste em T2 é controlado pelo TE. Para um bom contraste em T2, o TE deve ser longo

CONTRASTE POR DENSIDADE DE PRÓTONS

O **contraste por densidade de prótons** refere-se às diferenças na intensidade de sinal entre os tecidos, que são uma consequência de seu número relativo de prótons de hidrogênio móveis por unidade de volume. Para produzir o contraste devido às diferenças nas densidades de prótons entre os tecidos, o componente de magnetização transversal deve refletir essas diferenças. Os tecidos com alta densidade de prótons apresentam um grande componente de magnetização transversal (e, portanto, um sinal elevado) e são hiperintensos. Os tecidos com baixa densidade de prótons possuem um pequeno componente transversal de magnetização (e, portanto, um baixo sinal) e são relativamente hipointensos (ver Figura 2.18). O contraste por densidade de prótons está sempre presente e depende do paciente e da área em investigação. A intensidade de sinal de um tecido depende, portanto, de suas propriedades de contraste intrínsecas. Três desses componentes são:

- Densidade de prótons (DP)
- Tempo de recuperação T1
- Tempo de decaimento T2.

A intensidade de sinal depende também dos parâmetros de contraste extrínsecos. Dois deles são:

- TR
- TE (Equação 2.4).

Agora vamos explorar como o contraste da imagem é criado alterando o TR e TE.

Equação 2.4		
$IS = DP\, e^{-TE/T2}(1 - e^{-TR/T1})$	IS é a intensidade de sinal em um tecido DP é a densidade de prótons TE é o tempo de eco (ms) T2 é o tempo de relaxação T2 do tecido (ms) TR é o tempo de repetição (ms) T1 é o tempo de relaxação T1 no tecido (ms)	Esta equação mostra por qual motivo a intensidade de sinal de um tecido depende dos parâmetros de contraste intrínsecos e extrínsecos. A Equação 4.1 mostra como essa equação é modificada em sequências de pulso gradiente-eco

PONDERAÇÃO

Todos os parâmetros de contraste intrínsecos listados no início deste capítulo afetam simultaneamente o contraste da imagem e, portanto, é possível obter imagens de aparência mista. Isso significa que, ao observar uma imagem, é muito difícil determinar a contribuição relativa de cada parâmetro de contraste intrínseco para o contraste observado. Para minimizar isso, parâmetros de contraste extrínsecos são selecionados para *ponderar* o contraste da imagem em direção a um dos parâmetros de contraste intrínsecos e distante dos outros. Isso é alcançado aplicando nosso conhecimento de como os parâmetros de contraste extrínsecos controlam a contribuição relativa de cada parâmetro de contraste intrínseco. Para demonstrar a imagem ponderada em T1, T2 ou em densidade de prótons, valores específicos de TR e TE são selecionados. A seleção apropriada desses parâmetros pondera uma imagem de modo que um mecanismo de contraste *domina* os outros dois.

Ponderação em T1

Uma **imagem ponderada em T1** é aquela em que o contraste depende predominantemente das diferenças nos tempos de recuperação T1 entre a gordura e a água (e todos os tecidos com tempos de recuperação T1 intermediários). O TR controla em que medida cada vetor se recupera antes que o corte seja excitado pelo próximo pulso de RF excitatório. Para atingir a ponderação em T1, o TR deve ser curto o suficiente, de forma que nem o vetor na gordura nem o vetor na água tenham tempo suficiente para retornar totalmente para B_0. Se o TR for muito longo, ambos os vetores na gordura e na água retornam a B_0 e recuperam totalmente sua magnetização longitudinal. Quando isso ocorre, a recuperação T1 é completa em ambos os tecidos e as diferenças nos tempos de recuperação T1 não são demonstradas (Figura 2.14). As imagens ponderadas em T1 são utilizadas para mostrar a anatomia (Figura 2.15) e a patologia após a administração de um agente de contraste (Tabela 2.6).

- O TR controla a quantidade de contraste em T1
- Para a ponderação em T1, tanto o TR quanto o TE devem ser curtos (Equação 2.5).

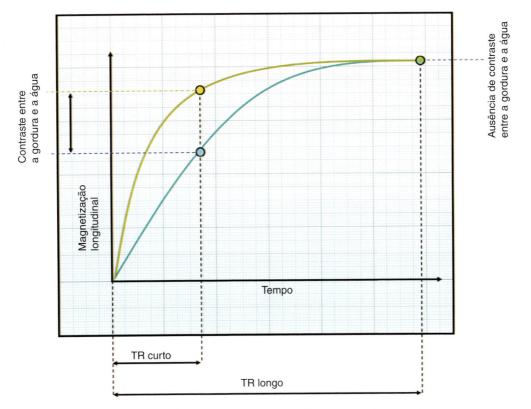

Figura 2.14 A diferença na recuperação T1 entre a gordura e a água.

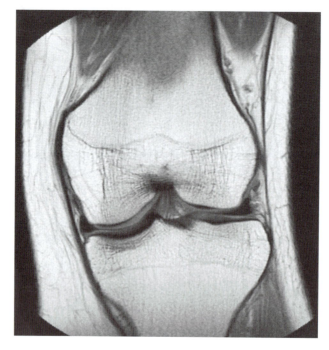

Figura 2.15 Imagem coronal ponderada em T1 do joelho.

Tabela 2.6 Exemplos de contraste em T1.

Sinal de alta intensidade	Gordura Hemangioma Lipoma intraósseo Lesão por radiação Degeneração Depósito de gordura Meta-hemoglobina Cistos com fluido proteináceo Agentes de contraste paramagnético Fluxo sanguíneo lento
Sinal de baixa intensidade	Osso cortical Necrose avascular Infarto Infecção Tumores Esclerose Cistos Calcificação
Ausência de sinal	Ar Fluxo sanguíneo rápido Tendões Osso cortical Tecido de cicatrização Calcificação

Equação 2.5

$IS = DP \, e^{-TE/T2}(1 - e^{-TR/T1})$

IS é a intensidade de sinal em um tecido
Em referência à Equação 2.4:
$e^{-TE/T2}$ é o componente em T2
$(1 - e^{-TR/T1})$ é o componente em T1

Esta equação mostra que se o TE é infinitamente curto, então $e^{-TE/T2} = 1$. Portanto, o contraste em T2 é minimizado e a intensidade do sinal depende principalmente da DP e do contraste em T1

Tabela 2.7 Para lembrar: ponderação em T1.

O TR controla o contraste em T1. O TE controla o contraste em T2

Para produzir uma imagem ponderada em T1, é necessário criar o contraste em que as diferenças nos tempos de recuperação T1 dos tecidos dominam o contraste da imagem

Um TR curto combinado com um TE curto maximiza o contraste em T1 e minimiza o contraste em T2, respectivamente

As imagens ponderadas em T1 são utilizadas para estudar a anatomia e a patologia após o realce por um agente de contraste

Ponderação em T2

A **imagem ponderada em T2** é aquela em que o contraste depende predominantemente das diferenças nos tempos de decaimento T2 entre a gordura e a água (e todos os tecidos com tempos de decaimento T2 intermediários). O TE controla a quantidade de decaimento T2 que ocorre antes da recepção do sinal. Para atingir a ponderação em T2, o TE deve ser suficientemente longo para dar tempo aos vetores da gordura e da água para a defasagem. Se o TE for muito curto, nem o vetor na gordura nem o vetor na água tiveram tempo para a defasagem e, portanto, as diferenças em seus tempos de decaimento T2 não são demonstradas (Figura 2.16). As imagens ponderadas em T2 são utilizadas para a análise de imagem em patologia, pois a maioria das patologias apresenta um alto conteúdo de água e, portanto, é relativamente hiperintensa nas imagens ponderadas em T2 (Figura 2.17 e Tabela 2.8).

- TE controla a quantidade de contraste em T2
- Para a ponderação em T2, o TE deve ser longo e o TR também deve ser longo (Equação 2.6).

Equação 2.6

$IS = DP \, e^{-TE/T2}(1 - e^{-TR/T1})$

IS é a intensidade de sinal em um tecido
Em referência à Equação 2.4:
$e^{-TE/T2}$ é o componente em T2
$(1 - e^{-TR/T1})$ é o componente em T1

Esta equação mostra que, se o TR é infinitamente longo, então $(1 - e^{-TR/T1}) = 1$. Portanto, o contraste em T1 é minimizado e a intensidade de sinal depende principalmente da DP e do contraste em T2

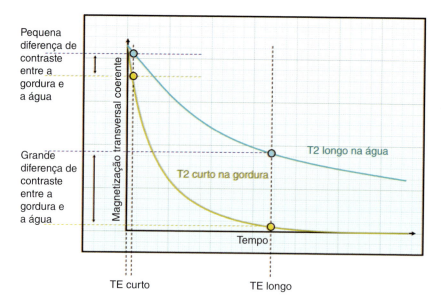

Figura 2.16 A diferença no decaimento T2 entre a gordura e a água.

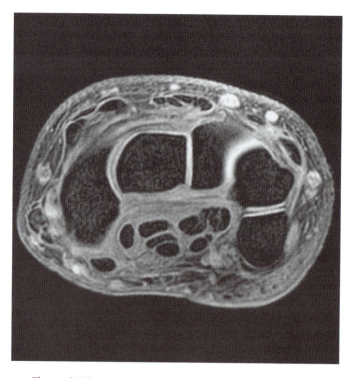

Figura 2.17 Imagem axial ponderada em T2 do punho.

Tabela 2.8 Exemplos de contraste em T2.

Sinal de alta intensidade	Água
	Fluido sinovial
	Hemangioma
	Infecção
	Inflamação
	Edema
	Alguns tumores
	Hemorragia
	Fluxo sanguíneo lento
	Cistos
Sinal de baixa intensidade	Osso cortical
	Ilhas ósseas
	Desoxi-hemoglobina
	Hemossiderina
	Calcificação
	Agentes paramagnéticos em T2
Ausência de sinal	Ar
	Fluxo sanguíneo rápido
	Tendões
	Osso cortical
	Tecido de cicatrização
	Calcificação

Tabela 2.9 Para lembrar: ponderação em T2.

O TR controla o contraste em T1. O TE controla o contraste em T2
Para produzir uma imagem ponderada em T2, é necessário criar o contraste no qual as diferenças nos tempos de decaimento T2 dos tecidos dominam o contraste da imagem
Um TR longo combinado a um TE longo minimiza o contraste em T1 e maximiza o contraste em T2, respectivamente
As imagens ponderadas em T2 são utilizadas para avaliar a maior parte das patologias

Ponderação por densidade de prótons

Uma **imagem ponderada em DP** é aquela em que as diferenças no número de núcleos do hidrogênio móveis por unidade de volume de tecido são os principais fatores determinantes na formação do contraste da imagem (Tabela 2.10). A ponderação em DP está sempre presente, em alguma proporção. Para atingir a ponderação em DP, os efeitos de contraste em T1 e T2 são reduzidos, de modo que o contraste por densidade de prótons domine. Um TR longo permite que os vetores na gordura e na água recuperem totalmente sua magnetização longitudinal e, assim, diminuam o contraste em T1. Um TE curto não fornece aos vetores na gordura ou na água o tempo para a defasagem e, então, reduz o contraste em T2 (Equação 2.7). As imagens ponderadas em DP são utilizadas para a análise de imagens anatômicas e patológicas (Figura 2.18).

Equação 2.7		
IS = DP e$^{-TE/T2}$(1 − e$^{-TR/T1}$)	IS é a intensidade do sinal em um tecido Em referência à Equação 2.4: e$^{-TE/T2}$ é o componente em T2 (1 − e$^{-TR/T1}$) é o componente em T1	Esta equação mostra que, se o TR é infinitamente longo, então (1 − e$^{-TR/T1}$) = 1 e se o TE é infinitamente curto, então e$^{-TE/T2}$ = 1. Portanto, os contrastes da imagem em T1 e T2 são minimizados e a intensidade do sinal depende principalmente da DP

Tabela 2.10 Exemplos de contraste em densidade de prótons.

Sinal de alta intensidade	Líquido cefalorraquidiano (LCR) Fluido sinovial Fluxo sanguíneo lento Infecção Inflamação Edema Cistos Gordura
Ausência de sinal ou sinal de baixa intensidade	Ar Fluxo sanguíneo rápido Tendões Osso cortical Tecido de cicatrização Calcificação

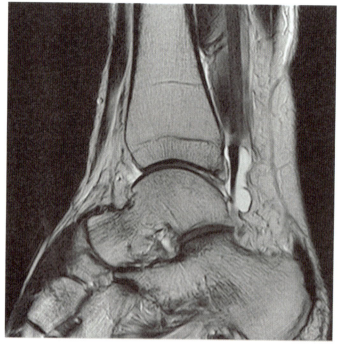

Figura 2.18 Imagem sagital ponderada em densidade de prótons do tornozelo.

Tabela 2.11 Para lembrar: ponderação por densidade de prótons.

O TR controla o contraste em T1; o TE controla o contraste em T2
Para produzir uma imagem ponderada em DP, é necessário criar o contraste em que as diferenças nas densidades de prótons dos tecidos dominam o contraste da imagem
Um TR longo, combinado com um TE curto, minimiza o contraste em T1 e T2, respectivamente, de modo que a densidade de prótons possa dominar
As imagens ponderadas em DP são utilizadas na análise da anatomia e de diversas patologias

Em qualquer imagem, o contraste devido à densidade de prótons inerente, em conjunto com os mecanismos de imagem T1 e T2, ocorre simultaneamente e contribui para o contraste da imagem (ver Equação 2.4). Para ponderar uma imagem, de maneira que um processo seja dominante, a influência de outros processos é minimizada.

Analogia do calor

Os mecanismos de ponderação são bem descritos utilizando a analogia de um fogão a gás que possui dois botões identificados como TR e TE. O botão TR controla a quantidade de contraste em T1; o botão TE controla a quantidade de contraste em T2. O botão TR aumenta ou diminui o calor no contraste em T1. O botão TE aumenta ou diminui o calor no contraste em T2.

- Girando o botão TR para baixo, aumenta-se o calor no contraste em T1, isto é, aumenta-se o contraste em T1
- Girando o botão TE para cima, aumenta-se o calor no contraste em T2, isto é, aumenta-se o contraste em T2.

Para ponderar uma imagem, é necessário aumentar o calor em um parâmetro de contraste intrínseco e baixá-lo em outros. Por exemplo, para a ponderação em T1, aumentar o calor no contraste em T1 e baixá-lo no contraste em T2. Então a imagem é ponderada para o contraste em T1 e fica distante do contraste em T2 (a densidade de prótons depende do número relativo de prótons e não pode ser modificada para uma determinada área).

- Para aumentar o calor no contraste em T1, o TR é curto (botão TR para baixo)
- Para baixar o calor no contraste em T2, o TE é curto (botão TE para baixo) (Figura 2.19).

Para a ponderação em T2, deve-se aumentar o calor no contraste em T2 e baixá-lo no contraste em T1. A imagem é ponderada em direção ao contraste em T2 e distante do contraste em T1 (a densidade de prótons depende do número relativo de prótons e não pode ser modificada para uma determinada área).

- Para aumentar o calor no contraste em T2, o TE é longo (botão TE para cima)
- Para baixar o calor no contraste em T1, o TR é longo (botão TR para cima) (Figura 2.20).

Na ponderação da densidade de prótons, deve-se baixar o calor no contraste em T1 e também no contraste em T2. Dessa maneira, o contraste por densidade de prótons predomina.

- Para baixar o calor no contraste em T1, o TR é longo (botão TR para cima)
- Para baixar o calor no contraste em T2, o TE é curto (botão TE para baixo) (Figura 2.21).

A analogia do calor é utilizada em outra parte deste livro. Preste atenção no símbolo da chama na margem.

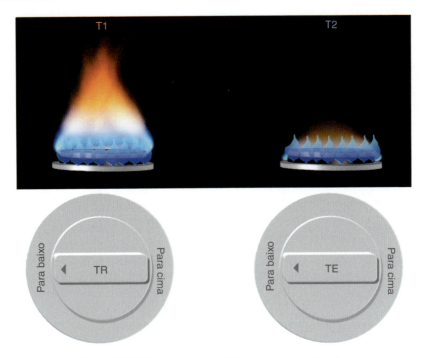

Figura 2.19 Ponderação em T1 e a analogia do calor.

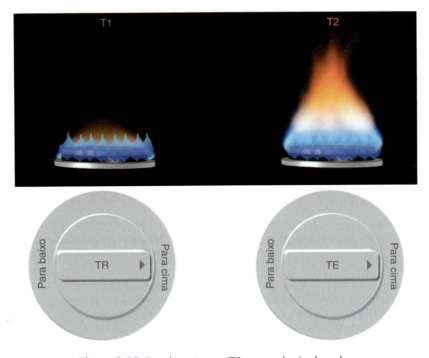

Figura 2.20 Ponderação em T2 e a analogia do calor.

Capítulo 2 · Ponderação e Contraste da Imagem

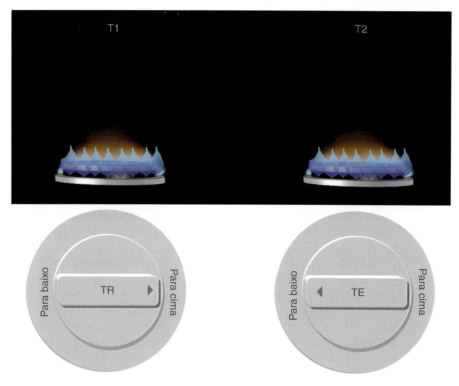

Figura 2.21 Ponderação em densidade de prótons e a analogia do calor.

Dica para exames: como compreender a ponderação

Um bom começo na aprendizagem da ponderação é observar o conteúdo de água na imagem e na presença de um sinal intenso; a imagem será provavelmente ponderada em T2 e adquirida com um TE longo. Se a água possui um sinal de baixa intensidade, é provável que seja ponderada em T1 e adquirida com um TR curto. No entanto, dependendo da área do corpo, algumas imagens ponderadas em DP também contêm água escura. A gordura não é um marcador confiável, pois é brilhante em muitos tipos de imagem ponderada, dependendo da sequência de pulso.

Para demonstrar variáveis no contraste da imagem, observe a Figura 2.22. Foi adquirida utilizando uma sequência padrão *spin*-eco e é uma imagem ponderada em T1, então o contraste é predominantemente devido a diferenças nos tempos de recuperação T1 dos tecidos. Apresenta contraste esperado de uma imagem adquirida com TR e TE curtos, isto é, a gordura no couro cabeludo e na medula óssea do clivus é hiperintensa, e a água no LCR é hipointensa. No entanto, observando mais de perto, é evidente que nem todas as áreas de sinal intenso indicam a presença de gordura e nem todas as áreas com sinal de baixa intensidade representam a água. Por exemplo, a área marcada como A, que tem um sinal de alta intensidade, não é gordura, mas sim o sangue de fluxo lento no seio sagital superior. A área marcada como B, que tem um sinal fraco, não é a água, mas o ar no seio esfenoidal. Embora essa imagem seja predominantemente ponderada em T1, observam-se ao mesmo tempo os efeitos do fluxo e da densidade de prótons, que contribuem para o contraste da imagem.

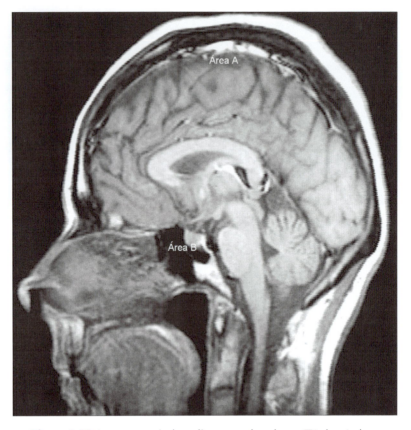

Figura 2.22 Imagem sagital mediana ponderada em T1 do cérebro.

> **Dica para aprendizado: definições de relaxação**
>
> É muito importante compreender as diferenças entre recuperação T1, tempo de recuperação T1, contraste em T1 e ponderação em T1, além de distinções equivalentes em termos de processos de relaxação T2. A Tabela 2.12 lista as diversas definições desses termos.

OUTROS MECANISMOS DE CONTRASTE

Nós exploramos os principais mecanismos de contraste da imagem. São os tipos de contraste que você provavelmente encontra no dia a dia. Entretanto, existem outras técnicas que são empregadas para gerar contrastes de imagem muito específicos:

- Imagem ponderada em difusão (IPD)
- RM funcional (RMf)
- Contraste por transferência de magnetização (CTM)
- Imagem ponderada em suscetibilidade (IPS)
- Agentes de contraste.

Tabela 2.12 Definições de contraste da imagem.

Recuperação T1	A recuperação da magnetização longitudinal em decorrência da relaxação *spin*-rede após desligar o pulso de RF excitatório
Tempo de recuperação T1	O tempo que leva para 63% da magnetização longitudinal ser recuperada em um tecido
Contraste em T1	Uma imagem em que a gordura é hiperintensa e a água é relativamente hipointensa porque o TR é curto o suficiente para não permitir a recuperação total dos vetores
Ponderação em T1	Uma imagem cujo contraste ocorre predominantemente devido a diferenças nos tempos de recuperação T1 dos tecidos
Decaimento em T2	O decaimento da magnetização transversal coerente em virtude da relaxação *spin-spin* após o desligamento do pulso de RF excitatório
Tempo de decaimento em T2	O tempo necessário para que ocorra o decaimento de 63% da magnetização transversal coerente em um tecido
Contraste em T2	Uma imagem em que a gordura é hipointensa e a água é relativamente hiperintensa, pois o TE é longo o suficiente para permitir a defasagem completa
Ponderação em T2	Uma imagem cujo contraste ocorre predominantemente devido a diferenças nos tempos de decaimento T2 dos tecidos

Imagem ponderada em difusão (IPD)

A **difusão** é um termo utilizado para descrever o movimento de moléculas no espaço extracelular em decorrência do movimento térmico randômico. Esse movimento é restrito por delimitações, tais como ligamentos, membranas e macromoléculas (Figura 2.23). Ocasionalmente, as restrições à difusão são direcionais, dependendo da estrutura dos tecidos, e a difusão também pode ser restrita em algumas doenças. O deslocamento em rede das moléculas que se difundem em uma área do tecido por segundo é denominado **coeficiente de difusão aparente (CDA)**, sendo um dos parâmetros de contraste intrínsecos listados no início deste capítulo (Tabela 2.13). Portanto, é um parâmetro que afeta o contraste da imagem, mas é intrínseco ao tecido e, dessa forma, não está sob nosso controle. Em áreas de difusão restrita, o CDA é baixo porque o espaço extracelular é pequeno. Exemplos desse tipo de tecido são os ligamentos e muitos tipos de patologia. Em áreas de difusão restrita, o CDA é baixo, pois o espaço extracelular é pequeno. Exemplos desse tipo de tecido incluem tendões e muitos tipos de doença. Em áreas de difusão livre, o CDA é elevado, pois o espaço extracelular é extenso. Exemplos desse tipo de tecido incluem a substância cinzenta normal e o tecido hepático normal.

As **imagens ponderadas em difusão (IPD)** denotam aquelas imagens cujo contraste é determinado pelo CDA. Isso é obtido com o uso de gradientes (ver Capítulo 5). Nessa técnica, as diferenças no CDA são reveladas pela aplicação de dois gradientes. O primeiro gradiente promove a defasagem dos momentos magnéticos dos núcleos do hidrogênio e o segundo gradiente tenta fazer a refasagem deles. Em tecidos cujo CDA é baixo, as moléculas (e, portanto, os núcleos do hidrogênio que as constituem) são essencialmente estacionárias, porque sua difusão é limitada. Os momentos magnéticos desses *spins* não adquirem mudança de fase efetiva após a aplicação dos gradientes. Isso ocorre porque eles não se movem entre cada aplicação de gradiente. O primeiro gradiente causa a defasagem dos momentos magnéticos dos núcleos do hidrogênio, mas, em seguida, o segundo gradiente promove a refasagem deles. Como consequência, um sinal de alta intensidade é obtido de tecidos com baixo CDA, pois os momentos magnéticos dos *spins* dentro deles são coerentes e produzem um grande componente de magnetização transversal.

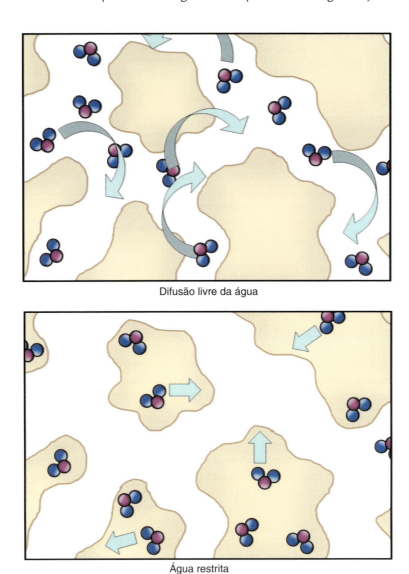

Figura 2.23 Difusão livre e restrita da água.

Tabela 2.13 Valores de CDA característicos no cérebro.

	CDA (×10^{-3} mm²/s)	Sinal relativo quando *b* = 1.000
Líquido cefalorraquidiano	2,94	0,05
Substância cinzenta	0,76	0,47
Substância branca	0,45	0,63

Os momentos magnéticos dos núcleos do hidrogênio em movimento, contudo, adquirem mudança de fase, e isso resulta em perda de sinal, pois as moléculas (e, portanto, os núcleos do hidrogênio que as constituem) sofrem difusão e, desse modo, movem-se entre a aplicação de cada gradiente. O primeiro gradiente causa a defasagem dos momentos magnéticos dos núcleos do hidrogênio, mas, depois, o segundo gradiente não pode promover a refasagem deles, porque eles se moveram nesse meio-tempo. Na imagem em difusão, o tecido normal que exibe um CDA alto tem uma intensidade mais baixa de sinal do que o tecido anormal, que apresenta um baixo CDA, pois as moléculas em seu interior são livres para se movimentarem. A difusão torna-se restrita quando uma doença está presente e então a intensidade do sinal é mais alta. A mudança do sinal depende do CDA do tecido e da intensidade, da duração e do intervalo dos gradientes (coletivamente conhecidos como o **fator/valor *b***, expresso em unidades de s/mm²) (Equação 2.8). Isso é um dos parâmetros de contraste extrínsecos discutidos anteriormente neste capítulo. Na IPD, um parâmetro de contraste extrínseco (fator *b*) controla o quanto de parâmetro de contraste intrínseco (CDA) de um tecido contribui para a ponderação da imagem. Com o aumento do fator *b*, o mesmo acontece com a ponderação em difusão, porque a contribuição das diferenças entre o CDA de tecidos distintos para a ponderação da imagem também aumenta.

Equação 2.8

$$b = \gamma^2 \times G^2 \times \delta^2 \times (\Delta - \delta/3)$$

b é o valor *b* ou fator *b* (mm²/s)
γ é a razão giromagnética (MHz/T)
G é a amplitude do gradiente (mT/m)
δ é a duração do gradiente (ms)
Δ é o tempo entre dois pulsos de gradiente (ms)

O valor *b* ou fator *b* é uma função da amplitude, duração e intervalo dos gradientes no esquema Stejskal-Tanner

RM funcional

A **RM funcional (RMf)** é uma técnica de RM rápida que adquire imagens do cérebro durante a atividade ou estímulo e também em repouso. O contraste da imagem depende de um processo fisiológico denominado contraste **dependente do nível de oxigenação do sangue (DNOS** ou **BOLD**, na sigla em inglês)**. O DNOS explora as diferenças na suscetibilidade magnética da oxi-hemoglobina e da desoxi-hemoglobina por causa do fluxo sanguíneo cerebral aumentado, além de pouco ou nenhum acréscimo no consumo local de oxigênio que ocorre durante a estimulação. Como a desoxi-hemoglobina é paramagnética, os vasos que contêm uma quantidade significativa dessa molécula criam inomogeneidades no campo local, que causam defasagem e, dessa forma, a perda do sinal. Durante a atividade, o fluxo sanguíneo para o córtex aumenta, causando uma redução da desoxi-hemoglobina, que resulta em uma diminuição na defasagem e um aumento correspondente na intensidade do sinal. Esses efeitos são de curta duração e, portanto, necessitam de sequências extremamente rápidas (ver Capítulo 4). Para explorar os rápidos efeitos da defasagem, as imagens DNOS são geralmente adquiridas com um TE longo, enquanto a tarefa é modulada *on and off* (ligada e desligada). As imagens *"off"* são então subtraídas das imagens *"on"* e uma análise estatística sofisticada é realizada. As regiões que foram ativadas acima de um determinado nível de limiar são sobrepostas nas imagens anatômicas (Figura 2.24). São essas regiões que refletem a atividade cerebral.

Ressonância Magnética | Aplicações Práticas

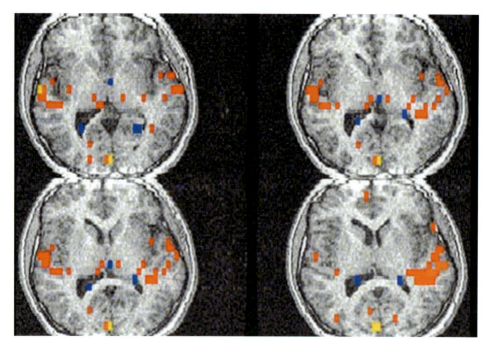

Figura 2.24 As imagens DNOS do cérebro. As áreas funcionais são representadas em vermelho.

Contraste por transferência de magnetização

O **contraste por transferência de magnetização (CTM)** é outro mecanismo que gera imagens com um determinado contraste. Envolve a troca rápida de energia entre os núcleos ligados e os livres. Os núcleos ligados são aqueles que são restritos e possuem um tempo de decaimento T2 muito curto. Seus tempos de decaimento T2 são tão curtos que eles não podem ser analisados normalmente pelas imagens. No entanto, os núcleos ligados reduzem a intensidade de sinal dos núcleos livres. Os núcleos livres são observáveis nos exames, pois apresentam tempos de decaimento T2 mais longos.[6] Os momentos magnéticos dos núcleos ligados apresentam uma taxa de frequência precessional muito mais ampla do que os momentos magnéticos de núcleos livres e são, portanto, excitados por um pulso de RF excitatório que é vários quilo-hertz distante da frequência dos núcleos livres. A energia absorvida pelo agrupamento ligado dos núcleos causa saturação e a magnetização é transferida para o agrupamento livre dos núcleos. Isso causa a redução em sua intensidade de sinal.

Imagem ponderada em suscetibilidade (IPS)

A IPS utiliza as diferenças na suscetibilidade magnética entre os tecidos para gerar o contraste da imagem. As sequências gradiente-eco, em conjunto com um TE longo, são comumente utilizadas, visto que elas realçam as diferenças na suscetibilidade magnética entre os tecidos (ver Capítulo 4).

Tabela 2.14 Para lembrar: técnicas específicas de contraste da imagem.

IPD é uma técnica que sensibiliza uma sequência do tipo *spin*-eco para o movimento de difusão com o emprego de gradientes fortes
O CDA é um parâmetro de contraste intrínseco e representa o deslocamento efetivo de moléculas no espaço extracelular por segundo
O valor *b* é um parâmetro de contraste extrínseco que controla quanto de CDA intrínseco influencia o contraste da imagem – daí o termo imagem ponderada em difusão
As técnicas de imagem funcional são utilizadas para realizar a imagem da função ou fisiologia de um sistema em vez de sua anatomia
A RMf depende de um processo denominado DNOS para produzir um sinal em áreas do cérebro em que há aumento de atividade após a realização de uma função (tal como um toque de dedos)

Agentes de contraste

As doenças frequentemente têm um grande número de núcleos de água e, portanto, as imagens ponderadas em T2 revelam um bom contraste intrínseco entre a doença e o tecido normal. Para aumentar a conspicuidade, os agentes de contraste podem ser utilizados, de maneira que modificam seletivamente os tempos de relaxação de alguns tecidos. Esse efeito é conhecido como **relaxividade** e permite uma melhor visualização dos tecidos que são afetados pelo agente. Os agentes de contraste não produzem imagens deles próprios, mas são visualizados porque afetam indiretamente os tempos de relaxação dos núcleos da água.

Os agentes de contraste são geralmente caracterizados por afetarem os tempos de relaxação T1 ou T2. Aqueles que reduzem os tempos de recuperação T1 são denominados **agentes de contraste em T1** e aqueles que reduzem os tempos de decaimento T2 são denominados **agentes de contraste em T2**. O grau de redução depende da concentração do agente. A maioria dos agentes de contraste utilizados na RM são agentes T1. O agente mais comumente utilizado é o gadolínio. O gadolínio (Gd) é um metal de terras raras e, em sua forma natural, é altamente tóxico. Não pode ser excretado pelo corpo e causaria efeitos adversos a longo prazo, pois se liga às membranas. O gadolínio é usado de forma segura, ligado ou quelado a outras moléculas, tais como o ácido dietiltriaminopenta-acético (**DTPA**) (um ligante), que é excretado de forma segura.

Conforme aprendemos anteriormente neste capítulo, as moléculas que giram na frequência de Larmor ou próximas a ela apresentam tempos de recuperação T1 mais curtos do que outras moléculas. O gadolínio é um agente paramagnético e, dessa forma, possui um momento magnético grande. É um elemento lantanídeo trivalente que contém sete elétrons não pareados e uma capacidade para permitir a rápida troca de um grande volume de água, a fim de minimizar o espaço entre si e a água dentro do corpo. As moléculas queladas do gadolínio são relativamente grandes e são ligadas a íons metálicos. As moléculas de gordura são muito grandes para ficarem bem próximas do gadolínio, de modo a afetar sua relaxividade. As moléculas de água, porém, são capazes de se difundir próximas às moléculas de gadolínio em rotação. Essas flutuações ocorrem próximas à frequência de Larmor e diminuem os tempos de recuperação T1 de núcleos do hidrogênio vizinhos. Os tecidos com realce são hiperintensos na imagem ponderada em T1.

Os agentes de contraste em T2 são normalmente macromoléculas superparamagnéticas de ferro. Eles distorcem o campo magnético local, de forma que os momentos magnéticos dos núcleos do hidrogênio vizinhos são submetidos à defasagem. Isso diminui os tempos de decaimento T2 do tecido com realce e, portanto, são hipointensos nas imagens ponderadas em T2.

Neste capítulo, nós exploramos os diferentes métodos que utilizamos para gerar o contraste da imagem na RM. Na maioria dos exames, isso envolve a criação de imagens que são ponderadas em T1, T2, DP e difusão. A maior parte dos sistemas modernos apresenta uma instalação para a aquisição de todas essas ponderações em uma única aquisição. As imagens são calculadas utilizando uma variedade de diferentes TRs e TEs derivados de uma única varredura especializada. Também é possível calcular os parâmetros necessários para anular certos tecidos.[7] Nos próximos dois capítulos os princípios fundamentais do contraste da imagem são utilizados para descrever como as sequências de pulso geram as imagens de um determinado tipo de ponderação.

REFERÊNCIAS BIBLIOGRÁFICAS

1. Hashemi, R.H., Bradley Jr, W.G., and Lisanti, C.J. (2010). *MRI: The Basics, 3*, 40. Philadelphia, PA: Lippincott Williams and Wilkins.
2. Dale, B.M., Brown, M.A., and Semelka, R.C. (2015). *MRI: Basic Principles and Applications, 5*, 21. Wiley.
3. Hashemi, R.H., Bradley Jr, W.G., and Lisanti, C.J. (2010). *MRI: The Basics, 3*, 42. Philadelphia, PA: Lippincott Williams and Wilkins.
4. McRobbie, D.W., Moore, E.A., Graves, M.J. et al. (2017). *From Picture to Proton, 3*, 138. Cambridge: Cambridge University Press.
5. Dale, B.M., Brown, M.A., and Semelka, R.C. (2015). *MRI: Basic Principles and Applications, 5*, 19. Wiley.
6. McRobbie, D.W., Moore, E.A., Graves, M.J. et al. (2017). *From Picture to Proton, 3*, 140. Cambridge: Cambridge University Press.
7. Hagiwara, A., Warntjes, M., and Hori, M. (2017). SyMRI of the brain: rapid quantification of relaxation rates and proton density with synthetic MRI, automatic brain segmentation and myelin measurement. *Investigative Radiology* 52(10): 647–657.

3

Sequências de Pulsos *Spin*-Eco

Introdução	57	Inversão-recuperação (IR)	77
Refasagem de RF	58	Inversão-recuperação de tau curta (STIR)	81
Spin-eco convencional	63	Inversão-recuperação com	
Spin-eco rápido ou turbo (FSE/TSE)	66	atenuação líquida (FLAIR)	83

Após a leitura deste capítulo, você será capaz de:

- *Explicar o objetivo das sequências de pulso*
- *Descrever como os spin-ecos são criados*
- *Entender os mecanismos de sequências de pulso spin-eco comuns*
- *Aplicar o que você aprendeu para entender como as imagens de diferentes ponderações são criadas utilizando sequências de pulso spin-eco.*

INTRODUÇÃO

As sequências de pulso permitem controlar a maneira pela qual o sistema aplica os gradientes e os pulsos de radiofrequência (RF). Elas são utilizadas para determinar a ponderação da imagem. A defasagem, causada por inomogeneidades do campo magnético, produz uma perda rápida de magnetização transversal coerente (e, portanto, do sinal), de modo que chega a zero antes que a maioria dos tecidos tenha tempo de atingir os tempos de relaxação T1 ou T2. Como exploramos no Capítulo 2, o decaimento de indução livre (DIL) ocorre em aproximadamente 10 ms, o que é muito rápido para mensurar qualquer relaxação significativa. As sequências de pulso são métodos utilizados pelo sistema de RM para a refasagem dos momentos magnéticos dos núcleos do hidrogênio em um momento posterior no tempo. Essa refasagem produz um sinal denominado **eco**. Como os dados são coletados a partir do eco posterior na sequência, o contraste da imagem depende das diferenças nos tempos de recuperação T1, tempos de decaimento T2 ou densidade de prótons entre os tecidos.

Existem dois modos de refasagem dos momentos magnéticos dos núcleos de hidrogênio para produzir um eco – com o uso de um pulso de RF adicional de 180° ou com o uso de gradientes. As sequências que utilizam um pulso de refasagem de RF de 180° para gerar um eco são denominadas **sequências de pulso *spin*-eco**; aquelas que usam um gradiente são denominadas **sequências de pulso gradiente-eco** (ver Capítulo 4).

Dica para aprendizado: o que é um diagrama da sequência de pulso?

As sequências de pulso representam uma sequência temporizada de eventos. Esses eventos são pulsos e gradientes de RF. As diversas sequências de pulsos são ilustradas a partir de diagramas esquemáticos que representam o que cada um dos componentes de *hardware* do sistema está fazendo em diferentes pontos no tempo da sequência. O tempo decorrido durante a sequência é representado no eixo horizontal. Geralmente há cinco linhas horizontais espaçadas verticalmente entre si. Três linhas representam cada um dos três gradientes (seleção do corte, codificação de fase e codificação de frequência – ver Capítulo 5); as outras duas linhas representam pulsos e sinais de RF, respectivamente. Os gradientes são desenhados como formas acima e abaixo da linha horizontal. Se a forma está acima da linha, isso indica um gradiente de polaridade positiva; abaixo da linha, um gradiente de polaridade negativa. A quantidade de desvio da linha horizontal indica a amplitude do gradiente (ver Capítulo 5).

Analogia da dança

A definição de uma sequência de pulsos é uma série de pulsos de RF, aplicações de gradiente e períodos de tempo intermediários. Os pulsos de RF são aplicados para fins de excitação ou refasagem. Os gradientes são aplicados para codificar espacialmente o sinal (ver Capítulo 5) e algumas vezes para proceder à refasagem e à defasagem dos momentos magnéticos dos núcleos do hidrogênio para a produção de um eco (ver Capítulo 4). Os períodos de tempo intermediários referem-se aos intervalos de tempo entre essas várias funções, algumas das quais são parâmetros de contraste extrínsecos que selecionamos no protocolo de escaneamento (ver Capítulos 2 e 7). Portanto, uma sequência de pulso é uma sequência de eventos cuidadosamente coordenada e temporizada que gera um determinado tipo de ponderação da imagem.

As sequências de pulso podem ser consideradas como danças. Todas as danças envolvem o movimento de braços e pernas, assim como todas as sequências de pulso envolvem gradientes e pulsos de RF. Contudo, da mesma maneira que a sincronização e a coordenação dos braços e pernas determinam o tipo de dança, por exemplo, tango, foxtrote etc., a sincronização e a coordenação dos gradientes e pulsos de RF, portanto, determinam a ponderação da imagem.

Existem muitas sequências de pulso distintas e cada uma delas é desenvolvida para um propósito específico. Este capítulo discute os mecanismos, as aplicações e os parâmetros de cada uma das sequências de pulso *spin*-eco comuns e suas vantagens e desvantagens. Cada fabricante utiliza diferentes acrônimos para distinguir entre as sequências de pulso individuais. A comparação de acrônimos comuns das sequências de pulso *spin*-eco dos principais fabricantes é apresentada na Tabela 3.1. Uma tabela mais detalhada também é fornecida no início do livro. Estas tabelas são apenas um guia; não pretendem comparar o desempenho ou especificação de cada sistema. Os parâmetros incluídos neste capítulo dependem da intensidade de campo e de nuances dos sistemas individuais. No entanto, eles devem ser adequados para a maioria das intensidades de campo utilizadas na imagiologia clínica.

REFASAGEM DE RF

Todas as sequências de pulso *spin*-eco são caracterizadas pela RF de refasagem. A sequência de pulso *spin*-eco utiliza normalmente um pulso de excitação de RF de 90° para inverter totalmente o vetor magnético efetivo (VME) no plano transversal. O VME precessa no plano transversal induzindo uma voltagem na bobina receptora. Um DIL ocorre quando o pulso de RF excitatório de 90°

é desativado (ver Capítulo 1). A defasagem T2*, a partir de inomogeneidades no campo B_0, ocorre quase imediatamente e o sinal decai para zero. Depois de um tempo chamado **tau**, outro pulso de RF é utilizado para compensar essa defasagem e reorientar ou refasar os momentos magnéticos dos núcleos de hidrogênio (Figura 3.1). Comumente esse outro pulso de RF tem uma magnitude de 180° e é denominado **pulso de refasagem de RF** de 180°.

Tabela 3.1 Sequências de pulso *spin*-eco e seus acrônimos comuns.

Genérico	GE	Philips	Siemens	Toshiba	Hitachi
Spin-eco convencional	SE	SE	SE	SE	SE
Spin-eco rápido ou turbo	FSE	TSE	TSE	FSE	FSE
Inversão-recuperação (*inversion recovery*)	IR	IR	IR	IR	IR
STIR	STIR	STIR	STIR	STIR rápido	STIR
FLAIR	FLAIR	FLAIR	FLAIR	FLAIR rápido	FLAIR
DRIVE	FR-FSE	DRIVE	RESTORE	T2 PULS FSE	*Driven equilibrium* FSE

Abreviaturas utilizadas na Tabela 3.1

SE	*Spin*-eco	STIR	Inversão-recuperação com tau curto (*short tau inversion recovery*)
FSE	*Spin*-eco rápido (*fast spin-echo*)	FLAIR	Inversão-recuperação com atenuação líquida (*fluid attenuated inversion recovery*)
TSE	Turbo *spin*-eco	DRIVE	*Driven equilibrium*
IR	Inversão-recuperação (*inversion recovery*)		

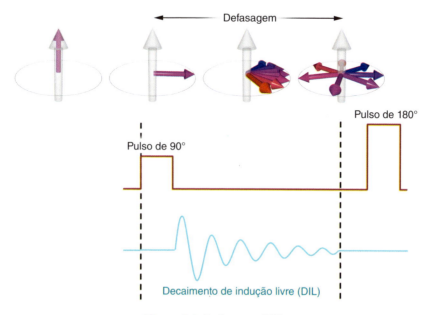

Figura 3.1 Defasagem T2*.

A defasagem T2* promove a defasagem ou a "dispersão" dos momentos magnéticos de núcleos de hidrogênio no plano transversal. Os momentos magnéticos estão agora fora de fase entre si no plano transversal, isto é, eles estão em posições diferentes no caminho de precessão em um determinado tempo. Os momentos magnéticos que desaceleram formam um bordo de fuga do ventilador (mostrado em azul nas Figuras 3.2 e 3.3). Os momentos magnéticos que aceleram formam um bordo de ataque do ventilador (mostrado em vermelho nas Figuras 3.2 e 3.3). O pulso de refasagem de RF de 180° é então aplicado. Esse pulso de refasagem apresenta energia suficiente para mover o VME até 180°. Como o VME ainda está no plano transversal, permanece nesse plano, mas em uma posição fisicamente oposta àquela de antes da aplicação do pulso de refasagem de RF. O pulso de refasagem de RF de 180° inclina os momentos magnéticos individuais até 180° (um pouco como virar uma panqueca). Eles ainda estão no plano transversal, mas os momentos magnéticos que formaram o bordo de fuga antes do pulso de refasagem de RF de 180° agora formam o bordo de ataque. Por sua vez, os momentos magnéticos que formaram o bordo de ataque antes do pulso de refasagem de RF de 180° agora formam o bordo de fuga (como mostrado na metade inferior da Figura 3.2).

O sentido de precessão permanece o mesmo e, assim, a borda de fuga começa a alcançar o bordo de ataque, pois, devido às inomogeneidades do campo magnético, esses momentos magnéticos precessam com mais rapidez do que o bordo de fuga. Em um tempo específico de TE, as duas bordas estão sobrepostas. Os momentos magnéticos dos núcleos de hidrogênio estão momentaneamente em fase, pois todos estão presentes no mesmo local no caminho de precessão. Nesse instante, observa-se a magnetização transversal em fase e, assim, o sinal máximo é induzido na bobina receptora. Esse sinal é denominado ***spin*-eco**.

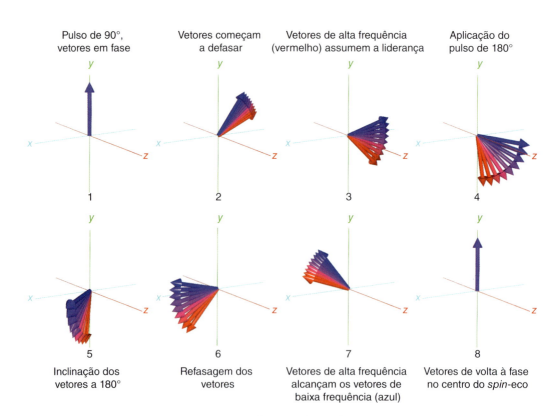

Figura 3.2 Refasagem de RF de 180°.

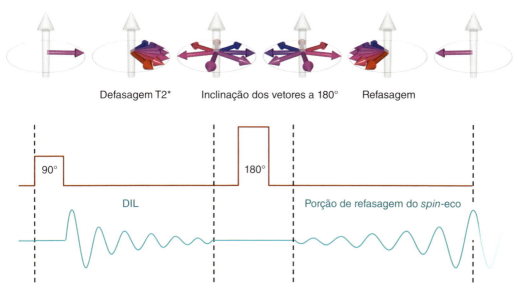

Figura 3.3 Uma sequência de pulso *spin*-eco básica.

Nas sequências de pulso *spin*-eco, a defasagem T2* é eliminada pelo pulso de refasagem de RF de 180°, em virtude das inomogeneidades do campo magnético que são amplamente previsíveis. O decaimento T2 não é afetado pelo pulso de refasagem de RF de 180°, porque isso é causado por interações *spin-spin*, que flutuam aleatoriamente.[1] Além disso, pela refasagem do *spin*-eco em um ponto tardio do tempo na sequência de pulsos, é dado tempo para que os tecidos alcancem seus tempos de relaxação T1 e T2 e, portanto, uma ponderação de imagem distinta é obtida (Figura 3.3).

Analogia: *Grand Prix* (Grande Prêmio) de Larmor

Uma maneira fácil de entender a RF de refasagem de 180° é imaginar três carros em uma pista de corridas circular. Os carros referem-se aos três momentos magnéticos de três núcleos de hidrogênio diferentes e a pista de corridas circular ao caminho precessional dos momentos magnéticos. Os carros apresentam velocidades variáveis; um deles representa um carro de corrida, o outro é um carro de passeio familiar e, o último, um trator (Figura 3.4). Ao som do tiro de largada, os carros dão a volta na pista. Pouco depois, o carro de corrida está à frente do carro familiar que, por sua vez, corre à frente do trator. Eles agora estão fora de fase um em relação ao outro, uma vez que estão em locais distintos na pista em um determinado momento. Quanto mais tempo durar a corrida, maior é a defasagem entre os veículos. O tiro de partida é disparado novamente e agora se refere ao pulso de refasagem de RF de 180°. Ao ouvir o tiro, os carros dão a volta de 180° e voltam para a linha de partida novamente. O carro de corrida agora está atrás porque viajou uma distância maior no início da corrida. O trator está na frente, pois percorreu mais devagar no início da corrida. O carro familiar está em posição intermediária. Assumindo que os carros voltam à linha de partida à mesma velocidade que viajaram no início da corrida, o carro de corrida e o carro de passeio familiar alcançam o trator e estão no mesmo local e ao mesmo tempo quando voltam à linha de partida. Portanto, estão de volta em fase e, se fossem momentos magnéticos dos núcleos de hidrogênio, gerariam um *spin*-eco neste ponto. O tempo gasto para os carros completarem a corrida total (desde a linha de partida até o ponto no qual eles dão a volta e retornam à linha de partida novamente) corresponde ao TE.

Ressonância Magnética | Aplicações Práticas

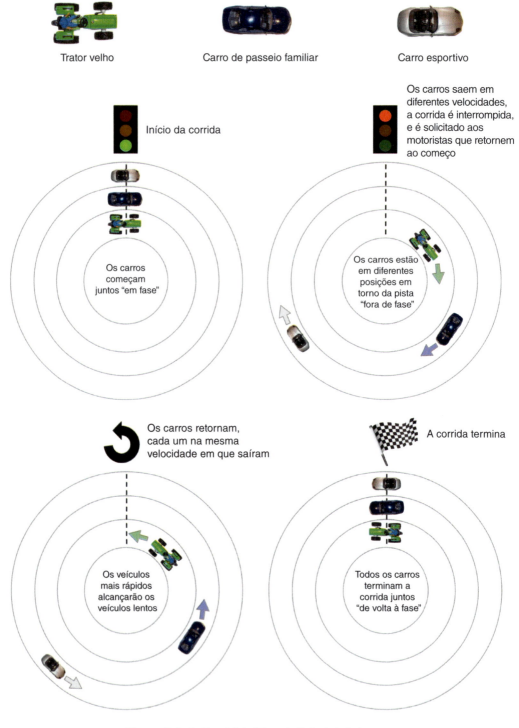

Figura 3.4 O *Grand Prix* (Grande Prêmio) de Larmor.

O TR é o tempo entre cada pulso de RF excitatório de 90° para cada corte. O TE é o tempo entre o pulso de RF excitatório de 90° e o pico do *spin*-eco (Figura 3.5). O tempo gasto para a refasagem após o pulso de refasagem de RF de 180° iguala-se ao tempo para a defasagem quando o pulso de RF excitatório de 90° é removido. Esse tempo é denominado tau. O TE equivale, portanto, a duas vezes o tau, e o sistema cronometra o pulso de refasagem de RF de 180°, dividindo pela metade o TE selecionado no protocolo de escaneamento.

Observe a Figura 3.5 e note a simetria do *spin*-eco. Como os momentos magnéticos dos núcleos do hidrogênio entram gradualmente em fase, o sinal aumenta gradualmente, alcançando um pico no TE, quando todos os momentos magnéticos estão em fase. Entretanto, os momentos magnéticos que estão em precessão rápida logo ultrapassam aqueles que estão em precessão lenta e a defasagem ocorre novamente. Isso resulta em perda gradual do sinal, que reflete o crescimento gradual antes do pico do eco e corresponde à simetria do *spin*-eco.

A partir da descrição dos princípios fundamentais da refasagem, é hora de explorar a variedade de sequências de pulso da família *spin*-eco. Estas são denominadas genericamente:

- *Spin*-eco convencional
- *Spin*-eco rápido ou turbo (FSE/TSE)
- Inversão-recuperação, que inclui STIR e FLAIR.

Os mecanismos de sequências de pulso e seus parâmetros de tempo adequados são importantes. Na seção seguinte, as dicas para exames associam a teoria das sequências de pulso *spin*-eco à prática. A teoria está relacionada com o que está acontecendo "nos bastidores" quando selecionamos um parâmetro de tempo no protocolo de escaneamento.

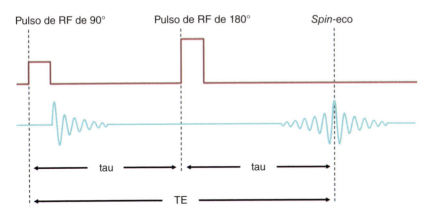

Figura 3.5 Tau.

SPIN-ECO CONVENCIONAL

Mecanismo

O *spin*-eco convencional utiliza um pulso de RF excitatório de 90° seguido por um ou mais pulsos de refasagem de RF de 180°, gerando um ou mais *spin*-ecos. Cada pulso de refasagem de RF de 180° gera um *spin*-eco distinto que é recebido por uma bobina e utilizado para criar uma imagem. Embora qualquer número de ecos possa ser criado, as sequências *spin*-eco normalmente geram um ou dois ecos.

O contraste é determinado principalmente pelo *spin*-eco, mas há também uma contribuição a partir do fato de que os momentos magnéticos dos núcleos de hidrogênio são refasados por aplicações de polaridade negativa da seleção do corte e de gradientes de codificação de frequência.[2] Além disso, os gradientes *spoiler* são aplicados no final de cada período de TR para assegurar que não haja magnetização transversal coerente no início da próxima repetição (ver Capítulo 4).

Spin-eco com um eco

Esta sequência de pulso é utilizada para produzir as imagens ponderadas em T1 com a seleção de um TR curto e de um TE curto. Um pulso de refasagem de RF de 180° é aplicado depois do pulso de RF excitatório de 90°. O pulso único de refasagem de RF de 180° gera um *spin*-eco individual. Os parâmetros de tempo são selecionados geralmente para produzir uma única imagem ponderada em T1. Um TE curto assegura que o pulso de refasagem de RF de 180° e o *spin*-eco subsequente ocorram em fase precoce, de modo que apenas um pequeno decaimento T2 ocorra. As diferenças nos tempos de decaimento T2 dos tecidos são minimizadas e, portanto, não dominam o *spin*-eco e seu contraste. Um TR curto, porém, garante que os vetores da gordura e da água não se recuperem totalmente e assim as diferenças em seus tempos de recuperação T1 dominam o *spin*-eco e seu contraste (Figura 3.6). Uma única imagem ponderada em T1 é, dessa forma, obtida para cada posição do corte.

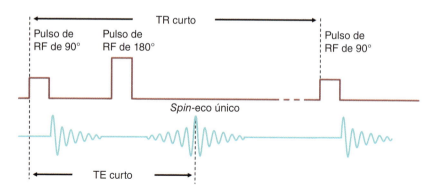

Figura 3.6 *Spin*-eco com um eco.

Spin-eco com dois ecos

Este é utilizado para produzir uma imagem ponderada em T2 e também na densidade de prótons no período de TR. O primeiro *spin*-eco é gerado inicialmente pela seleção de um TE curto. Apenas um pequeno decaimento T2 ocorre e, assim, as diferenças no tempo de decaimento T2 entre os tecidos são minimizadas nesse eco. O segundo *spin*-eco é gerado muito mais tarde pela seleção de um TE longo. Uma quantidade significativa de decaimento T2 ocorre e, dessa forma, diferenças nos tempos de decaimento T2 dos tecidos são maximizadas neste eco. O TR é longo, de modo que as diferenças de recuperação T1 entre os tecidos são minimizadas em cada *spin*-eco. Portanto, o primeiro *spin*-eco tem um TE curto e um TR longo e é ponderado por DP. O segundo *spin*-eco tem um TE longo e um TR longo e é ponderado em T2 (Figura 3.7). Desse modo, duas imagens são produzidas para cada posição do corte. Uma é ponderada por DP e a outra é ponderada em T2.

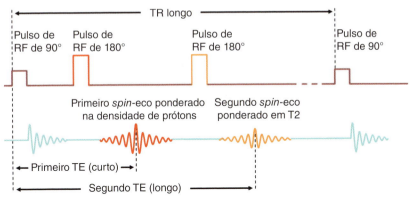

Figura 3.7 *Spin*-eco com dois ecos.

Dica para aprendizado: o primeiro eco é "gratuito"

Em sequências duplo eco *spin*-eco (ou mesmo em qualquer sequência *spin*-eco na qual mais de um pulso de refasagem de RF de 180° é aplicado para gerar mais do que um *spin*-eco), o primeiro *spin*-eco é "gratuito". Isso significa que sua aquisição não "custa" nada em termos de tempo de escaneamento. O tempo de *scan* não é reduzido pela não aquisição do primeiro *spin*-eco em uma sequência duplo eco *spin*-eco, pois é necessário esperar que o segundo *spin*-eco ocorra de qualquer maneira. Enquanto se espera a coleta de dados do segundo *spin*-eco, os dados são coletados do primeiro *spin*-eco. Se múltiplos *spin*-ecos são adquiridos, por exemplo, quatro, então os primeiros três *spin*-ecos são livres. Esse não é o caso, porém, do FSE/TSE, que é discutido posteriormente.

Aplicações

As sequências de pulso *spin*-eco são consideradas o padrão-ouro em que o contraste produzido é entendido e previsível. Elas produzem as imagens ponderadas em T1, T2 e na DP, de boa qualidade e na maior parte do corpo (Tabela 3.2). No entanto, devido aos tempos de *scan* relativamente longos, as imagens ponderadas na DP e em T2 são muitas vezes adquiridas utilizando FSE/TSE (ver a próxima seção).

Tabela 3.2 Vantagens e desvantagens do *spin*-eco.

Vantagens	Desvantagens
Boa qualidade de imagem	Tempos de escaneamento longos
Muito versátil	
Ponderação em T2 verdadeira	
Disponível em todos os sistemas	
Padrão-ouro para o contraste e a ponderação da imagem	

Parâmetros sugeridos

Eco único (para ponderação em T1):

- TR   300 a 700 ms
- TE   10 a 30 ms.

Duplo eco (para ponderação em DP/T2):

- TR   2.000 ms+
- TE1   20 ms
- TE2   80 ms.

Tabela 3.3 Para lembrar: *spin*-eco convencional.

Sequências *spin*-eco são caracterizadas por pulsos de refasagem de RF de 180° que reorientam os momentos magnéticos dos *spins* para produzir um eco
Ponderação em T1, T2 e na DP são todas possíveis utilizando o *spin*-eco convencional
O *spin*-eco convencional é tradicionalmente utilizado para adquirir um ou dois ecos para a obtenção de ponderação em T1, T2 ou na densidade de prótons
Embora sejam sequências antigas, ainda são consideradas o padrão-ouro e podem ser utilizadas para a análise de imagens da anatomia e de doenças, em todas as áreas do corpo

---

Dica para exames: seleção de parâmetros no *spin*-eco – o que está acontecendo nos bastidores?

Quando nós alteramos os parâmetros de contraste extrínsecos nas sequências de pulso *spin*-eco, nos bastidores nós determinamos a ponderação da imagem (ver Capítulo 2). Quando selecionamos o TR no protocolo de escaneamento, controlamos o quanto de recuperação T1 é permitido entre cada pulso de RF excitatório. Portanto, nós controlamos em que medida o contraste em T1 influencia a ponderação da imagem. Nós também determinamos a relação sinal-ruído (RSR), o tempo de escaneamento e o número de cortes (ver Capítulo 7), mas esses fatores normalmente não são tão importantes quanto a ponderação. Já quando nós selecionamos o TE no protocolo de escaneamento, controlamos a quantidade de decaimento T2 possível entre o pulso de RF excitatório e o pico do *spin*-eco. Desse modo, controlamos até que ponto o contraste em T2 influencia a ponderação da imagem. Determinamos também a RSR (ver Capítulo 7), mas isso normalmente não é tão importante quanto a ponderação.

SPIN-ECO RÁPIDO OU TURBO (FSE/TSE)

Mecanismo

Como o nome sugere, o FSE ou TSE representa uma sequência de pulsos *spin*-eco, mas com tempos de escaneamento que são muito mais curtos do que o *spin*-eco convencional. Também é conhecido como **RARE** (*rapid acquisition with relaxation enhancement* – **aquisição rápida com reforço de relaxamento**).[3]

O tempo de escaneamento é uma função do TR, do número de médias de sinal (NMS) e da matriz de fase (ver o Capítulo 7 e a Equação 6.7). O tempo de escaneamento é reduzido pela diminuição de um ou mais desses parâmetros. No TSE, o tempo de escaneamento é diminuído pela modificação do componente da matriz de fase dessa equação. O número de etapas de codificação de fase é mantido, de maneira que a matriz de fase é inalterada; contudo, no TSE, o número de etapas de codificação de fase *por TR* é aumentado. Como consequência, o espaço-*k* é preenchido mais eficientemente e o tempo de escaneamento diminui.

Dica para aprendizado: TSE, gradientes e espaço-*k*

Uma boa compreensão da codificação espacial e do espaço-*k* é necessária para a próxima seção. Assim, pode ser uma boa ideia ler os Capítulos 5 e 6 antes de aprender esta sequência.

No *spin*-eco convencional, uma etapa de codificação de fase é aplicada por TR em cada corte e, desse modo, apenas uma linha do espaço-*k* é preenchida por TR (Figura 3.8). No TSE, o tempo de escaneamento é reduzido ao se efetuar mais de uma etapa de codificação de fase e, subsequentemente, preencher mais do que uma linha de espaço-*k* por TR. Isso é conseguido por meio da utilização de vários pulsos de refasagem de RF de 180° para produzir vários *spin*-ecos para a formação de um **trem de eco** (Figura 3.9). Cada refasagem produz um *spin*-eco e uma etapa diferente de codificação de fase é executada nesse eco. No *spin*-eco convencional, os dados brutos de imagem a partir de cada *spin*-eco são armazenados no espaço-*k* e cada *spin*-eco é utilizado para produzir uma *imagem independente* (geralmente ponderada em T2 e DP; ver anteriormente neste capítulo). No TSE, os dados de cada *spin*-eco são colocados em *uma* imagem. O número de pulsos de refasagem de RF de 180° realizado em todo TR corresponde ao número de *spin*-ecos produzidos no trem de ecos e ao número de linhas de espaço-*k* preenchidas com dados derivados desses ecos. Esse número é denominado **fator turbo** ou **comprimento do trem de ecos (CTE)**. Quanto maior o fator turbo, mais curto o tempo de escaneamento, visto que mais etapas de codificação de fase são efetuadas por TR. Por exemplo:

- No *spin*-eco convencional, se uma matriz de fase 256 é selecionada, 256 codificações de fase são realizadas. Assumindo que o NMS de 1 também seja selecionado, os 256 períodos de TR devem transcorrer para completar a varredura
- No TSE, empregando-se alguns parâmetros, mas selecionando um fator turbo de 16, as 16 etapas de codificação de fase são efetuadas a cada TR. Portanto, 256 ÷ 16 (*i. e.*, 16) períodos de TR devem transcorrer para completar a varredura. O tempo de escaneamento é, portanto, reduzido para 1/16 do original (Equação 3.1).

A cada combinação de pulso de RF de 180°/codificação de fase, uma amplitude distinta de inclinação do gradiente de codificação de fase é aplicada para preencher uma linha diferente de espaço-*k*. No TSE, várias linhas que correspondem ao fator turbo são preenchidas a cada TR (Figura 3.9). Portanto, o espaço-*k* é preenchido mais rapidamente e o tempo de escaneamento diminui.

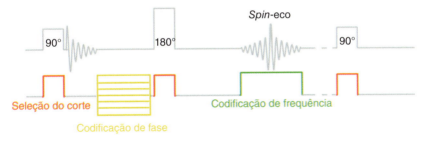

Figura 3.8 Codificação espacial no *spin*-eco convencional.

Ressonância Magnética | Aplicações Práticas

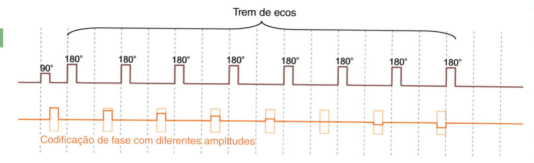

Figura 3.9 O trem de ecos.

Equação 3.1

$$TS = \frac{TR \times M(p) \times NSA}{ETL}$$

TS é o tempo de *scan* (s)
TR é o tempo de repetição (ms)
M(p) é a matriz de fase
NMS é o número de médias do sinal
CTE é o comprimento do trem de ecos ou fator turbo

Esta equação permite que o aparelho de escaneamento calcule o tempo de scan no TSE. Quanto mais longo o trem de ecos, mais curto o tempo de escaneamento, mas isso pode resultar em menos cortes por TR

Dica para aprendizado: a cômoda e o TSE

No Capítulo 6, nós utilizamos algumas vezes a analogia da cômoda para explicar o espaço-*k*. Com essa analogia, no *spin*-eco convencional, uma gaveta é aberta por TR para preencher uma linha de espaço-*k* com dados. No TSE, todas as gavetas ainda estão preenchidas, porém mais de uma gaveta é aberta por TR para preencher o espaço-*k* mais rapidamente. Assim, o tempo de escaneamento diminui. Isso é alcançado ao se realizar mais de uma aplicação do gradiente de codificação de fase por TR, cada um em uma inclinação e/ou polaridade distinta para abrir uma gaveta diferente.

Por exemplo, se 10 gavetas são abertas por TR, então o gradiente de codificação de fase é aplicado em 10 tempos diferentes para 10 diferentes amplitudes e/ou polaridade por TR para abrir 10 diferentes gavetas. Uma vez que as gavetas estão abertas, deve haver dados a serem colocados nelas. Isso requer a produção de 10 ecos, um para cada gaveta. Para isso, 10 diferentes pulsos de refasagem de RF de 180° são aplicados. O número de pulsos de refasagem de RF de 180° corresponde ao número de ecos e ao número de gavetas abertas por TR. Isso é denominado CTE ou fator turbo, e determina quão rápido o *scan* é em comparação ao *spin*-eco convencional. Por exemplo, um fator turbo de 10 indica que 10 gavetas estão abertas por TR e o tempo de escaneamento é 10 vezes mais rápido do que o *spin*-eco convencional.

Ponderação em TSE

Os *spin*-ecos são gerados em diferentes TEs e, desse modo, os dados coletados deles apresentam contrastes distintos. Todos esses dados são armazenados no espaço-*k* e, em última análise, empregados para criar uma única imagem. Então como é possível ponderar corretamente uma sequência de TSE? A resposta é que o TE selecionado é apenas um **TE eficaz**. Em outras palavras, é o TE no qual desejamos ponderar *de forma eficaz* a imagem. Para conseguir essa ponderação, o sistema organiza onde colocar os dados de cada *spin*-eco no espaço-*k*. Como descrito no

Capítulo 6, cada etapa de codificação de fase aplica uma inclinação de gradiente e/ou polaridade distinta para codificar a fase de cada *spin*-eco de forma diferente. Os dados derivados desses *spin*-ecos são, portanto, colocados em diferentes linhas no espaço-*k* (Figura 3.10).

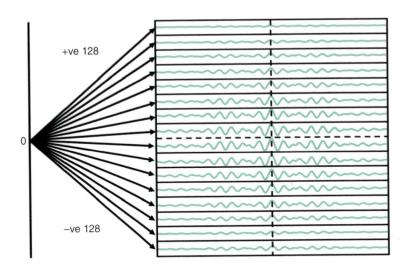

Figura 3.10 Inclinações do gradiente de codificação de fase.

As inclinações codificadoras de fase muito acentuadas resultam nos *spin*-ecos com baixa amplitude e os dados obtidos a partir delas são colocados nas linhas externas do espaço-*k*. As inclinações com codificação de fase rasas resultam em *spin*-ecos com alta amplitude e os dados derivados delas são colocados nas linhas centrais do espaço-*k* (Figura 3.11) (ver Capítulo 6). No TSE, o sistema ordena os passos de codificação de fase para que, em vez de preencher as linhas do espaço-*k* de forma linear (de cima para baixo ou de baixo para cima), as linhas sejam preenchidas em função da proximidade. O TE do *spin*-eco a partir do qual os dados são coletados corresponde ao TE eficaz. As inclinações rasas, que permitem o sinal máximo, são centralizadas nos *spin*-ecos que apresentam um TE próximo ou igual ao TE eficaz. As inclinações acentuadas, que permitem um sinal menor, são colocadas em *spin*-ecos que apresentam um TE distante do TE efetivo. A imagem resultante contém dados de todos os *spin*-ecos no trem de ecos, mas os dados de *spin*-ecos coletados em torno do TE efetivo possuem mais impacto na ponderação da imagem, pois preenchem as linhas centrais do espaço-*k* que contribuem com o sinal e o contraste da imagem. Os dados derivados dos *spin*-ecos coletados na ponderação "incorreta" (outros TEs) têm um efeito muito menor à medida que preenchem as linhas externas do espaço-*k* e, portanto, contribuem menos para o sinal e o contraste da imagem (Figura 3.12).

Por exemplo, se a ponderação em T2 é necessária, um TE efetivo de 100 ms, um TR de 4.000 ms e um fator turbo de 16 podem ser utilizados. Durante a sequência, as codificações de fase mais rasas são realizadas em *spin*-ecos que ocorrem em torno de 100 ms. Os dados adquiridos desses ecos apresentam um TE próximo ou igual a 100 ms. As codificações de fase efetuadas no início e no fim do trem de ecos são inclinadas e a amplitude do sinal desses ecos é, portanto, pequena. Esses ecos contêm dados ponderados em DP ou ponderados acentuadamente em T2. Embora os dados desses *spin*-ecos precoces e tardios contribuam para o contraste da imagem, seu impacto é significativamente menor do que aquele observado dos *spin*-ecos cujo TE é igual ou próximo ao TE efetivo. Consequentemente, uma imagem é obtida de cada região do corte, que é principalmente ponderada em T2.

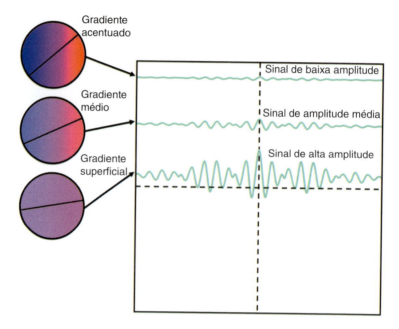

Figura 3.11 Codificação de fase *vs.* amplitude do sinal.

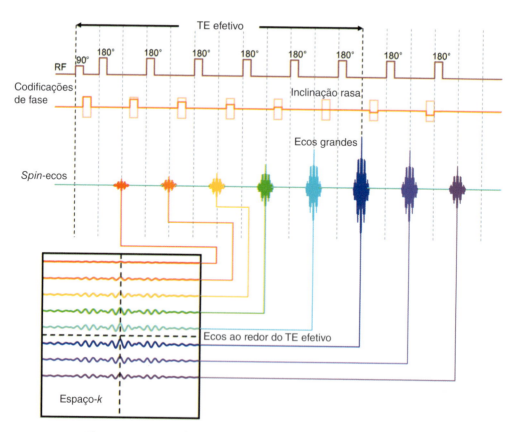

Figura 3.12 Preenchimento do espaço-*k* e reordenamento de fase.

> **Dica para aprendizado: reordenamento de fase**
>
> A amplitude e a polaridade do gradiente de codificação de fase são variadas por um processo denominado **reordenamento de fase**. No TSE, isso é realizado para combinar o TE efetivo com a amplitude necessária do gradiente de codificação de fase. As imagens resultantes dependem da média ponderada de todos os dados coletados no espaço-k. Isso significa que, em termos do contraste de imagem, é dada mais ênfase em dados adquiridos com TE eficiente ou próximos dele, em comparação com os dados adquiridos em outros TEs.[3,4] O reordenamento de fase é realizado também em algumas técnicas utilizadas para reduzir os artefatos de movimento (ver Capítulo 8).

Aplicações

O contraste nas imagens TSE é semelhante ao *spin*-eco e, desse modo, essas sequências são úteis na maioria das aplicações clínicas. Existem, contudo, duas diferenças no contraste entre o *spin*-eco convencional e o TSE, ambas devido aos pulsos de refasagem de RF de 180°, estreitamente espaçados e repetitivos no trem de ecos. Primeiramente, a gordura permanece brilhante nas imagens ponderadas em T2 em razão dos múltiplos pulsos de refasagem de RF de 180° que reduzem os efeitos das interações *spin-spin* na gordura (**acoplamento J**) (Figura 3.13). No entanto, as técnicas de saturação da gordura podem ser utilizadas para essa compensação (ver Capítulo 7). Em segundo lugar, os pulsos de refasagem de RF de 180° podem aumentar os efeitos de transferência da magnetização, de modo que o músculo, por exemplo, aparece mais escuro nas imagens TSE do que no *spin*-eco convencional (ver Capítulo 2). Além disso, os diversos pulsos de refasagem de RF de 180° reduzem os efeitos de suscetibilidade magnética (ver Capítulo 8), que podem ser prejudiciais durante a investigação de pequenas hemorragias.

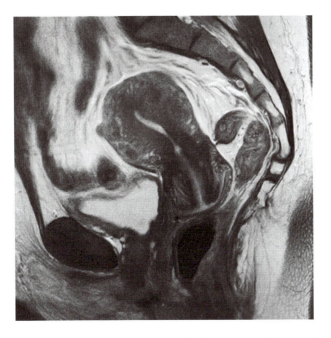

Figura 3.13 Imagem ponderada em T2 TSE de uma pelve feminina no plano sagital. Fonte: Westbrook 2014.[5] Reproduzida, com autorização, de John Wiley & Sons.

O borramento da imagem pode ocorrer em imagens TSE nas bordas dos tecidos com diferentes tempos de decaimento T2. Isso ocorre porque cada linha do espaço-*k* que é preenchida durante o trem de ecos contém dados derivados de ecos com um TE diferente. Ao usar trens de ecos longos, os ecos tardios que apresentam um baixo sinal de amplitude contribuem para a resolução do espaço-*k*. Se esses ecos são insignificantes, então a resolução é perdida e o borramento pode ocorrer. Isso, porém, é reduzido pela diminuição do espaçamento entre os ecos (conhecido como **espaçamento dos ecos**) e/ou fator turbo. Além disso, o artefato de implantes metálicos é reduzido significativamente quando se utiliza o TSE, pois os repetidos pulsos de refasagem de RF de 180° compensam a inomogeneidade do campo magnético (Tabela 3.4) (ver Capítulo 8).

Tabela 3.4 Vantagens e desvantagens do TSE.

Vantagens	Desvantagens
Tempos de escaneamento curtos	Aumento de alguns artefatos de fluxo
Imagem de alta resolução	Incompatível com algumas opções de imagem
Aumento da ponderação em T2	Alguns problemas de interpretação do contraste
Diminuição da suscetibilidade magnética[a]	Possível borramento da imagem

[a]Hemorragia não detectada ou delineada é também um exemplo de desvantagem (ver Capítulo 8).

Parâmetros sugeridos

São semelhantes aos do *spin*-eco convencional. No entanto, o fator turbo agora tem um importante papel na ponderação da imagem. Quanto maior o fator turbo, menor o tempo de escaneamento, mas a imagem resultante terá uma espécie de mistura de ponderação, porque existem mais dados coletados no TE "errado". Isso não é tão importante nas varreduras ponderadas em T2, porque os dados de densidade de prótons são um pouco compensados por dados fortemente ponderados em T2. Na ponderação em T1 e em DP, por sua vez, os fatores turbo mais longos colocam intensa ponderação em T2 na imagem e, portanto, fatores turbo mais curtos são utilizados. As economias no tempo de escaneamento durante a obtenção da imagem ponderada em T1 não são, portanto, tão grandes quanto aquelas observadas na ponderação em T2.

Se a densidade de prótons e a ponderação em T2 são necessárias em conjunto na mesma sequência, há três formas possíveis de conseguir isso:

- *Trem de ecos completo*. O trem de ecos completo é utilizado para adquirir dados da imagem ponderada em DP e, então, o escaneamento total é repetido utilizando o trem de ecos completo para adquirir a imagem ponderada em T2
- *Trem de ecos dividido*. O trem de ecos é dividido, com dados da primeira metade utilizados para adquirir a imagem ponderada em DP e a segunda metade para a imagem ponderada em T2
- *Trem de ecos compartilhado*. Os dados dos primeiros *spin*-ecos no trem de ecos são empregados para adquirir a imagem ponderada em DP e os dados dos últimos *spin*-ecos para a imagem ponderada em T2. Os dados de outros *spin*-ecos são compartilhados em ambas as imagens. Essa técnica permite os fatores turbo mais curtos e, assim, mais cortes por TR do que as outras técnicas (ver a seguir).

Dica para aprendizado: TSE – os primeiros ecos não são "gratuitos"

Em uma dica para aprendizado anterior, nós vimos que em sequências *spin*-eco convencionais com múltiplos ecos, os primeiros ecos são gratuitos. Não custa nada em termos de tempo de varredura adquiri-las. No TSE, esses ecos não são gratuitos porque os dados de cada eco individual preenchem uma linha do espaço-*k* e cada imagem tem sua própria área do espaço-*k*. Portanto, se uma sequência de duplo eco for necessária, os dados para a imagem ponderada na DP preenchem uma área do espaço-*k* e uma área do espaço-*k* completamente diferente é preenchida para a imagem ponderada em T2. Isso significa que o tempo de escaneamento é dobrado.

Para a ponderação em T1 (Figura 3.14):

- TR   300 a 700 ms
- TE efetivo   mínimo
- Fator turbo   2 a 8.

Para a ponderação na densidade de prótons (Figura 3.15):

- TR   3.000 a 10.000 ms (dependendo do número de cortes requeridos)
- TE efetivo   mínimo
- Fator turbo   4 a 12.

Para a ponderação em T2 (Figura 3.13):

- TR   3.000 a 10.000 ms (dependendo do número de cortes requeridos)
- TE efetivo   80 a 140 ms
- Fator turbo   12 a 30.

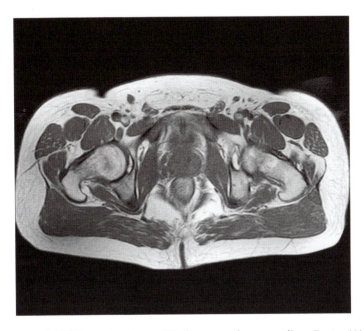

Figura 3.14 Imagem axial TSE ponderada em T1 de uma pelve masculina. Fonte: Westbrook 2015.[6] Reproduzida, com autorização, de John Wiley & Sons.

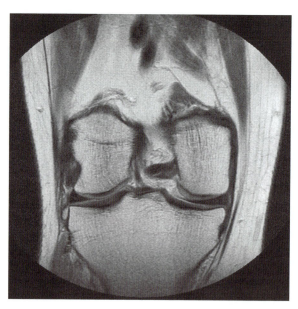

Figura 3.15 Imagem coronal TSE ponderada na DP de um joelho. Fonte: Westbrook 2014.[5] Reproduzida, com autorização, de John Wiley & Sons.

> ### Dica para exames: seleção de parâmetros no turbo *spin*-eco: o que está acontecendo por trás dos bastidores?
>
> No TSE, a seleção do TR e do TE segue os mesmos princípios que o *spin*-eco convencional. O TR controla o contraste em T1 e o TE controla o contraste em T2. Quando selecionamos o fator turbo ou CTE no protocolo de escaneamento, por trás dos bastidores, nós determinamos quantas linhas do espaço-*k* são preenchidas a cada TR. Portanto, determinamos quantas vezes o pulso de refasagem de RF é aplicado a cada TR e quantas vezes o gradiente de codificação de fase é alterado a uma amplitude diferente a cada TR. A seleção de um fator turbo longo significa que muitas linhas do espaço-*k* são preenchidas a cada TR, assim o tempo de escaneamento diminui. Os fatores turbo longos também levam a mais contraste em T2. O oposto é verdadeiro para os fatores turbo curtos.

> ### Dica para exames: seleção do TR no TSE
>
> O TR usado no TSE é frequentemente muito mais longo do que o utilizado no *spin*-eco convencional. Os pulsos de refasagem de RF de 180° levam tempo para serem executados e, assim, há menos cortes disponíveis para um determinado TR. O sistema não começa a excitação do próximo corte até ter adquirido dados do corte atual. Quanto mais tempo ele gasta "parado" a cada corte esperando para a coleta de dados, menos cortes podem ser adquiridos em um período de TR. No *spin*-eco convencional, o tempo que o sistema gasta esperando para coletar dados é o TE. Os TEs mais longos resultam em menos cortes por TR. No TSE, esse tempo depende primeiramente de quantos ecos existem (CTE ou fator turbo). Quanto mais longo o fator turbo, mais tempo o sistema gasta em cada corte para a coleta de dados e, portanto, menos cortes são permitidos em um período de TR. O espaçamento entre os ecos também é importante. Esse é o tempo entre cada eco e contribui para quanto tempo leva para completar o trem de eco total. Se o espaçamento de eco é longo, então um trem de eco de um determinado valor leva mais tempo em comparação ao espaçamento de eco curto.

Se nós selecionamos um fator turbo longo e/ou espaçamento de ecos longo no protocolo de escaneamento, o TR é estendido para adquirir um determinado número de cortes, e isso aumenta o tempo de escaneamento. Por exemplo, para adquirir 20 cortes ponderados em T2 com um TE longo em um *spin*-eco convencional, um TR de aproximadamente 200 ms poderia ser necessário. No TSE, um TR de 4.000 ms ou mais longo poderia ser necessário para adquirir os mesmos 20 cortes (Equação 3.2). Os TRs mais longos associados ao TSE são relevantes na ponderação em T2, mas são muito menos significativos do que a enorme economia de tempo de escaneamento produzida por um trem de eco longo. Na ponderação em T1, porém, o aumento do TR não é uma boa estratégia, pois reduz o contraste em T1. Portanto, na ponderação em T1, o TR é mantido curto e várias aquisições são muitas vezes necessárias para cobrir a anatomia.

Equação 3.2

$N \text{ cortes} = \dfrac{TR}{CTE \times E_s}$	N cortes é o número de cortes permitido por TR TR é o tempo de repetição (ms) CTE é o comprimento do trem de ecos ou fator turbo E_s é o espaçamento dos ecos (ms)	Esta equação mostra quantos cortes são permitidos no TSE, que é menor do que no *spin*-eco convencional

Tabela 3.5 Para lembrar: turbo *spin*-eco.

As sequências turbo *spin*-eco ou *spin*-eco rápidas envolvem a aplicação do gradiente de codificação de fase várias vezes em um período de TR a amplitudes e polaridade variáveis
Isso significa que múltiplas linhas de espaço-*k* são selecionadas por TR. O número é igual ao comprimento do trem de eco (CTE) ou fator turbo
Múltiplos ecos são produzidos pelas várias aplicações de um pulso de refasagem de RF e os dados de cada eco são colocados em uma linha diferente do espaço-*k*
Os tempos de *scan* são reduzidos por um fator igual ao fator turbo ou CTE
A ponderação da imagem é controlada pelo reordenamento de fase, de modo que os dados coletados dos ecos em um TE efetivo ou próximo a ele são colocados nas áreas de sinal e contraste do espaço-*k*

Turbo *spin*-eco de acionamento único (SS-TSE)

É possível adquirir imagens TSE em tempos de escaneamento ainda mais curtos, utilizando uma técnica conhecida como **turbo *spin*-eco ou *spin*-eco rápido de acionamento único (*single-shot fast* ou *turbo spin-echo*; SS-TSE)**. Nessa técnica, todas as linhas do espaço-*k* são adquiridas de uma só vez. O SS-TSE combina uma técnica parcial de Fourier com o TSE (ver Capítulo 6). Metade das linhas do espaço-*k* é adquirida em um TR e a outra metade é transposta. Essa técnica produz uma redução no tempo de imagem, visto que todos os dados da imagem são adquiridos de uma única vez.

Driven equilibrium

Em uma modificação do TSE denominada ***driven equilibrium*** (DRIVE), um pulso de RF excitatório com ângulo de inclinação reverso é aplicado no final do trem de eco. Isso move qualquer magnetização transversal no plano longitudinal, de maneira que fica disponível para a excitação no início do próximo período de TR. Portanto, não é necessário esperar longos períodos para que ocorra a relaxação T1. Alguns fabricantes realizam a refasagem da magnetização transversal com um pulso de refasagem de RF de 180° antes da aplicação do pulso de 90° de restauração. Como a água tem os maiores tempos de relaxação T1 e T2, grande parte dessa magnetização é composta de água e, assim, apresenta uma intensidade de sinal mais elevada. Essa sequência produz aumento da intensidade do sinal em estruturas fluidas, tais como o LCR, ao utilizar um TR mais curto do que o normal no TSE (Figuras 3.16 e 3.17).

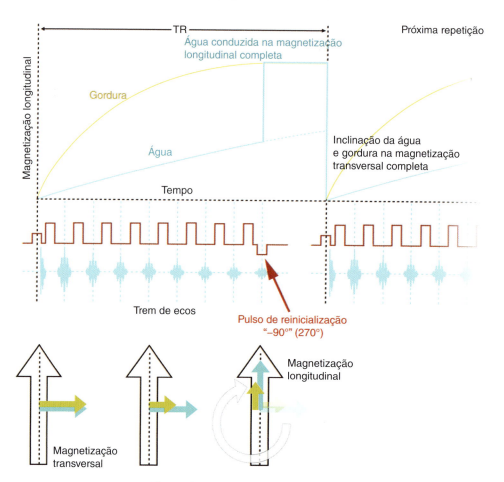

Figura 3.16 A sequência de pulso DRIVE.

Dica para aprendizado: diferentes ângulos de refasagem no TSE

No Capítulo 1 nós aprendemos que um pulso de RF é um pulso de radiação eletromagnética que consiste em um campo elétrico e magnético oscilando em ondas de 90° entre si. A oscilação do campo magnético causa ressonância. O campo elétrico oscilatório produz calor e promove um aumento na taxa de absorção específica (*specific absorption rate*, SAR; ver Capítulo 10). No TSE, a SAR aumenta significativamente, porque múltiplos pulsos de refasagem de RF são aplicados em rápida sucessão. Isso geralmente se manifesta em uma redução do número de cortes permitidos e, dessa forma, pode ser difícil obter a cobertura necessária em uma única aquisição. Para reduzir a SAR, o ângulo de refasagem dos pulsos de refasagem de RF pode ser reduzido. Por exemplo, em vez de 180°, um ângulo de refasagem de 150° ou 120° é utilizado. Seja cuidadoso: alguns fabricantes se referem a isso como o ângulo de inclinação; contudo, é o ângulo do pulso de refasagem em vez do ângulo do pulso de excitação. As características dos pulsos de RF são discutidas em mais detalhes no Capítulo 4.

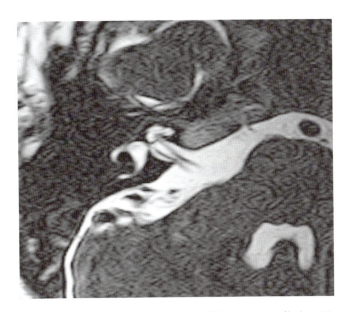

Figura 3.17 Imagem axial DRIVE através do meato auditivo interno direito. Note a intensidade de sinal elevada no LCR.

INVERSÃO-RECUPERAÇÃO (IR)

Mecanismo

A **inversão-recuperação (IR)** é uma sequência de pulso *spin*-eco que usa um pulso de RF de inversão para suprimir o sinal de determinados tecidos, embora seja por vezes utilizada para gerar um contraste intenso em T1. A sequência de pulso IR começa com um pulso de RF de 180°. Aplica-se no início do período de TR quando o VME está alinhado no mesmo sentido que B_0 no plano longitudinal (denominado + z). O pulso de RF inverte o VME até 180° (Figura 3.18), o que significa que após o pulso, o VME ainda se encontra no plano longitudinal, mas no sentido oposto a B_0 (denominado – z). Quando o pulso de RF de inversão é removido, o VME relaxa de volta a B_0 por causa dos processos de recuperação T1. Em um determinado tempo, durante essa recuperação, um pulso de RF excitatório de 90° é aplicado e, então, desativado. O DIL resultante é então submetido à refasagem por outro pulso de refasagem de RF de 180° para a produção de um *spin*-eco durante o TE (Figura 3.19).

O tempo do pulso de RF de inversão de 180° até o pulso de RF excitatório de 90° é conhecido como **Tempo a partir da inversão (TI)**. O contraste da imagem depende principalmente do TI. Se o pulso de RF excitatório de 90° é aplicado após o VME ter relaxado de volta pelo plano transversal, o contraste da imagem dependerá da quantidade de recuperação longitudinal de cada vetor (como no *spin*-eco). A imagem resultante é ponderada em T1 (Figura 3.20). Se o pulso de

RF excitatório de 90° não é aplicado até que VME tenha atingido a recuperação completa, uma imagem ponderada na DP é produzida, já que tanto a gordura quanto a água são totalmente relaxadas (Figura 3.21).

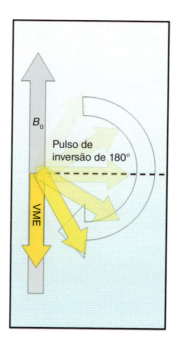

Figura 3.18 Pulso de RF de inversão de 180° em uma sequência de pulso IR.

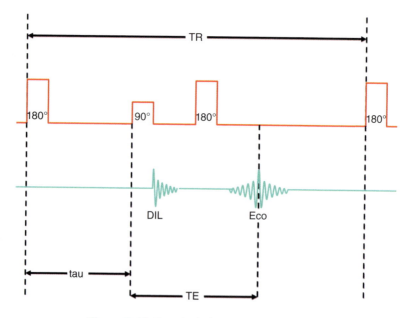

Figura 3.19 Sequência inversão-recuperação.

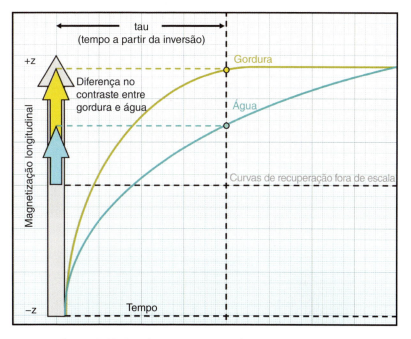

Figura 3.20 Ponderação em T1 na inversão-recuperação.

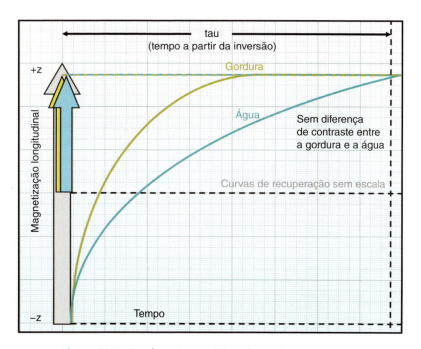

Figura 3.21 Ponderação por DP na inversão-recuperação.

Aplicações

A IR é utilizada de modo convencional para produzir imagens com acentuada ponderação em T1 para demonstrar a anatomia (Figura 3.22). O pulso de RF de inversão de 180° produz uma grande diferença de contraste entre a gordura e a água, pois a saturação completa dos vetores da gordura e da água é obtida no início de cada TR. Os tecidos começam sua recuperação da inversão total em oposição à recuperação do plano transversal como no *spin*-eco convencional. Isso permite mais tempo para que as diferenças nos tempos de recuperação T1 entre os tecidos se tornem evidentes e, portanto, sequências de pulso IR produzem ponderação em T1 mais acentuadas do que no *spin*-eco convencional. Além disso, como o gadolínio encurta principalmente os tempos de recuperação T1 de alguns tecidos (ver Capítulo 2), as sequências de pulso IR aumentam o sinal de estruturas com realce por meio de contraste.

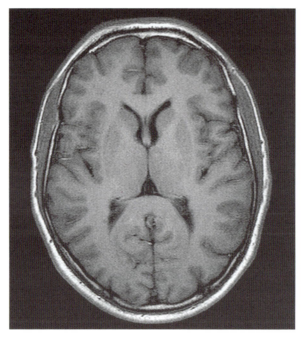

Figura 3.22 Sequência axial de inversão-recuperação ponderada em T1 do cérebro. Foi utilizada uma imagem T1 de 700 ms.

Parâmetros sugeridos

O TI é o controlador mais potente de contraste na sequência de IR. Os valores médios de TI produzem ponderação em T1, mas, com o aumento de TI, a imagem torna-se mais ponderada na DP. O TR deve ser sempre longo o suficiente para permitir a recuperação total do VME antes da aplicação do próximo pulso de RF de inversão. Se não for assim, os vetores individuais se recuperam em diferentes graus e a ponderação é afetada. Por exemplo, para a obtenção da recuperação completa do VME de 1 T, o TR deve ser mais longo do que 3.000 ms. A maioria dos sistemas utiliza a IR em conjunto com o TSE (ver a seguir).

Quando a IR é utilizada para produzir as imagens fortemente ponderadas em T1, o TE controla a quantidade de decaimento T2 e, assim, geralmente é mantido curto para minimizar o contraste em T2. No entanto, o TE pode ser aumentado para fornecer um sinal intenso aos tecidos com um longo tempo de decaimento T2. Isso é denominado **ponderação da patologia** e produz uma imagem que é predominantemente ponderada em T1, mas na qual a doença é brilhante.

Ponderação em T1:

- TI médio   400 a 800 ms (varia em diferentes intensidades de campo)
- TE curto   10 a 20 ms
- TR longo   3.000 ms+.

Ponderação em densidade de prótons:

- TI longo   1.800 ms
- TE curto   10 a 20 ms
- TR longo   3.000 ms+.

Ponderação da patologia:

- TI médio   400 a 800 ms
- TE longo   70 ms+
- TR longo   3.000 ms+.

Inversão-recuperação rápida

Nesta sequência, o pulso de inversão de RF de 180° é seguido, no tempo TI, pelo pulso de RF excitatório de 90° e um trem de pulsos de refasagem de RF de 180° para preencher as múltiplas linhas do espaço-*k*, como no TSE. Isso reduz o tempo de escaneamento comparado à IR convencional. No entanto, em vez de imagens ponderadas em T1, a IR rápida é utilizada normalmente para suprimir o sinal de determinados tecidos em conjunção com a ponderação em T2, de modo que a água e uma eventual doença retornam um sinal elevado. As duas principais sequências nessa categoria são a **STIR** e a **FLAIR**.

INVERSÃO-RECUPERAÇÃO DE TAU CURTA (STIR)

Mecanismo

A STIR (do inglês, *short tau inversion recovery*) é uma sequência de pulso IR que utiliza um TI que corresponde ao tempo que o vetor de gordura leva para a recuperação da inversão total para o plano transversal, de modo que não há magnetização longitudinal correspondente à gordura. Isso é denominado **ponto nulo** (Figura 3.23). Em razão da inexistência do componente longitudinal de gordura quando o pulso de RF excitatório de 90° é aplicado, não há componente transversal após a excitação de 90° e o sinal da gordura é anulado. Um TI de 100 a 175 ms geralmente alcança a supressão de gordura, embora esse valor varie ligeiramente em diferentes intensidades de campo. O TI necessário para anular o sinal de um tecido é sempre 0,69 vezes seu tempo de relaxação (Equação 3.3).

Ressonância Magnética | Aplicações Práticas

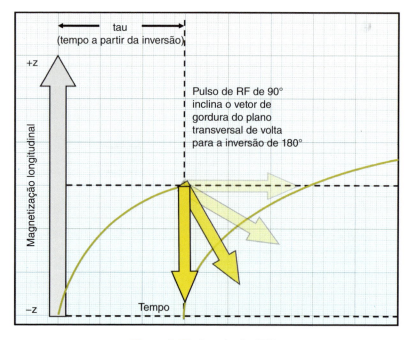

Figura 3.23 Sequência STIR.

Equação 3.3		
$IS = 1 - 2e^{-t/T1}$	IS é a intensidade do sinal em um tecido T é o TI (ms) T1 é o tempo de relaxação T1 no tecido (ms)	Esta equação representa a recuperação T1 quando o VME é totalmente invertido. O IS = zero quando t = 0,693 × T1. Esse é o TI necessário para anular o sinal de um tecido[7]

Aplicações

A STIR é uma sequência extremamente importante na análise de imagem do tecido musculoesquelético, porque o osso normal, que contém tecido adiposo medular, é suprimido e as lesões nos ossos, tais como contusões e tumores ósseos, são observadas com mais clareza (Figura 3.24). Também é considerada uma sequência muito útil para a supressão de gordura na análise geral de imagem por RM (ver Capítulo 7).

Dica para exames: quando não utilizar a STIR

A STIR não deve ser empregada em conjunto com a injeção intravenosa do meio de contraste, que encurta os tempos de recuperação T1 dos tecidos com realce, tornando-os relativamente hiperintensos (ver Capítulo 2). Os tempos de recuperação T1 dessas estruturas são encurtados pelo agente de contraste, para que eles se aproximem do tempo de recuperação T1 da gordura. Em uma sequência STIR, portanto, o tecido com realce também pode ser anulado.

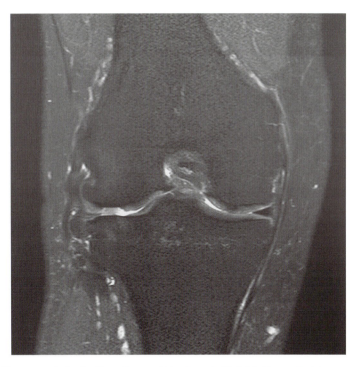

Figura 3.24 STIR coronal do joelho. Fonte: Westbrook 2014.[5] Reproduzida com autorização de John Wiley & Sons.

Parâmetros sugeridos

- TI curto (tau)   150 a 175 ms (para suprimir a gordura, dependendo da intensidade do campo)
- TE longo   50 ms+ (para realçar o sinal da doença)
- TR longo   4.000 ms+ (para permitir a recuperação longitudinal completa)
- Fator turbo longo 16 a 20 (para aumentar o sinal da doença).

INVERSÃO-RECUPERAÇÃO COM ATENUAÇÃO LÍQUIDA (FLAIR)

Mecanismo

A FLAIR (do inglês, *fluid attenuated inversion recovery*) é outra variação da sequência IR. Na FLAIR, um TI é selecionado correspondendo à recuperação do vetor no LCR da inversão completa até o plano transversal. Esse TI anula o sinal do liquor, pois a magnetização longitudinal não está presente no LCR. Como não há um componente longitudinal do LCR no momento da aplicação do pulso de excitação de RF de 90°, não há nenhum componente transversal após a excitação e o sinal do LCR é anulado. A FLAIR é utilizada para suprimir o sinal intenso do LCR em imagens ponderadas em T2, para que a patologia adjacente ao liquor seja visualizada com mais clareza (Figura 3.25).

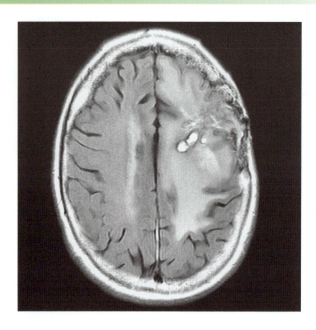

Figura 3.25 FLAIR axial ponderada em T2 do cérebro. Fonte: Westbrook 2014.[5] Reproduzida, com autorização, de John Wiley & Sons.

Um TI de 1.700 a 2.200 ms geralmente alcança a supressão do LCR (embora isso varie ligeiramente em diferentes intensidades de campo e seja calculado multiplicando-se o tempo de relaxação do liquor por 0,69).

Aplicações

A FLAIR é utilizada na imagem do cérebro e da medula espinal para visualizar mais claramente as lesões periventriculares e medulares, pois o sinal intenso do LCR adjacente é anulado. É particularmente útil na observação de placas de esclerose múltipla, hemorragia subaracnóidea aguda e meningite. Outra modificação dessa sequência na imagem cerebral é selecionar um TI que corresponda ao ponto nulo da substância branca. Esse valor de TI anula o sinal da substância branca normal, de modo que as lesões em seu interior apareçam muito mais brilhantes em termos comparativos. Essa sequência (que requer um TI de aproximadamente 300 ms) é muito útil para a análise de lesões observadas na substância branca, tais como leucomalácia periventricular e em anormalidades congênitas na substância branca/cinzenta (Figura 3.26).[7] As vantagens e as desvantagens das sequências de IR são resumidas na Tabela 3.6.

Tabela 3.6 Vantagens e desvantagens da inversão-recuperação.

Vantagens	Desvantagens
Versátil	Tempos de escaneamento longos (IR convencional)
Boa qualidade da imagem	
Sensível para detecção de imagens com alterações patológicas	

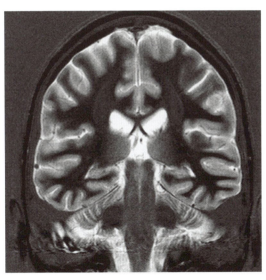

Figura 3.26 Imagem coronal IR-TSE ponderada em T2 com um TI selecionado para anular a substância branca. Fonte: Westbrook 2014.[5] Reproduzida com autorização de John Wiley & Sons.

Dica para aprendizado: FLAIR e gadolínio

Algumas vezes o gadolínio é utilizado para demonstrar realce de doenças na sequência FLAIR. Essa singularidade (realce após a injeção intravenosa de gadolínio em imagens ponderadas em T2) pode ocorrer devido aos longos trens de eco usados nas sequências FLAIR, que fazem com que a gordura permaneça brilhante nas imagens ponderadas em T2 por causa do acoplamento J. Como o gadolínio reduz o tempo de recuperação T1 do realce pelo gadolínio do tecido, de maneira que seja semelhante à gordura, o realce do tecido fornece uma imagem mais brilhante do que aquela na qual o gadolínio não é administrado.

Parâmetros sugeridos

- TI longo   1.700 a 2.200 ms (para suprimir o LCR, dependendo da intensidade do campo)
- TE longo   70 ms+ (para realçar o sinal de uma eventual doença)
- TR longo   6.000 ms+ (para permitir a recuperação longitudinal completa)
- Turbo longo   fator 16 a 20 (para realçar o sinal de uma eventual doença).

Dica para exames: seleção de parâmetros na IR – o que está acontecendo nos bastidores?

Quando selecionamos o TE no protocolo de escaneamento, os mesmos princípios vistos no *spin*-eco convencional são aplicáveis. Por exemplo, o TE controla o contraste em T2. O TR não controla o contraste em T1 na IR, porque sempre é longo. Um TR longo assegura a presença de recuperação longitudinal completa de todos os vetores entre os pulsos de RF de inversão. Quando selecionamos o TI em sequências de IR no protocolo de escaneamento, nos bastidores, nós determinamos em quanto tempo após o pulso de inversão o pulso de excitação de RF de 90° será aplicado. Portanto, controlamos quais tecidos são anulados.

Sequências preparatórias de IR

Há duas outras modificações de IR rápida que foram especialmente desenvolvidas para anular o sinal do sangue em imagens cardíacas. A **preparação de IR dupla** começa com dois pulsos de inversão de RF de 180°. O primeiro é espacialmente não seletivo e inverte todos os *spins* no volume de imagem, enquanto o segundo é espacialmente seletivo e inverte novamente os *spins* no interior de um corte. Um TI que corresponde ao ponto nulo do sangue (cerca de 800 ms) anula completamente o sinal do sangue no corte, de maneira que resulta em uma imagem com sangue preto. Isso é útil ao se observar a morfologia do coração e dos grandes vasos. A **preparação de IR tripla** acrescenta um pulso de inversão adicional no TI da gordura (cerca de 150 ms) para anular o sinal da gordura e do sangue juntos. Isso é útil ao se determinar a infiltração de gordura nas paredes do coração.

> ## Dica para aprendizado: reconstrução da imagem na IR
>
> As imagens podem ser reconstruídas com base na magnitude do sinal e ou de sua fase. A intensidade de sinal considerando a magnitude das imagens depende somente da amplitude do sinal. Os tecidos com tempos de recuperação T1 muito longos ou muito curtos são atribuídos a altos valores de pixel. As imagens de fase também incluem dados de magnitude, mas, além disso, incorporam a contribuição feita pelo pulso de inversão. Se o TI é curto, então os tecidos com um tempo de recuperação T1 longo são totalmente invertidos pelo pulso de inversão de RF de 180°. Um pixel de baixa intensidade é atribuído a esses tecidos.[8] A inclusão desses dados sensíveis à fase amplia a faixa de contraste da imagem.[9]

Tabela 3.7 Para lembrar: inversão-recuperação.

As sequências IR são sequências *spin*-eco com um pulso de inversão inicial de RF de 180° que satura a magnetização longitudinal
O TI determina o tempo entre este e o pulso de excitação de RF de 90° que se segue. Esse parâmetro controla a ponderação em versões convencionais e rápidas dessa sequência
Quando combinada com um trem de eco como no TSE, os tempos de *scan* são reduzidos e essa sequência é normalmente empregada para suprimir o sinal do LCR (FLAIR) ou da gordura (STIR)
Um TI equivalente ao ponto nulo do LCR ou da gordura é utilizado para esse objetivo. O CTE determina em que proporção o tempo de escaneamento é reduzido

A Tabela 3.8 resume o que acontece nos bastidores das sequências de pulso *spin*-eco.

Tabela 3.8 Sequências de pulso *spin*-eco: resumo do que está acontecendo nos bastidores.

Parâmetro	Função
TR	Controla a quantidade de recuperação T1 e, assim, o contraste em T1
TE	Controla a quantidade de decaimento T2 e, portanto, o contraste em T2. O pulso de refasagem de RF de 180° é aplicado na metade do TE selecionado (tau)
TI	Controla o ponto em que a magnetização longitudinal é anulada
CTE/FT	Determina o número de linhas do espaço-*k* a cada TR. Portanto, controla quantos pulsos de refasagem de RF são aplicados a cada TR e quantas vezes o gradiente de codificação de fase é aplicado em diferentes amplitudes em todo o TR

As sequências de pulso *spin*-eco são utilizadas comumente na imagiologia clínica, mas há circunstâncias nas quais sua aplicação não é adequada. No próximo capítulo, vamos explorar os princípios de outra família de sequências de pulsos – o gradiente-eco.

REFERÊNCIAS BIBLIOGRÁFICAS

1. Hashemi, R.H., Bradley Jr, W.G., and Lisanti, C.J. (2010). *MRI: The Basics, 3*, 83. Philadelphia, PA: Lippincott Williams and Wilkins.
2. Dale, B.M., Brown, M.A., and Semelka, R.C. (2015). *MRI: Basic Principles and Applications, 5*, 67. Wiley.
3. Henning, J., Naureth, A., and Friedburg, H. (1986). RARE imaging: a fat imaging method for clinical MR. *Magnetic Resonance in Medicine* 3: 828.
4. Hashemi, R.H., Bradley Jr, W.G., and Lisanti, C.J. (2010). *MRI: The Basics, 3*, 221. Philadelphia, PA: Lippincott Williams and Wilkins.
5. Westbrook, C. (2014). *Handbook of MRI Technique, 4*, 2014. Wiley Blackwell.
6. Westbrook, C. (2015). *MRI at a Glance, 3*. Wiley Blackwell.
7. Westbrook, C. (2014). *Handbook of MRI Technique, 4*, 68–69. Wiley Blackwell.
8. Dale, B.M., Brown, M.A., and Semelka, R.C. (2015). *MRI: Basic Principles and Applications, 5*, 80. Wiley.
9. Liney, G. (2010). *MRI from A to Z, 2*, 171. London: Springer.

4

Sequências de Pulsos Gradiente-Eco

Introdução	89	Gradiente-eco incoerente ou *spoiled*	109
Ângulo de inclinação variável	90	Gradiente-eco com eco reverso	113
Gradiente de refasagem	91	Gradiente-eco balanceado	118
Ponderação nas sequências de pulso gradiente-eco	94	Gradiente-eco rápido	121
Gradiente-eco coerente ou rebobinado (*coherent or rewound gradient-echo*)	106	Imagem ecoplanar	122

Após a leitura deste capítulo, você será capaz de:

- *Explicar como as sequências gradiente-eco diferem das sequências spin-eco*
- *Descrever como as sequências de pulso gradiente-eco são criadas*
- *Analisar o estado estacionário e a razão pela qual é importante nas sequências gradiente-eco*
- *Compreender os mecanismos das sequências de pulso gradiente-eco comuns*
- *Aplicar o que você aprendeu para entender como as imagens de diferentes ponderações são criadas utilizando as sequências de pulso gradiente-eco.*

INTRODUÇÃO

Este capítulo discute os mecanismos, as aplicações e os parâmetros de cada uma das sequências de pulsos gradiente-eco e suas vantagens e desvantagens. A Tabela 4.1 compara os acrônimos comuns das sequências de pulso gradiente-eco dos principais fabricantes. Uma tabela mais detalhada também é fornecida no começo do livro. Como visto na Tabela 3.1, que compara os acrônimos das sequências *spin*-eco, elas representam apenas um guia; não se destinam a comparar o desempenho ou a especificação de cada sistema. Os parâmetros incluídos neste capítulo dependem da intensidade de campo magnético e das nuances dos sistemas individuais. No entanto, eles devem ser adequados para a maioria das intensidades de campo utilizadas na imaginologia clínica.

Ressonância Magnética | Aplicações Práticas

Tabela 4.1 As sequências de pulso gradiente-eco e seus acrônimos comuns.

Genérico	GE	Philips	Siemens	Toshiba	Hitachi
Gradiente-eco coerente ou rebobinado (*rewound*)	GRASS	FFE	FISP	SSFP	SARGE refasado
Gradiente-eco incoerente ou *spoiled*	SPGR	T1-FFE	FLASH	*Fast* FE	RF *spoiled* SARGE
Gradiente-eco com eco-reverso	SSFP	T2-FFE	PSIF	Sem sequência	SARGE em tempo reverso
Gradiente-eco balanceado	FIESTA	B-FFE	FISP verdadeira	SSFP verdadeira	SARGE balanceada
Gradiente-eco rápido	GRASS rápido ou SPGR	TFE	Turbo FLASH	*Fast* FE	RGE
Imagem eco-planar	EPI	EPI	EPI	EPI	EPI

Abreviaturas utilizadas na Tabela 4.1

GRASS	*gradient recalled acquisition in the steady state*	FLASH	*fast low angled shot*
SPGR	*spoiled* GRASS	PSIF	FISP reversa (*reverse* FISP)
SSFP	precessão livre no estado estacionário (*steady state free precession*)	EPI	imagem eco-planar (*echo planar imaging*)
FIESTA	aquisição estimulada por eco de indução livre (*free induction echo stimulated acquisition*)	RGE	gradiente-eco rápido (*rapid gradient-echo*)
FFE	eco de campo rápido (*fast field echo*)	SARGE	gradiente-eco rebobinado de aquisição no estado estacionário (*steady acquisition rewound gradient-echo*)
FISP	imagem rápida com precessão no estado estacionário (*fast imaging with steady precession*)		

As sequências de pulso gradiente-eco diferem das sequências de pulso *spin*-eco de duas maneiras:

- Utilizam *ângulos de inclinação (flip angle) do pulso excitatório de RF variáveis*, em oposição aos ângulos de inclinação do pulso excitatório de RF de 90° que são comuns nas sequências de pulso *spin*-eco
- Utilizam *gradientes* em vez de pulsos de RF para a refasagem dos momentos magnéticos dos núcleos de hidrogênio para formar um eco.

O principal objetivo desses dois mecanismos é permitir TRs mais curtos e, portanto, tempos de escaneamento que são semelhantes aos das sequências de pulso *spin*-eco. Vamos explorar essas estratégias em mais detalhes.

ÂNGULO DE INCLINAÇÃO VARIÁVEL

Uma sequência de pulso gradiente-eco usa um pulso de excitação de RF que é variável e, dessa forma, inclina o VME por meio de qualquer ângulo (não somente de 90°). Normalmente, um ângulo de inclinação menor do que 90° é utilizado. Isso significa que o VME é inclinado em um ângulo menor do que aquele observado em sequências *spin*-eco, quando um ângulo de inclinação de 90° é geralmente aplicado. Como o VME se move em um ângulo menor na fase de excitação da sequência de pulso, não demora muito tempo para que o VME atinja a relaxação total, depois que o pulso de excitação de RF é removido. Portanto, a recuperação T1 total é obtida em um TR muito mais curto do que nas sequências de pulso *spin*-eco. Visto que o TR é um parâmetro de tempo de escaneamento (ver Equações 6.7 a 6.9), isso leva a tempos de escaneamento mais curtos.

GRADIENTE DE REFASAGEM

Após a supressão do pulso de excitação de RF, o DIL ocorre imediatamente devido às inomogeneidades no campo magnético e ao decaimento T2*. Nas sequências de pulso *spin*-eco, os momentos magnéticos dos núcleos de hidrogênio são refasados por um pulso de RF. Como é utilizado um ângulo de inclinação relativamente grande nas sequências de pulso *spin*-eco, a maior parte da magnetização ainda está no plano transversal quando o pulso de refasagem de RF de 180° é aplicado. Consequentemente, esse pulso realiza a refasagem dessa magnetização transversal para criar um *spin*-eco. Nas sequências de pulso gradiente-eco, um pulso de RF não pode refasar a magnetização transversal para criar um eco. Os ângulos de inclinação baixos utilizados nas sequências de pulso gradiente-eco resultam em um grande componente de magnetização que permanece no plano longitudinal após o desligamento do pulso de RF excitatório. O pulso de RF de 180° inverteria, portanto, em grande parte, esta magnetização para o sentido –z (o sentido oposto a B_0), em vez de refasar a magnetização transversal.[1] Portanto, em sequências de pulso gradiente-eco, um **gradiente** é utilizado em seu lugar para a refasagem da magnetização transversal.

Os gradientes desempenham muitas tarefas, que são integralmente exploradas no Capítulo 5. Neste capítulo, eles são discutidos especificamente em relação à forma como são utilizados para a refasagem ou defasagem dos momentos magnéticos dos núcleos de hidrogênio.

Como ocorre a defasagem dos gradientes

Veja a Figura 4.1. Sem a aplicação do gradiente, todos os momentos magnéticos dos núcleos de hidrogênio precessam na mesma frequência, pois experimentam a mesma intensidade de campo (na realidade, eles não experimentam exatamente o mesmo campo, devido a inomogeneidades do campo magnético, mas essas alterações são relativamente pequenas em comparação àquelas impostas por um gradiente). Um gradiente é aplicado à magnetização coerente (em fase) (todos os momentos magnéticos estão no mesmo local ao mesmo tempo). O gradiente altera a intensidade do campo magnético experimentada pela magnetização coerente. Alguns dos momentos magnéticos aceleram e alguns desaceleram, dependendo da sua posição ao longo do eixo do gradiente. Desse modo, ocorre a dispersão ou defasagem dos momentos magnéticos, porque as suas frequências são alteradas pelo gradiente (ver a analogia do relógio no Capítulo 1).

O bordo de fuga do ventilador (mostrado em roxo) consiste em núcleos cujos momentos magnéticos desaceleram, porque estão situados no eixo do gradiente, que tem uma intensidade de campo magnético inferior em relação ao isocentro. O bordo de ataque do ventilador (mostrado em vermelho) consiste em núcleos cujos momentos magnéticos aceleram, porque estão situados no eixo do gradiente que apresenta uma intensidade do campo magnético superior em relação ao isocentro. Os momentos magnéticos dos núcleos já não estão, portanto, no mesmo local e ao mesmo tempo, e assim a magnetização é defasada pelo gradiente. Os gradientes que defasam dessa forma são denominados spoilers e o processo de defasagem de momentos magnéticos com gradientes é denominado **gradiente *spoiling***.

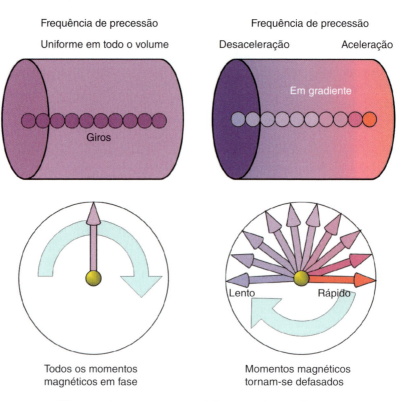

Figura 4.1 Como ocorre a defasagem dos gradientes.

Como ocorre a refasagem dos gradientes

Veja a Figura 4.2. Um gradiente é aplicado à magnetização incoerente (fora de fase) para a sua refasagem. Observa-se inicialmente a dispersão dos momentos magnéticos em virtude do decaimento T2* e o ventilador tem uma borda de fuga que consiste em núcleos com momentos magnéticos de precessão lenta (mostrado em roxo), e uma borda de ataque, que consiste em núcleos com momentos magnéticos com precessão mais rápida (mostrado em vermelho). Um gradiente é então aplicado de forma que a intensidade do campo magnético é alterada de modo linear ao longo do eixo do gradiente. O sentido dessa intensidade de campo alterada é tal, que os momentos magnéticos de precessão lenta no bordo de fuga do ventilador experimentam um aumento na intensidade do campo magnético e aceleram. Na Figura 4.2, estes são os *spins* de cor roxa que experimentam a "extremidade superior" vermelha do gradiente. Ao mesmo tempo, os momentos magnéticos de precessão mais rápida no bordo de ataque do ventilador experimentam uma diminuição da intensidade do campo magnético e desaceleram. Na Figura 4.2, estes são os momentos magnéticos em vermelho que apresentam a "extremidade inferior" em roxo do gradiente. Após um curto período de tempo, os momentos magnéticos lentos aceleram o suficiente para se juntarem aos mais rápidos que estão em desaceleração. Neste ponto, todos os momentos magnéticos estão no mesmo local simultaneamente e, dessa maneira, são refasados pelo gradiente. Um sinal máximo é induzido na bobina receptora, e esse sinal é denominado **gradiente-eco**. Os gradientes que refasam desta forma são denominados **rebobinadores** (*rewinders*).

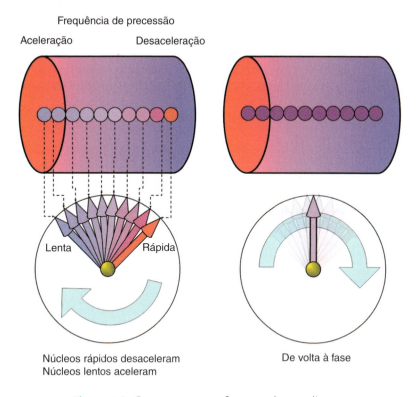

Figura 4.2 Como ocorre a refasagem dos gradientes.

Se um campo do gradiente adiciona ou subtrai do campo magnético principal depende da direção da corrente que passa pelas bobinas do gradiente. Isso é chamado de **polaridade** do gradiente. Os gradientes-ecos são criados por um **gradiente bipolar**. Isso significa que consiste em dois lobos, um negativo e um positivo. O gradiente de codificação de frequência é utilizado para esse propósito (ver Capítulo 5). É inicialmente aplicado negativamente, o que aumenta a defasagem e elimina o DIL. Sua polaridade é então revertida, que refasa apenas aqueles momentos magnéticos que foram defasados pelo lobo negativo. Somente esses núcleos (aqueles cujos momentos magnéticos são defasados pelo lobo negativo do gradiente e são então refasados pelo lobo positivo) criam o gradiente-eco no tempo TE (Figura 4.3). A área sob o lobo negativo do gradiente é metade da área sob o lobo positivo.[2]

Dica para aprendizado: prós e contras das sequências de pulso gradiente-eco

Os gradientes refasam os momentos magnéticos dos núcleos de hidrogênio muito mais rapidamente do que os pulsos de RF e, portanto, os ecos são gerados mais rapidamente do que nas sequências de pulsos *spin*-eco. Os TEs são, desse modo, mais curtos do que no *spin*-eco. O TE não é parte da equação do tempo de escaneamento, mas, como vimos no Capítulo 3, o TE determina quanto tempo ficamos, em cada corte, aguardando por um eco. Quando o TE é curto, um dado número de cortes é adquirido em um TR curto e, portanto, o tempo de escaneamento é menor do que aquele observado em sequências de pulso *spin*-eco. No entanto, nas sequências gradiente-eco, não há compensação para as inomogeneidades do campo magnético. O gradiente de refasagem não remove a contribuição dada pelos processos de decaimento T2*.

Isso ocorre porque o lobo em refasagem do gradiente bipolar afeta somente os momentos magnéticos que são defasados pelo lobo em defasagem do gradiente. Os momentos magnéticos defasados em razão das inomogeneidades do campo magnético não são afetados. Desse modo, as sequências gradiente-eco são muito suscetíveis a determinados artefatos que ocorrem por inomogeneidades do campo magnético, tais como a suscetibilidade magnética (ver Capítulo 8). Também são muito dependentes dos processos de relaxação T2* (ver Capítulo 2). Como resultado, nas sequências de pulso gradiente-eco, a **ponderação em T2*** é denominada ponderação em T2* e o decaimento T2 é denominado decaimento T2* para refletir a contribuição feita pelas inomogeneidades do campo magnético para o contraste da imagem.

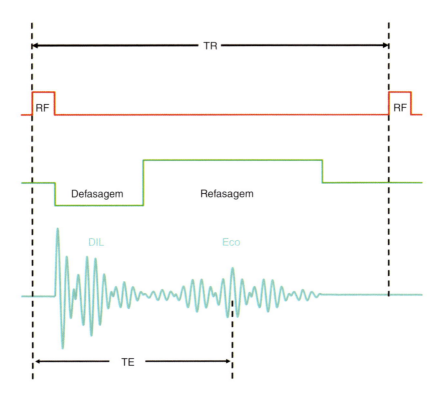

Figura 4.3 Uma sequência gradiente-eco básica mostrando como uma aplicação bipolar do gradiente de codificação da frequência produz um gradiente-eco.

PONDERAÇÃO NAS SEQUÊNCIAS DE PULSO GRADIENTE-ECO

Os mecanismos de ponderação nas sequências de pulso gradiente-eco são muito complexos, e essa é uma das muitas razões pelas quais são difíceis de compreender (e de explicar!). Há essencialmente três diferentes processos que afetam a ponderação em sequências de pulso gradiente-eco e, por vezes, todos os três ficam sobrepostos na imagem. Estes são os seguintes:

- Parâmetros extrínsecos (TR, TE e ângulo de inclinação)

- O estado estacionário
- Magnetização transversal residual.

  Vamos explorar cada um desses processos em detalhes.

Tabela 4.2 Para lembrar: sequências de pulsos gradiente-eco.

As sequências gradiente-eco utilizam gradientes para refasar os momentos magnéticos dos núcleos de hidrogênio e normalmente usam ângulos de inclinação menores que 90°. Ambas as estratégias permitem um TE e TR mais curtos do que nas sequências de pulso *spin*-eco

Os ângulos de inclinação menores significam que, como menos magnetização longitudinal é convertida em magnetização transversal durante a fase de excitação da sequência, é necessário menos tempo para a relaxação. É por isso que um TR curto pode ser utilizado

A velocidade de refasagem é aumentada utilizando um gradiente. Uma aplicação bipolar do gradiente de codificação de frequência permite a refasagem mais rápida dos momentos magnéticos dos núcleos de hidrogênio do que quando se utiliza um pulso de refasagem de RF. Isso permite um TE curto, o que significa que um TR mais curto pode ser utilizado para um determinado número de cortes do que no *spin*-eco

Embora mais rápidas do que a refasagem da RF, as inomogeneidades não são compensadas nesse tipo de sequência. Desse modo, os artefatos de suscetibilidade magnética aumentam

Mecanismo de ponderação 1: parâmetros de contraste extrínsecos

A influência do TR e do TE na ponderação da imagem foi explorada no Capítulo 2. A discussão assumiu que o ângulo de inclinação do pulso de excitação de RF é de 90° (como nas sequências de pulso *spin*-eco). Nessas circunstâncias, o TE controla o contraste em T2 e o contraste em T2 aumenta à medida que o TE aumenta. O mesmo é verdade nas sequências de pulso gradiente-eco, exceto que o T2 é denominado $T2^*$ para refletir o fato de que as inomogeneidades do campo magnético não são compensadas pelo gradiente de refasagem. Em sequências de pulso *spin*-eco, o TR controla o contraste em T1, e este aumenta à medida que o TR diminui. Isso porque os TRs curtos não permitem a recuperação completa dos vetores e, portanto, os subsequentes pulsos de excitação de RF de 90° causam saturação. Nas sequências de pulsos gradiente-eco, o TR e o ângulo de inclinação controlam a quantidade de relaxação T1 e a saturação que ocorre (Equação 4.1).

Equação 4.1

$IS = DP\, e^{-TE/T2^*}(1 - e^{-TR/T1})$
$[\text{sen}\,\theta/(1 - \cos q\, e^{-TR/T1})]$

IS é a intensidade de sinal em um tecido
DP é a densidade de prótons
TE é o tempo de eco (ms)
$T2^*$ é o tempo de relaxação $T2^*$ do tecido (ms)
TR é o tempo de repetição (ms)
T1 é o tempo de relaxação T1 no tecido (ms)
θ é o ângulo de inclinação
$[\text{sen}\,\theta/(1 - \cos q\, e^{-TR/T1})]$ é a função do ângulo de inclinação

Esta equação mostra por qual motivo a intensidade de sinal de um tecido depende dos parâmetros de contraste intrínsecos e extrínsecos. Compare esta equação com a Equação 2.4. A função do ângulo de inclinação foi adicionada e T2 torna-se $T2^*$. A função do ângulo de inclinação mostra como o ângulo de inclinação, o TR e o tempo de relaxação T1 determinam se um tecido é saturado. Se $\alpha = 0°$ ou 90°, então sen $\alpha = 1$ e cos $\alpha = 0$. Esta equação é então idêntica à Equação 2.4[8]

Para além da variável adicional do ângulo de inclinação, as regras de ponderação em gradiente-eco são as mesmas que no *spin*-eco (ver a analogia do calor no Capítulo 2).

O truque é imaginar até que ponto os vetores são invertidos pelo pulso de excitação de RF (ângulo de inclinação) e, depois, quanto tempo então eles têm para recuperar sua magnetização longitudinal (TR).

- Se a combinação entre o ângulo de inclinação e o TR causa a saturação dos vetores (ou seja, eles nunca recuperam totalmente sua magnetização longitudinal durante o período de TR), então o contraste T1 é maximizado
- Se a combinação entre o ângulo de inclinação e o TR *não causa* saturação dos vetores (ou seja, eles recuperam a maior parte ou a totalidade da sua magnetização longitudinal durante o período de TR), então o contraste em T1 é minimizado.

Essas regras, em conjunto com aquelas de como o TE controla o contraste em T2*, são utilizadas para ponderar as imagens em sequências de pulso gradiente-eco.

Uso de parâmetros de contraste extrínsecos no gradiente-eco: ponderação em T1

Para obter uma imagem ponderada em T1, as diferenças nos tempos de recuperação T1 dos tecidos são maximizadas e as diferenças nos tempos de decaimento T2* dos tecidos são minimizadas. Para maximizar as diferenças nos tempos de recuperação T1, não é dado tempo para que nem os vetores de gordura nem os vetores de água recuperem a magnetização longitudinal total antes da aplicação do próximo pulso de excitação de RF. Para evitar a recuperação total de sua magnetização longitudinal, o ângulo de inclinação é elevado e o TR curto, de maneira que os vetores da gordura e da água ainda estão no processo de recuperação quando o próximo pulso de RF excitatório é aplicado. Para minimizar as diferenças nos tempos de decaimento T2*, o TE é curto de modo que nem a gordura nem a água tenham tempo para o decaimento (Figura 4.4).

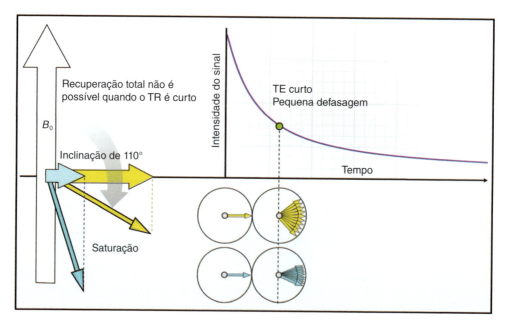

Figura 4.4 Contraste em T1 no gradiente-eco.

Uso de parâmetros de contraste extrínsecos no gradiente-eco: ponderação em T2*

Para obter uma imagem ponderada em T2*, as diferenças nos tempos de decaimento T2* dos tecidos são maximizadas e as diferenças nos tempos de recuperação T1 são minimizadas. Para maximizar as diferenças nos tempos de decaimento T2*, o TE é longo, de modo que os vetores da gordura e da água tenham tempo para a defasagem. Para minimizar as diferenças nos tempos de recuperação T1, o ângulo de inclinação é pequeno e o TR suficientemente longo para permitir uma recuperação total dos vetores de gordura e água antes de ser aplicado o próximo pulso de RF excitatório. Na prática, pequenos ângulos de inclinação produzem tão pouca magnetização transversal que a recuperação longitudinal total ocorre mesmo se a TR for curta (Figura 4.5).

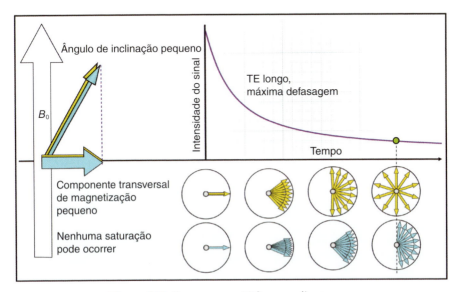

Figura 4.5 Contraste em T2* em gradiente-eco.

Uso de parâmetros de contraste extrínsecos no gradiente-eco: ponderação em DP

Para obter uma imagem ponderada em DP, tanto os processos T1 como T2* são minimizados de modo que as diferenças na densidade de prótons dos tecidos são demonstradas. Para minimizar o decaimento T2*, o TE é curto para que nem os vetores de gordura ou da água tenham tempo para o decaimento. Para minimizar a recuperação T1, o ângulo de inclinação é pequeno e o TR suficientemente longo para permitir a recuperação total da magnetização longitudinal antes de ser aplicado o próximo pulso de RF excitatório.

> ### Dica para aprendizado: ponderação em gradiente-eco utilizando a analogia do calor
>
> Veja as Figuras 4.6 a 4.8. Estas são semelhantes às Figuras 2.19 a 2.21. A diferença é a adição de um botão do ângulo de inclinação no fogão. Isso reflete o fato de que o ângulo de inclinação é um parâmetro de contraste extrínseco em sequências de pulso gradiente-eco. Nas sequências de pulso *spin*-eco, o ângulo de inclinação é normalmente o mesmo (90°) e, por isso, não está incluído na analogia no Capítulo 2.

Para a ponderação em T1, deve-se aumentar o calor no contraste em T1 e diminuir o calor no contraste em T2*.

- Para aumentar o calor no contraste em T1, o TR é curto (botão TR para baixo) e o ângulo de inclinação é alto (botão do ângulo de inclinação para cima)
- Para diminuir o calor no contraste em T2*, o TE é curto (botão TE para baixo) (Figura 4.6).

Para a ponderação em T2*, deve-se aumentar o calor no contraste em T2* e diminuir o calor no contraste em T1.

- Para aumentar o calor no contraste em T2*, o TE é longo (botão TE para cima)
- Para baixar o calor no contraste em T1, o TR é longo (botão TR para cima) e o ângulo de inclinação é baixo (botão do ângulo de inclinação para baixo) (Figura 4.7).

Para a ponderação na densidade de prótons, deve-se diminuir o calor no contraste em T1 e diminuir o calor no contraste em T2*. O contraste por densidade de prótons, portanto, predomina.

- Para diminuir o calor no contraste em T1, o TR é longo (botão TR para cima) e o ângulo de inclinação baixo (botão do ângulo de inclinação para baixo)
- Para aumentar o calor no contraste em T2*, o TE é curto (botão TE para baixo) (Figura 4.8).

Tabela 4.3 Comparação dos parâmetros extrínsecos: *spin*-eco e gradiente-eco.

Sequência	TR	TE	Ângulo de inclinação
Spin-eco	Longo, 2.000 ms+	Longo, 70 ms+	90°
	Curto, 300 a 700 ms+	Curto, 10 a 30 ms+	90°
Gradiente-eco	Longo, 100 ms+	Longo, 15 a 25 ms	Pequeno, 5° a 20°
	Curto, menor que 50 ms	Curto, menor que 5 ms	Médio, 30° a 45°
			Grande, 70°+

Tabela 4.4 Para lembrar: mecanismo de ponderação da sequência de pulso gradiente-eco.

Controle pelo TR e ângulo de inclinação se o VME estiver saturado. A saturação é necessária apenas para a ponderação em T1
TE controla a ponderação em T2*
Para o gradiente-eco ponderado em T1, a combinação entre o ângulo de inclinação e o TR garante que a saturação aconteça. O ângulo de inclinação é elevado e o TR curto para atingi-lo. Além disso, o TE é curto para minimizar o T2*
Para o gradiente-eco ponderado em T2*, a combinação entre o ângulo de inclinação e o TR previne a saturação. O ângulo de inclinação é pequeno e o TR longo para alcançá-lo. Além disso, o TE é longo para maximizar o T2*
Para o gradiente-eco ponderado na DP, a combinação entre o ângulo de inclinação e o TR previne a saturação. O ângulo de inclinação é pequeno e o TR longo para atingir isto. Além disso, o TE é curto para minimizar T2*

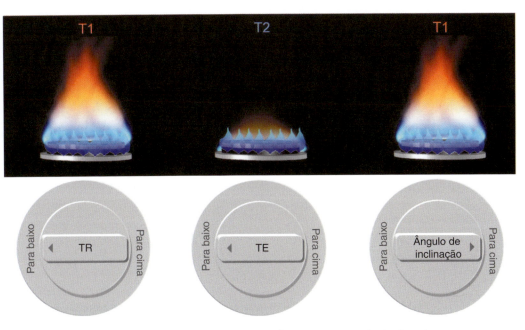

Figura 4.6 Ponderação em T1 no gradiente-eco e a analogia do calor.

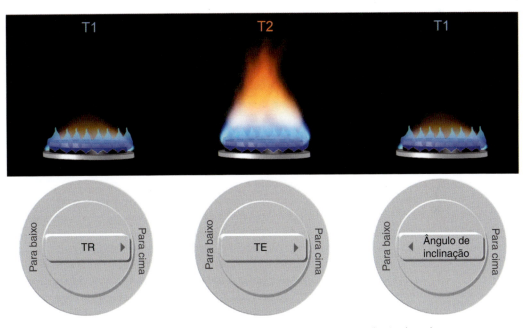

Figura 4.7 Ponderação em T2* no gradiente-eco e a analogia do calor.

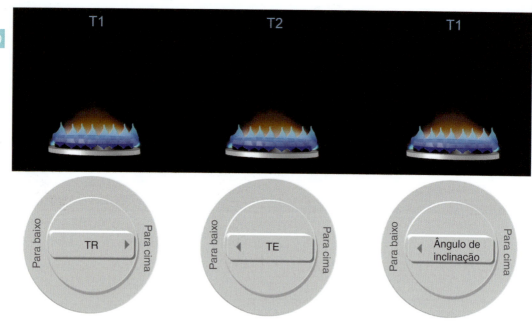

Figura 4.8 Ponderação por DP no gradiente-eco e a analogia do calor.

Mecanismo de ponderação 2: estado estacionário

O estado estacionário é um termo referido no Capítulo 2, mas é normalmente associado a sequências gradiente-eco. Tem um impacto significativo na ponderação da imagem nessas sequências de pulso. O estado estacionário é genericamente definido como uma condição estável que não se altera com o tempo. Por exemplo, se um pote de água for colocado em um fogão, o elemento de aquecimento do fogão aquece-o gradualmente. A energia térmica é perdida por meio de processos de condução, convecção e radiação. Se a quantidade de energia térmica obtida com o aquecimento do fogão for igual à quantidade de energia térmica perdida por convecção, condução e radiação, a temperatura do pote e da água permanece constante e estável. Esse é um exemplo do estado estacionário, pois a energia "que entra" é igual à energia "que sai" e, portanto, a temperatura de todo o sistema permanece inalterada durante algum tempo.

Essa analogia funciona bem na RM. O pulso de excitação de RF fornece energia aos núcleos de hidrogênio e a quantidade de energia aplicada é determinada pelo ângulo de inclinação. A energia é perdida pelos núcleos de hidrogênio por meio da transferência de energia *spin*-rede e a quantidade de energia perdida é determinada pelo TR. Por conseguinte, ao selecionar uma determinada combinação de TR e ângulo de inclinação, o total de energia do sistema permanece constante, pois a energia "que entra", como determinado pelo ângulo de inclinação, é igual à energia "que sai", conforme determinado pelo TR (Figura 4.9). Como a RF tem uma baixa frequência e, portanto, baixa energia para a maioria dos valores do ângulo de inclinação, são necessários TRs muito curtos para alcançar o estado estacionário. De fato, os TRs necessários são mais curtos do que os tempos de relaxação T1 e T2 dos tecidos. Portanto, ao contrário do *spin*-eco, no qual, mesmo com TRs curtos alguma magnetização transversal decai, no gradiente-eco não há tempo para o decaimento da magnetização transversal antes de a sequência de pulso ser repetida. Essa magnetização influencia a ponderação, uma vez que a bobina receptora é posicionada no plano transversal.

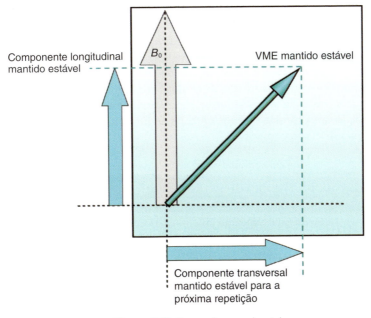

Figura 4.9 O estado estacionário.

O número de períodos de TR necessários para alcançar o estado estacionário depende da TR, do ângulo de inclinação e dos tempos de relaxação dos tecidos.[3] No entanto, nas sequências gradiente-eco, um TR curto é deliberadamente utilizado para minimizar o tempo de escaneamento. Como o TR é muito curto, a magnetização nos tecidos não tem tempo para atingir os seus tempos de recuperação T1 ou decaimento T2 antes da aplicação do próximo pulso excitatório de RF. Portanto, no estado estacionário, o contraste da imagem não se deve a diferenças nos tempos de recuperação T1 e de decaimento T2 dos tecidos, mas sim devido à razão entre o tempo de recuperação T1 e o tempo de decaimento T2. Nos tecidos em que os tempos de recuperação T1 e de decaimento T2 são semelhantes, a intensidade do sinal é alta e, onde os tempos são diferentes, a intensidade do sinal é baixa. No corpo humano, a gordura e a água têm essa paridade (gordura, tempos de recuperação T1 e de decaimento T2 muito curtos; água, tempos de recuperação T1 e de decaimento T2 muito longos); portanto, esses tecidos possuem alta intensidade de sinal nas sequências em estado estacionário (Tabela 4.5). Tecidos, tais como o músculo, não possuem essa paridade (tempo de decaimento T2 muito curto e tempo de recuperação T1 muito longo), assim, eles possuem um sinal baixo em sequências no estado estacionário.

Tabela 4.5 Tempos de relaxação T1 e T2 e a intensidade do sinal do tecido cerebral no estado estacionário a 1 T.

Tecido	Tempo T1 (ms)	Tempo T2 (ms)	T1/T2	Intensidade do sinal
Água	2.500	2.500	1	↑
Gordura	200	100	0,5	↑
Líquido cefalorraquidiano	2.000	300	0,15	↓
Substância branca	500	200	0,2	↓

De maneira geral, os TRs menores do que 50 ms são considerados apropriados para manter o estado estacionário. O ângulo de inclinação ideal é determinado pela equação do ângulo de Ernst (Equação 4.2). O **ângulo de Ernst** é o ângulo de inclinação que proporciona uma intensidade de sinal ideal para um tecido com um dado tempo de recuperação T1 escaneado usando um determinado TR. A Figura 4.10 ilustra os ângulos de Ernst típicos para três tecidos no cérebro usando um TR de 30 ms. A intensidade do sinal ideal nos três tecidos é de cerca de 12°, mas para obter um bom contraste entre eles são necessários ângulos de inclinação maiores, entre 30° e 45°. Como a geração do contraste é importante, os ângulos médios de inclinação no intervalo apresentado na Figura 4.10 são comuns.

Equação 4.2

Ernst = $\cos^{-1}[e^{(-TR/T1)}]$

Ernst é o ângulo de Ernst em graus
TR é o tempo de repetição (ms)
T1 é o tempo de relaxação T1 de um tecido (ms)

Esta equação determina a intensidade máxima de sinal para um tecido com uma determinada relaxação T1 em diferentes valores de TR. Quando o ângulo de inclinação é maior do que o ângulo de Ernst, a saturação e, portanto, o contraste em T1 aumentam. Quando o ângulo de inclinação é inferior ao ângulo de Ernst, o contraste depende mais da DP

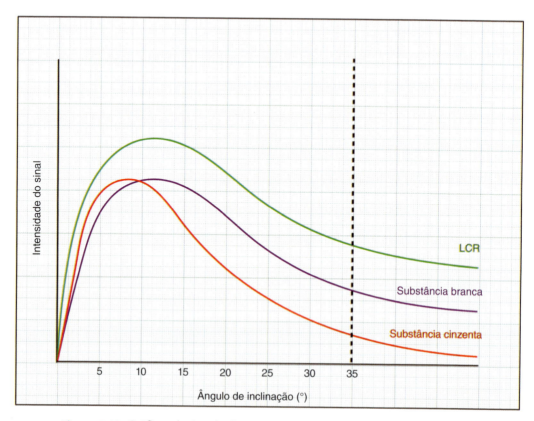

Figura 4.10 Gráficos do ângulo de Ernst no cérebro utilizando um TR de 30 ms.

Mecanismo de ponderação 3: magnetização transversal residual

No estado estacionário, há coexistência de magnetização tanto longitudinal como transversal.

O componente transversal da magnetização não tem tempo para o decaimento e acumula-se ao longo de TRs sucessivos. Essa magnetização transversal é produzida devido aos pulsos de excitação de RF anteriores, mas permanece durante vários períodos de TR no plano transversal (ver dica para aprendizado a seguir). Chama-se **magnetização transversal residual** e afeta o contraste da imagem, pois induz uma tensão na bobina receptora. Tecidos com longos tempos de decaimento T2 (p. ex., água) são o principal componente dessa magnetização transversal residual e aumentam o contraste em T2.

A Figura 4.11 mostra uma imagem típica adquirida utilizando uma sequência gradiente-eco no estado estacionário. Os parâmetros de contraste extrínsecos (TR, TE e ângulo de inclinação) são selecionados para gerar o estado estacionário e para dar ênfase no contraste em T2*. No entanto, também é evidente a influência dos outros dois mecanismos de ponderação. O efeito da magnetização transversal residual é visto a partir do alto sinal da água no estômago. A água é também hiperintensa nesta imagem, porque a água tem uma boa paridade entre os tempos de recuperação T1 e de decaimento T2. A gordura também é brilhante nesta imagem pela mesma razão. O músculo é hipointenso, porque não tem uma paridade entre os seus tempos de recuperação T1 e de decaimento T2.

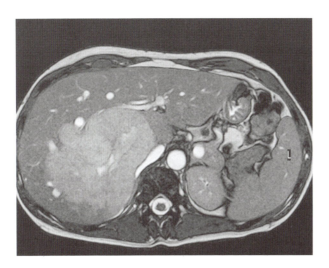

Figura 4.11 Imagem axial em estado estacionário.

Dica para aprendizado: formação de eco no estado estacionário

O estado estacionário envolve a aplicação repetida de pulsos de excitação de RF usando TRs muito curtos. Uma vez que o TR é mais curto do que os tempos de relaxação T1 ou T2 teciduais, há um acúmulo de magnetização transversal residual ao longo de sucessivos períodos de TR. Isso ocorre porque não há tempo suficiente entre os pulsos de excitação de RF para a magnetização transversal defasar e realinhar com B_0. No estado estacionário, essa magnetização transversal residual é submetida à refasagem por pulsos de excitação de RF na sequência e produz ecos. Isso pode parecer estranho, uma vez que, até agora, assumimos que os pulsos de excitação de RF excitam, enquanto os pulsos de refasagem de RF refasam. Pulsos de excitação de RF têm geralmente uma magnitude de 90° e os pulsos de refasagem possuem uma magnitude de 180°. Na realidade, qualquer par de pulsos de RF pode produzir um eco. A sua magnitude é irrelevante – todos eles podem causar excitação e refasagem. Vamos ver como.

Os pulsos de RF são pulsos de radiação eletromagnética e consistem em um campo magnético oscilante. Se a frequência do campo magnético oscilante corresponde à frequência de precessão dos momentos magnéticos dos núcleos de hidrogênio (frequência de Larmor) a ressonância ocorre. A magnitude do campo magnético (B_1) determina a energia do pulso e, portanto, o ângulo de inclinação (ver Capítulo 1). Um pulso de excitação de RF que resulta em um ângulo de 90° é comum em sequências de pulso *spin-eco*. No entanto, já aprendemos que os pulsos de RF com ângulos de inclinação diferentes de 90° ainda são pulsos de excitação (ver anteriormente neste capítulo). Isso também é verdadeiro para os pulsos de refasagem de RF – eles ainda possuem a capacidade para a refasagem dos momentos magnéticos, mesmo que não tenham uma magnitude de 180° (ver Capítulo 3, no qual os ângulos de refasagem de RF menores do que 180° são discutidos em relação ao TSE). É sempre necessária para a frequência de um pulso de RF (quer seja um pulso de excitação ou de refasagem) a oscilação na frequência de Larmor; caso contrário, não ocorrem a excitação e a refasagem. No entanto, a amplitude ou magnitude desse pulso não é importante. Qualquer pulso de RF, independentemente de sua amplitude, tem o potencial para a excitação e para a refasagem.

Nas sequências de pulso *spin-eco*, esse fenômeno não é normalmente evidente, porque os TRs e os TEs são suficientemente longos para que haja pouca magnetização transversal presente no final de cada período de TE. Os gradientes *spoiling* são frequentemente aplicados no final de cada TR para eliminar qualquer magnetização transversal, caso haja alguma presente. Além disso, os pulsos trituradores (*crusher*) são algumas vezes empregados em torno dos pulsos de RF de 90° e 180°, que destroem os efeitos indesejados de cada pulso. Portanto, em sequências de pulso *spin*-eco, não há nada no plano transversal no final do período de TR para a refasagem, os pulsos de excitação de RF apenas excitam e os pulsos de refasagem de RF apenas refasam. Os pulsos trituradores (*crusher*) certificam-se de que os pulsos de RF têm apenas uma função. Nas sequências de pulsos gradiente-eco no estado estacionário, estas estratégias não são utilizadas. Existe, portanto, uma magnetização transversal residual no final de cada período de TR. Além disso, cada pulso de RF é um pulso de excitação e de refasagem, e também causa a refasagem da magnetização transversal residual para produzir um eco.[4]

Veja as Figuras 4.12 e 4.13. Você verá nesses diagramas que uma série de pulsos de RF gera múltiplos ecos. Dois "sinais" são criados em cada pulso de RF:

- Um DIL
- Um eco (denominado *spin*-eco nas Figuras 4.12 e 4.13. Esses ecos são também chamados ecos de Hahn ou estimulados).

Na Figura 4.12, o primeiro pulso de RF (pulso de RF 1, mostrado em vermelho) é um pulso de excitação e, por conseguinte, produz um DIL quando é desligado (também mostrado em vermelho). Isso acontece independentemente do ângulo de inclinação, porque é aplicado na frequência de Larmor. Como discutido anteriormente, os ângulos de inclinação entre 30° e 45° são normalmente utilizados no estado estacionário. O segundo pulso de RF (pulso de RF 2, mostrado em laranja) é aplicado em um curto período de TR posteriormente (menos de 50 ms, como descrito anteriormente). Esse é outro pulso de excitação de RF, portanto, também produz um DIL (também mostrado em laranja). No entanto, como o TR entre os pulsos de RF 1 e 2 é mais curto do que os tempos de relaxação dos tecidos, a magnetização transversal residual ainda está presente quando o pulso de RF 2 é aplicado. Portanto, o pulso de RF 2 produz um DIL, mas também promove a refasagem da magnetização transversal residual ainda presente desde o primeiro pulso de RF. Dessa forma, um eco é produzido. Isso ocorre ao mesmo tempo que o terceiro pulso de excitação de RF é aplicado (pulso de RF 3, mostrado em azul), porque o tempo para a refasagem dessa magnetização transversal residual após o pulso de RF 2 é o mesmo tempo que leva para a defasagem antes do pulso de RF 2 (Figura 4.13).

Esses ecos são denominados **ecos de Hahn** ou **ecos estimulados**, dependendo da amplitude dos pulsos de RF. Quaisquer dois pulsos de RF de 90° produzem um eco de Hahn (após a descoberta de Erwin Hahn). Quaisquer dois pulsos de RF com amplitude variável, ou seja, com ângulos de inclinação diferentes de 90°, produzem ecos estimulados. Esse último tipo de eco é utilizado em sequências gradiente-eco em estado estacionário, uma vez que ângulos de inclinação variáveis são usados. Na prática, a produção de ecos é tão rápida que as caudas dos sinais de DIL se fundem com os ecos estimulados, resultando em um sinal contínuo de amplitude variável.

Pense nisso como ouvir uma nota musical, a partir de um sintetizador. Você sempre escuta a nota, mas o ruído da nota varia ao longo do tempo à medida que a sua amplitude muda. Aumenta, então diminui e depois aumenta novamente, mas é sempre ouvido. Isso é análogo ao decaimento DIL (nota musical começa alta e, depois, torna-se mais silenciosa), seguido imediatamente pelo eco estimulado (a nota musical volta a ficar mais alta e depois mais silenciosa à medida que decai), seguido imediatamente pelo DIL no próximo TR (nota musical fica mais alta de novo), e assim por diante. Por motivos de simplicidade, os diagramas neste capítulo mostram o DIL e o eco estimulado separadamente.

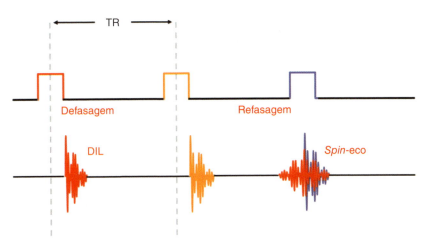

Figura 4.12 Formação de eco no estado estacionário I.

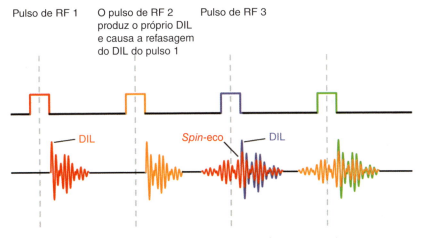

Figura 4.13 Formação de eco no estado estacionário II.

Tabela 4.6 Para lembrar: o estado estacionário.

O estado estacionário é criado quando o TR é mais curto do que os tempos de relaxação T1 e T2 dos tecidos. A magnetização transversal residual, portanto, acumula-se ao longo do tempo
A magnetização transversal residual sofre refasagem por pulsos de RF subsequentes para formar os ecos estimulados
O contraste da imagem resultante é, portanto, determinado pela relação de T1 e T2 de um tecido e se o DIL ou o eco estimulado for amostrado

A ponderação de várias sequências gradiente-eco no estado estacionário depende de o eco estimulado ou o DIL, ou ambos, serem ou não utilizados para gerar o gradiente-eco. O contraste das sequências gradiente-eco é determinado pelo fator que é utilizado para criar o gradiente-eco. Esse é o eco que é lido pelo sistema de RM para produzir uma imagem.

- O eco estimulado contém principalmente informação ponderada em $T2^*/T2$, pois é gerado a partir da magnetização transversal residual. Como a água tem o maior tempo de decaimento T2, ela é um grande componente da magnetização transversal residual e, portanto, do eco estimulado. É provável que a água seja hiperintensa quando o eco estimulado é utilizado para criar o gradiente-eco
- O DIL tende a criar o contraste que depende dos efeitos da densidade de prótons e de T1. Isso ocorre porque não contém magnetização transversal residual. É provável que a água seja hipointensa quando o DIL é utilizado para criar o gradiente-eco
- Quando o eco estimulado, assim como o DIL, são usados para criar o gradiente-eco, a ponderação em T1, em densidade de prótons e $T2^*$ são exequíveis.

As sequências gradiente-eco são classificadas de acordo com os sinais que são utilizados. São genericamente referidos da seguinte forma:

- Gradiente-eco coerente ou rebobinado (*coherent or rewound gradient-echo*)
- Gradiente-eco incoerente ou *spoiled* (*incoherent or spoiled gradient-echo*)
- Gradiente-eco com eco reverso (*reverse-echo gradient-echo*)
- Gradiente-eco balanceado (*balanced gradient-echo*)
- Gradiente-eco rápido (*fast gradient-echo*).

As sequências de pulso da família gradiente-eco são agora discutidas em termos de seu mecanismo, exemplos de quando podem ser utilizadas e parâmetros sugeridos. Na seção seguinte, as dicas para exames correlacionam a teoria das sequências de pulso gradiente-eco à prática. A teoria está relacionada ao que está acontecendo "nos bastidores" quando um parâmetro de tempo é selecionado no protocolo de escaneamento.

GRADIENTE-ECO COERENTE OU REBOBINADO (COHERENT OR REWOUND GRADIENT-ECHO)

Mecanismo

Sequências de pulso **gradiente-eco coerente ou rebobinado** (*rewound*) utilizam um pulso de excitação de RF com ângulo de inclinação variável seguido por um gradiente de refasagem para produzir um gradiente-eco. O estado estacionário é mantido pela seleção de um TR mais curto do que os tempos de relaxação T1 e T2 teciduais. Por conseguinte, há magnetização transversal residual quando é aplicado o próximo pulso de excitação de RF. Essas sequências mantêm a coerência dessa magnetização residual por rebobinagem (*rewinding*). Isso é obtido invertendo a inclinação do gradiente de codificação de fase após a leitura (Figura 4.14).[5] A rebobinagem refasa toda a magnetização transversal, independentemente de quando é criada, para que esteja em fase, ou coerente, no início do próximo período de TR. Portanto, o gradiente-eco resultante contém informação do DIL e do eco estimulado. Essas sequências podem, portanto, ser utilizadas para realizar imagens ponderadas em T1, em T2* ou em DP, embora tradicionalmente sejam utilizadas em conjunto com um TE longo para produzir a ponderação em T2*.

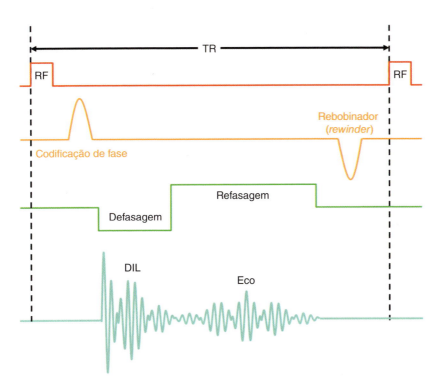

Figura 4.14 A sequência gradiente-eco coerente.

Aplicações

As sequências de pulso gradiente-eco coerente ou rebobinado são utilizadas geralmente para criar imagens ponderadas em T2* em um tempo de escaneamento muito curto (Figuras 4.15 e 4.16). Como a água é hiperintensa, são muitas vezes conhecidas por apresentarem um efeito angiográfico, mielográfico ou artrográfico. Podem ser empregadas para determinar se um vaso está patente ou se uma área contém líquido. Elas podem ser adquiridas corte por corte ou em uma aquisição de volume 3D. Visto que o TR é curto, os cortes podem ser adquiridos em uma única apneia.

Parâmetros sugeridos

Para manter o estado estacionário:

- Ângulo de inclinação   30° a 45°
- TR   20 a 50 ms.

Para maximizar o T2*:

- TE longo   10 a 15 ms.

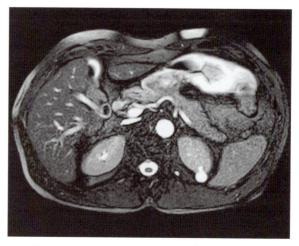

Figura 4.15 Sequência gradiente-eco coerente no plano axial do abdome. Fonte: Westbrook 2014.[6] Reproduzida com autorização de John Wiley & Sons.

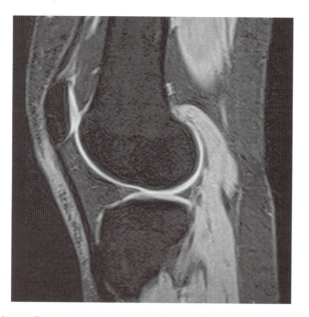

Figura 4.16 Sequência gradiente-eco coerente no plano sagital do joelho. Fonte: Westbrook 2014.[6] Reproduzida com autorização de John Wiley & Sons.

Tabela 4.7 Vantagens e desvantagens do gradiente-eco coerente ou rebobinado (*rewound*).

Vantagens	Desvantagens
Varreduras muito rápidas	Relação sinal-ruído (RSR) reduzida em aquisições 2D
Muito sensíveis ao fluxo, portanto úteis para angiografia	Aumento da suscetibilidade magnética
Pode ser adquirido em uma aquisição volumétrica	Ruído elevado do gradiente

Além disso:

- Usar a refasagem do momento do gradiente para acentuar T2* e reduzir o artefato de fluxo (ver Capítulo 8)
- Tempo médio de escaneamento – segundos para um único corte, minutos para volumes.

Dica para exames: algo interessante sobre o gradiente-eco coerente

O gradiente-eco coerente é uma sequência que foi primeiramente utilizada nos anos 1980, antes que outras sequências rápidas, tais como turbo *spin*-eco, fossem desenvolvidas. Como o DIL e o eco estimulado são amostrados nesta sequência, é possível obter imagens ponderadas em DP, em T1 e T2*. Também é normalmente possível utilizar essa sequência fora do estado estacionário com um TR semelhante ao utilizado no *spin*-eco ponderado em T1 (p. ex., 400 ms). Isso torna possível a aquisição de múltiplos cortes no período de TR e reduz alguns artefatos. Vale a pena notar que, se alguma das outras sequências gradiente-eco produzir uma imagem de má qualidade, pode valer a pena tentar o gradiente-eco coerente. Os parâmetros seguintes são um bom ponto de partida:

- Ponderação em T1   TR 400 ms/TE 5 ms/ângulo de inclinação de 90°
- Ponderação por DP   TR 400 ms/TE 5 ms/ângulo de inclinação de 20°
- Ponderação em T2*   TR 400 ms/TE 15 ms/ângulo de inclinação de 20°.

Tabela 4.8 Para lembrar: gradiente-eco coerente ou rebobinado (*rewound*).

Gradiente-eco coerente é uma sequência no estado estacionário que utiliza um TR curto e um ângulo de inclinação médio
A reversão do gradiente de codificação de fase rebobina toda a magnetização transversal, de maneira que sua coerência é mantida
Tanto o DIL quanto o eco estimulado são amostrados para que a ponderação em T1, T2* e em DP sejam possíveis
Esta sequência é normalmente utilizada com a ponderação em T2*, com um TE longo para obter imagens de líquido

GRADIENTE-ECO INCOERENTE OU *SPOILED*

Mecanismo

Sequências de pulso **gradiente-eco incoerente** ou *spoiled* começam com um pulso de excitação de RF com ângulo de inclinação variável e utilizam um gradiente de refasagem para produzir um gradiente-eco. O estado estacionário é mantido de modo que a magnetização transversal residual seja mantida de períodos de TR anteriores. Essas sequências de TR defasam ou *spoil* (deterioram) essa magnetização transversal residual, de modo que o seu efeito no contraste da imagem seja mínimo. Apenas a magnetização transversal da excitação anterior é utilizada, ou seja, o DIL, permitindo o domínio do contraste em T1 e na densidade de prótons. Existem dois métodos *spoiling*, descritos a seguir.

RF de *spoiling* (deterioração). Os pulsos de excitação de RF são transmitidos não apenas em uma dada frequência para excitar cada corte, mas também em uma fase específica. A cada TR, o ângulo de fase da magnetização transversal é alterado.[6] É utilizado um **circuito de bloqueio de fase**, o que significa que a bobina receptora discrimina entre a magnetização transversal que acaba de ser criada pelo pulso de excitação de RF mais recente e a magnetização transversal residual criada por pulsos de excitação de RF anteriores. Isso é possível porque o ângulo de fase da magnetização transversal residual é diferente daquele observado na magnetização transversal recentemente criada.

Veja a Figura 4.17 e utilize a analogia do relógio do Capítulo 1 para observar como esta sequência funciona. Imagine que você está girando ou "caminhando" juntamente com os vetores na frequência de Larmor. Isso significa que você ignora a rotação precessional da magnetização transversal. O primeiro pulso de excitação de RF tem um ângulo de fase de 3 horas. Isso significa que a magnetização transversal resultante é criada às 3 horas no plano transversal. Os momentos magnéticos defasam e são refasados por um gradiente para produzir um gradiente-eco. A bobina receptora, situada no plano transversal, detecta esse gradiente-eco. Em um curto período de TR depois, o processo é repetido, mas dessa vez o pulso de excitação de RF cria a magnetização transversal em um ângulo de fase diferente, como, por exemplo, 6 horas. Os momentos magnéticos defasam e são refasados por um gradiente para a produção de um segundo gradiente-eco. A bobina receptora detecta esse gradiente-eco. Contudo, como o TR é muito curto, a magnetização transversal residual criada na posição de 3 horas ainda está presente, pois não teve tempo para o decaimento. Como essa magnetização transversal residual tem um ângulo de fase diferente daquele encontrado na magnetização transversal que acabou de ser criada, ela não é detectada pela bobina receptora e, portanto, não tem impacto no contraste da imagem. Essa é a RF de *spoiling* (ou de **deterioração**) e permite que apenas os gradientes-ecos produzidos a partir da magnetização transversal criada mais recentemente afetem o contraste da imagem.

Gradiente *spoiling*. Os gradientes são utilizados para a defasagem e refasagem da magnetização residual. O gradiente *spoiling* é o oposto da rebobinagem (*rewinding*). No gradiente *spoiling*, os gradientes de seleção do corte, codificação de fase e de codificação de frequência são utilizados para a defasagem da magnetização residual, de modo que os momentos magnéticos de hidrogênio estejam incoerentes no início do próximo período de TR. Portanto, os efeitos $T2^*$ são reduzidos. As aplicações e os parâmetros envolvidos nessas sequências de pulsos são semelhantes àqueles utilizados na RF de *spoiling* (deterioração). Entretanto, a maioria dos fabricantes utiliza RF de *spoiling* nas sequências de pulso gradiente-eco incoerente ou *spoiled*.

Aplicações

Como o eco estimulado contém principalmente a informação em $T2^*$ e T2, que é *spoiled*, essas sequências de pulso produzem imagens ponderadas em T1 ou em DP. Isso ocorre porque o contraste da imagem é principalmente influenciado pelo DIL, que contribui com o contraste em T1 e em densidade de prótons. No entanto, a água em fluxo (sangue e LCR) pode ter um sinal bastante elevado devido à refasagem do gradiente (ver Capítulo 8). Essas sequências são utilizadas para aquisições volumétricas e em 2D e, como o TR é curto, as aquisições 2D são utilizadas para obter imagens ponderadas em T1 em apneia. Sequências gradiente-eco incoerentes ou *spoiled* também demonstram adequadamente a anatomia e uma eventual doença em T1, após a injeção de gadolínio (Figuras 4.18 e 4.19).

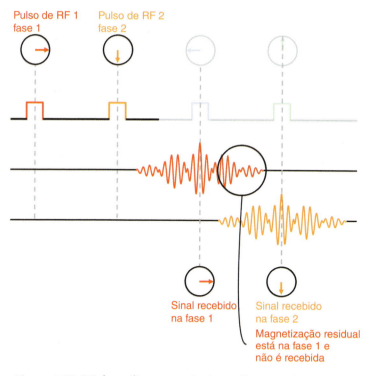

Figura 4.17 RF de *spoiling* na sequência gradiente-eco incoerente.

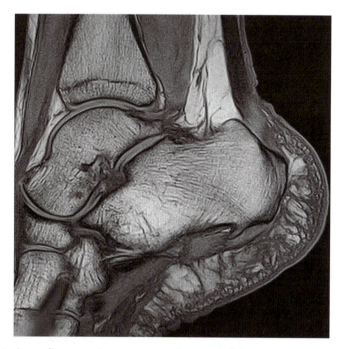

Figura 4.18 Sequência gradiente-eco incoerente no plano sagital do tornozelo. Fonte: Westbrook 2014.[6] Reproduzida com autorização de John Wiley & Sons.

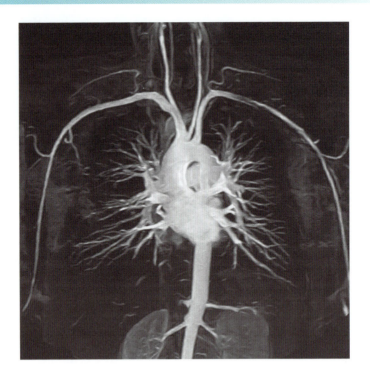

Figura 4.19 Sequência gradiente-eco incoerente no plano coronal após a injeção intravenosa de contraste. Fonte: Westbrook 2014.[6] Reproduzida com autorização de John Wiley & Sons.

Parâmetros sugeridos

Para manter o estado estacionário:

- Ângulo de inclinação   30° a 45°
- TR   20 a 50 ms.

Para maximizar T1:

- TE curto   5 a 10 ms.

Além disso:

- Tempo médio de escaneamento – vários segundos para um único corte, minutos para volumes.

Tabela 4.9 Vantagens e desvantagens do gradiente-eco incoerente ou *spoiled*.

Vantagens	Desvantagens
Tempos de escaneamento mais curtos	RSN reduzido em aquisições 2D
Pode ser utilizado após a injeção de gadolínio	Aumento da suscetibilidade magnética
Pode ser adquirido em uma aquisição volumétrica	Ruído elevado do gradiente
Boa relação sinal-ruído (RSN) e detalhamento anatômico em 3D	

Capítulo 4 · Sequências de Pulsos Gradiente-Eco

Tabela 4.10 Para lembrar: gradiente-eco incoerente ou *spoiled*.

O gradiente-eco incoerente é uma sequência em estado estacionário que utiliza um TR curto e um ângulo de inclinação médio
A RF de *spoiling* assegura que a magnetização transversal residual não seja amostrada na imagem. Isso é conseguido alterando o ângulo de fase de cada pulso de excitação de RF a cada TR e o bloqueando na bobina receptora
Apenas o DIL é amostrado, de maneira que a ponderação em T1 predomina

Dica para exames: T2* *vs.* T2 verdadeiro

A diferença entre os termos T2 e T2* é bem demonstrada na imagem da coluna cervical. Se, por exemplo, a suspeita é de um disco herniado que causa uma mielopatia cervical, o uso da sequência gradiente-eco T2*, tal como o gradiente-eco coerente ou rebobinado, é uma boa escolha. O disco é mostrado como uma protrusão discal, com sinal de baixa intensidade, herniando na direção do saco tecal preenchido por LCR com sinal de alta intensidade. Se, contudo, a doença for discreta (p. ex., uma pequena placa de esclerose múltipla no interior da medula), então isso pode não ser visualizado em sequências gradiente-eco. Como o TE não é longo o suficiente para medir as diferenças nos tempos reais de decaimento T2 dos tecidos, as patologias sutis, que não produzem quaisquer alterações à sua volta, tornam-se menos visíveis.

Para visualizar essas patologias, é importante utilizar sequências de pulso que aplicam TEs longos. É possível que essas sequências produzam imagens em que as diferenças nos tempos de decaimento T2 dos tecidos sejam visualizadas, porque há tempo suficiente para que esses processos ocorram antes que o eco seja gerado. A sequência *spin*-eco convencional e o TSE são uma boa escolha, mas há várias desvantagens com essas sequências (ver Capítulo 3). É difícil usar um TE longo em sequências gradiente-eco, porque elas são desenvolvidas para serem utilizadas com um TR curto para conseguir tempos de escaneamento curtos. As sequências gradiente-eco com eco-reverso permitem a combinação de um TR curto e um TE longo, de modo que a verdadeira ponderação T2 seja atingida simultaneamente a um tempo de escaneamento curto. Como isso é possível? Continue com a leitura!

GRADIENTE-ECO COM ECO REVERSO

Mecanismo

Em sequências gradiente-eco, o TE não é suficientemente longo para medir o tempo de decaimento T2 dos tecidos, uma vez que é necessário para isso um TE de pelo menos 70 ms. Além disso, o gradiente de refasagem é ineficiente. Assim, os gradientes-ecos são dominados por efeitos T2*. A ponderação em T2 verdadeira é difícil de atingir. O **gradiente-eco com eco reverso** supera esse problema na obtenção de imagens que têm um TE suficientemente longo e menos T2* do que em outras sequências no estado estacionário.

Como descrito anteriormente, cada pulso de RF, independentemente da sua magnitude efetiva, contém energias que possuem uma magnitude suficiente para a refasagem dos *spins* e para produzir um eco estimulado. Nessa sequência, apenas o eco estimulado é lido. Para tanto, o eco estimulado é reposicionado para que não ocorra ao mesmo tempo que o pulso de excitação de RF subsequente. Um gradiente rebobinador (*rewinder*) acelera a refasagem para que o eco estimulado ocorra mais cedo do que normalmente acontece (Figura 4.20). A rebobinagem é obtida por meio da aplicação do lobo positivo do gradiente de codificação de frequência.[7]

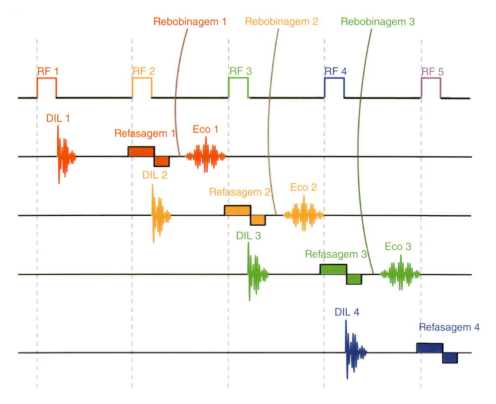

Figura 4.20 A sequência eco reverso.

O gradiente-eco resultante é dominado pelo eco estimulado e, portanto, demonstra uma melhor ponderação em T2 do que as sequências gradiente-eco convencionais. Isso porque o TE (denominado TE efetivo) é mais longo do que o TR. Nessa sequência, geralmente existem dois TEs:

- O **TE real** é o tempo entre o pico do gradiente-eco e o *próximo* pulso de excitação de RF. Esse é o TE selecionado no protocolo de escaneamento nessas sequências, mas não é esse o TE que determina o contraste em T2
- O **TE efetivo** é o tempo entre o pico do gradiente-eco até o pulso de excitação de RF *anterior* (ou seja, o pulso de RF que criou seu DIL). Esse é o TE que determina o contraste em T2, visto que esse é o tempo permitido para o decaimento T2 no gradiente-eco.

A Equação 4.3 mostra como o TE efetivo é calculado e, como é mais longo do que o TR, a ponderação em T2 é possível com o uso de um TR curto.

Equação 4.3

$TE_{ef} = 2 \times TR - TE_{real}$

TE_{ef} é o TE efetivo em ms
TE_{real} é o TE definido no painel em ms
TR é o tempo de repetição em ms

Esta equação mostra que o TE efetivo é mais longo do que o TR. Assim, a ponderação em T2 aumenta. Também indica que os TEs reais mais curtos aumentam a ponderação em T2

Aplicações

As sequências gradiente-eco com eco reverso eram utilizadas para adquirir imagens que demonstrassem a verdadeira ponderação em T2 (Figura 4.21). Eram especialmente úteis no cérebro e nas articulações, em aquisições volumétricas em 3D e 2D. O TSE agora substitui em grande parte essa sequência, uma vez que produz melhor ponderação em T2 em tempos de escaneamento curtos. No entanto, o processo de deslocação do eco estimulado é utilizado em sequências nas quais uma rápida aquisição de dados e TEs longos são necessários. Um exemplo disto ocorre na imagem de perfusão (Figura 4.22).

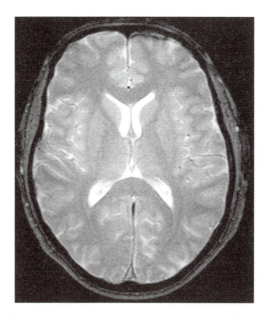

Figura 4.21 Gradiente-eco com eco reverso na imagem em plano axial no cérebro.

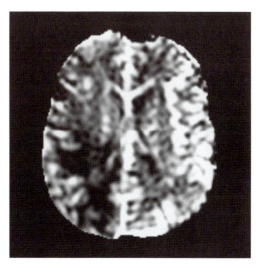

Figura 4.22 Imagem de perfusão utilizando uma sequência de deslocamento de eco. Fonte: Westbrook 2015.[9] Reproduzida com autorização de John Wiley & Sons.

Ressonância Magnética | Aplicações Práticas

Tabela 4.11 Vantagens e desvantagens do gradiente-eco com eco reverso.

Vantagens	Desvantagens
Tempos de escaneamento mais curtos	RSR reduzida em aquisições 2D
T2 mais verdadeiro do que no gradiente-eco convencional	Ruído alto do gradiente
Pode ser adquirido em aquisição volumétrica	Suscetível a artefatos
Boa RSN e bom detalhe anatômico em 3D	Qualidade da imagem pode ser ruim

Parâmetros sugeridos

Para manter o estado estacionário:

- Ângulo de inclinação: 30° a 45°
- TR: 20 a 50 ms
- O TE real afeta o TE efetivo. Quanto mais longo o TE real, mais curto o TE efetivo. O TE real deve ser, portanto, o mais curto possível para realçar o contraste em T2.

Tabela 4.12 Para lembrar: gradiente-eco com eco reverso.

Gradiente-eco com eco reverso é uma sequência em estado estacionário que utiliza um TR curto e um ângulo de inclinação médio
A refasagem do eco estimulado é iniciada com um pulso de RF, mas o eco é reposicionado por um gradiente de refasagem
Apenas o eco estimulado é amostrado e, devido ao seu reposicionamento, o TE desse eco é suficientemente longo para incluir o contraste em T2 em vez de $T2^*$

Além disso:

- Tempo médio de escaneamento – segundos para aquisições corte por corte e vários minutos para volume.

Dica para aprendizado: como diferenciar as sequências no estado estacionário comuns

O estado estacionário produz dois sinais:

- Um DIL constituído por magnetização transversal que acaba de ser criado pelo desligamento de um pulso de excitação de RF
- Um eco estimulado (rotulado como *spin*-eco nas Figuras 4.23 a 4.25) constituído pelo componente de magnetização transversal residual que vai se acumulando ao longo do tempo.

As sequências de pulso gradiente-eco coerente, gradiente-eco incoerente e gradiente-eco com eco reverso são diferenciadas de acordo com a utilização de um ou de ambos os sinais:

- O gradiente-eco *coerente* analisa tanto o DIL como o eco estimulado para produzir imagens ponderadas em T1/DP ou $T2^*$, dependendo do TE (Figura 4.23)

- O gradiente-eco incoerente analisa o DIL apenas para produzir imagens que são principalmente ponderadas em T1/DP (Figura 4.24)
- O gradiente eco com eco reverso analisa apenas o eco estimulado para produzir imagens que são ponderadas em T2 (Figura 4.25).

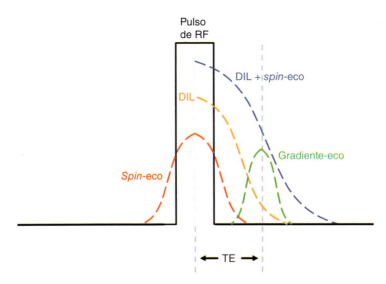

Figura 4.23 Formação de eco no gradiente-eco coerente.

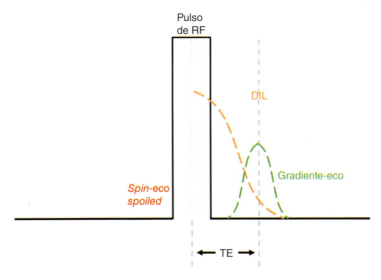

Figura 4.24 Formação de eco no gradiente-eco incoerente.

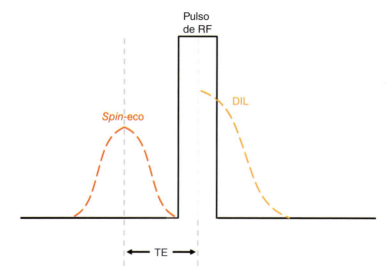

Figura 4.25 Formação de eco no gradiente-eco com eco reverso.

Dica para exames: seleção do parâmetro no gradiente-eco – o que está acontecendo nos bastidores?

Quando alteramos parâmetros de contraste extrínsecos em sequências de pulso gradiente-eco, nos bastidores, determinamos a ponderação da imagem (ver Capítulo 2). Quando selecionamos o TR e o ângulo de inclinação no protocolo de escaneamento, controlamos a quantidade de recuperação T1 permitida entre cada pulso de excitação de RF e o quanto os vetores são movidos pelo pulso de excitação de RF. Por conseguinte, controlamos a extensão em que o contraste em T1 influencia a ponderação da imagem. Também determinamos a RSR, o tempo de escaneamento e o número de cortes (ver Capítulo 7), mas esses fatores não são normalmente tão importantes quanto a ponderação.

Na maioria das sequências de pulso gradiente-eco, o TR e o ângulo de inclinação são selecionados para manter o estado estacionário em vez de controlar o contraste em T1. Quando selecionamos o TE no protocolo de escaneamento, controlamos quanto de decaimento T2* é permitido entre o pulso de excitação de RF e o pico do gradiente-eco. Portanto, controlamos a extensão em que o contraste em T2* influencia a ponderação da imagem. Também determinamos a RSR (ver Capítulo 7), mas isso não é normalmente tão importante quanto a ponderação.

GRADIENTE-ECO BALANCEADO

Mecanismo

A sequência de pulso **gradiente-eco balanceada** é uma modificação da sequência gradiente-eco coerente. Utiliza um esquema de gradiente equilibrado para corrigir os erros de fase no sangue e no LCR em fluxo, além de um esquema de excitação de RF alternado para melhorar os efeitos do estado estacionário. O sistema de gradiente balanceado é mostrado na Figura 4.26. Como a área do gradiente sob a linha é igual à área acima da linha, os *spins* em movimento acumulam uma mudança de fase de zero à medida que passam ao longo dos gradientes. Como resultado, os momentos magnéticos dos *spins* em fluxo são coerentes e apresentam um sinal de alta intensidade. Esse esquema de gradiente é o mesmo que a compensação de fluxo ou a refasagem do momento do gradiente (ver Capítulo 8). No gradiente-eco balanceado, esses gradientes são aplicados no corte e nos eixos da frequência.

Além disso, os ângulos de inclinação mais elevados e os TRs mais curtos são utilizados nessa sequência, em comparação ao gradiente-eco coerente, produzindo uma RSR mais alta e tempos de escaneamento mais curtos. De maneira geral, essa combinação de ângulo de inclinação e TR resulta em saturação e, portanto, em aumento no contraste em T1. No entanto, a saturação é evitada com a alteração da fase do pulso de excitação de RF a cada TR. Isso é conseguido pela seleção de um ângulo de inclinação de 90°, por exemplo, mas, no primeiro período de TR, apenas aplicando metade desse ângulo, ou seja, 45°. Em sucessivos TRs, é aplicado o ângulo de inclinação total, mas com ângulos de fase alternados, de modo que a magnetização transversal resultante seja criada em uma fase diferente a cada TR (Figura 4.27). Consequentemente, a saturação é evitada e a gordura e a água, que apresentam tempos de relaxação T1/T2 aproximando-se da paridade, fornecem um sinal mais elevado do que os tecidos que não o fazem. As imagens resultantes apresentam uma RSR elevada; uma boa relação contraste/ruído entre gordura, água e tecidos circundantes; e menos *flow voids*. Além disso, essas imagens são obtidas em um tempo muito curto.

Aplicações

O gradiente-eco balanceado foi desenvolvido inicialmente para a imagem do coração e de grandes vasos, mas é empregado também na imagem da coluna vertebral (Figura 4.28), principalmente na coluna cervical e no conduto auditivo interno, onde o fluxo de LCR é reduzido. Por vezes também é utilizado na imagem abdominal e das articulações.

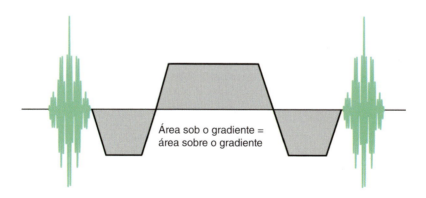

Figura 4.26 Sistema de gradiente balanceado no gradiente-eco balanceado.

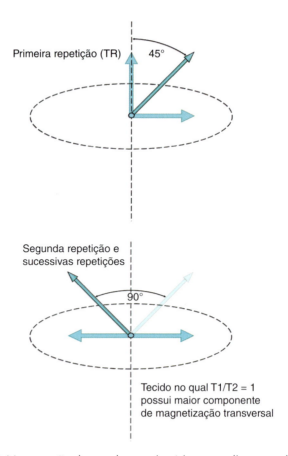

Figura 4.27 Manutenção do estado estacionário no gradiente-eco balanceado.

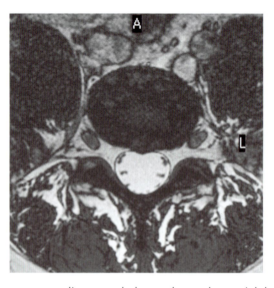

Figura 4.28 Imagem em gradiente-eco balanceado no plano axial da coluna lombar.

Tabela 4.13 Vantagens e desvantagens do gradiente-eco balanceado.

Vantagens	Desvantagens
Tempos de escaneamento mais curtos	RSR reduzida em aquisições 2D
Artefato de fluxo reduzido	Ruído elevado do gradiente
Boa RSR e detalhamento anatômico em 3D	Suscetível a artefatos
Imagens mostram bom contraste	Requer gradientes de alto desempenho

Tabela 4.14 Para lembrar: gradiente-eco balanceado.

O gradiente-eco balanceado é uma sequência em estado estacionário na qual a magnetização longitudinal é mantida durante a aquisição, evitando assim a prevenção da saturação
Isso é conseguido por meio da alteração do ângulo de fase de cada pulso de excitação de RF a cada TR
Um esquema de gradiente balanceado é utilizado para corrigir os artefatos de fluxo

Parâmetros sugeridos

- Ângulo de excitação   variável (maiores ângulos de inclinação aumentam o sinal)
- TR curto   menor do que 10 ms (reduz o tempo de escaneamento e artefato do fluxo)
- TE longo   5 a 10 ms.

GRADIENTE-ECO RÁPIDO

Versões muito rápidas de algumas sequências de pulso gradiente-eco adquirem um volume em uma única apneia. Estas utilizam geralmente sequências de gradiente-eco coerentes ou incoerentes, mas o TE é significativamente reduzido. Isso é conseguido aplicando-se apenas uma porção do pulso de excitação de RF, de modo que se leva muito menos tempo para aplicar e desligar. Apenas uma proporção do eco é lida (eco parcial) e a largura de banda de recepção é ampliada (ver Capítulo 6). Além disso, é utilizada uma técnica chamada **amostragem em rampa**. A amostragem começa antes que o gradiente de codificação de frequência atinja a sua máxima amplitude. Essas medidas asseguram que o TE seja mantido a um nível mínimo para que o TR e, por conseguinte, o tempo de escaneamento sejam reduzidos.

Muitas sequências rápidas utilizam pulsos extras, aplicados antes do início da sequência de pulsos para pré-magnetizar o tecido. Essa pré-magnetização é conseguida aplicando-se um pulso de inversão de RF de 180° antes de começar o resto da sequência de pulso. Isso inverte o VME em saturação total e, em um tempo de espera especificado, a própria sequência de pulso começa. Isso aumenta o contraste em T1 e pode também anular o sinal de certos órgãos e tecidos como nas sequências de pulsos de inversão-recuperação (ver Capítulo 3).

Os sistemas de gradiente rápido permitem sequências gradiente-eco de múltiplos cortes com TEs muito curtos. Diversas imagens são, portanto, adquiridas em uma única apneia e são livres de artefatos de movimento respiratório. Além disso, as aquisições gradiente-eco rápidas são úteis quando a resolução temporal for necessária. Isso é particularmente importante após a administração do meio de contraste, quando a seleção de gradiente-eco rápido permite realizar imagens dinâmicas de uma lesão com realce.

IMAGEM ECOPLANAR

A **imagem ecoplanar** (*echo planar imaging* – **EPI**) é uma técnica de aquisição rápida que começa com uma sequência de um ou mais pulsos de RF e é seguida por uma série de gradientes-ecos. Esses gradientes-ecos são normalmente gerados por oscilação do gradiente de leitura (ver Capítulo 5). Um contraste da imagem diferente é obtido iniciando-se a sequência, quer com um pulso de excitação de RF variável denominado **gradiente-eco EPI (GE-EPI)** ou com pulsos de RF de 90° e 180° denominados ***spin*-eco EPI (SE-EPI)**. O GE-EPI inicia-se com um pulso de excitação de RF com qualquer ângulo de inclinação e é seguido pela leitura de gradientes-ecos EPI (Figura 4.29). Nesse cenário, as imagens são adquiridas em um período de TR.

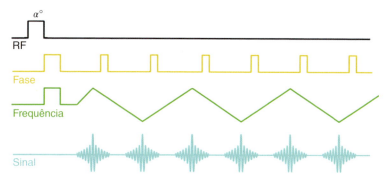

Figura 4.29 Sequência GE-EPI.

O SE-EPI tem início com um pulso de excitação de RF de 90°, seguido por um pulso de refasagem de RF de 180° e, depois, por uma leitura de EPI de gradientes-ecos (Figura 4.30). A aplicação de um pulso de refasagem auxilia na "eliminação" de alguns artefatos causados por inomogeneidades do campo magnético e de deslocamento químico (*chemical shift*) (ver Capítulo 8). O SE-EPI tem tempos de escaneamento mais longos, mas geralmente uma melhor qualidade de imagem do que o GE-EPI. No entanto, os pulsos de RF extras aumentam a deposição da RF no paciente (ver Capítulo 10). As sequências de EPI podem começar com qualquer tipo de pulso de RF. Um exemplo é a EPI-FLAIR (180°/90°/180° seguido de leitura de EPI), em que o LCR é nulo, mas a sequência é significativamente mais rápida do que na sequência convencional FLAIR (Tabela 4.15).

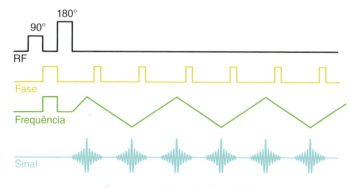

Figura 4.30 Sequência SE-EPI.

Tabela 4.15 Comparação das técnicas de acionamento único e de múltiplos acionamentos.

Sequência	Mecanismo	Leitura	Tempo
SS ou MS-FSE	90°/180° trem de eco	*Spin*-eco	min/s
SS ou MS SE-EPI	90°/180°	Gradiente-eco	s/sub-s
SS ou MS GE-EPI	Inclinação variável	Gradiente-eco	s/sub-s
SS ou MS IR-EPI	180°/90°/180°	Gradiente-eco	s/sub-s

As sequências EPI são frequentemente efetuadas em conjunto com imagens de acionamento único (ver Capítulo 6). Em todas as técnicas de acionamento único todo o espaço-*k* é preenchido de uma só vez para que as taxas de recuperação dos vetores em tecidos individuais não sejam críticas. Por essa razão, diz-se que o TR é igual ao infinito (porque é infinitamente longo). A ponderação em DP ou em T2* é obtida selecionando-se um TE efetivo curto ou longo, que corresponde ao intervalo de tempo entre o pulso de excitação de RF e ao momento em que o centro do espaço-*k* é preenchido. A ponderação em T1 é produzida com a aplicação de um pulso de inversão antes do pulso de excitação de RF, para produzir a saturação.

As **sequências híbridas** combinam gradientes e *spin*-ecos, tais como **GRASE** (*gradient and spin-echo*; gradiente e *spin*-eco). Tipicamente, uma série de gradientes de refasagem é seguida por um pulso de refasagem de RF (Figura 4.31). A sequência híbrida utiliza os benefícios de ambos os tipos de métodos de refasagem, ou seja, a velocidade do gradiente de refasagem e a capacidade do pulso de RF de compensar os efeitos em T2*.

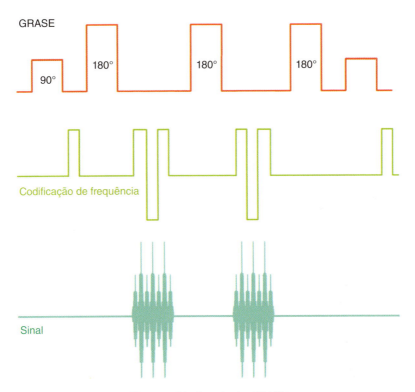

Figura 4.31 Sequência GRASE.

Aplicações e limitações

Os tempos de escaneamento rápidos da sequência de pulso EPI diminuem o movimento fisiológico nas imagens de RM, o que é vantajoso ao realizar a análise de imagem do coração e dos vasos coronarianos e ao executar técnicas de intervenção (Figura 4.32). A imagem rápida também permite a visualização da fisiologia, como a perfusão e a oxigenação sanguínea. Como essa sequência de pulso requer uma rápida transição de polaridade do gradiente, particularmente no eixo de codificação da frequência, a estimulação nervosa ocorre algumas vezes. Além disso, o ruído do gradiente é elevado, assim, o isolamento acústico e a proteção auricular são essenciais (ver Capítulo 10).

Além disso, muitos artefatos são vistos na EPI, incluindo distorção e deslocamento químico (ver Capítulo 8). Como cada gradiente-eco é adquirido rapidamente, há relativamente pouco deslocamento químico na direção da frequência. No entanto, observa-se um deslocamento químico maior ao longo do eixo de fase. Esse artefato de deslocamento químico direcional de fase não aparece nas aquisições *spin* ou gradiente-eco convencionais, visto que ecos com diferentes aplicações de gradiente de codificação de fase são adquiridos ao mesmo tempo depois da RF de excitação. No entanto, em imagens de acionamento único, o período de tempo necessário para executar uma série de aplicações de gradiente de codificação de fase significa que os dados de fase são codificados em momentos diferentes após a RF de excitação. Isso resulta em um deslocamento químico maior do que na imagem *spin*-eco.

Outros artefatos observados em imagens de acionamento único incluem o borramento e o efeito fantasma. O **borramento** ocorre como resultado do decaimento em T2* durante a aquisição. Se a série de gradientes-ecos leva um tempo similar para o decaimento, o sinal do final da aquisição é reduzido, resultando em perda de resolução e borramento. Nas aquisições de EPI, **metade dos efeitos fantasmas no FOV** ocorre como resultado de pequenos erros no tempo e forma dos gradientes de leitura. Isso causa diferenças entre ecos adquiridos com gradientes de leitura positivos e negativos. Esses erros provocam um efeito fantasma da imagem real que

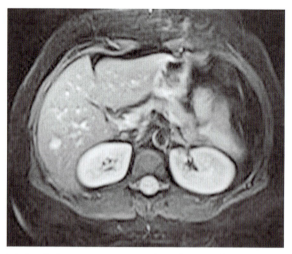

Figura 4.32 SE-EPI axial do abdome. Fonte: Westbrook 2015.[9] Reproduzida com autorização de John Wiley & Sons.

aparece deslocada na direção da fase pela metade do FOV. Uma vez que é difícil eliminar esses erros, uma correção é normalmente realizada durante a reconstrução da imagem usando a informação adquirida durante uma varredura de referência.

Existem algumas outras sequências especializadas que são exclusivas de determinados fabricantes. Por exemplo, o Duplo Eco em Estado Estacionário (DESS) é uma sequência de estado estacionário que gera dois ecos. Um deles é um gradiente coerente e o outro um gradiente-eco de eco reverso. Ambos são combinados na imagem final. O gradiente-eco coerente proporciona resolução e, o gradiente-eco com eco reverso, contraste em T2*.

Tabela 4.16 Vantagens e desvantagens da EPI.

Vantagens	Desvantagens
Tempos de escaneamento muito rápidos e mais curtos	Artefato de deslocamento químico (*chemical shift*) é comum
Artefatos de movimentos respiratórios e cardíacos reduzidos	Estimulação de nervos periféricos em decorrência do deslocamento rápido dos gradientes
Todos os três tipos de ponderação podem ser obtidos	Suscetível a artefatos
Informação funcional adquirida	
Economia de tempo de escaneamento pode ser utilizada para melhorar a resolução da fase	

Tabela 4.17 Para lembrar: técnicas de imagem rápida.

Versões rápidas ou turbo de sequências gradiente-eco tradicionais utilizam estratégias, tais como amostragem em rampa e eco fracionado, para reduzir os tempos de escaneamento
EPI é um método de preenchimento do espaço-*k* em um acionamento único ou múltiplo pela oscilação do gradiente de codificação de frequência e leitura dos gradientes-ecos resultantes
Sequências ultrarrápidas são comumente utilizadas para adquirir informação funcional em vez de informação anatômica

Os três últimos capítulos descreveram vários mecanismos que determinam o contraste da imagem e demonstram como controlamos esses mecanismos por meio das sequências de pulsos. É necessário selecionar a sequência de pulso mais apropriada no protocolo de escaneamento e depois os parâmetros de contraste extrínsecos precisos dentro da sequência de pulso. É assim que são obtidas as imagens que melhor demonstram a anatomia e a patologia. As sequências de pulsos são como veículos. Todos os veículos levam-nos do ponto A para o ponto B, mas os controles que são disponibilizados diferem dependendo do tipo de veículo que utilizamos. Esses controles são os parâmetros de contraste extrínsecos selecionáveis pelo usuário.

A Tabela 4.18 lista as diferentes sequências de pulso (veículos) e os seus parâmetros extrínsecos (controles).

Tabela 4.18 Parâmetros de contraste extrínsecos selecionados em cada sequência.

		TR	TE	TI	FA	TF	valor de b
Spin-eco	CSE	✓	✓				
	TSE	✓	✓			✓	
	IR	✓	✓	✓			
	IR-TSE	✓	✓	✓		✓	
	STIR-TSE	✓	✓	✓		✓	
	FLAIR-TSE	✓	✓	✓		✓	
Gradiente-eco	GE coerente	✓	✓		✓		
	GE incoerente	✓	✓		✓		
	GE eco reverso	✓	✓		✓		
	GE rápido	✓	✓		✓		
	GE-MP	✓	✓	✓	✓		
	EPI		✓	✓	✓		
Spin-eco ou gradiente-eco	DWI	✓	✓				✓

A Tabela 4.19 resume o que se passa nos bastidores em sequências de pulso gradiente-eco. Essa tabela também inclui o valor de b, que é utilizado na imagem pesada em difusão (ver Capítulo 2).

Tabela 4.19 Sequências de pulsos gradiente-eco: resumo do que está acontecendo nos bastidores.

Parâmetro	Nos bastidores
TR	Controla a quantidade de recuperação T1 e, assim, o contraste em T1. Na prática, selecionado para manter o estado estacionário
TE	Controla a quantidade do decaimento T2* e, portanto, o contraste em T2
Ângulo de inclinação	Controla a quantidade de saturação e, portanto, o contraste em T1. Na prática, selecionado para manter o estado estacionário
Valor de b	Determina quanto de deslocamento de fase está presente em uma área de tecido por segundo na imagem pesada em difusão (DWI)

Agora que temos uma compreensão completa das sequências de pulso, vamos descobrir como os cortes são adquiridos e como são localizados.

REFERÊNCIAS BIBLIOGRÁFICAS

1. Hashemi, R.H., Bradley Jr, W.G., and Lisanti, C.J. (2010). *MRI: The Basics, 3*, 235. Philadelphia, PA: Lippincott Williams and Wilkins.
2. Hashemi, R.H., Bradley Jr, W.G., and Lisanti, C.J. (2010). *MRI: The Basics, 3*, 236. Philadelphia, PA: Lippincott Williams and Wilkins.

3. McRobbie, D.W., Moore, E.A., Graves, M.J. et al. (2017). *From Picture to Proton, 3*, 135. Cambridge: Cambridge University Press.
4. McRobbie, D.W., Moore, E.A., Graves, M.J. et al. (2017). *From Picture to Proton, 3*, 208. Cambridge: Cambridge University Press.
5. McRobbie, D.W., Moore, E.A., Graves, M.J. et al. (2017). *From Picture to Proton, 3*, 214. Cambridge: Cambridge University Press.
6. Hashemi R.H., Bradley Jr, W.G. and Lisanti, C.J. (2010). *MRI:The Basics, 3*, 248. Philadelphia, PA: Lippincott Williams and Wilkins.
7. McRobbie, D.W., Moore, E.A., Graves, M.J. et al. (2017). *From Picture to Proton, 3*, 217. Cambridge: Cambridge University Press.
8. Hashemi, R.H., Bradley Jr, W.G., and Lisanti, C.J. (2010). *MRI: The Basics, 3*, 242. Philadelphia, PA: Lippincott Williams and Wilkins.

5

Codificação Espacial

Introdução	129	Codificação de frequência	141
Mecanismo dos gradientes	130	Codificação de fase	146
Eixos do gradiente	135	Juntando tudo: tempo de sequência de pulso	152
Seleção de corte	136		

Após a leitura deste capítulo, você será capaz de:

- *Descrever os gradientes e como eles funcionam*
- *Explicar a seleção de corte*
- *Compreender como os gradientes localizam espacialmente o sinal em um corte*
- *Aplicar o que você aprendeu para explorar como os gradientes são utilizados em sequências de pulso comuns.*

INTRODUÇÃO

No Capítulo 1, aprendemos que um pulso de excitação de radiofrequência (RF) é aplicado a 90° de B_0 na frequência de precessão dos momentos magnéticos dos núcleos do hidrogênio para provocar a sua ressonância. O pulso de excitação RF fornece energia aos núcleos do hidrogênio. Isso cria a magnetização no plano transversal e coloca os momentos magnéticos individuais de núcleos do hidrogênio em fase. A magnetização transversal coerente resultante precessa na frequência de Larmor do hidrogênio no plano transversal.

Uma tensão ou sinal é assim induzido na bobina receptora posicionada no plano transversal. É causado pela oscilação da magnetização transversal coerente em relação à bobina receptora. Esse sinal é uma tensão alternada que possui uma frequência igual à frequência de Larmor, independentemente da origem do sinal. Como todos os momentos magnéticos precessam na mesma frequência, todos os sinais oscilam na mesma frequência; portanto, o sistema não pode localizá-lo espacialmente. Em outras palavras, o sistema de RM não faz ideia de onde vêm os sinais individuais, porque todos eles têm a mesma frequência.

Para produzir uma imagem, o sistema de RM deve calcular a quantidade de sinal proveniente de cada localização tridimensional no paciente. Esse local é chamado de **voxel**. A forma mais simples de fazer isso é primeiramente localizar um corte e depois localizar o sinal em cada localização bidimensional dentro dele. Esse local é denominado **pixel**. O processo é chamado **codificação espacial** e é executado por **gradientes**. Neste capítulo, os mecanismos dos gradientes são discutidos em relação à codificação espacial. São também utilizadas dicas para exames de RM, associando a teoria da codificação espacial à prática.

MECANISMO DOS GRADIENTES

O conceito de gradientes foi introduzido pela primeira vez no Capítulo 4 e é discutido mais detalhadamente no Capítulo 9. Quando nenhum gradiente é aplicado, todos os momentos magnéticos dos núcleos de hidrogênio precessam na mesma frequência, uma vez que experimentam a mesma intensidade de campo (na verdade, as inomogeneidades no campo fazem com que os momentos magnéticos precessem em frequências ligeiramente diferentes, mas essas diferenças são relativamente pequenas em comparação com as impostas por um gradiente). Para localizar sinais individuais, o campo magnético principal é alterado, de modo a inclinar-se de uma forma linear e, portanto, previsível. Os campos magnéticos graduados ou inclinados são gerados por electromagnetos cilíndricos situados no orifício aquecido do criostato. Essas bobinas são chamadas **bobinas de gradiente** e, em certos pontos de tempo dentro de uma sequência de pulso, uma corrente é passada através de cada uma dessas bobinas. De acordo com a lei de Faraday de indução eletromagnética, quando uma corrente é passada através de uma bobina de gradiente, um campo magnético é induzido à sua volta (ver Capítulo 1). Esse campo magnético é sobreposto ao campo magnético principal (B_0) de tal forma que a intensidade do campo magnético ao longo do eixo da bobina de gradiente é inclinada.

Veja as Figuras 5.1 e 5.2. Na Figura 5.1, é aplicado um gradiente que aumenta a intensidade do campo magnético para o lado direito do magneto (mostrado em vermelho) e que diminui para o lado esquerdo (azul). A Figura 5.2 mostra que a bobina de gradiente tem três terminais, um em cada extremidade da bobina e uma no meio. A corrente passa através desses terminais para a bobina de gradiente. Esses terminais permitem o controle da direção da corrente que flui através da bobina de gradiente. Isso, por sua vez, determina a **polaridade** do gradiente. A polaridade de um gradiente depende de qual extremidade do campo magnético do gradiente é superior a B_0 e qual é inferior. Se a corrente flui no sentido horário através da bobina, então o campo magnético induzido ao redor da bobina adiciona-se a B_0. Isso aumenta a intensidade do campo magnético em relação a B_0. Se a corrente flui no sentido anti-horário através da bobina, logo o campo magnético induzido ao redor da bobina subtrai de B_0 e diminui a intensidade do campo magnético em relação a B_0. A porção média do eixo do gradiente permanece na intensidade do campo magnético principal, mesmo quando o gradiente está ligado. Isso é denominado **isocentro magnético**.

Portanto, para alcançar a polaridade de gradiente mostrada na Figura 5.1, a corrente é aplicada no sentido horário através da bobina de gradiente no lado direito da Figura 5.2 desde o centro do terminal até o lado direito. A corrente é também aplicada no sentido anti-horário através da bobina de gradiente no lado esquerdo da Figura 5.2 do centro até o lado esquerdo do terminal. A combinação das duas correntes produz uma alteração linear na intensidade do campo magnético (ou inclinada) a partir de um campo magnético baixo à esquerda, que aumenta gradualmente para a direita. Em todos os diagramas de gradiente neste livro, os campos dos gradientes maiores do que o isocentro magnético são mostrados em vermelho, e os menores, em azul.

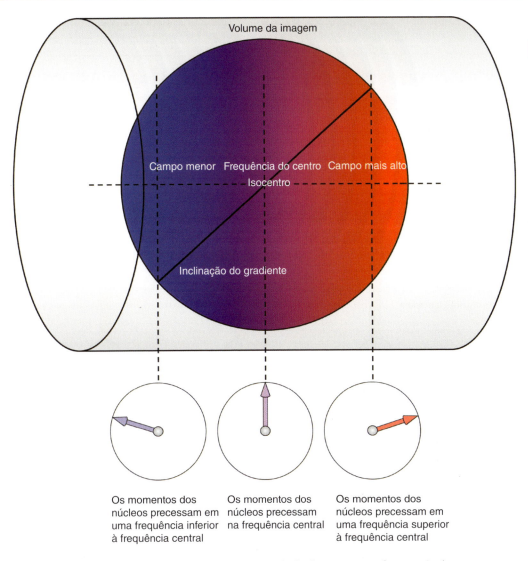

Figura 5.1 Como os gradientes mudam a intensidade do campo e a frequência de precessão.

A equação de Larmor demonstra que a frequência de precessão dos momentos magnéticos dos núcleos do hidrogênio aumenta ou diminui em função da intensidade do campo magnético que experimentam em diferentes pontos ao longo do gradiente (ver Figura 5.1). A frequência de precessão aumenta quando o campo magnético aumenta, e diminui quando o campo magnético diminui. Os momentos magnéticos dos núcleos de hidrogênio que experimentam um aumento da intensidade do campo aceleram, ou seja, a sua frequência de precessão aumenta. Os momentos magnéticos dos núcleos de hidrogênio que experimentam uma diminuição da intensidade do campo magnético desaceleram, ou seja, a sua frequência de precessão diminui. Portanto, a posição de um *spin* localizado ao longo de um gradiente é identificada de acordo com a frequência de precessão do seu momento magnético (Tabela 5.1) (Equação 5.1). As alterações na intensidade do campo e, portanto, a frequência imposta pelos gradientes é bastante pequena. Normalmente, ocorre a variação do campo magnético e, portanto, a frequência dos momentos magnéticos dos *spins* localizados ao longo dele, em menos de 1%.[1]

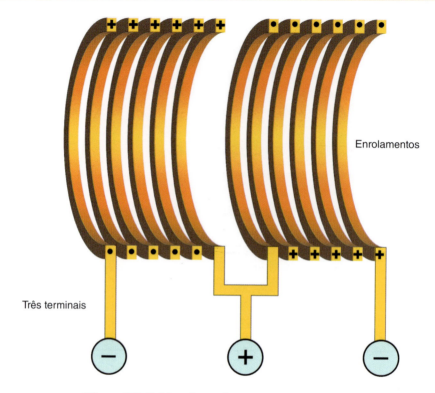

Figura 5.2 Bobina de gradiente com três terminais.

Tabela 5.1 Alterações da frequência ao longo de um gradiente linear que muda a intensidade do campo magnético em 1 G/cm em um campo magnético principal com intensidade de 1 T.

Posição ao longo do gradiente	Intensidade do campo (G)	Frequência de Larmor (MHz)
Isocentro	10.000	42,5800
2 cm positivos do isocentro	10.002	42,5885
1 cm positivo do isocentro	10.001	42,5842
1 cm negativo do isocentro	9.999	42,5757
2 cm negativos do isocentro	9.998	42,5714
10 cm negativos do isocentro	9.990	42,5374

Equação 5.1

$B_{p1} = B_0 + Gp_1$

B_{p1} é a intensidade do campo magnético no ponto 1 ao longo do gradiente (T)
B_0 é a intensidade do campo magnético principal (T)
G é a amplitude total do gradiente (mT/m) na posição p_1

Esta equação mostra como a intensidade do campo experimentada por um *spin* em qualquer ponto ao longo do gradiente depende de sua posição e da amplitude do gradiente

Dica para aprendizado: unidades de densidade do fluxo magnético

O tesla (T) é normalmente utilizado para indicar a intensidade do campo magnético ou densidade do fluxo magnético utilizando o sistema SI. Essa unidade é apropriada quando se quantifica um campo magnético relativamente grande, tal como o do aparelho de RM. No entanto, por vezes, outra unidade utilizada pelo sistema centímetro-grama-segundo (CGS), o Gauss (G), é aplicável em seu lugar. Isso é utilizado para quantificar campos magnéticos em uma escala menor (1 T é equivalente a 10.000 G). O campo magnético da Terra, por exemplo, é, em média, 0,46 G em sua superfície.[2] Como esse é um campo magnético tão pequeno, o Gauss é mais útil do que o Tesla. Na RM, o Gauss é frequentemente utilizado quando se refere às pequenas alterações no campo magnético impostas por um gradiente. Essas são as unidades utilizadas na Tabela 5.1.

Os gradientes também promovem a mudança de fase dos momentos magnéticos dos núcleos de hidrogênio. Isso ocorre porque, à medida que a frequência dos momentos magnéticos aumenta, eles ganham fase em relação aos momentos magnéticos de outros núcleos do hidrogênio. Da mesma forma, à medida que a frequência dos momentos magnéticos diminui, eles perdem fase em relação aos momentos magnéticos de outros núcleos do hidrogênio.

A analogia do relógio discutida no Capítulo 1 é muito útil quando se aprende sobre os gradientes e se compreende porque alteram a frequência e a fase. Imagine que os momentos magnéticos dos núcleos de hidrogênio localizados ao longo de um gradiente são os relógios. Quando nenhum gradiente é ligado, a frequência de precessão dos ponteiros desses relógios é a mesma, porque todos eles experimentam a mesma intensidade de campo (B_0).

Imagine que o gradiente ilustrado na Figura 5.1 está ligado. No isocentro magnético, os ponteiros do relógio nesse local continuam a precessão com a mesma frequência em que estavam quando não havia gradiente. Isso se deve ao fato de não haver alteração na intensidade do campo no isocentro, mesmo quando os gradientes são aplicados. Contudo, os relógios situados do lado direito do isocentro magnético experimentam um aumento progressivo da intensidade do campo magnético. Como a frequência de precessão é proporcional à intensidade do campo magnético, os ponteiros desses relógios precessam cada vez mais rápido e, portanto, mostram uma hora à frente do relógio localizado no isocentro magnético. Isso significa que eles *ganham fase* em relação ao relógio no isocentro magnético.

Do mesmo modo, os relógios situados do lado esquerdo do isocentro magnético experimentam uma diminuição progressiva da intensidade do campo magnético. Uma vez que a frequência de precessão é proporcional à intensidade do campo magnético, os ponteiros desses relógios precessam cada vez mais lentamente e, portanto, mostram uma hora anterior à do relógio localizado no isocentro magnético. Isso significa que *perdem a fase* em relação ao relógio no isocentro magnético. Quanto mais longe do isocentro magnético um relógio está localizado, maior a diferença no tempo (à frente ou atrás) entre eles e o relógio no isocentro magnético. O grau de diferença depende da amplitude ou inclinação do gradiente.

A **amplitude do gradiente** determina a taxa de variação da intensidade do campo magnético ao longo do eixo do gradiente. Inclinações acentuadas do gradiente alteram a intensidade do campo magnético entre dois pontos mais do que as inclinações suaves (pequenas) do gradiente. Inclinações acentuadas do gradiente alteram, portanto, a frequência de precessão dos momentos magnéticos dos núcleos de hidrogênio entre dois pontos mais do que as inclinações suaves do gradiente (Figura 5.3). Outra forma de dizer isso é que inclinações acentuadas do gradiente causam uma grande diferença na frequência de precessão e, portanto, de fase entre os momentos magnéticos dos núcleos de hidrogênio situados ao longo do gradiente. Inclinações suaves do gradiente provocam uma pequena diferença na frequência de precessão e, desse modo, de fase entre os mesmos dois pontos.

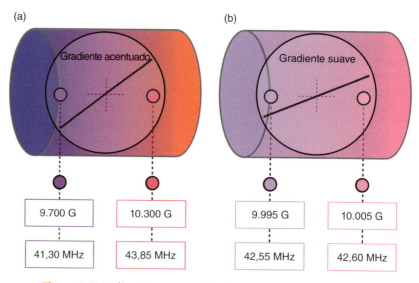

Figura 5.3 Inclinações acentuadas (**a**) e suaves (**b**) do gradiente.

Tabela 5.2 Para lembrar: mecanismos de gradiente.

Quando uma corrente em movimento passa por um condutor, um campo magnético é induzido ao seu redor
As bobinas de gradiente são condutores que causam uma alteração linear na intensidade do campo magnético ao longo de seus eixos quando uma corrente passa por eles
A quantidade da corrente que passa através da bobina determina a amplitude, intensidade ou inclinação do gradiente
A direção da corrente que passa através da bobina determina a sua polaridade
Quando um gradiente é ligado, provoca uma alteração linear na intensidade do campo magnético e, portanto, da frequência de precessão e de fase dos momentos magnéticos dos núcleos de hidrogênio que se encontram ao longo dele

Dica para aprendizado: gradientes em diagramas de sequência de pulso

Nos diagramas de sequência de pulsos, os gradientes são desenhados como formas acima e abaixo de uma linha central. Estes são chamados **lobos**. O grau em que um gradiente altera a intensidade do campo magnético depende da sua amplitude e/ou duração. Uma grande área dentro do lobo indica um gradiente acentuado ou de grande amplitude e/ou uma longa duração; uma pequena área dentro do lobo indica um gradiente de baixa amplitude e/ou uma curta duração. A polaridade do gradiente é ilustrada pela posição do lobo do gradiente em relação a uma linha central. Um lobo de gradiente desenhado acima da linha indica um gradiente de polaridade positiva; um lobo de gradiente desenhado abaixo da linha indica um gradiente de polaridade negativa. Cada gradiente é normalmente atribuído a uma linha diferente no esquema de sequência de pulsos.

EIXOS DO GRADIENTE

Existem três bobinas de gradiente situadas dentro do magneto e estas são nomeadas de acordo com o eixo ao longo do qual atuam quando são ligadas. A Figura 5.4 mostra essas direções em um magneto supercondutor típico. Contudo, alguns fabricantes podem utilizar um sistema diferente. Por isso é importante verificar a convenção no seu aparelho de RM.

- O *gradiente z* altera a intensidade do campo magnético ao longo do eixo *z* (*longo*) do magneto (da cabeça até o pé do paciente)
- O *gradiente y* altera a intensidade do campo magnético ao longo do eixo *y* (*vertical*) do magneto (da parte de trás para a frente do paciente)
- O *gradiente x* altera a intensidade do campo magnético ao longo do eixo *x* (*horizontal*) do magneto (da direita para a esquerda do paciente) (Tabela 5.3).

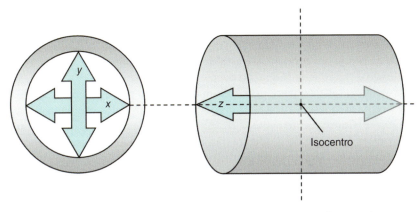

Figura 5.4 Eixos do gradiente em um sistema supercondutor típico.

Tabela 5.3 Marcação dos gradientes.

	Seleção de corte	Codificação de fase	Codificação de frequência
Sagital	X	Y	Z
Axial (corpo)	Z	Y	X
Axial (cabeça)	Z	X	Y
Coronal	Y	X	Z

X atravessa o magneto da direita para a esquerda.

O isocentro magnético é o ponto central do eixo de todos os três gradientes e do magneto. A intensidade do campo magnético e, portanto, a frequência de precessão e a fase permanecem sem alterações, mesmo quando os gradientes são aplicados. Os magnetos permanentes (ver Capítulo 9) têm eixos diferentes. O eixo *z* é vertical, não horizontal, como mostra a Figura 5.4.

Os gradientes realizam muitas tarefas importantes durante uma sequência de pulso, tal como descrito nos Capítulos 3 e 4. Você consegue se lembrar quais são elas? Os gradientes são usados para defasar ou refasar os momentos magnéticos dos núcleos. No entanto, os gradientes também executam as seguintes três tarefas principais. O seu objetivo é localizar espacialmente ou codificar o sinal, dependendo da sua localização ao longo destes três gradientes:

- **Seleção de corte**. Localização de um corte dentro do plano de varredura selecionado
- Sinal de localização espacial (codificação) ao longo do eixo do corte – este é denominado **codificação de frequência**
- Sinal de localização espacial (codificação) ao longo do eixo curto do corte – este é denominado **codificação de fase**.

Agora vamos explorar cada um desses processos por vez.

SELEÇÃO DE CORTE

Como funciona?

Quando uma bobina de gradiente é ligada, a intensidade do campo magnético e, portanto, a frequência de precessão dos momentos magnéticos dos núcleos de hidrogênio localizados ao longo do seu eixo são alteradas de uma forma linear e previsível. Portanto, os momentos magnéticos de núcleos de hidrogênio localizados em qualquer ponto ao longo do eixo do gradiente têm uma frequência de precessão específica, e esta depende da amplitude do gradiente e da posição do núcleo ao longo do gradiente (Equação 5.1).

Um corte é excitado seletivamente pela transmissão de um pulso de excitação de RF que está oscilando na mesma frequência ou a uma frequência similar a dos momentos magnéticos do hidrogênio no corte. Consequentemente, a ressonância ocorre nesses núcleos. Os núcleos situados em outros cortes ao longo do gradiente não ressoam porque as suas frequências de precessão são diferentes devido à presença do gradiente.

Analogia do diapasão e da seleção de corte

Veja a Figura 5.5, na qual diapasões são utilizados para ilustrar como a seleção de corte é realizada. Na Figura 5.5 (a), um gradiente é aplicado para mudar a intensidade do campo magnético de baixo (azul) para alto (vermelho) ao longo do eixo *z* do magneto. Imagine que estamos tentando selecionar um corte A. Com a amplitude do gradiente utilizada na Figura 5.5, os momentos magnéticos dos núcleos do hidrogênio nesse corte têm uma frequência de precessão de 41,20 MHz quando o gradiente é aplicado. Momentos magnéticos de núcleos do hidrogênio de cada lado desse corte têm uma frequência de precessão diferente porque experimentam uma intensidade de campo magnético diferente. Sem o gradiente, todos os momentos magnéticos precessam na mesma frequência e não é possível diferenciá-los. Como o gradiente está ligado, neste diagrama, os momentos magnéticos dos núcleos de hidrogênio em diferentes cortes precessam em diferentes frequências. Portanto, é possível diferenciá-los porque os cortes são seletivamente excitados pela transmissão de um pulso de excitação de RF que tem a mesma frequência que os momentos magnéticos dos núcleos do hidrogênio dentro de cada corte individual.

Isso é análogo aos diapasões sintonizados em diferentes frequências localizados em locais distintos ao longo do gradiente. Para produzir ressonância e excitar os *spins* no corte A, é aplicado um pulso de excitação de RF que corresponde à frequência de precessão dos momentos magnéticos no corte A, ou seja, 41,20 MHz. Fazendo isso, promove-se a ressonância apenas em núcleos no corte A; não há ressonância nos núcleos em outros cortes, porque seus momentos magnéticos estão em precessão em diferentes frequências para a RF transmitida. Para produzir o mesmo efeito no corte B (b), um pulso de excitação de RF é aplicado com uma frequência de 43,80 MHz para produzir ressonância nos núcleos no corte B. Nesse exemplo, os cortes axiais são excitados (assumindo-se que o paciente esteja deitado em decúbito dorsal ou ventral sobre a mesa do exame de RM). Na prática, a localização de cada corte é alterada pela mudança da frequência central do pulso de excitação de RF e mantendo a mesma amplitude do gradiente de seleção de corte.[3]

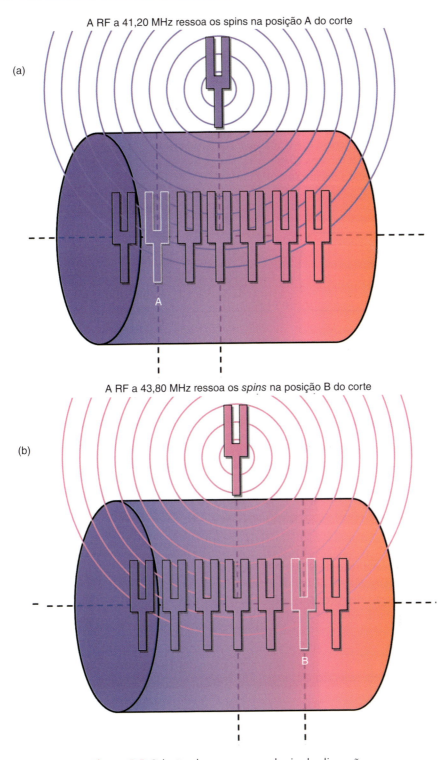

Figura 5.5 Seleção de corte e a analogia do diapasão.

O plano de varredura selecionado determina qual dos três gradientes realiza a seleção de corte durante o pulso de excitação de RF (Figura 5.6). Normalmente, eles são os seguintes (embora alguns fabricantes possam variar. Então, verifique a convenção em seu aparelho de RM):

- O *gradiente z* altera a intensidade de campo e a frequência de precessão ao longo do eixo z do magneto e, assim, seleciona os cortes axiais (da cabeça ao pé do paciente)
- O *gradiente x* altera a intensidade de campo e a frequência de precessão ao longo do eixo x do magneto e, portanto, seleciona os cortes sagitais (da esquerda para a direita do paciente)
- O *gradiente y* altera a intensidade de campo e a frequência de precessão ao longo do eixo y do magneto e, assim, seleciona os cortes coronais (da parte posterior à frontal do paciente)
- Os cortes oblíquos são selecionados utilizando dois ou três gradientes em combinação.

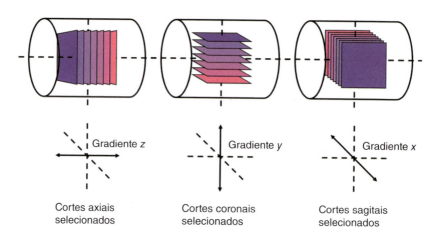

Figura 5.6 X, Y e Z como os seletores de corte.

Quando a seleção de corte ocorre?

Nas sequências de pulso *spin*-eco, o gradiente de seleção de corte está ligado durante a aplicação do pulso de excitação de RF de 90° e durante o pulso de refasagem de RF de 180° para a excitação e refasagem seletiva de cada corte (Figura 5.7). Nas sequências de pulso gradiente-eco, o gradiente de seleção de corte é ligado somente durante o pulso de excitação de RF. O significado disso é explorado no Capítulo 8.

Dica para exames: seleção de corte − o que está acontecendo nos bastidores?

O sistema de RM sabe qual gradiente está alocado para a seleção de corte pelo plano da varredura. Quando selecionamos o plano de escaneamento no protocolo de varredura (axial, coronal, sagital ou oblíquo), nos bastidores, determinamos qual gradiente (*x*, *y*, ou *z*, ou uma combinação destes) é aplicado durante o pulso de excitação de RF (e durante o pulso de refasagem de RF em sequências de pulsos *spin*-eco).

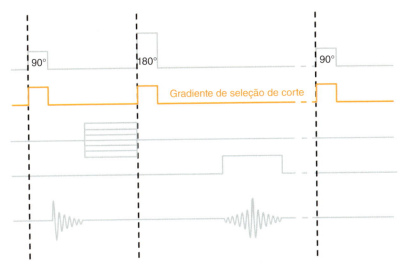

Figura 5.7 Tempo do gradiente de seleção de corte em uma sequência de pulso *spin*-eco.

Espessura de corte e seleção de corte

Para determinar a espessura de cada corte, uma "banda" de núcleos é excitada pelo pulso de excitação de RF (e refasada pelo pulso de refasagem de RF em sequências de pulso *spin*-eco). A inclinação ou amplitude do gradiente de seleção de corte determina a diferença na frequência de precessão entre dois pontos no gradiente. As inclinações acentuadas do gradiente resultam em uma grande diferença na frequência de precessão entre dois pontos do gradiente, enquanto as inclinações suaves do gradiente resultam em uma pequena diferença na frequência de precessão entre os mesmos dois pontos (ver Figura 5.3).

O gradiente de seleção de corte é aplicado ao mesmo tempo em que o pulso de excitação de RF. A inclinação do gradiente determina a faixa de frequências presentes entre as bordas do corte. O pulso de excitação de RF contém a mesma faixa de frequências para corresponder à diferença na precessão entre essas bordas. Essa faixa de frequência é chamada de **largura de banda** e, como a RF é transmitida nesse ponto, é denominada especificamente de **largura de banda de transmissão**. A espessura de corte é proporcional à largura de banda de transmissão (Equação 5.2).[4]

Descobrimos anteriormente que a amplitude de qualquer gradiente é determinada pela quantidade de corrente que passa por ele quando é ligado. Em relação ao gradiente de seleção de corte, a amplitude determina a espessura do corte:

- Para obter *cortes finos*, aplica-se uma inclinação acentuada da seleção de corte e/ou uma largura de banda de transmissão estreita
- Para obter *cortes espessos*, aplica-se uma inclinação suave de seleção de corte e/ou uma largura de banda de transmissão ampla (Equação 5.2).

Equação 5.2

$$SI_t = \frac{TBW}{\gamma G}$$

SI_t é a espessura do corte
TBW é a largura de banda de transmissão (KHz)
γ é a razão giromagnética derivada da equação de Larmor (MHz/T)
G é a amplitude total do gradiente (mT/m)

Esta equação mostra como a espessura de corte é controlada tanto pela alteração da amplitude de gradiente como pela largura de banda de transmissão

Na prática, o sistema aplica automaticamente a inclinação apropriada e a largura de banda de transmissão de acordo com a espessura de corte requerida. O corte é excitado pela transmissão de RF na frequência central correspondente à frequência de precessão dos momentos magnéticos dos núcleos de hidrogênio no meio do corte, e a largura de banda de transmissão e a inclinação do gradiente determinam a faixa de núcleos que ressoam em ambos os lados do centro (Figura 5.8). A frequência central é chamada **frequência portadora** (ver Capítulo 6). Essa é uma frequência relativamente alta porque está próxima à frequência de Larmor (que está na escala de MHz). A largura de banda de transmissão é uma pequena faixa de frequências em ambos os lados da frequência carreadora, que normalmente tem uma faixa de 1 a 2 KHz (que é uma escala muito menor).[5] O *gap* entre os cortes é determinado pela inclinação do gradiente e pela espessura de corte. O tamanho do *gap* é importante para reduzir o artefato de imagem (ver Capítulo 8).

Dica para exames: espessura de corte – o que está acontecendo nos bastidores?

Quando selecionamos a espessura de corte e o intervalo (*gap*) entre os cortes no protocolo de varredura, nos bastidores, determinamos a quantidade de corrente que é aplicada através do gradiente de seleção de corte durante a sequência de pulso. Os cortes finos são produzidos com a passagem de uma grande corrente através do gradiente de seleção de corte e cortes espessos são produzidos com a passagem de uma corrente menor. Por exemplo, se selecionarmos cortes axiais com uma espessura de corte de 3 mm e intervalo de corte de 1 mm, nos bastidores, o gradiente z é ligado durante a excitação de RF (e a refasagem de RF, em sequências de pulso *spin*-eco) e uma grande corrente é passada por ele quando é aplicada. Uma grande corrente passando através da bobina de gradiente de seleção de corte produz um gradiente de alta amplitude ou inclinação acentuada. Isso significa que há uma grande diferença na frequência entre dois pontos que estão localizados ao longo do gradiente de seleção de corte. Se for utilizada uma largura de banda de transmissão estreita em combinação com essa inclinação acentuada de gradiente, então a ressonância ocorre em uma estreita, faixa de frequências e um corte fino é excitado.

Inversamente, se selecionarmos uma espessura de corte maior, de 10 mm, por exemplo, e um intervalo de corte de 5 mm, nos bastidores, uma pequena corrente é passada através do gradiente de seleção de corte quando aplicado. A baixa corrente que passa pela bobina de gradiente de seleção de corte produz um gradiente suave ou de baixa amplitude. Isso significa que há uma pequena diferença na frequência de precessão entre dois pontos localizados ao longo do gradiente de seleção de corte. Se uma largura de banda de transmissão larga for usada em combinação com essa inclinação de gradiente, a ressonância ocorrerá em uma ampla faixa de frequências e um corte espesso será excitado.

Alguns sistemas nos permitem selecionar uma largura de banda de transmissão baixa, alta ou média. Uma largura de banda de transmissão baixa produz um bom perfil de cortes e é útil para reduzir a taxa de absorção específica (SAR, na sigla em inglês) (ver Capítulo 10), mas as imagens são suscetíveis à distorção e o TE mínimo aumenta. Uma alta largura de banda de transmissão tem o efeito oposto e, às vezes, é usada em sequências gradiente-eco rápidas para reduzir o TE. Na prática, a espessura do corte é determinada pela amplitude do gradiente de seleção de corte e pela largura de banda de transmissão. Uma vez determinada a espessura do corte, essas variáveis permanecem fixas durante a sequência de pulsos. A posição de cada corte é alterada pela mudança do centro ou frequência portadora.[6]

Tabela 5.4 Para lembrar: seleção de corte.

Os cortes são selecionados pela aplicação de um gradiente ao mesmo tempo que o pulso de excitação de RF (e que o pulso de refasagem de RF, em sequências de pulso *spin*-eco)
O gradiente de seleção de corte altera a intensidade do campo magnético e, portanto, a frequência de precessão dos momentos magnéticos dos núcleos de hidrogênio que estão ao longo dele
Um pulso de excitação de RF na frequência específica dos momentos magnéticos de hidrogênio em um determinado corte no gradiente causa a ressonância do corte
A RF é transmitida com uma largura de banda ou faixa de frequências em ambos os lados da frequência central do corte
A espessura do corte é alterada pela mudança da inclinação do gradiente de seleção do corte e da largura de banda de transmissão
Cortes finos requerem uma inclinação acentuada do gradiente de seleção de corte e uma largura de banda de transmissão estreita
Cortes espessos requerem uma inclinação suave do gradiente de seleção de corte e uma ampla largura de banda de transmissão

CODIFICAÇÃO DE FREQUÊNCIA

Como funciona?

Uma vez selecionado o corte, o sinal proveniente dele é localizado ao longo dos dois eixos da imagem. O sinal é normalmente localizado ao longo do eixo longitudinal da anatomia por um processo conhecido como **codificação de frequência**. Quando o gradiente de codificação de frequência está ligado, a intensidade do campo magnético e, portanto, a frequência de precessão dos momentos magnéticos dos núcleos de hidrogênio localizados ao longo do eixo do gradiente são alterados de forma linear e previsível. O gradiente produz, portanto, uma diferença de frequência de precessão ao longo de seu eixo. Os núcleos (e o sinal que eles criam) podem agora ser localizados ao longo do eixo do gradiente de acordo com a frequência de seus momentos magnéticos. Os núcleos localizados na extremidade mais alta do campo de gradiente experimentam uma grande intensidade de campo magnético e, desse modo, seus momentos magnéticos precessam rapidamente. Sua frequência de precessão é maior do que aquelas localizadas na extremidade mais baixa do gradiente. Os momentos magnéticos dos núcleos que experimentam uma baixa intensidade de campo magnético precessam mais lentamente. Os núcleos no isocentro magnético não experimentam qualquer diferença na intensidade do campo magnético quando o gradiente está ativado, de modo que a frequência de precessão de seus momentos magnéticos permanece inalterada.

O sistema agora pode diferenciar entre núcleos posicionados em diferentes locais ao longo do gradiente de codificação de frequência, pois seus momentos magnéticos possuem uma frequência de precessão distinta.

Os sinais produzidos por esses núcleos são utilizados pelo computador do sistema de RM para colocá-los em diferentes posições na imagem (ver Capítulo 6). As diferentes frequências criadas ao longo do gradiente de codificação de frequência são similares às diferentes notas feitas em um teclado de piano. Cada nota soa diferente porque as ondas sonoras que cada tecla faz, quando é pressionada, são diferentes. Notas altas são aquelas que têm uma frequência alta, enquanto as notas baixas apresentam uma frequência baixa (Figura 5.9).

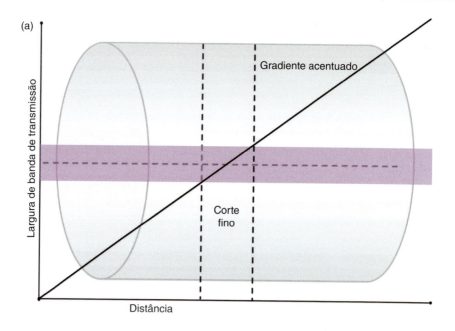

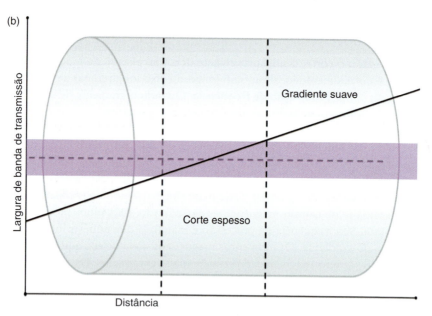

Figura 5.8 Largura de banda de transmissão, inclinação do gradiente e espessura de corte.

Geralmente selecionamos a direção da codificação de frequência para que ela codifique o sinal ao longo do eixo mais longo da anatomia. Pode ser útil voltar às imagens no Capítulo 2 para determinar qual gradiente foi usado para cada função de codificação espacial. Lembre-se que o paciente geralmente está deitado em decúbito dorsal ao longo do eixo z, enquanto está sobre a mesa do exame (em um sistema supercondutor). Usando esse padrão, é fácil de determinar o eixo longo e curto da anatomia.

- Nas imagens *coronais* e *sagitais*, o eixo longitudinal da anatomia encontra-se ao longo do eixo z do magneto (da cabeça aos pés do paciente) e, portanto, o *gradiente z* realiza a codificação de frequência
- Nas imagens *axiais*, o eixo longitudinal da anatomia geralmente se encontra ao longo do eixo horizontal do magneto (da esquerda para a direita do paciente) e, portanto, o *gradiente x* realiza a codificação de frequência. Entretanto, na imagem da cabeça, o eixo longitudinal da anatomia geralmente fica ao longo do eixo anteroposterior do magneto (de trás para a frente do paciente). Então, neste caso, o *gradiente y* realiza a codificação de frequência.

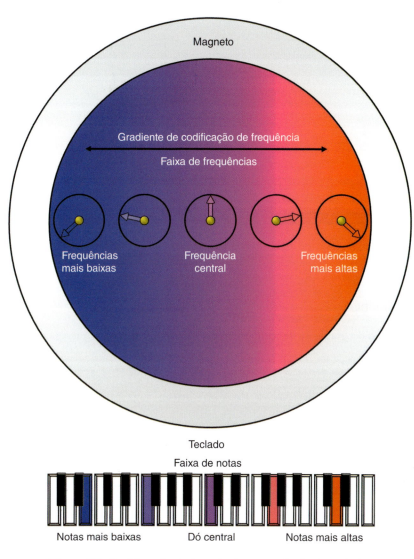

Figura 5.9 Codificação de frequência e a analogia do teclado.

Quando a codificação de frequência ocorre?

O gradiente de codificação de frequência é ligado quando o sinal é recebido (*i. e.*, quando o eco ocorre) e é frequentemente denominado **gradiente de leitura** ou **de medição**. O eco é normalmente centrado no meio do gradiente de codificação de frequência para que o gradiente seja ligado durante a refasagem e defasagem do eco e seu pico (Figura 5.10). O gradiente de codificação de frequência está ligado por um tempo muito específico. Isso é chamado de **tempo de amostragem** ou **janela de amostragem** (ver Capítulo 6). Por exemplo, se o tempo de amostragem típico é de 8 ms, o gradiente de codificação de frequência é ligado por 8 ms, durante 4 ms de refasagem, o pico e depois 4 ms de defasagem do eco.

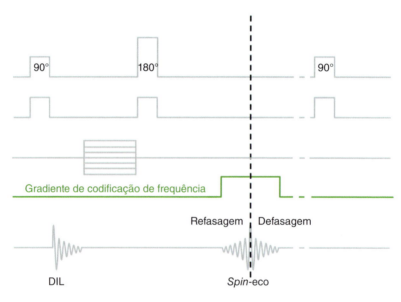

Figura 5.10 Tempo do gradiente de codificação de frequência em uma sequência de pulso *spin*-eco.

Dica para exames: codificação de frequência – o que está acontecendo nos bastidores?

O sistema de RM sabe qual gradiente está alocado para a codificação de frequência pela direção da codificação de frequência. Quando selecionamos a direção da codificação de frequência (da cabeça até o pé, anterior a posterior, da direita para a esquerda), nos bastidores, determinamos qual gradiente (x, y, ou z) está ligado durante o eco.

Field of view (FOV) e codificação de frequência

Como previamente discutido, a amplitude de qualquer gradiente é determinada pela quantidade de corrente que passa por ele quando é aplicada. Em relação ao gradiente de codificação de frequência, a amplitude é um dos fatores que determina o FOV na direção da frequência da imagem. A inclinação do gradiente de codificação de frequência determina parcialmente a resolução dos pixels (ver Capítulo 6).

Capítulo 5 · Codificação Espacial

- Para alcançar um *pequeno FOV* na direção da frequência, é aplicado um gradiente de codificação de frequência com inclinação acentuada
- Para alcançar um *grande FOV* na direção da frequência, é aplicado um gradiente de codificação de frequência suave.

Uma faixa de frequências (chamada **largura de banda de recepção**, ver Capítulo 6) é mapeada através do FOV na direção da frequência. A faixa de frequência dentro de cada pixel (chamada de largura de banda por pixel) é determinada pela largura de banda de recepção para todo o FOV dividida pelo número de pixels na direção da frequência (chamada de **matriz de frequência**, ver Capítulo 6).

Dica para exames: FOV(f) – o que está acontecendo nos bastidores?

Há alguns parâmetros que alteram o FOV na direção da frequência da imagem. Um deles é a amplitude do gradiente de codificação de frequência. Quando selecionamos o FOV da frequência no protocolo de varredura ou escaneamento, nos bastidores, determinamos a quantidade de corrente que é aplicada através do gradiente de codificação de frequência durante a sequência de pulso. Um pequeno FOV é produzido pela passagem de uma grande corrente através da bobina de gradiente de codificação de frequência e, um grande FOV, pela passagem de menos corrente. Por exemplo, no plano sagital, o eixo longitudinal da anatomia está localizado da cabeça aos pés, no eixo z. Portanto, nos bastidores, o gradiente z está ligado durante o eco para realizar a codificação de frequência. Se selecionarmos um FOV pequeno, uma grande corrente passa através do gradiente de codificação de frequência quando é aplicada. A grande corrente produz uma amplitude elevada ou um gradiente acentuado, o que cria uma pequena dimensão do FOV no eixo de frequência. No entanto, se selecionamos um FOV grande, nos bastidores, menos corrente passa pelo gradiente de codificação de frequência quando é aplicada. A baixa corrente que passa pela bobina de gradiente de codificação de frequência produz uma baixa amplitude ou um gradiente suave e isso cria uma grande dimensão de FOV no eixo de frequência. Esse conceito e outros parâmetros que determinam o FOV e o tamanho dos pixels são explicados com mais detalhes no Capítulo 6.

Tabela 5.5 Para lembrar: codificação de frequência.

Os cortes são codificados por frequência aplicando-se um gradiente ao longo de um eixo da imagem bidimensional (geralmente o eixo mais longo)
O gradiente de codificação de frequência é ligado durante o eco. Tipicamente, o pico do eco ocorre no meio da aplicação deste gradiente (é frequentemente chamado de gradiente de leitura ou de medição porque o sistema de RM está lendo ou medindo o eco quando ele é ligado)
O gradiente de codificação de frequência muda a intensidade do campo magnético e, portanto, a frequência de precessão dos momentos magnéticos dos núcleos de hidrogênio que se encontram ao longo dele
A mudança de frequência é mensurada e permite que o sistema codifique espacialmente o sinal na direção de codificação de frequência da imagem
A amplitude do gradiente de codificação de frequência determina o tamanho do FOV no eixo de codificação de frequência da imagem (ver Capítulo 6)
Um gradiente acentuado de codificação de frequência produz uma pequena dimensão de FOV nos eixos de frequência da imagem
Um gradiente suave de codificação de frequência produz uma grande dimensão de FOV nos eixos de frequência da imagem

CODIFICAÇÃO DE FASE

Como funciona?

O sinal está localizado ao longo do eixo curto restante da anatomia e essa localização do sinal é chamada **codificação de fase**. Quando o gradiente de codificação de fase é ligado, a intensidade do campo magnético e, portanto, a frequência de precessão dos momentos magnéticos dos núcleos de hidrogênio localizados ao longo do eixo do gradiente são alterados. Como a velocidade da precessão dos momentos magnéticos dos núcleos de hidrogênio é alterada, também ocorre a mudança de fase acumulada ao longo de seu caminho de precessão. Os núcleos localizados no extremo superior do gradiente de codificação de fase (mostrado em rosa/vermelho na Figura 5.11) experimentam uma alta intensidade de campo magnético. A frequência de precessão desses momentos magnéticos aumenta devido à presença do gradiente. Isso faz com que eles se movam mais em torno de seu caminho de precessão (ou ganho de fase) do que se o gradiente não tivesse sido aplicado. Os núcleos localizados na extremidade inferior do gradiente de codificação de fase (mostrados em azul/roxo na Figura 5.11) experimentam uma menor intensidade do campo magnético. A frequência de precessão desses momentos magnéticos diminui devido à presença do gradiente. Isso faria com que estes momentos magnéticos perdessem fase em relação à sua posição de fase, se o gradiente não tivesse sido aplicado. Núcleos no isocentro magnético não têm diferença na intensidade do campo magnético quando o gradiente está ligado, de modo que a frequência de precessão e a fase de seus momentos magnéticos permanecem inalteradas.

O sistema agora pode diferenciar entre núcleos posicionados em diferentes locais ao longo do gradiente de codificação de fase, porque seus momentos magnéticos têm uma fase de precessão diferente. Os sinais produzidos por esses núcleos são, portanto, diferentes e o computador do sistema de RM usa esses dados para colocar esses sinais em diferentes posições na imagem (ver o Capítulo 6).

Analogia: codificação de fase e a analogia do relógio

A analogia do relógio referida no Capítulo 1 é uma maneira muito fácil de entender como a codificação de fase funciona. Imagine um relógio mostrando 12 horas em ponto. Os ponteiros de horas e minutos estão localizados sobre o número 12. Considere que a posição do ponteiro das horas nesse ponto é equivalente à fase de um momento magnético de um núcleo de hidrogênio experimentando B_0. Quando o gradiente de codificação de fase é ligado, a intensidade do campo magnético, a frequência de precessão e a fase dos momentos magnéticos dos núcleos mudam de acordo com sua posição ao longo do gradiente de codificação de fase. Momentos magnéticos dos núcleos experimentando um maior campo magnético ganham fase, ou seja, movem-se mais rápido ao redor do relógio, mostrando o horário de 4 horas, porque eles se movem mais rápido quando o gradiente é ligado. Momentos magnéticos de núcleos experimentando uma menor intensidade de campo perdem fase, ou seja, ficam para trás no relógio, porque eles percorrem mais lentamente o relógio quando o gradiente é ligado. Os momentos magnéticos dos núcleos no isocentro magnético não experimentam uma intensidade de campo alterada e sua fase permanece inalterada, ou seja, na posição do relógio de 12 horas.

Existe agora uma diferença de fase ou mudança entre os momentos magnéticos dos núcleos posicionados ao longo do eixo do gradiente de codificação de fase. Quando o gradiente de codificação de fase é desativado, a intensidade do campo magnético experimentado pelos núcleos retorna à intensidade do campo principal B_0 e, portanto, a frequência de precessão de todos os momentos magnéticos dos núcleos de hidrogênio retorna à frequência de Larmor. No entanto, a diferença de fase entre os núcleos permanece. Os núcleos percorrem na mesma velocidade (frequência) em torno de seus caminhos precessionais, mas suas fases ou posições no relógio são diferentes porque o gradiente de codificação de fase foi aplicado. Essa diferença de fase é usada para determinar a posição dos núcleos ao longo do gradiente de codificação de fase.

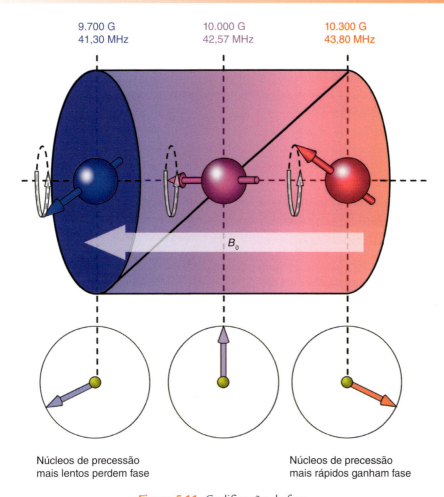

Figura 5.11 Codificação de fase.

Geralmente selecionamos a direção da codificação de fase para que ela codifique o sinal ao longo do eixo mais curto da anatomia. O objetivo é evitar o artefato de *aliasing* (ver Capítulo 8). Referir-se às imagens no Capítulo 2 pode ajudar a para determinar qual gradiente foi usado para cada função de codificação espacial. Lembre-se sempre que o paciente geralmente está deitado em decúbito dorsal ao longo do eixo *z* enquanto está sobre a mesa do exame de RM (em um sistema supercondutor). Usando esse padrão, é fácil trabalhar com o eixo longo e curto da anatomia:

- Nas imagens *coronais*, o eixo curto da anatomia situa-se ao longo do eixo *x* do magneto (da direita para a esquerda do paciente) e, portanto, o *gradiente x* realiza a codificação de fase
- Em imagens *sagitais*, o eixo curto da anatomia encontra-se ao longo do eixo *y* do magneto (de trás para frente do paciente) e, portanto, o *gradiente y* realiza a codificação de fase
- Nas imagens *axiais*, o eixo curto da anatomia geralmente fica ao longo do eixo vertical do magneto (de trás para frente do paciente) e, portanto, o *gradiente y* realiza a codificação de fase. No entanto, na imagem da cabeça, o eixo curto da anatomia geralmente fica ao longo do eixo da direita para a esquerda do magneto (da direita à esquerda do paciente). Portanto, nesse caso, o *gradiente x* executa a codificação de fase.

Dica para exames: codificação de fase — o que está acontecendo nos bastidores?

O sistema de RM sabe qual gradiente é alocado para a codificação de fase pela direção da codificação de fase. Quando selecionamos a direção de codificação de fase (da cabeça para o pé, anterior a posterior, ou da direita para a esquerda), nos bastidores, determinamos qual gradiente (x, y, ou z) está ativado durante a codificação de fase.

Quando a codificação de fase ocorre?

O gradiente de codificação de fase é normalmente ativado após a aplicação do pulso de excitação de RF (Figura 5.12). O objetivo do gradiente de codificação de fase é impor um deslocamento ou diferença de fase através de um eixo do paciente. Esse deslocamento de fase ocorre porque o gradiente de codificação de fase causa uma mudança na frequência dos momentos magnéticos dos *spins* localizados ao longo do gradiente e isso provoca uma mudança em sua fase. Isso é verdade para qualquer gradiente, mas, no caso da codificação de fase, é a mudança de fase que é importante. Uma vez ocorrida a mudança de fase, o gradiente de codificação de fase é desativado. Os momentos magnéticos de núcleos de hidrogênio retornam à precessão na frequência de Larmor (porque todos eles experimentam B_0 quando o gradiente é removido), mas o deslocamento de fase permanece. Essa mudança de fase é mantida até que todo o sinal seja perdido ou até que outro gradiente seja aplicado. Portanto, o gradiente de codificação de fase não tem que ser aplicado em um momento específico. Na maioria das sequências de pulso, o gradiente de codificação de fase é aplicado o mais rápido possível após o pulso de excitação de RF, para garantir que ele seja concluído antes de outras tarefas na sequência.

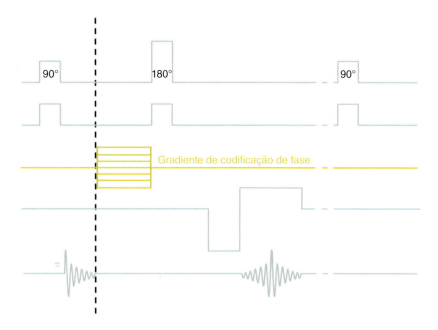

Figura 5.12 Momento da aplicação do gradiente de codificação de fase em uma sequência de pulso *spin*-eco.

Matriz de fase, resolução de fase e codificação de fase

A amplitude de qualquer gradiente é determinada pela quantidade de corrente que passa por ele quando está ativado. A amplitude do gradiente de codificação de fase determina o grau de deslocamento de fase entre dois pontos ao longo do gradiente (Figura 5.13). Um gradiente de codificação de fase de inclinação acentuada causa um grande deslocamento de fase entre dois pontos ao longo do gradiente, por exemplo, na posição de 8 horas e 4 horas do relógio, enquanto um gradiente de codificação de fase suave causa um deslocamento de fase menor entre os mesmos dois pontos ao longo do gradiente, por exemplo, 10 horas e 2 horas, como mostrado na Figura 5.13.

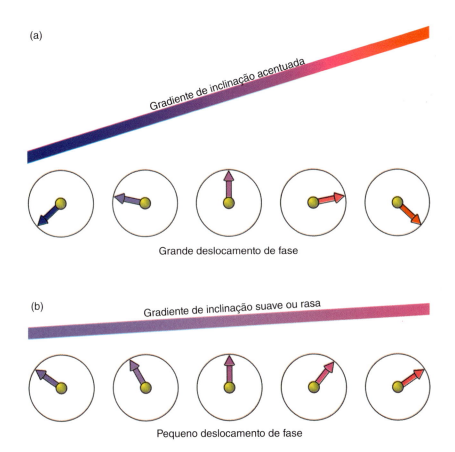

Figura 5.13 (a) Gradiente de inclinação acentuada e (b) gradiente de inclinação suave ou rasa.

Ao contrário do gradiente de codificação de frequência, que é ligado com a mesma amplitude em cada tempo de sua aplicação, a amplitude do gradiente de codificação de fase é alterada ao longo da sequência de pulsos. Sua polaridade também é alterada e é muitas vezes ilustrada como uma escada nos diagramas de sequência de pulso (ver Figura 5.12). Diferentes degraus ou passos na escada são alcançados pela mudança da amplitude e da polaridade do gradiente de codificação de fase (ver Capítulo 6). O número de degraus na escada ou quantas vezes o gradiente de codificação de fase é ligado com uma amplitude ou polaridade diferente durante a sequência é determinado pela **matriz de fase** que selecionamos no protocolo de escaneamento:

- Para alcançar uma *matriz de fase elevada*, o gradiente de codificação de fase é aplicado muitas vezes durante a sequência de pulsos
- Para alcançar uma *matriz de fase baixa*, o gradiente de codificação de fase é aplicado menos vezes durante a sequência de pulsos.

A inclinação mais acentuada do gradiente de codificação de fase, seja positiva ou negativa, determina o tamanho do pixel na direção da fase da imagem. Esta é a inclinação de codificação de fase que corresponde tanto ao degrau mais alto quanto ao mais baixo da escada:[7]

- Para alcançar um *pequeno pixel*, o degrau mais alto ou mais baixo da escada é selecionado usando um gradiente de codificação de fase de inclinação acentuada
- Para atingir um *grande pixel*, o degrau mais alto ou mais baixo da escada é selecionado usando um gradiente de codificação de fase suave.

Dica para exames: matriz de fase e resolução de fase — o que está acontecendo nos bastidores?

Quando selecionamos a matriz de fase no protocolo de varredura, nos bastidores, determinamos quantas vezes o gradiente de codificação de fase é ligado a certa inclinação e polaridade durante a sequência de pulso. Se a matriz de fase for alta ou fina, por exemplo, 512, então, nos bastidores, o gradiente de codificação de fase é ligado 512 vezes com uma inclinação e/ou polaridade diferente durante a sequência. Se for baixa ou mais grossa, por exemplo, 128, então é ligada menos (128) vezes durante a sequência. A amplitude da aplicação mais acentuada do gradiente de codificação de fase determina o tamanho do pixel no eixo de codificação de fase do corte. A quantidade de corrente que passa através do gradiente de codificação de fase, quando está em seu ponto mais inclinado, negativa ou positivamente, determina o tamanho do pixel. Um pequeno pixel é produzido pela passagem de uma grande corrente através do gradiente de codificação de fase e um grande pixel é produzido por menos corrente.
Assim, por exemplo, no plano coronal, o eixo curto da anatomia fica da direita para a esquerda no eixo x. Portanto, nos bastidores, o gradiente x é ativado para realizar a codificação de fase. Se selecionarmos um pequeno pixel, uma grande corrente atravessa o gradiente de codificação de fase quando é aplicada ao seu ponto mais íngreme, tanto negativa quanto positivamente. Se for necessário um pixel maior, menos corrente passa pelo gradiente de codificação de fase quando é aplicada em seu ponto mais acentuado, tanto negativa como positivamente. A história dos "bastidores" até agora está resumida na Tabela 5.7.

Tabela 5.6 Para lembrar: codificação de fase.

Os cortes são codificados em fase, aplicando-se um gradiente ao longo de um eixo da imagem bidimensional (geralmente o eixo mais curto)
O gradiente de codificação de fase pode ser ativado a qualquer momento em uma sequência de pulsos, mas geralmente é aplicado o mais rápido possível após o pulso de excitação de RF ter sido desativado
O gradiente de codificação de fase altera a intensidade do campo magnético e, portanto, a frequência de precessão e a fase dos momentos magnéticos dos núcleos de hidrogênio que se encontram ao longo dele
Uma vez ocorrida essa mudança de fase, o gradiente de codificação de fase é desligado para que os momentos magnéticos dos núcleos de hidrogênio precessem na frequência de Larmor novamente, mas sua diferença de fase permanece
O momento magnético de cada *spin*, portanto, tem uma posição de fase ligeiramente diferente de seu vizinho, ao longo do gradiente
O gradiente de codificação de fase é alterado para uma amplitude e polaridade diferentes durante a sequência de pulsos. O número de vezes que é aplicado a uma amplitude diferente determina a matriz de fase
Sua aplicação mais acentuada determina a resolução dos pixels nos eixos de fase da imagem (ver Capítulo 6)

Tabela 5.7 Aquisição de imagens: resumo do que está acontecendo nos bastidores (até agora).

Parâmetro	Nos bastidores
Espessura do corte	Amplitude do gradiente de seleção de corte e largura de banda de transmissão
Intervalo do corte (*gap*)	Amplitude do gradiente de seleção de corte e largura de banda de transmissão
FOV da frequência	Amplitude do gradiente de codificação de frequência (ver Capítulo 6)
FOV de fase	Ver Capítulo 6
Matriz de frequência	Ver Capítulo 6
Matriz de fase	Número de diferentes etapas de codificação de fase
Resolução de fase (tamanho do pixel)	Amplitude do gradiente de codificação de fase mais íngreme positiva e negativamente
Resolução da frequência (tamanho do pixel)	Ver Capítulo 6
NSA ou NEX	Ver Capítulo 6

Dica para aprendizado: gradientes compensatórios

Todos os gradientes produzem uma mudança de frequência e uma mudança de fase dos momentos magnéticos dos *spins* localizados em diferentes posições ao longo deles. Uma mudança de fase é uma consequência natural da mudança de frequência. Se a velocidade de um relógio é modificada, isso naturalmente causa a mudança da posição dos ponteiros do relógio, que passa a mostrar uma hora diferente. Na codificação de fase, essa mudança de fase é necessária para codificar o sinal ao longo do eixo de codificação de fase da imagem. No entanto, essa informação não é necessária para a seleção de corte ou codificação de frequência. Nesses processos, apenas a informação da mudança de frequência é necessária. Portanto, em um diagrama de sequência de pulsos, os gradientes compensatórios adicionais são geralmente ilustrados nos gradientes de seleção de corte e de codificação de frequência. Estes refasam os momentos magnéticos dos *spins*, de modo que, uma vez que o processo de seleção de corte ou codificação de frequência é concluído, não há mudança de fase efetiva.

Em resumo, cada localização espacial (pixel) dentro de cada corte é identificada de acordo com sua fase e frequência. Sua frequência é determinada por sua posição ao longo do gradiente de codificação de frequência. Sua fase é determinada por sua posição ao longo do gradiente de codificação de fase.

Analogia: como usar a analogia do relógio para compreender a codificação espacial

A analogia do relógio é uma boa maneira de lembrar como todos os gradientes codificam. Imagine duas pessoas usando relógios que estão sincronizados e marcam a hora certa. Elas entram em uma sala de exames de RM por 15 minutos. O campo magnético do aparelho de RM afeta a cronometragem dos relógios porque magnetiza os ponteiros dos relógios. A pessoa de pé mais próxima do magneto é a mais afetada, porque o campo magnético ali é mais elevado. A pessoa que está mais longe é afetada em menor grau porque o campo magnético ali é menos forte. Se depois elas saem da sala para não serem mais afetadas pelo campo magnético, outro indivíduo será capaz de dizer qual pessoa estava mais perto do magneto e qual estava mais distante, simplesmente olhando para seus relógios. Isso ocorre porque os ponteiros do relógio da pessoa que estava mais perto do magneto estão mais fora de fase a partir do tempo sincronizado do que o relógio da pessoa que estava mais distante. Em outras palavras, o desconhecido usou a mudança de frequência e de fase dos ponteiros do relógio, produzida devido à aplicação de um campo magnético, para codificar espacialmente as posições relativas de cada pessoa enquanto estavam na sala do exame.

JUNTANDO TUDO: TEMPO DE SEQUÊNCIA DE PULSO

Nos Capítulos 3 e 4, aprendemos que as sequências de pulso consistem em pulsos de RF, gradientes e períodos de tempo intervenientes. Alguns desses períodos de tempo são dependentes do usuário (tempo de repetição, TR) e do tempo de eco (TE), por exemplo. É muito importante conhecer o que acontece em diferentes pontos de tempo na sequência de pulso. Veja a Figura 5.14, que ilustra o tempo de gradiente em uma sequência de pulso *spin*-eco convencional. Comece no lado esquerdo desse diagrama e avance para o direito, enquanto você lê a descrição a seguir.

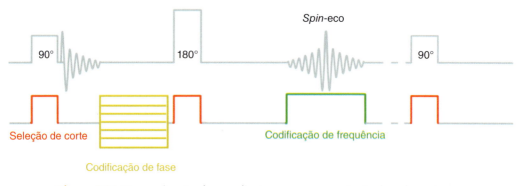

Figura 5.14 Temporização dos gradientes em uma sequência de pulso *spin*-eco.

Cada sequência de pulsos começa com um pulso de excitação de RF, que é sempre ligado ao mesmo tempo que o gradiente de seleção de corte para excitar seletivamente cada corte. O plano da varredura (selecionamos no protocolo de escaneamento) determina qual gradiente é usado para selecionar os cortes. A amplitude desse gradiente em combinação com a largura de banda de transmissão determina a espessura do corte. Em sequências de pulso gradiente-eco, essa é a única vez em que o gradiente de seleção de corte é aplicado. Em sequências de pulso *spin*-eco, ele é ligado novamente a cada vez que um pulso de RF de refasagem é aplicado, para assegurar que os *spins* em cada corte também sejam refasados.

Assim que a ressonância ocorre no corte selecionado, o pulso de excitação de RF e o gradiente de seleção de corte são desligados. Os momentos magnéticos dos núcleos de hidrogênio dentro do corte selecionado retornam à precessão na frequência de Larmor de seu estado de repouso (o mesmo estado anterior à aplicação do pulso de excitação de RF). Eles também estão em fase. Isso porque o pulso de excitação de RF causa ressonância dos *spins* no corte. Em cerca de 10 ms, os momentos magnéticos defasam devido às inomogeneidades no campo magnético do

Capítulo 5 · Codificação Espacial

aparelho de RM, produzindo um sinal de decaimento de indução livre (DIL). A magnetização ainda está no plano transversal, mas não está coerente e, portanto, não retorna nenhum sinal.

Normalmente, o gradiente de codificação de fase é o próximo gradiente a ser ativado na sequência e é normalmente aplicado ao longo do eixo mais curto do corte. A forma anatômica dentro do corte indica qual é o eixo mais curto e, dessa maneira, qual gradiente é escolhido para realizar a codificação de fase. Esse gradiente produz uma mudança de frequência e uma mudança de fase dos momentos magnéticos dos núcleos de hidrogênio ao longo de seu eixo. O gradiente de codificação de fase é então desligado. Todos os momentos magnéticos retornam à precessão na frequência Larmor de seu estado de repouso, mas a diferença de fase imposta pelo gradiente permanece.

A amplitude e a polaridade do gradiente de codificação de fase mudam durante toda a varredura. A maneira mais simples de fazer isso é mudá-la a cada TR. A cada TR, ocorre a mudança da corrente que passa através do gradiente de codificação de fase e isso altera sua amplitude. Isso significa que uma mudança de fase diferente é produzida a cada TR. Os dados dessas mudanças de fase são usados posteriormente para codificar o sinal ao longo do eixo de codificação de fase do corte. A magnetização ainda está no plano transversal neste ponto, mas está fora de fase. Parte da defasagem é causada por inomogeneidades, algumas por interações *spin-spin* e outras pelo próprio gradiente de codificação de fase.

O próximo evento na sequência de pulsos é o mecanismo de refasagem. Isso é necessário para a refasagem dos momentos magnéticos de pelo menos alguns dos núcleos do hidrogênio no corte, para produzir um eco. Em sequências de pulso *spin*-eco, isso é atingido por um pulso de refasagem de RF de 180° (ver Capítulo 3). Em sequências de pulso gradiente-eco, uma aplicação bipolar do gradiente de codificação de frequência é utilizada para esse propósito (ver Capítulo 4). Os momentos magnéticos dos núcleos de hidrogênio dentro do corte refasam e, portanto, produzem um eco. Esses núcleos sofrem um decaimento T2 durante o tempo entre o pulso de excitação de RF até o pico do eco. Esse intervalo de tempo é chamado de TE e é um dos parâmetros que selecionamos no protocolo de escaneamento. Os TEs mais longos permitem a ocorrência de mais decaimento T2 do que TEs curtos, quando o eco é lido (ver Capítulo 2).

O gradiente de codificação de frequência é então ativado durante o eco. Isso geralmente é aplicado ao longo do eixo mais longo do corte. A forma da anatomia dentro do corte indica qual é o eixo mais longo e, portanto, qual gradiente é escolhido para realizar a codificação de frequência. Esse gradiente produz uma mudança de frequência ao longo de seu eixo. Os dados dessa mudança de frequência são utilizados para codificar o sinal ao longo do eixo de codificação de frequência do corte. O pico do eco é geralmente localizado no meio do tempo de aplicação do gradiente de codificação de frequência. Isso significa que é ligado durante a refasagem dos momentos magnéticos dos núcleos de hidrogênio, quando eles estão todos em fase e atingem um pico e quando eles estão novamente em defasagem. Enquanto o eco ocorre e o gradiente de codificação de frequência é ativado, o sistema de RM lê as frequências presentes no eco. O eco é uma forma de onda que consiste em muitas frequências diferentes que refletem o que aconteceu durante a codificação de fase e frequência no corte em cada período de TR. Uma vez que ocorre a defasagem dos momentos magnéticos dos *spins*, a magnetização transversal coerente se perde e o gradiente de codificação de frequência é desativado.

O sistema então normalmente repete o processo descrito anteriormente para o próximo corte (excitação, seleção do corte, codificação da fase, refasagem, codificação de frequência, leitura de eco) e depois faz o mesmo com todos os outros cortes, sequencialmente. Uma vez que todos os cortes são codificados e seus ecos são lidos, a sequência completa de eventos começa novamente, voltando ao primeiro corte. O tempo entre as excitações de RF aplicadas a um corte é o período de TR. Na variedade mais simples de sequência de pulso *spin*-eco ou gradiente-eco, em cada TR, cada corte é codificado e os dados de cada eco proveniente de cada corte são coletados a cada TR. A TR é repetida até que haja dados suficientes para criar uma imagem.

Dica para exames: o que é TR?

Esta pode parecer uma pergunta óbvia com uma resposta óbvia! O TR é o tempo entre os pulsos de excitação de RF, mas não é o tempo entre excitar um corte e depois excitar o próximo corte no empilhamento de imagens. É o tempo entre excitar o corte 1, por exemplo, então, depois disso, excitar o próximo e todos os outros cortes e, em seguida, retornar ao corte 1. Em outras palavras:

- Não é o tempo entre a aplicação de sucessivos pulsos de excitação de RF ao paciente
- É o tempo entre a aplicação de sucessivos pulsos de excitação de RF a cada corte.

Isso explica por que o TR determina quantos cortes são possíveis em uma aquisição 2D. Os TRs mais longos significam que há mais tempo para excitar, refasar e codificar mais cortes individualmente. Se o TR for curto, há menos tempo para fazer isso, portanto, menos cortes são possíveis.

Dica para aprendizado: tempo morto e recuperação T1

Vamos imaginar por um momento que nós realizamos a excitação, refasagem, codificação e leitura do eco no tempo TE do corte 1 no empilhamento de cortes. Depois fazemos o mesmo com todos os outros cortes e claramente leva algum tempo para fazer isso e voltar ao corte 1. Durante o tempo em que o sistema está atendendo a todos os outros cortes no empilhamento (chamada de **tempo morto**), a recuperação T1 ocorre no corte 1. Se você se lembrar do Capítulo 2, a recuperação T1 é muito mais longa do que o decaimento T2. A recuperação T1 ocorre a mais de 100 segundos, e às vezes, 1.000 segundos de ms, e é durante o tempo morto, enquanto o sistema está codificando e coletando dados de todos os outros cortes, que essa recuperação T1 ocorre no corte 1. A quantidade de recuperação T1 depende de quanto tempo o sistema espera para aplicar o próximo pulso de excitação de RF a esse corte. Esse é o TR. TRs mais longos permitem que ocorra mais recuperação T1 do que os TRs curtos. Isso explica porque o TR determina não apenas quantos cortes são possíveis, mas também o contraste T1 (ver Capítulo 2).

Por motivos discutidos no próximo capítulo, a mudança de fase imposta pelo gradiente de codificação de fase deve ser convertida em uma frequência. Isso não é tão difícil quanto parece. A analogia do relógio explica como a frequência é uma mudança de fase ao longo do *tempo*. Se traçarmos a mudança de fase de um ponteiro no relógio enquanto ele precessa ao longo do tempo geramos uma forma de onda. Os gradientes de fase, seleção de corte e codificação de frequência também causam uma mudança de fase, mas isso ocorre ao longo do gradiente. Com a codificação de fase, essa mudança de fase é extrapolada como uma frequência, criando uma forma de onda pela conexão de todos os valores de fase associados a um determinado deslocamento de fase ao longo do gradiente (Figura 5.15). Isso demonstra uma mudança de fase ao longo da distância e não ao longo do tempo e, portanto, é denominada de **frequência espacial**.

A forma de onda tem uma frequência espacial que depende do grau de deslocamento de fase produzido pelo gradiente. Gradientes de codificação de fase acentuados produzem grandes

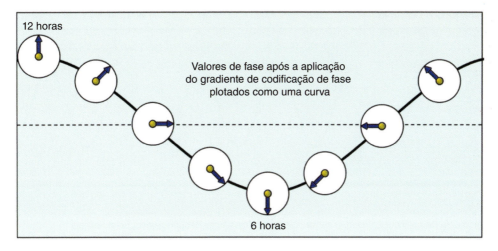

Figura 5.15 Como uma forma de onda é produzida a partir de uma mudança de fase ao longo da distância.

deslocamentos de fase através de uma determinada distância ao longo do gradiente e são capazes de codificar altas frequências espaciais, enquanto os gradientes de codificação de fase de baixa amplitude produzem pequenos deslocamentos de fase ao longo da mesma distância e são capazes de codificar baixas frequências espaciais (Figura 5.16). A mudança de frequência imposta pelo gradiente de codificação de frequência também produz informações de frequência espacial, porque a frequência dos momentos magnéticos dos *spins* depende de sua posição espacial ao longo do gradiente. Há também outras frequências que refletem o fato de que cada corte é excitado com uma largura de banda ou faixa de frequências. O eco, portanto, contém muitas frequências espaciais do processo de codificação.

A multiplicidade de diferentes frequências no eco é semelhante às diferentes notas musicais produzidas por um teclado de piano. Cada tecla é sintonizada para produzir uma determinada nota quando pressionada. Diferentes notas são caracterizadas pelo fato de ressoarem uma corda de piano em diferentes frequências, de modo que a nota Lá, por exemplo, tem uma frequência diferente da nota Dó. Cada nota tem uma posição ou localização espacial diferente no teclado. Se várias teclas forem pressionadas de uma só vez, então um acorde é produzido. Esse acorde é composto de muitas frequências diferentes. Além disso, algumas teclas podem ser pressionadas com força, para produzir uma nota com volume maior e outras mais suavemente, para produzir um volume menor. Pianistas experientes, ao ouvir esse acorde, seriam capazes de descobrir:

- Quais notas compõem o acorde (suas frequências)
- Onde no teclado cada tecla (ou frequência) está localizada (sua posição espacial)
- A força com que cada tecla foi pressionada (a amplitude de cada nota ou frequência).

O pianista experiente converte essas frequências em algo que o computador usa para criar uma imagem de RM de cada corte, o que é denominado **transformação rápida de Fourier (TRF)**. A TRF é a matemática que nos leva das frequências no eco para a imagem. Para conseguir isso, as frequências espaciais no eco são digitalizadas e armazenadas até que a TRF seja realizada. Esse próximo passo é discutido em detalhes no Capítulo 6.

(a) Gradiente de codificação de fase acentuado, capaz de determinar frequências espaciais elevadas

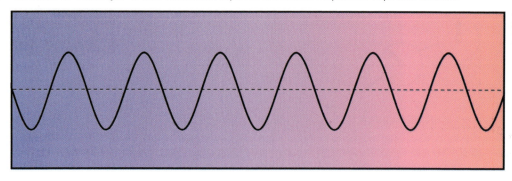

(b) Gradiente de codificação de fase suave, capaz de determinar frequências espaciais baixas

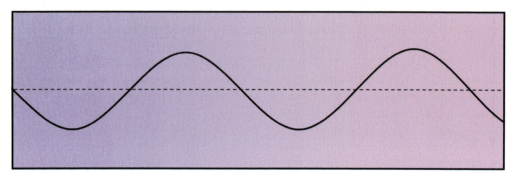

Figura 5.16 Frequência espacial *vs.* amplitude do gradiente de codificação de fase.

REFERÊNCIAS BIBLIOGRÁFICAS

1. Dale, B.M., Brown, M.A., and Semelka, R.C. (2015). *MRI: Basic Principles and Applications, 5*, 26. Wiley.
2. Odaibo, S.G. (2012). *Quantum Mechanics and the MRI Machine*, 26. Arlington, VA: Symmetry Seed Books.
3. McRobbie, D.W., Moore, E.A., Graves, M.J. et al. (2017). *From Picture to Proton, 3*, 108. Cambridge: Cambridge University Press.
4. Odaibo, S.G. (2012). *Quantum Mechanics and the MRI Machine*. Arlington, VA: Symmetry Seed Books, 24.
5. Dale, B.M., Brown, M.A., and Semelka, R.C. (2015). *MRI: Basic Principles and Applications, 5*, 28. Wiley.
6. Dale, B.M., Brown, M.A., and Semelka, R.C. (2015). *MRI: Basic Principles and Applications, 5*, 29. Wiley.
7. McRobbie, D.W., Moore, E.A., Graves, M.J. et al. (2017). *From Picture to Proton, 3*, 117. Cambridge: Cambridge University Press.

6

Espaço-*k*

Introdução	157	**Parte 3: alguns fatos importantes sobre o espaço-*k*!**	181
Parte 1: o que é espaço-*k*?	158	**Parte 4: como as sequências de pulsos preenchem o espaço-*k*?**	194
Parte 2: como os dados são adquiridos e as imagens criadas a partir desses dados?	164	**Parte 5: opções que preenchem o espaço-*k***	196

Após a leitura deste capítulo, você será capaz de:

- *Descrever as características do espaço-k*
- *Explicar as diferentes formas de preenchimento do espaço-k*
- *Compreender como as sequências de pulsos determinam como e quando o espaço-k é preenchido com os dados*
- *Aplicar esta compreensão ao alterar os parâmetros no protocolo de escaneamento.*

INTRODUÇÃO

No Capítulo 5, descobrimos que a codificação espacial seleciona um corte individual e produz uma mudança de frequência dos momentos magnéticos dos *spins* ao longo de um eixo do corte e uma mudança de fase ao longo de outro eixo. O sistema agora tem uma maneira de localizar um sinal individual dentro da imagem medindo o número de vezes que os momentos magnéticos dos *spins* atravessam a bobina receptora (frequência) e sua posição ao redor de seu caminho precessional (fase).

O deslocamento de fase causado pelo gradiente de codificação de fase cria uma frequência espacial. Isso ocorre porque uma forma de onda é derivada ao traçar a mudança de fase de momentos magnéticos dos núcleos de hidrogênio situados em diferentes locais ao longo do gradiente. As frequências espaciais também são obtidas a partir da seleção de corte e codificação de frequência, porque elas também promovem frequências que são dependentes da posição espacial. Os dados dessas frequências espaciais são utilizados pela matemática da Transformada Rápida de Fourier (TRF) para produzir uma imagem. Durante o exame de RM, os dados são adquiridos e armazenados no **espaço-*k***. O espaço-*k* é um domínio de frequência espacial, ou seja, onde a informação sobre a frequência de um sinal e de onde ele vem é armazenada.

> ### Dica para aprendizado: o que significa "k"?
>
> Por que o espaço-k é chamado assim? Por que não "espaço-z" ou "espaço-w"? A razão é que k denota frequência espacial (a rigor, refere-se ao número de ondas angulares, que é uma função da frequência espacial e do comprimento de onda, mas para nossos propósitos é aceitável usar apenas o termo frequência espacial). O espaço-k, portanto, é um espaço de armazenamento para frequências espaciais. As unidades do espaço-k são rad/m (ou cm). Isso porque a frequência espacial é representada como uma mudança de fase em relação à distância ao longo de um gradiente. As unidades de fase são os **radianos** (unidades de graus em um círculo) e as unidades de distância são o m (ou cm). Isso é diferente da unidade padrão de frequência, rad/s ou Hz. Essas unidades são apropriadas ao se observar o momento magnético de um único *spin*, porque, nesse contexto, a mudança de fase do momento magnético é mensurada à medida que precessa ao longo do tempo. A frequência espacial é diferente, pois mede a mudança de fase entre os momentos magnéticos de uma fileira de *spins* ao longo do gradiente.

Cada parâmetro que selecionamos no protocolo de escaneamento muda a forma como o espaço-k é preenchido com os dados. O espaço-k é, portanto, um conceito muito importante. Este capítulo é dividido nas cinco partes seguintes e dicas de exames são usadas para associar a teoria do espaço-k à prática.

1. O que é espaço-k?
2. Como os dados são adquiridos e como as imagens são criadas a partir desses dados?
3. Alguns fatos importantes sobre o espaço-k!
4. Como as sequências de pulsos preenchem o espaço-k?
5. Quais são as diferentes maneiras pelas quais o espaço-k é preenchido?

A discussão a seguir é um quebra-cabeça composto por essas cinco partes. Você precisa do quebra-cabeça inteiro para obter o quadro completo!

PARTE 1: O QUE É ESPAÇO-*K*?

O espaço-k é um dispositivo de armazenamento. Ele armazena dados digitalizados produzidos de frequências espaciais criadas a partir da codificação espacial (ver Capítulo 5). A Figura 6.1 ilustra o espaço-k para *um corte*. O espaço-k é retangular e tem dois eixos perpendiculares entre si. O eixo de frequência do espaço-k é horizontal e está centrado no meio de várias linhas horizontais. Dados da codificação de frequência são posicionados no espaço-k ao longo desse eixo. O eixo de fase do espaço-k é vertical e está centrado no meio do espaço-k, perpendicular ao eixo de frequência. Os dados da codificação de fase são posicionados no espaço-k ao longo desse eixo. No método mais simples de preenchimento do espaço-k, os dados são armazenados em linhas horizontais que são paralelas ao eixo de frequência e perpendiculares ao eixo de fase do espaço-k.

> ### Analogia: gavetas de uma cômoda
>
>
>
> O espaço-k é análogo a uma cômoda. Veja a Figura 6.2, na qual o espaço-k com suas linhas horizontais é ilustrado. Essas linhas parecem gavetas de uma cômoda, que, como o espaço-k, é um dispositivo de armazenamento. O número de gavetas corresponde ao número de linhas de espaço-k que estão preenchidas de dados para completar o escaneamento. A analogia das gavetas é referida muitas vezes neste livro. Preste atenção no símbolo da cômoda.

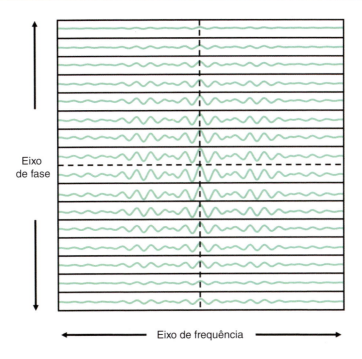

Figura 6.1 Eixos do espaço-*k*.

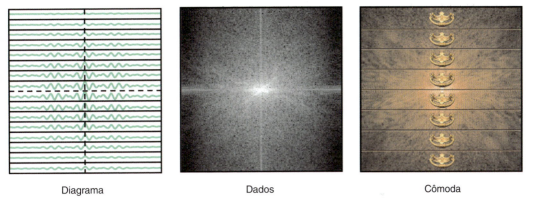

Figura 6.2 Espaço-*k*: gavetas de uma cômoda.

Vamos por um momento imaginar uma sala com um teto muito alto. Dentro dessa sala há 20 cômodas com gavetas, que se estendem do chão ao teto. Em cada cômoda, há 100 gavetas, e no meio da sala há uma grande pilha de roupas de diferentes tipos – todas misturadas. Imagine que você é encarregado de classificar essas roupas em diferentes gavetas e que o objetivo é garantir que cada gaveta, em cada uma das cômodas, contenha o mesmo tipo e quantidade de roupas. Por exemplo, a gaveta superior de cada cômoda na sala contém 50 pares de meias verdes. A próxima gaveta abaixo, de cada cômoda, contém 50 camisas vermelhas; a seguinte, 50 pares de calças amarelas, e assim por diante. A tarefa está concluída quando a pilha de roupas no centro da sala é colocada nas gavetas corretas de cada cômoda na sala.

A informação que você provavelmente precisaria para completar essa tarefa (agora chamada de exercício de classificação de roupas) é a seguinte:

1. O número total de cômodas com gavetas na sala
2. O número total de gavetas em cada cômoda
3. Gavetas enumeradas para que cada uma seja rapidamente identificável
4. O sistema mais eficiente para encher as gavetas com a quantidade e o tipo de roupas necessárias.

O sistema de computador de RM precisa das mesmas informações para preencher o espaço-k que você precisaria para completar o exercício de classificação de roupas. Uma única cômoda é análoga ao espaço-k para um único corte. Todas as cômodas com gavetas representam todos os cortes selecionados. As gavetas dentro da cômoda são equivalentes às linhas de espaço-k preenchidas com os dados dos ecos daquele corte. A grande pilha de roupas misturadas representa todas as frequências espaciais, de todos os ecos, de todos os cortes produzidos a partir da codificação espacial durante o escaneamento. A tarefa é garantir que os dados dessas frequências espaciais sejam ordenados e localizados corretamente em cada gaveta ou linha do espaço-k. Então, quais são as respostas para as perguntas anteriores?

1. O número de cômodas com gavetas, no total, iguala-se ao número de áreas de espaço-k e isso é igual ao número total de cortes selecionados. Esse é um parâmetro selecionado no protocolo de escaneamento (20, no exemplo anterior)
2. O número de gavetas ou linhas de dados é igual à matriz de fase selecionada no protocolo de escaneamento (100, no exemplo anterior). Se uma matriz de fase de 256 é selecionada, então 256 linhas ou gavetas são preenchidas com dados para completar o exame de RM. Se uma matriz de fase de 128 é selecionada, então 128 linhas ou gavetas são preenchidas com dados para completar a varredura (Figura 6.3)
3. As linhas do espaço-k são enumeradas para que o sistema saiba sempre onde está no espaço-k. A convenção a seguir é utilizada. As linhas são numeradas com o menor número próximo ao eixo central (p. ex., linhas ±1, 2, 3,...) e os maiores números em direção às bordas externas (p. ex., ±128, 127, 126,...) (Figura 6.4). As linhas na metade superior do espaço-k são chamadas linhas positivas e as da metade inferior são denominadas linhas negativas. Isso porque a linha preenchida com dados é determinada pela polaridade do gradiente de codificação de fase. Os gradientes de codificação de fase com polaridade positiva estão associados a linhas na metade superior do espaço-k, enquanto os gradientes de codificação de fase de polaridade negativa estão associados a linhas na metade inferior do espaço-k
4. Há muitos métodos diferentes de preenchimento do espaço-k. O computador usa sistemas diferentes, dependendo dos parâmetros que selecionamos no protocolo de escaneamento. O método mais simples é denominado de **preenchimento cartesiano**. Nesse método, o espaço-k é preenchido de forma linear de cima para baixo ou de baixo para cima.

Dica para aprendizado: como o gradiente de codificação de fase preenche o espaço-k?

No Capítulo 5, descobrimos que a inclinação e às vezes a polaridade do gradiente de codificação de fase são alteradas durante o escaneamento. Isso é necessário para preencher diferentes linhas de espaço-k com dados. O gradiente de codificação de fase escolhe qual linha de espaço-k ou qual gaveta é preenchida com dados, em um determinado período de tempo de repetição (TR). Os gradientes de codificação de fase de polaridade positiva escolhem linhas na metade superior do espaço-k; os gradientes de codificação de fase de polaridade negativa escolhem linhas na metade inferior.

Além disso, a inclinação do gradiente de codificação de fase determina qual linha é selecionada. Os gradientes acentuados, tanto positivos como negativos, selecionam as linhas mais externas, enquanto os gradientes suaves selecionam linhas centralizadas. Se a inclinação do gradiente de codificação de fase diminui de sua amplitude de inclinação mais acentuada para sua amplitude mais suave, o sistema desce pelas linhas de espaço-*k* desde as linhas mais externas até as linhas mais centrais (ver Figura 6.4). O oposto é verdadeiro se a inclinação do gradiente de codificação de fase aumenta de sua amplitude mais rasa para a mais íngreme.

Se o gradiente de codificação de fase não for alterado, então a mesma linha é preenchida em todos os TRs, ou seja, apenas uma linha é preenchida com dados. Como o número de linhas preenchidas determina a matriz de fase, deixar o gradiente de codificação de fase inalterado durante o exame de RM resulta em uma imagem com uma matriz de fase de 1. Portanto, tanto a polaridade quanto a inclinação do gradiente de fase são alteradas a cada TR para produzir múltiplos pixels na direção da fase da imagem.

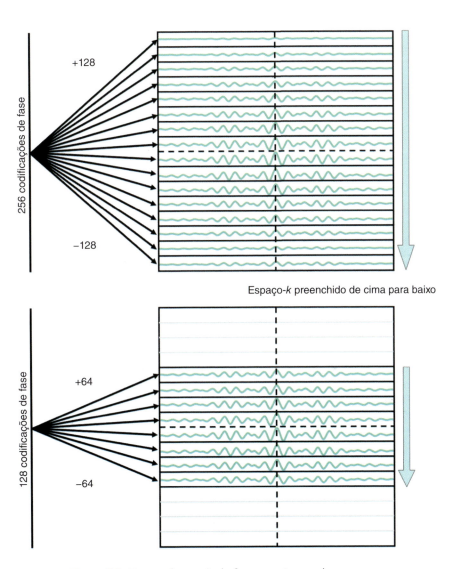

Figura 6.3 Espaço-*k*: matriz de fase e o número de gavetas.

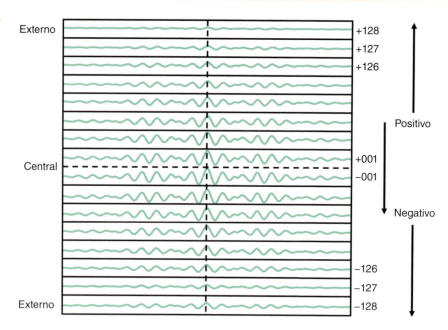

Figura 6.4 Espaço-*k*: marcação.

Usando o método cartesiano e a analogia da cômoda, veja a Figura 6.5, que ilustra uma sequência convencional de pulso *spin*-eco. A metade superior do diagrama ilustra quando os gradientes são aplicados durante a sequência de pulsos. A metade inferior mostra o espaço-*k* para um único corte, desenhado como uma cômoda. Também pode ajudar, neste ponto, referir-se ao final do Capítulo 5, quando exploramos o tempo de diferentes elementos dentro de uma sequência de pulsos.

O gradiente de seleção de corte é aplicado durante os pulsos de excitação de RF e de refasagem para excitar seletivamente e refasar um corte. O gradiente de seleção de corte determina qual corte é excitado ou qual cômoda é selecionada. Cada corte tem sua própria área de espaço-*k* ou cômoda. Observe que, embora três cômodas com gavetas sejam mostradas na Figura 6.5, elas não representam o espaço-*k* para três cortes separados neste diagrama. Na Figura 6.5, cada cômoda representa o *mesmo* corte em três momentos diferentes na sequência, quando cada um dos três gradientes está ligado.

O gradiente de codificação de fase é então aplicado. Isso determina qual linha ou gaveta é preenchida com dados. No exemplo mostrado na Figura 6.5, a terceira gaveta abaixo na cômoda é aberta. Digamos que isso é equivalente à linha +126 no espaço-*k*. Para fazer isso, o gradiente de codificação de fase é aplicado de forma positiva e acentuada. A aplicação desse gradiente seleciona a linha +126 no espaço-*k*. O gradiente de codificação de frequência é então ligado. Durante sua aplicação, as frequências no eco são digitalizadas e os dados são adquiridos e localizados na linha +126 no espaço-*k*. Esses dados são dispostos em **pontos de dados** e são equivalentes a pares de meias verdes no exercício de classificação de roupas (ou camisas vermelhas ou pares de calças amarelas!). O número de pontos de dados é determinado pela matriz de frequência (veremos mais sobre isso depois). Após a coleta de pontos de dados e sua localização na linha +126, o gradiente de codificação de frequência é desligado e o gradiente de seleção de corte é aplicado novamente para excitar e refasar o próximo corte (corte 2). Isso é equivalente a subir até outra cômoda (não mostrada na Figura 6.5). O gradiente de codificação de fase é aplicado novamente à mesma polaridade e amplitude do primeiro corte, preenchendo a linha +126 no espaço-*k* para o corte 2. O processo é repetido para o corte 3 e para todos os outros cortes, com a mesma linha preenchida para cada área de espaço-*k*.

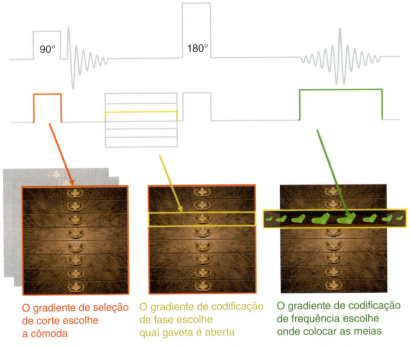

Figura 6.5 Preenchimento do espaço-k em uma sequência *spin*-eco.

Uma vez que essa linha é preenchida em cada cômoda, o TR é repetido. O gradiente de corte seleciona novamente o corte 1 (ou cômoda 1), mas desta vez uma linha de espaço-k diferente é preenchida, em relação ao TR anterior. Se for utilizado o método cartesiano de preenchimento do espaço-k, tanto a linha acima ou abaixo é preenchida. Em nosso exemplo, vamos supor que esta é a linha abaixo que é marcada como +125. Para fazer isso, o gradiente de codificação de fase é ligado positivamente, mas a uma inclinação mais superficial do que no TR anterior. Isso abre a próxima gaveta abaixo na cômoda ou seleciona a linha +125. Quando o gradiente de codificação de frequência é ligado, os pontos de dados são dispostos nessa linha. Quando isso é completado, o gradiente de seleção de corte é aplicado novamente para selecionar o corte 2. A mesma amplitude e a polaridade do gradiente de codificação de fase são aplicadas para abrir a mesma gaveta ou escolher a mesma linha (+125) no espaço-k para o corte 2.

Esse processo é repetido para todos os cortes. À medida que a sequência de pulsos continua, a cada TR, a amplitude de codificação de fase é gradualmente reduzida para descer através das linhas do espaço-k até que a linha central seja preenchida. Para preencher as linhas inferiores, o gradiente de codificação de fase é alterado negativamente com amplitude gradualmente aumentada a cada TR para preencher progressivamente as linhas externas. A linha central (linha 0) é sempre preenchida com dados. Para isso, o gradiente de codificação de fase não é ligado. No preenchimento cartesiano do espaço-k, se, por exemplo, for selecionada uma matriz de fase de 256, o sistema preenche 128 linhas na metade superior do espaço-k, linha 0 e 127 linhas na metade inferior do espaço-k (total 256). Isso fica escrito como (+128, 0, −127). O sistema pode, no entanto, facilmente começar na parte inferior e fazer seu caminho subindo através do espaço-k, nesse caso ele é escrito como (−128, 0, +127). Esse é o método mais comum de preenchimento do espaço-k, embora existam muitos outros e alguns deles são discutidos na Parte 5.

Tabela 6.1 Coisas para lembrar: espaço-*k*.

O espaço-*k* armazena informações sobre onde as frequências dentro de um corte estão localizadas
Os pontos de dados adquiridos ao longo do tempo são dispostos no espaço-*k* durante a varredura e convertidos matematicamente em informações, relacionadas à amplitude por meio de FFT
O espaço-*k* é análogo a uma cômoda, em que o número de linhas preenchidas é o número de gavetas na cômoda
Cada gradiente determina quando e como a cômoda é preenchida
Em uma sequência padrão, a mesma gaveta é preenchida para cada uma das cômodas em um único período de TR
O número de gavetas é igual à matriz de fase
O número de meias ou pontos de dados em cada gaveta é igual à matriz de frequência

PARTE 2: COMO OS DADOS SÃO ADQUIRIDOS E AS IMAGENS CRIADAS A PARTIR DESSES DADOS?

Esta seção explora especificamente como as frequências espaciais são convertidas em pontos de dados armazenados no espaço-*k* e como eles criam as imagens. O que são as meias em nosso exercício de classificação de roupas? Esse é um assunto difícil e para o qual você pode precisar de algum tempo para aprender. Entretanto, é importante, pois afeta vários parâmetros que sempre selecionamos no protocolo de escaneamento.

Como aprendemos anteriormente, uma forma de onda é criada ao se traçar a mudança de fase dos momentos magnéticos ao longo do tempo ou à distância. A Figura 6.6 mostra três formas de onda. Essas formas de onda representam a mudança de fase ao longo do tempo dos momentos magnéticos de três *spins* em precessão nas três frequências diferentes (1, 2 e 4 Hz). O eco recebido pela bobina receptora no tempo TE contém centenas de frequências diferentes e, ao contrário das mostradas na Figura 6.6, elas também têm amplitudes distintas. Essas frequências dependem de onde o sinal é originado no corte durante o escaneamento. Isso é complicado porque existem centenas de frequências diferentes e muitas amplitudes distintas.

Algumas etapas preliminares são necessárias para garantir que os dados estejam em um formato necessário para a matemática da TRF com a finalidade de criar uma imagem de cada corte. O primeiro passo é simplificar as frequências e as amplitudes presentes no eco. Essa etapa é chamada de **modulação de frequência** e **amplitude**. As múltiplas formas de onda no eco são simplificadas em uma única forma de onda que representa a amplitude média de todas as diferentes frequências no eco em diferentes pontos de tempo (veja a parte inferior da Figura 6.6). Essa modulação ainda é uma forma de onda (embora talvez não se pareça com uma). O eco que ocorre no tempo TE é essa modulação. O eco é uma representação simétrica do sinal e o pico do eco geralmente ocorre no meio da aplicação do gradiente de codificação de frequência (ver Capítulo 5). O próximo passo é digitalizar a modulação (denominada de eco de agora em diante). Esse processo é chamado de **conversão analógico-digital (CAD)**. Analógico é um termo usado para informações sobre uma variável ilustrada como uma forma de onda. A digitalização exibe a mesma informação, mas em números binários. Em equipamentos de RM modernos, a digitalização do sinal analógico é feita dentro da bobina receptora ou do corpo do aparelho de RM (ver Capítulo 9).

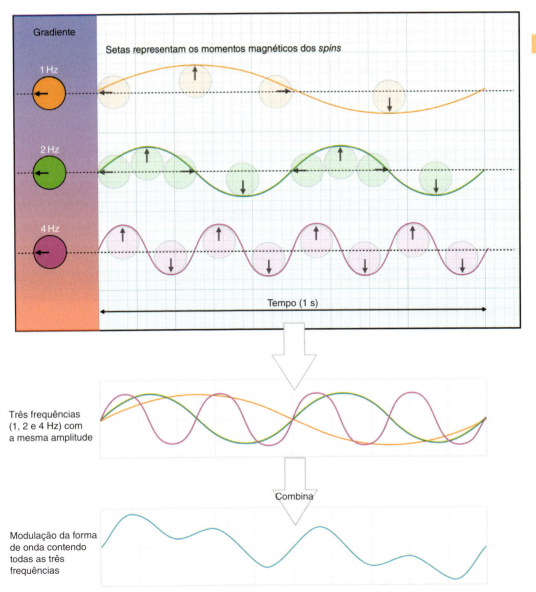

Figura 6.6 Formas de onda de três diferentes momentos magnéticos em três diferentes frequências e suas modulações de amplitude.

Analogia: como aplicar a analogia do relógio para entender a CAD

Os relógios exibem a variável de tempo de duas maneiras diferentes. Os relógios que exibem o tempo pelo movimento dos ponteiros ao redor do mostrador de um relógio são chamados de relógios analógicos. Uma forma de onda de qualquer ponteiro de um relógio é criada traçando-se a mudança de fase do ponteiro, uma vez que se move ao redor do mostrador do relógio ao longo do tempo. Um relógio que exibe o tempo como uma série de números é chamado de relógio digital. A variável mensurada ainda é o tempo, mas os relógios digitais exibem o tempo como números. Esses números são adquiridos decompondo-se o tempo em pequenos blocos de dados.

O gradiente de codificação de frequência é ligado enquanto o sistema faz a leitura do eco e a sua digitalização. Por isso, às vezes é denominado de **gradiente de leitura** ou **medição**. A duração do gradiente de codificação de frequência é chamada de tempo de amostragem, janela de amostragem ou **janela de aquisição** (denominada a partir de agora de janela de amostragem). Durante a janela de amostragem, o sistema realiza a amostragem ou mensura o eco em certos pontos de tempo. Toda vez que uma amostra é obtida, ela é armazenada como um ponto de dados no espaço-k. Esses são os pares de meias utilizados no exercício de classificação de roupas.

Durante a janela de amostragem, vários pontos de dados são adquiridos à medida que o sistema realiza a amostragem do eco e, no método mais simples, estes estão dispostos em uma linha de espaço-k da esquerda para a direita. O número de pontos de dados é determinado pela matriz de frequência. Se a matriz de frequência for 256, então 256 pontos de dados são adquiridos durante a janela de amostragem. Se a matriz de frequência é de 512, então 512 pontos de dados são adquiridos. A cada TR, uma linha diferente do espaço-k é preenchida com o mesmo número de pontos de dados determinado pela matriz de frequência. Isso continua até que todas as linhas estejam cheias de pontos de dados quando o escaneamento termina.

O processo de aquisição de dados resulta, portanto, em uma grade de pontos de dados:

- O número de pontos de dados horizontalmente em cada linha é igual à matriz de frequência, por exemplo, 512, 256, 1.024 etc.
- O número de pontos de dados na vertical em cada coluna corresponde à matriz de fase, por exemplo, 128, 256, 384, 512 etc. (Figura 6.7).

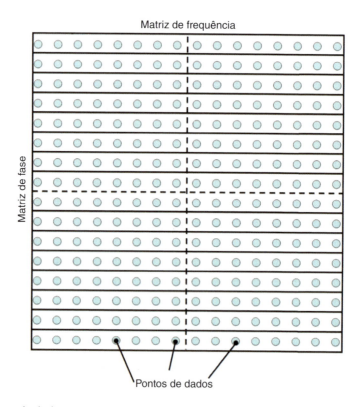

Figura 6.7 Pontos de dados no espaço-k. O número em cada coluna é a matriz de fase. O número em cada linha é a matriz de frequência.

Dica para exames: matriz de fase e matriz de frequência – o que está acontecendo nos bastidores?

O número de áreas no espaço-k necessárias para completar o escaneamento depende do número de cortes na pilha de cortes. Quando prescrevemos o número de cortes no protocolo de escaneamento, nos bastidores, determinamos o número de diferentes áreas do espaço-k no processador da matriz. Esse é o número total de cômodas no exercício de classificação de roupas.

O número de linhas necessárias para completar a varredura depende da matriz de fase (ou seja, o número de pixels exibidos na direção de fase da imagem). Quando selecionamos a matriz de fase no protocolo de escaneamento, nos bastidores, determinamos quantas linhas são preenchidas com dados em cada área do espaço-k. Esse é o número total de gavetas em cada cômoda no exercício de classificação de roupas.

O número de pontos de dados em cada linha de espaço-k depende da matriz de frequência (ou seja, o número de pixels exibidos na direção da frequência da imagem). Quando selecionamos a frequência da matriz no protocolo de escaneamento, nos bastidores, determinamos quantos pontos de dados estão dispostos em cada linha do espaço-k. Esse é o número de pares de meias em cada gaveta da cômoda no exercício de classificação de roupas.

Amostragem

Durante a janela de amostragem, o sistema recolhe amostras ou mede as frequências espaciais no eco. Cada amostra resulta em um ponto de dados que é colocado em uma linha do espaço-k. Cada ponto de dados contém informações sobre as frequências espaciais no eco em diferentes pontos de tempo durante a janela de amostragem.

Dica para aprendizado: pontos de dados *vs.* fotografias

Se for mais fácil, pense em pontos de dados como fotografias. As fotografias são um registro do que está acontecendo com os objetos dentro da fotografia em um determinado momento no tempo. Se tirarmos várias fotografias do mesmo objeto em movimento, cada fotografia conterá informações sobre o objeto em diferentes pontos do tempo à medida que se move. Isso é como diferentes quadros em um vídeo. Da mesma forma, os pontos de dados são medidas de frequências espaciais no eco em diferentes pontos do tempo durante a janela de amostragem.

A taxa na qual ocorre a amostragem é chamada de **taxa de amostragem digital** ou **frequência de amostragem digital**. É a taxa na qual os pontos de dados são adquiridos por segundo durante a janela de amostragem e tem a unidade Hz. Se um ponto de dados é adquirido por segundo, a frequência de amostragem digital é 1 Hz, 100 pontos de dados por segundo é 100 Hz, 1.000 por segundo é 1.000 Hz ou 1 KHz, e assim por diante. A frequência da amostragem digital não é selecionada diretamente no protocolo de varredura, mas afeta vários outros parâmetros que são selecionados. Portanto, continue lendo!

A frequência de amostragem digital determina o intervalo de tempo entre cada ponto de dados. Esse intervalo de tempo é chamado de **intervalo de amostragem** e é calculado pela divisão de 1 pela frequência de amostragem digital (Equação 6.1). Essa relação significa que, se a frequência de amostragem digital aumenta, então o intervalo de amostragem diminui e vice-versa. Por exemplo:

Equação 6.1

$\omega_{amostragem} = 1/\Delta T_s$

$\omega_{amostragem}$ é a frequência de amostragem digital (KHz)
ΔT_s é o intervalo entre cada ponto de dados ou intervalo de amostragem (ms)

Esta equação mostra que, se a frequência de amostragem digital aumenta, o intervalo de amostragem diminui

- Se a frequência de amostragem digital for 32.000 Hz (32 KHz), o intervalo de amostragem é de 0,031 ms (1 ÷ 32.000)
- Se a frequência de amostragem digital cair pela metade, para 16.000 Hz (16 KHz), o intervalo de amostragem dobra para 0,062 ms (1 ÷ 16.000).

A frequência de amostragem digital é importante. Se for muito baixa, então pode não haver pontos de dados suficientes no espaço-*k* para criar uma imagem precisa. Se for muito alta, então os arquivos resultantes podem ser grandes e incontroláveis e a amostragem pode demorar muito tempo. Além disso, algumas das frequências amostradas no eco são frequências de ruído indesejado. À medida que a frequência de amostragem digital aumenta, mais dados de ruído são adquiridos, e isso afeta a qualidade da imagem (ver Capítulo 7).

A frequência de amostragem digital ideal é determinada pelo **teorema de Nyquist** (o nome completo é Whittaker-Kotelnikov-Shannon-Raabe-Someya-Nyquist.[1] Felizmente, é abreviado para teorema de Nyquist!). Esse teorema calcula a frequência mínima de amostragem digital necessária para adquirir pontos de dados suficientes para criar uma imagem precisa. O teorema de Nyquist afirma que, ao digitalizar uma modulação de várias frequências, a frequência mais alta presente na modulação deve ser amostrada pelo menos duas vezes para digitalizá-la ou representá-la com precisão.

Veja a Figura 6.8. A amostragem feita uma vez por ciclo ou na mesma frequência em que estamos tentando digitalizar resulta em uma representação de uma linha reta ou uma frequência ausente nos dados (diagrama intermediário). A amostragem feita menos de uma vez por ciclo representa uma frequência completamente incorreta que leva a um artefato chamado *aliasing* (diagrama inferior) (ver Capítulo 8). A amostragem realizada duas vezes por ciclo, ou com o dobro da frequência em que estamos tentando digitalizar, resulta na representação correta dessa frequência nos dados (diagrama superior).

Desde que a frequência mais alta presente seja amostrada duas vezes, ela é representada corretamente nos dados. As frequências mais baixas são amostradas mais vezes na mesma frequência de amostragem digital e também são representadas com precisão nos dados. Frequências de amostragem digital superiores a isso produzem mais dados e, portanto, uma representação mais precisa das frequências analógicas originais. Entretanto, devido a restrições de tempo, a frequência de amostragem digital é por vezes limitada. As altas frequências de amostragem digital também resultam em mais dados de ruído. A frequência de amostragem digital é, dessa maneira, geralmente mantida apenas no dobro da frequência mais alta na modulação (denominada **frequência de Nyquist**) para evitar o *aliasing* enquanto ainda se faz a amostragem da maneira mais eficiente em termos de tempo. A frequência de amostragem digital é normalmente limitada, portanto, ao dobro da frequência de Nyquist (Equações 6.2 a 6.4).

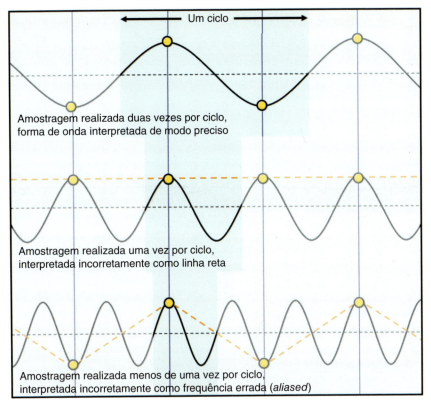

Figura 6.8 Teorema de Nyquist.

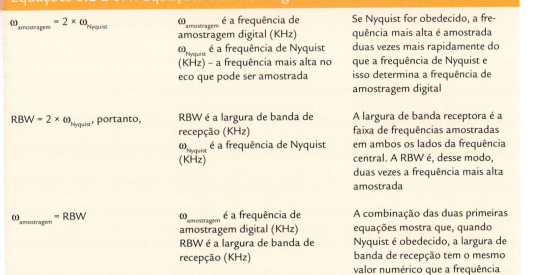

> ## Analogia: como aplicar a analogia do velocista para entender a amostragem
>
> Este difícil conceito talvez seja mais bem compreendido usando a seguinte analogia. Imagine que você é convidado a tirar várias fotografias de um velocista durante uma corrida. Você precisaria das seguintes informações antes de começar:
>
> - Quantas fotografias você deve tirar no total?
> - Quantas fotografias por segundo sua câmera pode tirar?
> - Qual é a duração da corrida?
>
> Cada fotografia é equivalente a um ponto de dados, pois é efetivamente uma amostra ou medida que mostra a posição dos braços e das pernas do corredor em determinados momentos na corrida:
>
> - O número total de fotografias é equivalente à matriz de frequência
> - O tempo disponível para tirar as fotografias ou a duração da corrida é equivalente à janela de amostragem
> - Quantas fotografias por segundo sua câmera pode tirar é equivalente à frequência de amostragem digital.
>
> Por exemplo, se a frequência de amostragem digital for uma fotografia por segundo e a corrida tiver 10 segundos de duração, 10 fotografias podem ser tiradas; assim, usando este exemplo, uma matriz de frequência de 10 é alcançada. Portanto:
>
> - A frequência de amostragem digital é de 1/s (1 Hz)
> - O número de amostras tiradas é 10
> - O intervalo de amostragem é de 1 segundo
> - A janela de amostragem é de 10 segundos.
>
> Se a frequência da amostragem digital aumentar, então o intervalo de tempo entre cada fotografia é mais curto. Então você pode tirar 10 fotografias em um tempo muito mais curto. Por exemplo, se você usar uma câmera que pode tirar duas fotografias por segundo, então o intervalo de amostragem é de 0,5 segundo e você adquire 10 fotografias em 5 segundos em vez de 10 segundos.

A frequência de amostragem digital não é um parâmetro diretamente selecionado no protocolo de escaneamento. Entretanto, quando os princípios de Nyquist são obedecidos, há um parâmetro selecionável que tem o mesmo *valor numérico* que a frequência de amostragem digital. Isso é chamado de **largura de banda de recepção**.

Largura de banda de recepção

A largura de banda (ou faixa de frequências) usada no pulso de excitação de RF para excitar um corte é denominada largura de banda de transmissão (ver Capítulo 5). A largura de banda de transmissão permite cortes de uma determinada espessura. A largura de banda de *recepção* é a faixa de frequências precisamente amostradas ou digitalizadas durante a janela de amostragem. A largura de banda de recepção é determinada pela aplicação de um filtro às frequências codificadas pelo gradiente de codificação de frequência. Isso é conseguido ao selecionar a frequência central do eco e definir os limites superior e inferior das frequências que são digitalizadas de forma precisa em ambos os lados dessa frequência central.

> ## Dica para aprendizado: frequência de Larmor *vs.* frequência de largura de banda
>
> Existem 55 estações de rádio na área de St. Augustine, na Flórida. Exemplos são a Rádio WSOS, que transmite em uma frequência de 103,9 MHz, a Rádio WAYL, em uma frequência de 91,9 MHz, e a Rádio WFCF, em 88,5 MHz. Essas são suas modulações de frequência (FM). Entretanto, não podemos

ouvir essas frequências porque são muito altas. As frequências audíveis variam de 1.000 a 2.000 Hz (1 a 2 KHz).[2] Infelizmente, as estações de rádio não podem transmitir na faixa audível porque a largura de banda é muito estreita. Há uma faixa insuficiente de diferentes frequências para separar os sinais das diferentes estações de rádio. Se as estações de rádio transmitissem em quilo-hertz, haveria interferência entre as estações de rádio WSOS, WAYL e WFCF.

Para superar este problema, a estreita faixa audível de frequências de 1 a 2 KHz é modulada em uma frequência central, que é muito mais alta (na escala de mega-hertz). A modulação significa que uma baixa frequência é "carregada" (*piggy backs*) em uma frequência mais alta. Isso quer dizer que a baixa frequência audível pode ser transmitida por longas distâncias e os sinais de diferentes estações de rádio são facilmente separados porque uma faixa mais ampla de frequências é permitida na escala de mega-hertz. A alta frequência central é denominada frequência portadora, e a frequência audível mais baixa é modulada como uma faixa estreita de frequências. No caso de estações de rádio, uma largura de banda de frequências baixas audíveis, de música ou da voz do apresentador de rádio, é modulada em uma frequência portadora muito mais alta, por exemplo, 103,9 MHz para a Rádio WSOS. O sinal é então transmitido e, na rádio do ouvinte, desmodulado de volta às baixas frequências audíveis para que a música e as vozes sejam ouvidas.

Os mesmos princípios se aplicam na RM. A frequência de Larmor, que está na escala de mega-hertz na RM clínica, pode ser muito alta para alguns sistemas, tanto para transmitir a RF ou receber o sinal. Para superar esse problema, uma faixa de baixas frequências é centrada na frequência portadora muito mais alta de *spins* no corte. A RF é transmitida na frequência central do corte, que está em escala mega-hertz, mas com uma largura de banda de transmissão de apenas alguns quilo-hertz em ambos os lados da frequência portadora (ver Capítulo 5). Quando é hora de receber frequências no eco, uma faixa semelhante de baixas frequências é recebida ou amostrada. A frequência portadora está na frequência central do eco e em escala de mega-hertz. Embora a maioria dos sistemas modernos possa agora amostrar com precisão em altíssimas frequências, o sinal de RM ainda é normalmente desmodulado da frequência portadora mais alta para uma frequência menor.[3] Isso é comumente da ordem de vários quilo-hertz em ambos os lados da frequência portadora e é a largura de banda de recepção. A frequência mais alta presente na modulação (a frequência de Nyquist) é, portanto, a frequência mais elevada na largura de banda de recepção, não a maior frequência transportadora.

A largura de banda de recepção é equivalente a frequências que representam metade da largura de banda de recepção acima da frequência central e metade da largura de banda de recepção abaixo da frequência central. Por exemplo, se a largura de banda de recepção for 32 KHz em todo o eco, então isso representa 16 KHz acima da frequência central do eco até 16 KHz abaixo. Essas frequências são mapeadas em todo o campo de visão (FOV) após a TRF.

Usando o exemplo anterior, a frequência mais alta no eco é de 16 KHz acima da frequência central do eco. Essa é a frequência de Nyquist. A largura de banda de recepção é, portanto, o dobro da frequência de Nyquist (2 × 16 = 32 KHz). Como acabamos de aprender, a frequência de amostragem digital é também o dobro da frequência de Nyquist. Portanto, embora a largura de banda de recepção e a frequência de amostragem sejam parâmetros diferentes, eles têm o mesmo valor numérico (Equações 6.2 a 6.4), quando os princípios de Nyquist são aplicados.

Como a largura de banda de recepção é um parâmetro selecionável no protocolo de escaneamento, ela é usada para determinar a frequência de amostragem digital. Quando a largura de banda de recepção aumenta, a maior frequência amostrada no eco também aumenta. Para amostrar com precisão essa frequência mais alta, a frequência de amostragem digital também aumenta (se isso não acontecer, pode gerar *aliasing*). Se a largura de banda de recepção aumenta de 32 para 64 KHz, por exemplo, a frequência de Nyquist é de 32 KHz e a frequência de amostragem é o dobro desta, ou seja, 64 KHz, que é a mesma que a largura de banda de recepção. Usar uma frequência de amostragem digital de 64 KHz, significa que 64.000 pontos de dados são adquiridos por segundo, então o intervalo de amostragem se reduz pela metade

(1 ÷ 64.000 é metade de 1 ÷ 32 000). Assim, o número necessário de pontos de dados (conforme determinado pela matriz de frequência) é adquirido na metade da janela de amostragem. O oposto é verdadeiro se a largura de banda de recepção diminuir.

> ## Dica para exames: largura de banda de recepção – o que está acontecendo nos bastidores?
>
> Quando selecionamos a largura de banda de recepção no protocolo de escaneamento, nos bastidores, determinamos com que frequência o computador faz a amostragem do eco por segundo durante a janela de amostragem. Isso é a frequência de amostragem digital e tem o mesmo valor numérico que a largura de banda de recepção. Se uma largura de banda de recepção de 64 KHz é selecionada, então o eco é amostrado 64.000 vezes por segundo durante a janela de amostragem. Se for 16 KHz, o eco é amostrado 16.000 vezes por segundo, e assim por diante. A largura de banda de recepção alta ou larga significa que o eco é amostrado com mais frequência do que quando a largura de banda é baixa. Portanto, os dados são coletados mais rapidamente e, consequentemente, a janela de amostragem é curta. Em outras palavras, todos os pontos de dados necessários são coletados rapidamente e o tempo necessário para coletá-los (janela de amostragem ou comprimento da corrida na analogia do velocista) é curto. O oposto se aplica quando a largura de banda de recepção é baixa ou estreita. Os dados são coletados mais lentamente e a janela de amostragem é longa.

Janela de amostragem (tempo de amostragem)

A janela de amostragem não é um parâmetro selecionável pelo usuário no protocolo de escaneamento. Entretanto, como o eco é normalmente centrado no meio desse tempo (ou seja, o pico do eco corresponde ao meio da aplicação do gradiente de codificação de frequência), a duração da janela de amostragem afeta indiretamente o TE (que é selecionável no protocolo de varredura). Por exemplo, se o gradiente de codificação de frequência for ativado por 8 ms (ou seja, a janela de amostragem é de 8 ms), então o pico de eco ocorre após 4 ms. Se a janela de amostragem aumentar, o gradiente de codificação de frequência é ativado por mais tempo. Portanto, o pico do eco ocorre mais tarde, aumentando o tempo desde o pico do eco até o pulso de excitação de RF que o criou (ou seja, o TE aumenta). O oposto é verdadeiro se a janela de amostragem diminuir.

> ## Dica para aprendizado: relação entre TE, largura de banda de recepção e matriz de frequência
>
> Então, por que se preocupar em aprender sobre amostragem? A razão é que a largura de banda de recepção, a matriz de frequência e o TE mínimo estão relacionados entre si e têm um impacto significativo na aquisição de dados. Esses três parâmetros são selecionados em cada protocolo de escaneamento e é importante que trabalhem juntos de forma eficaz. Para entender isso mais claramente, vamos recapitular o seguinte:
>
> - A largura de banda de recepção determina a faixa de frequências digitalizada com precisão durante a janela de amostragem. Ela tem o mesmo valor numérico que a frequência de amostragem digital quando os princípios de Nyquist são aplicados
> - A frequência de amostragem digital determina o número de pontos de dados adquiridos por segundo através do CAD
> - A matriz de frequência determina o número de pontos de dados coletados durante a janela de amostragem
> - O TE mínimo é afetado pela duração da janela de amostragem porque o eco normalmente é centrado no meio dessa janela de tempo.

Vamos voltar à analogia do velocista por um momento. Suponhamos que nós desejamos tirar 10 fotografias de nosso velocista, mas com uma câmera que tira somente uma fotografia a cada 2 segundos em vez de a cada 1 segundo. Isso equivale a reduzir pela metade a frequência de amostragem digital e a largura de banda de recepção. Ainda são necessárias 10 fotografias do velocista para saber exatamente como ele estava correndo durante a corrida. Isso é equivalente a querer manter a matriz de frequência selecionada. Uma das maneiras de conseguir isso é fazer a corrida durar o dobro do tempo, ou seja, a corrida passa a levar 20 segundos em vez de 10. Isso é equivalente a dobrar a janela de amostragem. Pedimos ao velocista que corra a corrida, mas em vez de desacelerar e fazer uma volta de vitória, que continue correndo no mesmo ritmo por mais 10 segundos. Dessa forma, usando uma câmera que tira uma foto a cada 2 segundos, 10 fotos ainda são tiradas. A aquisição destas 10 fotografias leva mais tempo do que quando usamos nossa câmera original, que tira fotos em uma frequência maior (a cada 1 segundo). Como a corrida leva o dobro do tempo, isto é equivalente a aumentar o TE porque o eco é reposicionado para ocorrer no meio da corrida mais longa.

O mesmo é verdade se precisarmos de 20 fotografias em vez de 10. Isso equivale a dobrar a matriz de frequência. Vamos supor que tiramos uma fotografia por segundo. Para tirar 20 fotografias nessa taxa, dobramos a duração da corrida de 10 para 20 segundos. Esses dois cenários requerem uma corrida mais longa – tanto reduzindo pela metade o número de fotos tiradas por segundo (o que equivale a reduzir pela metade a frequência de amostragem digital e a largura de banda de recepção) – ou duplicando o número de fotografias (o que equivale a dobrar a matriz de frequência). A duplicação do comprimento da corrida é equivalente a dobrar a janela de amostragem, e isso aumenta o TE, já que o eco está localizado no meio de uma janela de amostragem mais longa.

Por exemplo, se uma matriz de frequência de 256 é necessária, 256 pontos de dados são adquiridos durante a janela de amostragem. Se for selecionada uma largura de banda de recepção de 32 KHz, a frequência de amostragem digital também é de 32 KHz. Isso significa que 32.000 pontos de dados são coletados por segundo (Equação 6.5). Como o intervalo de amostragem é 1 ÷ frequência de amostragem digital, um ponto de dados é adquirido a cada 0,031 ms. Portanto, para adquirir 256 pontos de dados, a janela de amostragem é 256 × 0,031 ms ou 8 ms (Equação 6.6). Assim, o gradiente de codificação de frequência é ligado por 8 ms para permitir tempo suficiente para que 256 pontos de dados sejam adquiridos na amostragem, uma vez a cada 0,031 ms em uma frequência de amostragem de 32 KHz. A janela de amostragem inclui 4 ms quando os momentos magnéticos dos núcleos de hidrogênio refasam e atingem um pico no tempo TE e depois 4 ms à medida que os momentos magnéticos defasam. O pico do eco, portanto, ocorre na metade do caminho da janela de amostragem após 4 ms.

Equação 6.5

$RBW = 1/DT_s$	RBW é a largura de banda de recepção (KHz) DT_s é o intervalo entre cada ponto de dados (ms)	O intervalo entre cada ponto de dados ou o intervalo de amostragem é determinado pela largura de banda de recepção. Se o intervalo de amostragem for curto, a largura de banda de recepção aumenta e vice-versa

Equação 6.6

$W_s = \Delta T_s \times M(f)$	W_s é a janela de amostragem (ms) ΔT_s é o intervalo de amostragem (ms) $M(f)$ é a matriz de frequência	A matriz de frequência determina quantos pontos de dados são coletados em cada linha do espaço-k. Portanto, a janela de amostragem é este número multiplicado pelo intervalo de amostragem

Se a largura de banda de recepção reduzir pela metade, para 16 KHz, a frequência de amostragem digital também cairá pela metade para 16 KHz e assim são adquiridos 16.000 pontos de dados por segundo. Se a janela de amostragem ainda for de 8 ms, apenas 128 pontos de dados podem ser coletados neste momento, em vez dos 256 necessários. Para coletar 256 pontos de dados nessa largura de banda de recepção, a janela de amostragem é dobrada para 16 ms e resulta em um aumento de 4 ms no TE mínimo permitido, ou seja, o pico do eco move-se para ocorrer no meio da janela de amostragem mais longa. Por exemplo, se o TE mínimo for 10 ms, usando uma largura de banda de 32 KHz e uma matriz de frequência de 256, reduzindo pela metade a largura de banda de recepção para 16 KHz aumenta-se o TE mínimo para 14 ms (Figura 6.9). Isso porque a janela de amostragem é 8 ms mais longa do que antes e, portanto, o pico do eco ocorre em 8 ms na janela de amostragem em vez de 4 ms. Lembre-se de que o tempo entre o pulso de excitação de RF e o início da janela de amostragem não muda. São 6 ms em ambos os cenários. O que aumenta é a janela de amostragem. O TE aumenta porque o pico do eco está no meio dessa janela mais longa.

- Uma largura de banda de recepção de 32 KHz e uma matriz de frequência de 256 resultam em um TE mínimo de 6 + 4 = 10 ms
- Uma largura de banda de recepção de 16 KHz e uma matriz de frequência de 256 resultam em um TE mínimo de 6 + 8 = 14 ms.

Aumentar a matriz de frequência tem o mesmo efeito que reduzir a largura de banda de recepção. Usando o exemplo acima, se a matriz de frequência dobrar de 256 para 512, então são necessários 512 pontos de dados e as frequências devem ser amostradas 512 vezes durante a janela de amostragem. Se a largura de banda de recepção for mantida em 32 KHz, então a janela de amostragem e, portanto, o TE mínimo, aumentam para obter o número necessário de pontos de dados.

A Tabela 6.2 descreve isso de forma mais clara. O padrão é mostrado na linha superior, na qual uma janela de amostragem de 8 ms é utilizada com uma largura de banda de 32 KHz, com uma matriz de frequência de 256. Se a largura de banda se reduz à metade, não são adquiridos pontos de dados suficientes (128 em vez dos 256 necessários). Para resolver isso, a janela de amostragem dobra para 16 ms, o que aumenta o TE em 4 ms (já que o pico do eco é situado no meio da janela de amostragem, como mostrado na Figura 6.10). O mesmo ocorre se for necessária uma matriz de frequência de 512. A janela de amostragem dobra para adquirir 512 pontos de dados e também aumenta o TE em 4 ms.

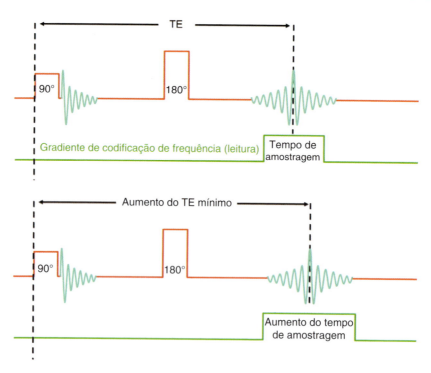

Figura 6.9 Tempo de amostragem (janela de aquisição) e o TE.

Tabela 6.2 Largura de banda de recepção, janela de amostragem e matriz de frequência.

Matriz de frequência	Largura de banda de recepção (KHz)	Janela de amostragem (ms)
256	32	8
128	16	8
256	16	16
512	32	16

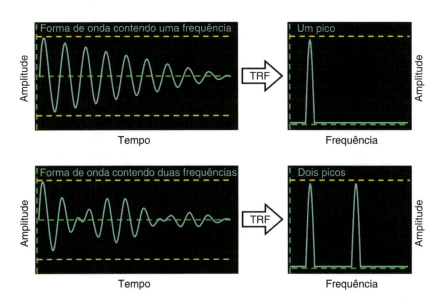

Figura 6.10 TRF.

Tabela 6.3 Para lembrar: amostragem.

A janela de amostragem é o tempo que o sistema tem para adquirir os dados. É o tempo durante o qual o gradiente de codificação de frequência é ligado
A frequência de amostragem digital é quantas vezes o sistema realiza a amostragem de frequências por segundo durante o tempo de amostragem. Quando Nyquist é obedecido, isso tem o mesmo valor numérico que o da largura de banda de recepção
A matriz de frequência determina quantos pontos de dados são coletados durante o tempo de amostragem
A frequência de amostragem digital e a janela de amostragem determinam quantos pontos de dados podem ser coletados e, portanto, a matriz de frequência
Se a largura de banda de recepção ou a matriz de frequência for alterada, a janela de amostragem é alterada e isso tem impacto sobre o TE, em como o pico do eco é posicionado no meio da nova janela de amostragem

Dica para exames: como diferentes fabricantes exibem a largura de banda de recepção

Fabricantes diferentes não utilizam os mesmos termos para a largura de banda de recepção. Alguns exibem a largura de banda de recepção em todo o FOV. Se esse for o caso, então a largura de banda de recepção normalmente está em uma escala de KHz ou 1.000 Hz. Outros optam por exibi-la como a largura de banda de recepção por pixel na direção de frequência da imagem. Para isso, a largura de banda de recepção para todo o FOV é dividida pela matriz de frequência. Se esse for o caso, então a largura de banda de recepção normalmente está em uma escala de Hz. Alguns mostram esse parâmetro como o número de pixels pelos quais a gordura e a água estão separadas na imagem. Os momentos magnéticos da gordura e da água precessam em diferentes frequências com a mesma intensidade de campo. Por exemplo, há uma diferença de 220 Hz em suas frequências de precessão a 1,5 T. A largura de banda de recepção determina quantos pixels além dos sinais de gordura e água são mapeados no FOV e, portanto, a largura de banda de recepção é expressa como o número de pixels em que eles são deslocados separadamente na imagem. Os momentos magnéticos da gordura e da água precessam em diferentes frequências com a mesma intensidade de campo. Por exemplo, há uma diferença de 220 Hz em suas frequências de precessão a 1,5 T. A largura de banda de recepção determina quantos pixels além dos sinais de gordura e água são mapeados no FOV e, portanto, a largura de banda de recepção é expressa como o número de pixels que os separam na imagem.

Por exemplo, a 1,5 T usando uma largura de banda de recepção de 32 KHz e uma matriz de frequência de 256, a largura de banda de recepção pode ser exibida nos seguintes formatos (ver tabela de acrônimos para esse parâmetro no início do livro):

- Como largura de banda sobre todo o FOV ± 16 KHz (32 KHz)
- Como largura de banda por pixel 32.000 ÷ 256 = 125 Hz/pixel
- Como deslocamento de gordura e água de 220 ÷ 125 = 0,176 pixels.

Dica para exames: número de cortes e o TE

O TE não é um parâmetro de tempo de escaneamento, mas sob certas circunstâncias, pode influenciá-lo. Imagine um cenário em que montamos um protocolo de escaneamento com o número máximo de cortes permitido para o TR selecionado. Logo antes de iniciar a varredura, decidimos duplicar a matriz de frequência de 256 para 512. Isso significa que o sistema coleta 512 pontos de dados durante a janela de amostragem, em oposição a 256. Se a largura de banda de recepção (e, portanto, a frequência de amostragem digital) permanece inalterada, para coletar o número necessário de pontos de dados, a janela de amostragem dobra. Como o eco está situado no meio da janela de amostragem, o pico do eco é reposicionado para ocorrer no meio dessa janela mais longa. Isso aumenta o TE.

Como o sistema agora "fica" a cada corte por mais tempo esperando que o eco ocorra, não podendo excitar o próximo corte até que tenha lido o eco do corte atual, ele não pode adquirir todos os cortes no TR selecionado. O sistema aumenta o TR para encaixar os cortes ou adquire metade dos cortes em uma aquisição e repete a varredura total novamente para adquirir a outra metade. Ambas as estratégias causam um aumento no tempo de escaneamento porque o TR aumenta.

Transformada rápida de Fourier (TRF)

As imagens de RM consistem em uma matriz de pixels, cujo número é determinado pelo número de linhas preenchidas no espaço-*k* (matriz de fase) e pelo número de pontos de dados em cada linha (matriz de frequência). Após a TRF, cada pixel é atribuído a uma cor na escala de cinza. Isso corresponde à amplitude de frequências específicas provenientes da mesma localização espacial representada por esse pixel.

Cada ponto de dados contém informações de fase e frequência do corte *total* em um determinado tempo durante a janela de amostragem. Em outras palavras, as amplitudes de frequência são representadas no domínio do tempo. A TRF converte isso em amplitudes de frequência no domínio de *frequência*. Isso é necessário porque os gradientes localizam espacialmente o sinal de acordo com sua frequência e não com seu tempo. Em vez de observar a amplitude de uma forma de onda como ela se apresenta ao longo do tempo, a TRF olha para sua amplitude dependendo de sua frequência. Uma forma de onda com uma dada frequência e amplitude torna-se um pico em uma frequência após a TRF. Duas formas de onda, com duas frequências diferentes, tornam-se dois picos após a TRF. A altura desses picos depende da amplitude da forma de onda original (Figura 6.10). A TRF é basicamente a matemática que nos leva dos pontos de dados no espaço-*k* para a imagem. Se você é um profissional especializado em RM clínica e não um matemático, é perfeitamente aceitável deixar as coisas assim! Uma explicação mais detalhada, mas ainda não matemática, segue agora.

O gradiente de codificação de frequência é aplicado durante o eco. Ele provoca uma mudança de frequência dos momentos magnéticos dos núcleos de hidrogênio de acordo com sua localização espacial ao longo do gradiente. Durante a aplicação desse gradiente, essas diferentes frequências são amostradas pelo computador. Essa informação é armazenada em cada ponto de dados disposto em uma linha no espaço-*k* durante a breve janela de amostragem de apenas alguns milissegundos. A codificação de fase é mais complicada. O gradiente de codificação de fase produz uma mudança de fase dos momentos magnéticos dos núcleos de hidrogênio localizados ao longo do gradiente. Uma vez que isso ocorre, o gradiente é desligado e os momentos magnéticos dos *spins* localizados ao longo dele retornam à precessão na frequência de Larmor. A mudança de fase, no entanto, permanece. Uma forma de onda é derivada da plotagem da mudança de fase dos momentos magnéticos dos *spins* impostos por esse gradiente ao longo da distância. A frequência espacial dessa forma de onda depende da inclinação ou amplitude do gradiente de codificação de fase (ver Capítulo 5). Se a inclinação da codificação de fase muda a cada TR, então, o deslocamento de fase resultante e, portanto, a frequência espacial, é diferente a cada TR.

Spins localizados em uma determinada posição no corte experimentam um gradiente de codificação de fase diferente a cada TR e, portanto, a frequência espacial obtida para esses *spins* também é diferente a cada TR. Ao contrário da codificação de frequência, que se baseia no que aconteceu durante o curto período de tempo da janela de amostragem, o processo de codificação de fase baseia-se no que aconteceu durante *toda* a varredura. Os *spins* localizados em uma posição específica no corte experimentam um padrão único de diferentes inclinações de gradiente de codificação de fase durante toda a varredura e, portanto, um padrão único de frequências espaciais é obtido. A TRF calcula a posição exata dos *spins* localizados ao longo do eixo de codificação de fase de acordo com esse padrão único.

Para ilustrar isso mais claramente, veja a Figura 6.11. Ela mostra como os dados dos *spins* localizados na borda do FOV são mapeados no espaço-*k*. Os *spins* localizados na borda do FOV experimentam uma grande variação na inclinação de codificação de fase durante toda a varredura. Como eles estão localizados na borda do FOV, em alguns TRs, *spins* nessas posições experimentam aplicações do gradiente de codificação de fase com inclinação acentuada, tanto positiva quanto negativamente. Em alguns TRs, no entanto, eles experimentam aplicações do gradiente de codificação de fase muito suaves. A questão é que há uma grande *variação* na inclinação do gradiente de codificação de fase ao longo da varredura nesse local. Os *spins* são, portanto, deslocados de fase em diferentes graus durante o exame de RM e, portanto, as frequências espaciais derivadas dessas mudanças de fase também são muito variadas (de baixas a altas frequências espaciais).[4] Essa variação de um TR até o próximo é mapeada no espaço-*k* (ver Figura 6.11). As formas de onda em cada linha do espaço-*k* são criadas em diferentes TRs por diferentes inclinações do gradiente de codificação de fase e, portanto, sua informação de fase é diferente. Os pontos vermelhos na Figura 6.11 representam o ponto de dados correspondente ao meio de cada linha e sua posição nas formas de onda é diferente. A mudança de localização dos pontos vermelhos em cada forma de onda representa a mudança na fase dos *spins* nesse local, porque a inclinação do gradiente de codificação de fase é alterada a cada TR.

Agora veja a Figura 6.12. O espaço-*k* é rotacionado para mostrar seu eixo de fase. Os pontos verdes na Figura 6.12 são os pontos vermelhos mostrados na Figura 6.11. Quando vistos de lado (como nos diagramas inferiores da Figura 6.12), você pode ver novamente como sua posição muda a cada TR. Se os pontos verdes forem unidos, surge outra forma de onda. Isto é chamado de **pseudofrequência** e é mostrado no diagrama inferior direito da Figura 6.12. Ela representa a mudança de fase dos *spins* nesse local, na borda do FOV, ao longo de *toda a varredura*, desde o primeiro TR no escaneamento, até o fim. *Spins* localizados em outra parte do corte experimentam um padrão diferente de mudança da inclinação do gradiente de codificação de fase durante a varredura e, portanto, têm uma pseudofrequência diferente daquela ilustrada nas Figuras 6.11 e 6.12.

Cada ponto de dados no espaço-*k*, desse modo, tem informação do corte total "presa" dentro dele. Essa informação inclui:

- Frequências espaciais obtidas a partir da codificação de frequência
- Frequências espaciais (denominadas pseudofrequências) obtidas a partir da codificação de fase.

A TRF é necessária para "liberar" matematicamente esses dados para que o sistema possa localizar o sinal em cada região do pixel no corte, e atribuir uma intensidade de sinal. Essa intensidade de sinal depende da amplitude do sinal em cada local de pixel.

Talvez o exemplo mais fácil seja descobrir como um pixel localizado no isocentro magnético, precisamente no meio do corte em ambas as direções de frequência e fase, é codificado. Os momentos magnéticos dos núcleos de hidrogênio localizados aqui não experimentam nenhuma mudança de frequência ou fase durante o exame de RM porque os gradientes não alteram a intensidade do campo magnético nesse local. Em termos de codificação de frequência, os momentos magnéticos de hidrogênio localizados aqui sempre precessam na frequência de Larmor, independentemente da amplitude do gradiente de codificação de frequência. Em termos de codificação de fase, os momentos magnéticos desses *spins* nunca sofrem uma mudança de fase porque suas frequências são inalteradas.[5] Portanto, quando os dados

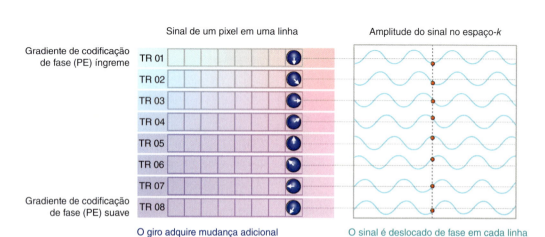

Figura 6.11 Sinais no espaço-*k* de um voxel.

do processo de codificação de fase são mapeados no espaço-*k*, a posição de um ponto verde de uma linha no espaço-*k* para a próxima permanece inalterada durante toda a varredura. Se esses pontos verdes forem unidos no eixo de fase do espaço-*k*, o resultado é uma linha reta. Em outras palavras, não há pseudofrequência ou frequência espacial do processo de codificação de fase para os *spins* localizados no isocentro magnético. A TRF mapeia essa mudança zero de frequência e mudança zero de fase em um pixel no isocentro magnético. Outra forma de colocar isso é que qualquer sinal que demonstre uma mudança zero na frequência e na fase deve vir desse ponto do corte – não pode vir de qualquer outro lugar porque é somente no isocentro magnético que essas condições se aplicam. Se há muito sinal que se comporta dessa maneira (alta amplitude de sinal), então o pixel é atribuído a um tom branco na escala de tons de cinza. Se houver pouco ou nenhum sinal que se comporte dessa forma (baixa amplitude de sinal), então o pixel é atribuído a um tom preto na escala de cinza.

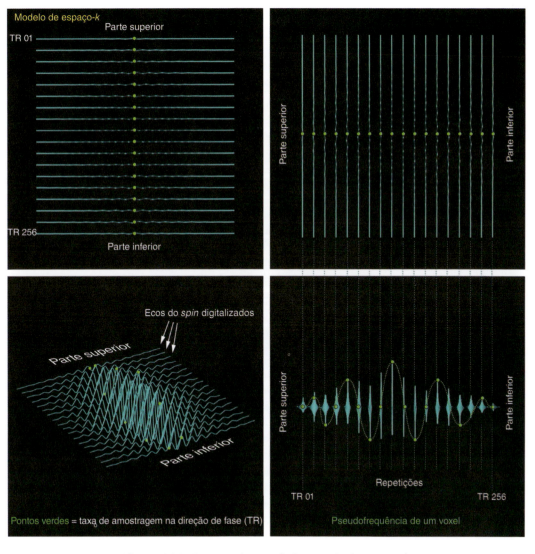

Figura 6.12 Geração de pseudofrequência de um voxel.

Tabela 6.4 Para lembrar: dados de fase no espaço-*k*.

A inclinação do gradiente de codificação de fase é alterada a cada TR (assumindo um número de médias de sinal [NMS]). Isso muda o grau de deslocamento de fase ao longo de uma determinada distância do paciente
Inclinações acentuadas do gradiente de codificação de fase produzem mais deslocamento de fase do que as inclinações suaves ou superficiais
A posição de fase dos momentos magnéticos em voxels ao longo de todo o corte cria uma forma de onda ao longo do corte. A frequência espacial dessa forma de onda depende da quantidade de deslocamento de fase em uma distância ao longo do gradiente
A posição de fase dos momentos magnéticos dos *spins* dentro de cada voxel é alterada de forma diferente quando a inclinação do gradiente de codificação de fase é modificada e isso se reflete pela produção de uma pseudofrequência. Isso é obtido pela observação da mudança de deslocamento de fase dos momentos magnéticos em um voxel durante a *varredura total*
Cada pixel do corte tem, portanto, sua própria pseudofrequência única, de modo que centenas de pseudofrequências são obtidas ao longo da varredura
Essas pseudofrequências são amostradas com as frequências obtidas pela codificação de frequência, e a informação de ambos os processos está contida dentro de um ponto de dados
Cada ponto de dados, portanto, tem informações sobre o que aconteceu durante o processo de codificação espacial para o corte inteiro
A TRF é necessária para "liberar" cada ponto de dados e calcular a intensidade do sinal para cada posição de pixel no corte

Esse processo é repetido para cada pixel no corte. Cada pixel tem seu próprio padrão único de frequência espacial e, portanto, sua própria pseudofrequência, e há diferentes amplitudes de sinal nessas diferentes localizações de pixels. A TRF calcula o que esses padrões únicos são e a localização espacial de cada padrão único (pixel). Em seguida, o sistema atribui um tom na escala de cinza (do preto ao branco e centenas de tons de cinza intermediários) para cada pixel, dependendo da amplitude do sinal com esse padrão único.

Dica para aprendizado: por que o gradiente de fase precisa mudar?

Lembre-se que precisamos mudar a amplitude do gradiente de codificação de fase para preencher diferentes linhas de espaço-*k* e, portanto, criar múltiplos pixels na direção da fase da imagem. Outra maneira de ver isso é que, mudando a inclinação do gradiente de codificação de fase, os dados "parecem diferentes" em relação ao observado no TR anterior. É assim que o sistema sabe colocar esses pontos de dados em uma nova linha de espaço-*k*. Se os dados parecem os mesmos a cada TR, então o sistema colocaria os dados na mesma linha a cada TR e a imagem resultante teria uma resolução de apenas 1 pixel na direção da fase da imagem. Para criar uma matriz de fases, os dados devem ser diferentes a cada TR.

Os dados de frequência não podem ser mudados de um TR para outro porque, para isso, a inclinação do gradiente de codificação de frequência deveria mudar a cada TR. Isso, por sua vez, mudaria o tamanho dos pixels e do FOV na direção da frequência da imagem a cada TR (ver mais adiante), o que é obviamente indesejável. Os dados de seleção de corte também não podem ser alterados a cada TR, porque alteraria a inclinação do gradiente de seleção de corte aplicado a um corte a cada TR. Isso, então, mudaria a espessura do corte a cada TR, o que, novamente, é indesejável. A única inclinação de gradiente que pode ser alterada sem ter nenhum efeito indesejável grave é o gradiente de codificação de fase e, ao fazê-lo, alteram-se os dados de fase. Isso é o que o sistema precisa para colocar estes dados "diferentes" em uma linha diferente de espaço-*k* e assim fornecer múltiplos pixels na direção da fase da imagem.

PARTE 3: ALGUNS FATOS IMPORTANTES SOBRE O ESPAÇO-*K*!

A parte difícil do espaço-*k* acabou e é hora de explorar vários pontos importantes. Essas são peças úteis no quebra-cabeça do espaço-*k*.

Fato 1: o espaço-*k* não é a imagem

É tentador pensar que um único ponto de dados no espaço-*k* torna-se um único pixel na imagem. As imagens têm uma grade ou matriz de pixels e o espaço-*k* tem uma grade ou matriz de pontos de dados com o mesmo número.

- O número de pixels no eixo de codificação de frequência da imagem é a matriz de frequência e esse é o mesmo número de pontos de dados em cada linha do espaço-*k*
- O número de pixels no eixo de codificação de fase da imagem é a matriz de fase e esse é o mesmo número de pontos de dados em cada coluna do espaço-*k*.

Entretanto, a grade de pontos de dados no espaço-*k* *não* corresponde à grade de pixels na imagem. Um ponto de dados *não* equivale a 1 pixel. Se assim fosse, não precisaríamos de TRF! Como já vimos, cada ponto de dados contém informações para o *corte total*, já que as frequências espaciais vêm de todo o eco e o eco vem do corte total. Isso explica por que precisamos de TRF para "desbloquear" cada ponto de dados no espaço-*k*.

Fato 2: os dados são simétricos no espaço-*k*

Os dados na metade superior do espaço-*k* são idênticos aos dados na metade inferior. Isso ocorre porque a inclinação do gradiente de codificação de fase necessária para selecionar uma determinada linha em uma metade do espaço-*k* é idêntica àquela necessária para selecionar a mesma linha no lado oposto do espaço-*k*. Embora a polaridade do gradiente seja diferente, a inclinação é a mesma. Portanto, as informações espaciais em cada linha também são as mesmas (Figura 6.13).

Além disso, os dados no lado esquerdo do espaço-*k* são idênticos aos dados no lado direito. Isso se deve ao fato de que os pontos de dados estão dispostos em uma linha sequencial da esquerda para a direita à medida que ocorre a refasagem, alcançando seu pico e a defasagem. O pico do eco corresponde ao eixo central vertical do espaço-*k*. Como os ecos são características simétricas, os dados de frequência digitalizados a partir do eco são os mesmos de um lado e do outro (Figura 6.14). A simetria do espaço-*k* é chamada de **simetria conjugada**. Como o espaço-*k* é simétrico de cima para baixo e da esquerda para a direita, cada ponto de dados no espaço-*k* é o mesmo que aquele diagonalmente oposto a ele. A simetria conjugada é usada para reduzir os tempos de escaneamento em algumas opções de imagem (ver Parte 5).

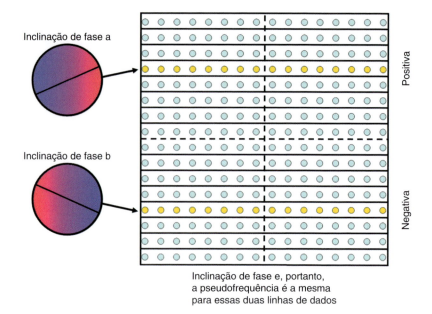

Figura 6.13 Simetria do espaço-k: fase.

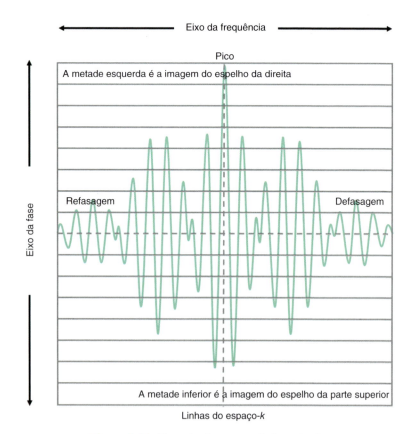

Figura 6.14 Simetria do espaço-k: frequência.

Fato 3: dados adquiridos nas linhas centrais contribuem para o sinal e o contraste, enquanto os dados adquiridos nas linhas externas contribuem para a resolução

As linhas centrais do espaço-k são preenchidas usando inclinações de gradiente de codificação de fase suaves e as linhas externas são preenchidas usando inclinações de gradiente de codificação de fase acentuadas. Inclinações suaves resultam em baixas frequências espaciais devido a pequenas mudanças de fase ao longo do gradiente de codificação de fase. Para produzir ecos com uma grande amplitude de sinal, os momentos magnéticos dos núcleos de hidrogênio devem estar coerentes ou em fase. Ao minimizar a mudança de fase com uma inclinação superficial do gradiente de codificação de fase, o eco resultante tem um sinal de alta amplitude e contribui largamente para o sinal e o contraste na imagem.

Inclinações grandes do gradiente de codificação de fase resultam em altas frequências espaciais devido a grandes mudanças de fase na distância ao longo do gradiente de codificação de fase. O eco resultante, portanto, tem amplitude de sinal relativamente baixa e não contribui com o sinal e o contraste na imagem (Figura 6.15). Entretanto, grandes mudanças de fase ao longo do gradiente de codificação de fase significam que dois pontos próximos um do outro no paciente são passíveis de ter uma diferença de fase e são diferenciados um do outro. Portanto, eles fornecem informações de resolução.

Resumindo:

- A porção *central* do espaço-k contém dados que têm *alto sinal* de amplitude e *baixa resolução*.
- A porção *externa* do espaço-k contém dados que têm *baixo sinal* de amplitude e *alta resolução*.

O sinal e a resolução são fatores importantes de qualidade de imagem e são discutidos no Capítulo 7. Se todo o espaço-k é preenchido durante uma aquisição, então tanto o sinal como a resolução são obtidos e exibidos na imagem. No entanto, há muitas permutações diferentes de preenchimento do espaço-k, nos quais a proporção relativa de linhas centrais para linhas externas preenchidas é alterada. Sob essas circunstâncias, a qualidade da imagem é significativamente

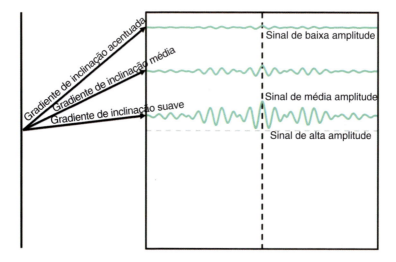

Figura 6.15 Amplitude do gradiente de fase *vs.* amplitude de sinal.

afetada. Por exemplo, esse fato é utilizado no TSE para a ponderação das imagens (ver Capítulo 3). Nessa sequência de pulsos, as linhas de espaço-k são reordenadas para que as linhas centrais, que contribuem com o sinal e o contraste, sejam preenchidas durante os ecos que apresentam um TE semelhante ao TE efetivo que selecionamos no protocolo de escaneamento. Sua influência sobre a ponderação da imagem é maximizada. Linhas externas, de resolução do espaço-k, são preenchidas durante os ecos com TEs diferentes dos TEs efetivos. Esses ecos contribuem para a resolução, mas, como sua amplitude é baixa, não contribuem com sinal e contraste. Sua influência sobre a ponderação da imagem é minimizada.

Também vale a pena notar que quando a matriz de fase diminui, as linhas externas são excluídas e somente as linhas centrais do espaço-k são preenchidas com dados. Por exemplo, se a matriz de fase diminui de 512 para 128, em vez de apenas preencher linhas (+128 a 0), as linhas (+64, 0, –63) são preenchidas. Essas são principalmente as linhas de sinal e contraste do espaço-k (Figura 6.16). Essa convenção é usada porque sinal e contraste são normalmente mais importantes do que a resolução das imagens de RM (ver Capítulo 7). Quando a resolução também é necessária, isso é conseguido através do aumento da proporção de linhas externas que contêm dados de resolução.

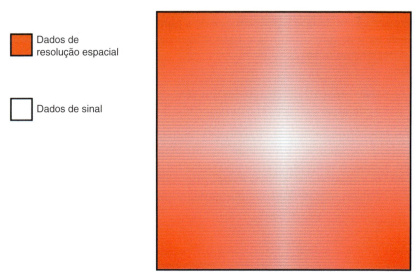

Figura 6.16 Espaço-k: sinal e resolução.

Dica para aprendizado: espaço-k, resolução e sinal

A Figura 6.17 mostra uma imagem adquirida utilizando todo o espaço-k. Tanto a resolução quanto o sinal são vistos. A Figura 6.18 ilustra o que acontece se uma imagem é criada somente a partir de dados nas bordas externas do espaço-k. Essa imagem tem boa resolução, pois os detalhes do cabelo e dos olhos estão bem indicados, mas existe muito pouco sinal. A Figura 6.19 mostra o que acontece se uma imagem é criada apenas a partir de dados no centro do espaço-k. A imagem resultante tem um sinal excelente, mas de baixa resolução. Esse exemplo também demonstra que o espaço-k não é a imagem (ver Fato 1). Se fosse, a imagem na Figura 6.18 perderia seu nariz e a Figura 6.19 mostraria apenas o nariz. Ambas as imagens, no entanto, mostram toda a face, embora apenas uma pequena porcentagem do número total de pontos de dados no espaço-k seja utilizada em sua criação. Isso porque cada ponto de dados no espaço-k contém informação do corte inteiro (ver Fato 1).

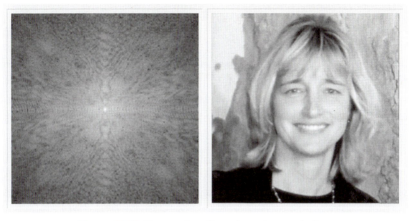

Figura 6.17 Espaço-*k* utilizando todos os dados.

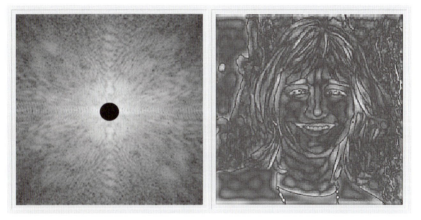

Figura 6.18 Espaço-*k* utilizando apenas os dados de resolução.

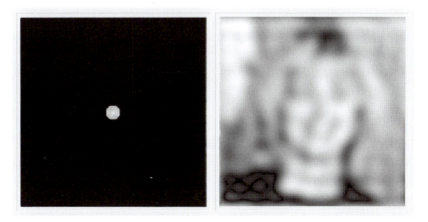

Figura 6.19 Espaço-*k* utilizando apenas os dados de sinal.

Tabela 6.5 Para lembrar: sinal, contraste e resolução no espaço-*k*.

As linhas externas do espaço-*k* contêm dados com alta resolução espacial à medida que são preenchidas por inclinações acentuadas do gradiente de codificação de fase
As linhas centrais do espaço-*k* contêm dados com baixa resolução espacial à medida que são preenchidas por inclinações suaves do gradiente de codificação de fase
A porção central do espaço-*k* contém dados que têm alta amplitude de sinal e baixa resolução espacial
A porção externa do espaço-*k* contém dados que têm alta resolução espacial e baixa amplitude de sinal

Fato 4: o tempo de escaneamento é o tempo para preencher o espaço-*k*

Quando o sistema calcula o tempo de escaneamento, geralmente multiplica os três parâmetros descritos a seguir:

- TR
- Matriz de fase
- **Número de médias de sinal (NMS)**.

Há parâmetros adicionais de tempo de escaneamento na imagem turbo *spin*-eco (TSE) e volumétrica (Equações 6.7 a 6.9), mas o tempo de escaneamento é sempre baseado nos parâmetros listados acima. Vamos ver por quê.

Equações 6.7 a 6.9

Na imagem 2D: $TS = TR \times M(p) \times NMS$	TS é o tempo de escaneamento (s) TR é o tempo de repetição (ms) M(p) é a matriz de fase NMS é o número de médias de sinal	Esta equação mostra como o tempo de escaneamento é calculado pelo sistema
Na imagem TSE ou FSE 2D: $$TS = \frac{TR * M(p) * NMS}{CTE}$$	TS é o tempo de escaneamento (s) TR é o tempo de repetição (ms) M(p) é a matriz de fase NMS é o número de médias de sinal CTE é o comprimento de trem de eco	O CTE determina quantas linhas de espaço-*k* são preenchidas por TR. Quanto mais alto o CTE, menor o tempo de escaneamento
Na imagem 3D: $TS = TR \times M(p) \times NMS \times N_s$	TS é o tempo de escaneamento (s) TR é o tempo de repetição (ms) M(p) é a matriz de fase NMS é o número de médias de sinal N_s é o número de localizações do corte	O número de cortes na imagem 3D é equivalente a uma matriz de corte. Isso ocorre porque o tempo de escaneamento é multiplicado por esse número, pois é semelhante à matriz de fase

Tempo de repetição (TR)

Em cada TR, cada corte é selecionado, havendo a codificação de fase e de frequência. Seu eco é amostrado e as frequências são digitalizadas. Portanto, a cada TR uma linha de dados é disposta no espaço-*k* para cada corte. Uma vez que isso ocorre, o sistema repete esse processo para todos os demais cortes na pilha de cortes. No próximo TR, o primeiro corte é novamente excitado, uma linha diferente de espaço-*k* é preenchida com dados e isso se repete para cada corte. TRs longos significam que há um longo tempo entre o preenchimento de uma linha do espaço-k e o preenchimento da próxima, para cada área do espaço-k. O oposto é verdadeiro para os TRs curtos. Portanto, leva mais tempo para preencher todas as áreas de espaço-k e, portanto, para completar a varredura quando o TR é longo, em comparação a quando o TR é curto.

Dica para exames: TR e número de cortes

Os cortes não são geralmente selecionados juntos, mas sequencialmente, ou seja, o corte 1 é selecionado e codificado, e as frequências de seu eco são digitalizadas. Depois, o próximo corte é selecionado, codificado e digitalizado, e assim por diante. Isso explica por que o número máximo de cortes disponíveis depende do TR (Figura 6.20). TRs mais longos permitem que mais cortes sejam selecionados, codificados e digitalizados do que TRs curtos. Por exemplo, um TR de 500 ms pode permitir 30 cortes, enquanto um TR de 2.000 ms permite 40 fatias. Esse ponto também foi explorado no Capítulo 5.

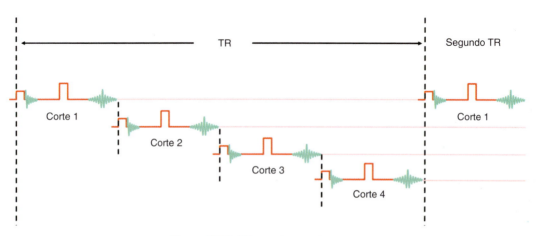

Figura 6.20 TR *vs.* número de cortes.

Matriz de fase

Determina o número de linhas de espaço-k preenchidas para completar a varredura. Se uma linha for preenchida por TR, então:

- Se for selecionada uma matriz de fase de 128, 128 linhas são preenchidas e 128 TRs são completados para finalizar a varredura
- Se for selecionada uma matriz de fase de 256, 256 linhas são preenchidas e 256 TRs são completados para finalizar a varredura.

À medida que a matriz de fase aumenta, o tempo de varredura também aumenta, pois leva mais tempo para o preenchimento do espaço-k do que quando se usa uma matriz de fase pequena.

Número de médias de sinal (NMS), também conhecido como número de excitações ou NEX

Esse é o número de vezes que cada linha é preenchida com dados. O eco pode ser amostrado mais de uma vez, mantendo a mesma inclinação de gradiente de fase em vários TRs, em vez de mudá-la a cada TR. A mesma linha de espaço-k é preenchida várias vezes para que cada linha contenha mais dados, em relação aos dados que são colocados lá apenas uma vez. Como há mais dados em cada linha, a imagem resultante tem uma maior razão sinal-ruído (RSR) (ver Capítulo 7), mas o tempo de escaneamento é proporcionalmente mais longo.

Por exemplo:

- TR de 1.000 ms, matriz de fase de 256, 1 NMS, tempo de escaneamento = 256 segundos
- TR de 1.000 ms, matriz de fase de 256, 2 NMS, tempo de escaneamento = 512 segundos.

Normalmente, para preencher cada linha mais de uma vez, a mesma inclinação do gradiente de codificação de fase é utilizada em dois ou mais TRs sucessivos, em vez de preencher todas as linhas uma vez e depois retornar para repetir o processo novamente. Nas sequências de pulso TSE, o tempo de escaneamento é calculado usando um parâmetro adicional, o fator turbo ou CTE (ver Capítulo 3). Isso também é modificado nas imagens volumétricas e paralelas (ver Parte 5).

> ### Analogia: como aplicar a analogia da cômoda para explicar o espaço-k e o tempo de escaneamento
>
>
> - O TR é o tempo entre o preenchimento da gaveta superior da primeira cômoda e o preenchimento da próxima gaveta abaixo, na mesma cômoda. Durante esse tempo, a gaveta superior em todas as outras cômodas é preenchida sequencialmente uma após a outra
> - A matriz de fase é o número de gavetas em cada uma das cômodas
> - O NMS é o número de vezes que cada gaveta é preenchida, por exemplo, uma, duas, três etc.
>
> A varredura termina quando todas as gavetas, em todas as cômodas, estiverem cheias.

O número de pontos de dados em cada linha de espaço-k não aumenta quando o NMS aumenta. Ou seja, quando são utilizadas duas médias de sinal (2 NMS), a segunda média de sinal não duplica o número de pontos de dados em cada linha do espaço-k. O número de pontos de dados em cada linha de espaço-k é a matriz de frequência, portanto, é importante garantir que o número de pontos de dados em cada linha permaneça o mesmo. Quando o NMS aumenta, há o mesmo número de pontos de dados em cada linha, mas cada ponto de dados contém mais informações. Se os pontos de dados fossem pares de meias, então as meias ficariam maiores, mas o número de meias em cada linha permaneceria o mesmo.

> ### Dica para exames: NMS – o que está acontecendo nos bastidores?
>
> Quando selecionamos o NMS (ou NEX) no protocolo de escaneamento, nos bastidores, determinamos para quantos TRs sucessivos a inclinação do gradiente de codificação de fase é aplicada com a mesma inclinação e polaridade, para preencher a mesma linha de espaço-k com dados.

> ### Dica para aprendizado: tempo de escaneamento e dimensões do espaço-k
>
> Embora os pontos de dados no espaço-k contenham informações de frequência espacial, as dimensões do espaço-k estão no domínio do tempo. A largura da cômoda depende da janela de amostragem medida em milissegundos. A altura da cômoda é determinada pelo número de gavetas existentes a uma determinada profundidade (ver mais adiante). Essas gavetas são preenchidas ao longo de sucessivos períodos de TR medidos em milissegundos. Uma grande área de espaço-k geralmente leva mais tempo para ser preenchida do que uma área menor e isso explica por que o tempo de escaneamento é o tempo para preencher o espaço-k.

Fato 5: o passo incremental entre cada ponto de dados no espaço-*k* determina o FOV

Os pontos de dados no espaço-*k* estão separados entre si. Os pontos em cada coluna representam o processo de codificação de fase e são separados em linhas. Os dados em cada linha são adquiridos após aplicação de uma inclinação diferente do gradiente de codificação de fase aplicado em cada período de TR. O grau de mudança de fase entre os pontos de dados em cada coluna é, portanto, diferente. Os pontos de dados em cada linha representam o processo de codificação de frequência. Eles estão dispostos no espaço-*k* e a separação entre cada um deles é o intervalo de amostragem. O Fato 5 nos diz que a diferença entre cada ponto de dados em cada coluna determina o tamanho do FOV na direção de fase da imagem e a diferença entre os pontos de dados em cada linha determina o FOV na direção de frequência da imagem. Vamos ver como.

No eixo de fase do espaço-*k*, a diferença na mudança de fase entre cada ponto de dados em cada coluna é inversamente proporcional ao tamanho do FOV da fase (Equação 6.10). A diferença na mudança de fase depende do passo incremental entre cada linha de espaço-*k* e há uma relação inversa entre essas duas variáveis. Isso significa que se o passo incremental entre cada linha do espaço-*k* dobra, então o FOV de fase é dividido pela metade e vice-versa.

Equação 6.10

Tamanho do pixel (p) = $\dfrac{1}{G(p)\, M(p)\, \phi}$

G(p) é a amplitude máxima do gradiente de codificação de fase (mT/m)
M(p) é a matriz de fase
φ é o passo incremental entre cada linha

Esta equação mostra que o tamanho de um pixel no eixo de fase é determinado pela amplitude máxima do gradiente de codificação de fase, o passo incremental, e o número total de linhas ou matriz de fase (ou seja, a altura da cômoda)

Analogia: como aplicar a analogia da cômoda para entender o Fato 5

A profundidade de cada gaveta em nossa cômoda (ou seja, sua dimensão a partir da parte inferior para a parte superior da gaveta – altura de cada gaveta) determina o tamanho do FOV na direção da fase da imagem. Isso porque essa dimensão é análoga ao passo incremental entre cada linha de espaço-*k*. As gavetas profundas produzem um FOV de fase menor e as gavetas rasas, um FOV de fase maior. Assim, por exemplo, vamos supor que não queremos mais armazenar pares de meias em cada gaveta, mas queremos armazenar algo maior como suéteres grossos e de lã. Para guardar esses suéteres nas gavetas, cada gaveta precisa ser mais profunda da parte superior para a inferior. Para manter a matemática simples, vamos torná-las duas vezes mais profundas de cima para baixo, em comparação às meias armazenadas na cômoda. Como cada gaveta é duas vezes mais profunda, isso equivale a um FOV de fase que é reduzido pela metade em tamanho, comparado em relação ao FOV anterior, quando as meias eram armazenadas. Se fizermos o contrário e armazenarmos algo muito mais fino do que as meias em cada gaveta (p. ex., borboletas), então isso significa que as gavetas são mais rasas, de cima para baixo. Para manter a matemática simples, vamos fazer com que seja a metade da profundidade, de cima para baixo, em relação a quando as meias eram guardadas na cômoda. Como cada gaveta é metade da profundidade, isso equivale a um FOV de fase que tem o dobro do tamanho, em comparação a quando as meias são armazenadas.

No eixo de frequência do espaço-k, o intervalo de amostragem entre cada ponto de dados em cada linha é inversamente proporcional ao tamanho do FOV de frequência (Equação 6.11). Isso significa que se o intervalo de amostragem entre cada ponto de dados for metade, então o FOV de frequência dobra e vice-versa. Aprendemos anteriormente que o intervalo de amostragem é determinado pela largura de banda de recepção (intervalo de amostragem é 1 ÷ largura de banda de recepção). Portanto, se o intervalo de amostragem for reduzido pela metade, a largura de banda de recepção é duplicada. Com o dobro da largura de banda de recepção, ocorre a duplicação do FOV de frequência e vice-versa (Equação 6.12). Mais sobre isso mais adiante. A dimensão do FOV na direção de fase é normalmente expressa como uma porcentagem do FOV na direção da frequência. Se o FOV da fase e da frequência for o mesmo, então o FOV da fase é 100%. Se o FOV da fase for a metade do FOV da frequência, então isso é expresso como um FOV de fase de 50%.

Equação 6.11

$$\text{Tamanho do pixel (f)} = \frac{1}{G(f) \, M(f) \, \Delta T_s}$$

G(f) é a amplitude do gradiente de codificação de frequência (mT/m)
M(f) é a matriz de frequência
ΔT_s é o intervalo de amostragem (ms)

Esta equação mostra que a dimensão do pixel no eixo da frequência é determinada pela amplitude do gradiente de codificação de frequência, o número de pontos de dados (matriz de frequência) e o intervalo de amostragem entre eles (a largura da cômoda)

Equação 6.12

$$FOV(f) = \frac{RBW}{G(f)}$$

FOV(f) é o FOV da frequência (cm)
RBW é a largura de banda de recepção (KHz)
G(f) é a amplitude do gradiente de codificação de frequência (mT/m)

Esta equação mostra que um FOV pequeno na direção de frequência é obtido tanto pelo aumento da amplitude do gradiente de codificação de frequência como pela diminuição da RBW

A dimensão do FOV de fase é alterada em várias opções de imagem, incluindo:

- FOV retangular ou assimétrico (ver Capítulo 7)
- *antialiasing* (ver Capítulo 8)
- imagens paralelas (ver mais adiante na Parte 5).

Fato 6: as dimensões do espaço-k determinam o tamanho do pixel

Quando descrevemos a resolução das imagens de RM, nos referimos ao tamanho de cada pixel, e isso determina a **resolução espacial**. O tamanho do pixel rege o quão bem dois pontos, próximos um do outro no paciente, são distinguidos na imagem. Na imagem, o tamanho do pixel é determinado pelo FOV e pela matriz da imagem. O tamanho do pixel na direção da fase da imagem depende do FOV de fase e da matriz de fase. Na direção da frequência da imagem, depende do FOV de frequência e da matriz de frequência. Em termos mais simples, o tamanho do pixel depende do tamanho do FOV e de quantos quadrados (pixels) o dividem. A resolução espacial aumenta mantendo o FOV o mesmo, e aumentando a matriz de imagem ou mantendo a matriz igual e diminuindo o FOV (ver Capítulo 7). No espaço-k (que, lembre-se, não é a imagem), a resolução é referida como **resolução de frequência**,[6] porque o espaço-*k* é um domínio de frequência espacial. Então, como isso funciona no espaço-*k*? O que está acontecendo nos bastidores para mudar a resolução? Vamos explorar como o espaço-*k* controla a matriz, o FOV e o tamanho do pixel. O que veremos a seguir é bastante complicado, então poderá ser preciso ler algumas vezes!

Matriz da imagem

A matriz da imagem é determinada pelo número de pontos de dados no espaço-*k*:

- A matriz de fase depende de quantas linhas do espaço-*k* são preenchidas por pontos de dados. Ela é, portanto, o número total de pontos de dados em cada coluna de dados no espaço-*k*
- A matriz de frequência é o número de pontos de dados em cada linha do espaço-*k*.

FOV

De acordo com o Fato 5, o FOV é determinado pela diferença entre cada ponto de dados no espaço-*k* em qualquer direção. É inversamente proporcional ao tamanho do FOV naquela direção:[7]

- No eixo de fase do espaço-*k*, esse é o passo incremental entre cada linha do espaço-*k* ou cada ponto de dados em uma coluna de dados
- No eixo de frequência do espaço-*k*, essa é a distância entre cada ponto de dados no espaço-*k* ou intervalo de amostragem entre cada ponto de dados em cada linha de dados.

Agora vamos combinar esses fatos para determinar o tamanho do pixel na direção de fase e de frequência da imagem e como isso está relacionado à matriz e ao FOV. Pode ser útil se você desenhar uma cômoda de gavetas para ver como se desenrolam os cenários descritos a seguir. Nesse ponto, provavelmente vale a pena enfatizar novamente que o espaço-*k não* é a imagem. Os pontos de dados individuais no espaço-*k* não apresentam qualquer relação com os pixels individuais na imagem e as dimensões do espaço-*k* não se relacionam ao FOV.

Tamanho do pixel (fase)

Se combinarmos o fato de que o passo incremental entre cada linha do espaço-*k* determina o FOV da fase com o fato de que a matriz de fase é igual ao número de pontos de dados em cada coluna de espaço-*k*, o tamanho do pixel na direção da fase da imagem é determinado pela amplitude do gradiente de codificação de fase, tanto positiva como negativamente.[8] Em outras palavras, ele corresponde à altura das cômodas. Outra forma de dizer isso é que para uma determinada altura da gaveta (FOV de fase) e um determinado número de gavetas (matriz de fase), a altura total da cômoda determina o tamanho que esses pixels podem ter. Se a profundidade (altura) de cada gaveta duplicar, mas a *altura* da cômoda permanecer a mesma, menos gavetas dessa profundidade são possíveis (metade do número, de fato) e, portanto, a matriz de fase é reduzida pela metade. Por exemplo, em vez de 256 pixels de um determinado tamanho que compõem o FOV de fase, apenas 128 pixels desse tamanho compõem o FOV de fase. Isso explica por que o FOV de fase é reduzido pela metade quando o passo incremental entre cada linha duplica.

Tamanho do pixel (frequência)

Se combinarmos o fato de que o intervalo de amostragem entre cada ponto de dados em cada linha do espaço-*k* determina o FOV de frequência com o fato de que a matriz de frequência é igual ao número de pontos de dados em cada linha, o tamanho do pixel na direção da frequência da imagem é determinado pela janela de amostragem.[8] Em outras palavras, corresponde à *largura* da cômoda. Outro modo de dizer isso é que para um dado intervalo de amostragem (FOV de frequência) e um dado número de dados (matriz de frequência), a largura total da cômoda determina o tamanho possível desses pixels. Se o intervalo de amostragem dobrar (o que, lembre-se, é equivalente a reduzir pela metade a largura de banda de recepção), mas a largura da cômoda permanecer a mesma, menos pontos de dados são possíveis (metade do número, de fato) e, portanto, a matriz de frequência se reduz pela metade. Por exemplo, em vez de 256 pixels de determinado tamanho que compõem o FOV de frequência, apenas 128 pixels desse tamanho compõem o FOV de frequência. Isso explica por qual razão o FOV de frequência é reduzido pela metade com a duplicação do intervalo de amostragem.

Dica para exames: o que está acontecendo nos bastidores? Espaço-*k* e FOV

Agora que temos esses fatos, vamos usá-los para descobrir como o FOV de fase e o FOV de frequência são alterados e o que está acontecendo nos bastidores.

FOV (fase). Isso é modificado ajustando-se o grau de mudança de amplitude do gradiente de codificação de fase de uma aplicação para a próxima.[4] Quando diminuímos o tamanho do FOV na direção de fase no protocolo de escaneamento, nos bastidores, nós aumentamos o grau de mudança de amplitude do gradiente de codificação de fase de uma linha para a outra. O oposto se aplica quando aumentamos o tamanho do FOV de fase.

FOV (frequência). Isso é alterado ajustando-se o intervalo de amostragem ou o tempo entre os pontos de dados em cada fila do espaço-*k*. Se o intervalo de amostragem aumenta, o FOV de frequência diminui e vice-versa. Acabamos de aprender também que existe uma relação entre a largura de banda de recepção e o FOV de frequência. Isso ocorre porque o intervalo de amostragem é inversamente relacionado à largura de banda de recepção (ver Equação 6.5). Aumentar o FOV de frequência aumenta a largura de banda de recepção e o contrário se aplica quando o FOV de frequência diminuir (Equação 6.12). Na prática, o FOV na direção da frequência é normalmente alterado pela mudança da inclinação do gradiente de codificação de frequência em vez de mudar a largura de banda de recepção. Portanto, quando nós diminuímos o tamanho do FOV na direção da frequência no protocolo de varredura, nos bastidores, uma grande corrente é aplicada através de uma bobina de gradiente de codificação de frequência. Isso produz um gradiente acentuado e resulta em um pequeno FOV de frequência, porque a faixa de frequências ao longo do gradiente é reduzida a uma pequena distância no paciente. Quando aumentamos o tamanho do FOV na direção de frequência no protocolo de varredura, nos bastidores, uma pequena corrente é aplicada através da bobina de gradiente de codificação de frequência. Isso produz um gradiente suave e resulta em um grande FOV de frequência, porque a faixa de frequências ao longo do gradiente fica distribuída em uma grande distância no paciente.

Dica para exames: o que está acontecendo nos bastidores? Espaço-*k* e tamanho do pixel

Quando mudamos o tamanho do pixel no protocolo de varredura, nos bastidores, determinamos as dimensões verticais e horizontais do espaço-*k*. O tamanho do pixel no eixo de fase da imagem depende da dimensão vertical do espaço-*k*. O tamanho do pixel no eixo de frequência do espaço-*k* depende da dimensão horizontal do espaço-*k*. Cada uma dessas dimensões é afetada pelo FOV e pela matriz da imagem e explica por qual razão esses dois parâmetros determinam o tamanho dos pixels e, portanto, a resolução espacial.

A Tabela 6.6 fornece o quadro completo do que está acontecendo nos bastidores e relaciona os parâmetros que mudamos no protocolo do exame de RM ao espaço-*k* e à analogia da cômoda.

Tabela 6.6 Aquisição de imagem: resumo do que está acontecendo nos bastidores.

Parâmetro	Nos bastidores
Espessura do corte	Amplitude do gradiente de seleção de corte e largura de banda de transmissão
Intervalo do corte (*gap*)	Amplitude do gradiente de seleção de corte e largura de banda de transmissão
FOV de frequência	Amplitude do gradiente de codificação de frequência e passo incremental entre os pontos de dados em cada linha do espaço-*k* (intervalo de amostragem)
FOV de fase	Passo incremental entre os pontos de dados de cada coluna de espaço-*k*. Grau de mudança de fase de uma linha até a próxima
Matriz de frequência	Número de pontos de dados em cada linha de espaço-*k*
Matriz de fase	Número de pontos de dados em cada coluna de espaço-*k*
Resolução de fase (tamanho do pixel)	Amplitude do gradiente de codificação de fase mais acentuada positiva e negativamente (altura da cômoda)
Resolução de frequência (tamanho do pixel)	Janela de amostragem (largura da cômoda)
NMS ou NEX	Número de vezes que a mesma linha de espaço-*k* é preenchida com dados. Atingido ao manter-se a inclinação e a polaridade dos gradientes de codificação de fase ao longo dos períodos de TR sucessivos

Dica para aprendizado: por que existe uma relação inversa entre o FOV e a distância entre cada ponto de dados?

Antes de deixarmos esta seção complicada, vamos esclarecer por qual razão existe uma relação inversa entre o FOV e a distância entre os pontos de dados. É realmente apenas matemática, mas a analogia da cômoda também é muito útil aqui. A relação inversa acontece porque o tamanho do FOV é calculado de forma diferente na imagem, quando comparado ao espaço-*k*:

- Na imagem, o FOV é calculado pela multiplicação do tamanho do pixel pelo número de pixels
- No espaço-*k*, o FOV é calculado pela divisão das dimensões do espaço-*k* pela distância entre cada ponto de dados.

Note que, na imagem, é feito um cálculo de multiplicação, enquanto no espaço-*k*, um cálculo de divisão é feito. Como isso se desenrola usando a analogia da cômoda?

Imagine que nossa cômoda tenha uma estrutura de madeira na qual encaixamos um dado número de gavetas e nas quais colocamos um certo número de meias. Lembre-se de que a:

- Altura da estrutura de madeira = tamanho do pixel na direção da fase da imagem
- Matriz de fase = o número de gavetas colocadas na estrutura de madeira
- Largura de cada gaveta = tamanho do pixel na direção da frequência da imagem
- Matriz de frequência = o número de meias que colocamos em cada gaveta.

No eixo de fase da imagem, se o número de pixels de um determinado tamanho aumentar, então o FOV de fase aumenta, mas no espaço-*k*, se houver mais gavetas e a altura da estrutura de madeira permanecer a mesma, então o espaço entre cada gaveta diminui (para que possamos encaixar todas elas). O oposto é verdadeiro se o número de pixels de um determinado tamanho diminuir. O FOV de fase da imagem diminui, mas no espaço-*k*, se menos gavetas estiverem presentes e a altura da estrutura de madeira permanecer a mesma, então o espaço entre cada gaveta pode aumentar, já que há menos gavetas para encaixar. Você vê por qual razão um aumento ou uma diminuição no FOV de fase é causado pela mudança oposta no espaço entre cada linha ou gaveta?

No eixo de frequência da imagem, se o número de pixels de um determinado tamanho aumentar, então o FOV da frequência aumenta. Mas no espaço-*k*, se houver mais meias e a largura de cada gaveta permanecer a mesma, então a distância entre cada meia diminui (para que possamos encaixar todas elas). O oposto é verdadeiro se o número de pixels de um determinado tamanho diminui. O FOV de frequência da imagem diminui, mas no espaço-*k*, se houver menos meias e a largura de cada gaveta permanecer a mesma, então a distância entre cada meia pode aumentar, pois há menos meias para encaixar. Você vê por que um aumento ou uma diminuição no FOV de frequência é causado pela mudança oposta na distância entre cada ponto de dados?

PARTE 4: COMO AS SEQUÊNCIAS DE PULSOS PREENCHEM O ESPAÇO-*K*?

A forma como o espaço-*k* é atravessado e preenchido depende de uma combinação entre polaridade e amplitude dos gradientes de codificação de frequência e de fase e dos pulsos de RF. Você deve se lembrar que, no Capítulo 3, as sequências de pulso foram definidas como uma série de pulsos de RF, aplicações de gradientes e períodos de tempo intermediários. As sequências de pulso foram comparadas a danças. Todas as danças envolvem fazer duas coisas; braços e pernas em movimento. A combinação e o tempo determinam o tipo de dança.

Usando essa analogia, imagine o espaço-*k* como uma pista de dança. Os pulsos de RF e os gradientes são os dois componentes da dança de sequência de pulso e movem o sistema em torno da pista de dança do espaço-*k* para que seja preenchido de maneiras diferentes. As regras da dança são as seguintes:

- O pulso de excitação de RF centraliza o sistema no meio do espaço-*k*, onde os eixos de fase e de frequência do espaço-*k* se cruzam
- A amplitude do gradiente de codificação de fase determina até que ponto uma linha do espaço-*k* é preenchida. A inclinação do gradiente de fase mais acentuada na aquisição determina as linhas mais externas preenchidas, tanto positiva como negativamente, o que, por sua vez, determina o tamanho dos pixels na direção da fase da imagem
- A polaridade do gradiente de codificação de fase determina se uma linha na metade superior ou inferior do espaço-*k* é preenchida
- Gradiente de codificação de *fase positiva* – preenche a metade *superior* do espaço-*k*
- Gradiente de codificação de *fase negativa* – preenche a metade *inferior* do espaço-*k*
- A amplitude do gradiente de codificação de frequência (entre outras coisas) determina até que ponto o espaço-*k*, à esquerda e à direita, é percorrido, e isso, por sua vez, determina o tamanho dos pixels na direção da frequência da imagem
- A polaridade do gradiente de codificação de frequência determina se o espaço-*k* é percorrido a partir da esquerda para a direita ou da direita para a esquerda
- Gradiente de codificação de *frequência positivo* – espaço-*k* percorrido da *esquerda para a direita*
- Gradiente de codificação de *frequência negativo* – espaço-*k* percorrido da *direita para a esquerda*.

Esses processos são mais bem descritos usando uma ilustração de uma sequência gradiente-eco típica (Figura 6.21). O ponto de partida está no centro do espaço-*k* quando a sequência de pulsos começa com um pulso de excitação de RF. O espaço-*k* é então percorrido do centro para

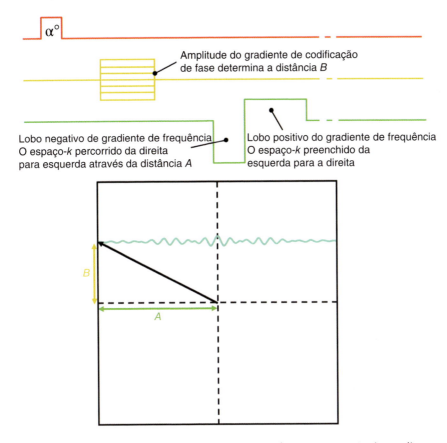

Figura 6.21 Como os gradientes percorrem o espaço-k em uma sequência gradiente-eco.

a esquerda, a uma distância (A) que depende da amplitude do lobo negativo do gradiente de codificação de frequência. A codificação de fase nesse exemplo é positiva e, portanto, uma linha na metade superior do espaço-k é preenchida. A amplitude desse gradiente determina a distância percorrida (B). Quanto maior a amplitude do gradiente de codificação de fase, mais elevada está a linha no espaço-k, preenchida com dados do eco nesse TR. Portanto, a combinação do gradiente de codificação de fase com o lobo negativo do gradiente de codificação de frequência determina em que ponto no espaço-k o armazenamento de dados começa.

O gradiente de codificação de frequência é então trocado positivamente e, durante sua aplicação, os dados são lidos a partir do eco. Como o gradiente de codificação de frequência é positivo, os dados são colocados em uma linha do espaço-k da esquerda para a direita. A distância percorrida depende da amplitude do lobo positivo do gradiente e determina o tamanho do pixel na direção da frequência da imagem. Isso é apenas um exemplo de como o espaço-k é preenchido. Se o gradiente de codificação de fase for negativo, então uma linha na metade inferior do espaço-k é preenchida da mesma forma descrita anteriormente.

A trajetória do espaço-k em sequências *spin*-eco é mais complexa. O gradiente de codificação de frequência é normalmente aplicado positivamente de maneira simultânea ao gradiente de codificação de fase. Isso move o ponto no espaço-k para o lado direito de uma linha de espaço-k (a linha depende da inclinação e da polaridade do gradiente de codificação de fase nesse TR).

O pulso de refasagem de RF de 180° é então aplicado. Isso gira o ponto do espaço-*k* da direita para a esquerda e para a linha do espaço-*k* equivalente na porção oposta do espaço-*k*. Ou seja, se antes do pulso de refasagem de RF de 180° a linha +120 for selecionada pelo gradiente de codificação de fase e o lado direito dessa linha é selecionado pela codificação de frequência, então após o pulso de refasagem de RF de 180° esse ponto no espaço-*k* é inclinado para o lado esquerdo da linha −120. O gradiente de codificação de frequência é então aplicado de novo positivamente para preencher a linha com pontos de dados da esquerda para a direita.

Agora que entendemos as regras da dança no espaço-*k*, podemos usá-las para descobrir como qualquer sequência de pulso atravessa o espaço-*k*!

Tabela 6.7 Para lembrar: trajetória do espaço-*k* (a dança no espaço-*k*).

A combinação dos pulsos de RF e gradientes governa o tipo de sequência de pulso, que por sua vez determina como o espaço-*k* é percorrido
O gradiente de seleção de corte determina que área do espaço-*k* está sendo atravessada
Os pulsos de excitação de RF resultam em um sistema centralizado no espaço-*k*
Os pulsos de refasagem de RF resultam em um ponto no espaço-*k* inclinado para o ponto espelhado, no lado oposto do espaço-*k*
A polaridade do gradiente de codificação de fase determina se uma linha na metade superior ou inferior do espaço-*k* é preenchida. Sua amplitude controla qual linha é preenchida. Na imagem, isso determina o tamanho do pixel na direção da fase
A polaridade do gradiente de codificação de frequência determina se o espaço-*k* é percorrido da direita para a esquerda ou da esquerda para a direita. Sua amplitude controla a distância que o espaço-*k* é percorrido nesse eixo. Na imagem, isso determina o tamanho do pixel na direção de frequência e indiretamente o FOV de frequência

PARTE 5: OPÇÕES QUE PREENCHEM O ESPAÇO-*K*

A forma como o espaço-*k* é preenchido depende de como os dados são adquiridos e manipulados para se adequarem às circunstâncias do escaneamento no exame de RM. Isso é particularmente útil para reduzir o tempo de escaneamento. O preenchimento do espaço-*k* é manipulado em muitas opções de imagem, sequências e tipos de aquisição. Estes incluem (e são discutidos nos capítulos indicados):

- FOV retangular (ver Capítulo 7)
- *Antialiasing* (ver Capítulo 8)
- Sequências turbo *spin*-eco (TSE) (ver Capítulo 3)
- Compensação respiratória (ver Capítulo 8).

Também incluem estas opções de imagem que são discutidas neste capítulo:

- Média parcial ou fracionada ou meia-Fourier
- Eco parcial
- Imagens paralelas
- Acionamento único
- Espiral
- Hélice ou radial
- Aquisição sequencial e em 3D.

Uma lista de acrônimos dos cinco principais fabricantes dos sistemas é fornecida no início do livro, incluindo alguns dos parâmetros de varredura e opções de imagem que alteram como o espaço-*k* é preenchido.

Tabela 6.8 Opções de preenchimento do espaço-*k*.

Opção	Resolução	RSR	Tempo de escaneamento	Objetivo
Média parcial	Mesma	Menor	Menor	Reduz o tempo quando a RSR é boa
Eco parcial	Mesma	Mesma	Mesmo	Automático para um TE curto
FOV retangular (eixo de fase curto)	Mesma	Menor	Menor	Reduz o tempo de escaneamento quando a anatomia é retangular
Antialiasing (GE/Philips mais antigo)	Mesma	Mesma	Mesmo	Elimina o *aliasing*
Antialiasing (Siemens/Philips mais novo)	Mesma	Mais	Mais	Elimina o *aliasing*
Turbo *spin*-eco (para o tempo de *scan*)	Mesma	Mesma	Menor	Reduz o tempo de escaneamento
Compensação respiratória	Mesma	Mesma	Mesmo	Reduz o artefato respiratório
Imagem paralela (para o tempo de escaneamento)	Mesma	Menor	Menor	Reduz o tempo de escaneamento
Imagem paralela (para resolução)	Mais	Menor	Mesmo	Aumenta a resolução

Média parcial, fracionada ou meia-Fourier

As metades negativa e positiva do espaço-*k* em cada lado do eixo de fase são simétricas, além de serem uma imagem de espelho uma da outra. Desde que mais da metade das linhas do espaço-*k* são preenchidas durante a aquisição, o sistema tem dados suficientes para criar uma imagem. Por exemplo, se apenas 75% do espaço-*k* é preenchido, apenas 75% das etapas de codificação de fase são necessárias para completar o escaneamento (Figura 6.22). Portanto, o tempo de escaneamento diminui, mas menos dados são adquiridos; logo, há menos sinal. É possível extrapolar os dados ausentes e acabar com o espaço-*k* completo, mas, devido à maior probabilidade de o eixo de fase vertical do espaço-*k* exibir artefatos de movimento (ver Capítulo 8), isso geralmente não é feito. Os zeros são colocados nas linhas vazias do espaço-*k* e há menos dados do que quando todas as linhas são preenchidas.

A média parcial é usada quando é necessária uma redução no tempo de escaneamento e quando a perda de sinal resultante não é de suma importância. Um bom exemplo é a imagem volumétrica, em que os tempos de escaneamento são bastante longos, mas na qual há um sinal inerentemente bom. A média parcial permite uma redução no tempo de escaneamento, mas, como há menos dados no espaço-*k*, o artefato de truncamento é mais provável (ver Capítulo 8).

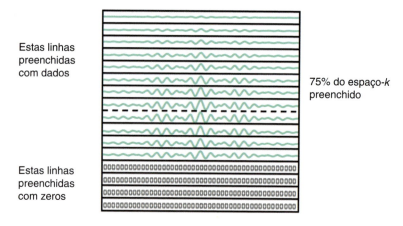

Figura 6.22 Fourier parcial.

Eco parcial

O **eco parcial** é realizado quando apenas parte do eco é lida durante a aplicação do gradiente de codificação de frequência. O pico do eco geralmente está centrado no meio da janela de amostragem. Por exemplo, se o gradiente de codificação de frequência estiver ligado por 8 ms, as frequências são digitalizadas durante 4 ms de refasagem e 4 ms de defasagem. Esse sinal é mapeado em relação ao eixo de frequência do espaço-k e a metade esquerda da área de frequência do espaço-k é a imagem do espelho da metade direita (ver Fato 3). Quando um TE muito curto é necessário, o eco refasa mais cedo do que com um TE longo. Isso normalmente significa que o gradiente de codificação de frequência é aplicado mais cedo. Entretanto, as limitações de gradiente podem significar que isso não é possível e limitar o TE mínimo realizável. Esse problema é superado pela seleção de eco parcial ou fracionado. Essa técnica ativa o gradiente de codificação de frequência assim que for possível, mas também move o pico do eco, de modo que ele não fique mais centrado no meio da janela de amostragem e ocorra mais cedo. Isso significa que apenas o pico e a parte defasada do eco são amostrados e, portanto, inicialmente apenas metade da área de frequência do espaço-k é preenchida (lado direito do espaço-k). Entretanto, devido à simetria direita-esquerda do espaço-k, o sistema pode extrapolar os dados no lado direito e colocá-los também no lado esquerdo. Portanto, embora inicialmente apenas o lado direito do espaço-k seja preenchido com dados, após a extrapolação, ambos os lados contêm dados e, em geral, não há perda de dados. A imagem de eco parcial é usada rotineiramente quando um TE muito curto é selecionado no protocolo de varredura. Isso maximiza a ponderação em T1 e em DP e o número de cortes alcançável para um determinado TR (Figura 6.23).

Imagem paralela

A **imagem paralela** ou a **codificação de sensibilidade** é uma técnica que preenche o espaço-k mais eficientemente do que a imagem convencional. Ela faz isso preenchendo várias linhas do espaço-k por TR (como no TSE). Ao contrário do TSE, no entanto, essas linhas são adquiridas atribuindo-as a certas bobinas que são acopladas em conjunto para que possam adquirir dados simultaneamente (ver Capítulo 10). Para isso, são necessárias bobinas projetadas especificamente para este fim. As bobinas são construídas com múltiplas bobinas ou com múltiplos elementos de bobina, cada uma

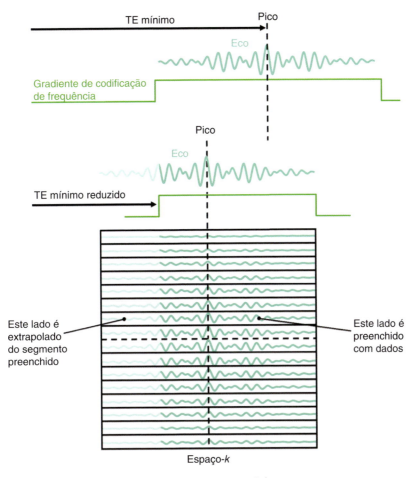

Figura 6.23 Eco parcial.

tendo seu próprio canal para transportar os dados de volta para o computador central. Vários canais são selecionados e o número máximo depende do nível e da sofisticação do *hardware* e *software* do sistema. Nesse exemplo, um sistema de configuração de quatro canais é descrito.

Veja a Figura 6.24. São mostrados quatro elementos de bobina (bobinas), cada um coletando dados que são enviados para o computador central através de um canal separado. A cada canal é atribuída uma linha do espaço-*k* como descrito a seguir:

- O canal 1 adquire a linha 1 e toda a quarta linha daí em diante
- O canal 2 adquire a linha 2 e toda a quarta linha daí em diante
- O canal 3 adquire a linha 3 e toda a quarta linha daí em diante
- O canal 4 adquire a linha 4 e toda a quarta linha daí em diante.

Assim, a cada TR, quatro linhas de espaço-*k* são adquiridas. No primeiro período de TR:

- O canal 1 adquire a linha 1
- O canal 2 adquire a linha 2
- O canal 3 adquire a linha 3
- O canal 4 adquire a linha 4.

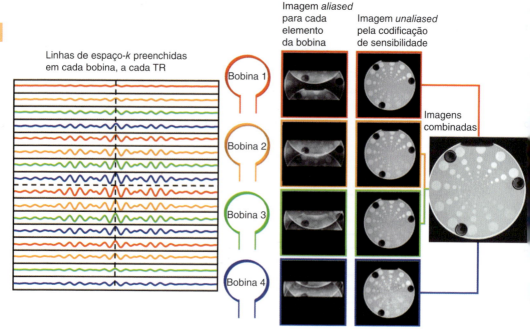

Figura 6.24 Imagem paralela.

No período de TR 2:

- O canal 1 adquire a linha 5
- O canal 2 adquire a linha 6
- O canal 3 adquire a linha 7
- O canal 4 adquire a linha 8, e assim por diante.

O processo é repetido até que todas as linhas de espaço-k sejam preenchidas. Como quatro linhas são adquiridas por TR nesse exemplo, o tempo de escaneamento diminui por um fator de 4, o que é chamado de **fator de redução** ou **de aceleração** e é semelhante ao fator turbo no TSE (ver Capítulo 3). O fator de redução é igual ao número de canais na configuração. A configuração da bobina também pode ser usada para aumentar a resolução espacial, por exemplo, para alcançar uma matriz de fase de 512 no tempo de 128. Além disso, é possível combinar a diminuição do tempo de escaneamento e a melhor resolução espacial. Por exemplo, duas bobinas ou canais são usados para reduzir pela metade o tempo de escaneamento e dois são usados para dobrar a resolução de fase obtida durante um determinado tempo de escaneamento.

Agora vamos olhar para as linhas adquiridas em cada bobina. Você pode ver na Figura 6.16 que cada canal adquire uma a cada quatro linhas de espaço-k e que, como resultado, o intervalo entre cada linha é quatro vezes maior do que se o espaço-k for preenchido de forma convencional. Usando a analogia da cômoda, isso significa que a profundidade de cada gaveta quadruplica, como essa dimensão é inversamente proporcional ao tamanho do FOV na direção de fase, o FOV de fase diminui para um quarto do seu tamanho original (ver Parte 5). Como resultado, o *aliasing* do tecido fora do FOV na direção de fase ocorre e, portanto, cada bobina produz uma imagem *aliased* (ver Capítulo 8).

O sistema retifica isso tanto na imagem quanto no espaço-k. Estratégias que corrigem o *aliasing* na imagem utilizam o perfil de sensibilidade de cada canal para calcular de onde vem o sinal relativo à bobina para que ela possa mapeá-lo corretamente na imagem. Esse perfil determina a posição do sinal em relação à bobina, com base em sua amplitude. O sinal vindo de perto da bobina tem uma amplitude maior do que o mais distante. Consequentemente, a imagem é desdobrada e, usando algoritmos, os dados desdobrados de cada bobina são combinados para produzir uma única imagem.

Estratégias que corrigem o *aliasing* no espaço-*k* preenchem as linhas de espaço-*k* centrais adicionais durante a varredura. Os dados dessas linhas são utilizados para produzir imagens de baixa resolução, *unaliased*, para cada canal. Esses dados e algoritmos são usados para desdobrar as imagens de resolução total. A economia de tempo de escaneamento desse método não é tão boa quanto o método de correção de imagem, porque é necessário um tempo extra para preencher as linhas centrais adicionais do espaço-*k*.[9] A imagem paralela pode ser usada com todas as sequências de pulso. Embora tenha benefícios óbvios em termos de tempo de escaneamento e/ou resolução, isso resulta em uma perda de RSR. Além disso, o deslocamento químico pode aumentar conforme as diferentes frequências de ressonância são mapeadas através de cada bobina. O movimento do paciente também causa desalinhamento entre os dados subamostrados e varreduras de referência.

Dica para aprendizado: o que é um algoritmo?

Um *algoritmo* é como uma receita. É um conjunto de passos que um computador completa para realizar uma tarefa. Essa tarefa pode ser um cálculo ou uma solução para um problema. Algoritmos são frequentemente usados na RM. Por exemplo, em imagens paralelas, o problema de como desdobrar imagens *aliased* é resolvido por um conjunto de etapas metodológicas (algoritmo) pelo computador do sistema. Os protocolos são outro exemplo de algoritmos. O problema (p. ex., criar uma imagem sagital ponderada em T1 do cérebro) é resolvido por um conjunto de parâmetros programado, cada um dos quais é desenvolvido para produzir as imagens necessárias (ver Capítulo 7).

Acionamento único

O tempo de escaneamento é significativamente reduzido ao preencher mais de uma linha de espaço-*k* por TR. Um bom exemplo é o TSE (ver Capítulo 3). Levando esse conceito ao limite, o tempo de escaneamento mais rápido possível é aquele em que todas as linhas são preenchidas de uma só vez. Isso é chamado de **imagem de acionamento único (SS, *single-shot*)** e esse método coleta todos os dados necessários para preencher as linhas de espaço-*k* a partir de um único trem de eco. O trem de eco pode consistir em *spin*-ecos (gerados por um trem de pulsos de refasagem de RF) denominados *single-shot* turbo *spin*-eco (SS-FSE ou SS-TSE) ou um trem de gradientes-ecos denominado imagem ecoplanar (IEP) (ver Capítulo 4). Para conseguir isso, são gerados múltiplos ecos e cada um possui a fase codificada por uma inclinação diferente, para preencher todas as linhas de espaço-*k* necessárias em um único acionamento. Por exemplo, se uma matriz de fase de 128 é necessária, então um trem de eco de 128 ecos é produzido e codificado individualmente para preencher 128 linhas de espaço-*k*. Para preencher o espaço-*k* dessa forma, os gradientes de leitura e de codificação de fase são rapidamente ligados e desligados e mudam de direção. O gradiente de codificação de frequência muda de positivo para negativo; positivamente para preencher uma linha de espaço-*k* da esquerda para a direita e negativamente para preencher uma linha da direita para a esquerda. Essa rápida mudança na polaridade do gradiente também refasa o DIL produzido após o pulso de excitação de RF para gerar gradientes-ecos. Como o gradiente de codificação de frequência muda sua polaridade tão rapidamente, diz-se que ele oscila.

O gradiente de codificação de fase também liga e desliga rapidamente, mas sua polaridade não precisa mudar nesse tipo de trajetória do espaço-k. Veja a Figura 6.25. A primeira aplicação do gradiente de codificação de fase é o máximo positivo para preencher a linha superior. A próxima aplicação (para codificar o próximo eco no trem de eco) ainda é positiva, mas sua amplitude é um pouco menor para que a próxima linha abaixo seja preenchida. Esse processo é repetido até que o centro do espaço-k seja alcançado, quando o gradiente de codificação de fase muda negativamente para preencher as linhas inferiores. A amplitude gradualmente aumenta até atingir a polaridade negativa máxima e a linha inferior do espaço-k é preenchida. Esse tipo de mudança de gradiente é chamado **blipping** (pequeno sinal sonoro), e a imagem de acionamento único é sua forma mais simples em que, embora todas as linhas sejam preenchidas de uma só vez, as linhas são preenchidas linearmente. Não há TR na imagem de acionamento único, porque há apenas um pulso de excitação de RF no início da sequência de pulsos. Um segundo pulso de excitação de RF não acontece. O TR é, portanto, infinito.

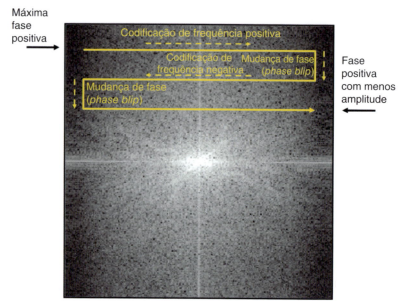

Figura 6.25 Preenchimento do espaço-k na IEP.

Preenchimento em espiral do espaço-k

Um tipo mais complexo de trajetória do espaço-k é mostrado na Figura 6.26. Neste exemplo, tanto os gradientes de codificação de frequência quanto os gradientes de fase mudam sua polaridade rapidamente e oscilam. Nesta forma em espiral da trajetória do espaço-k, o gradiente de codificação de frequência oscila para preencher linhas da esquerda para a direita e depois da direita para a esquerda e o preenchimento do espaço-k começa no centro. O gradiente de codificação de fase também deve oscilar para preencher uma linha na metade superior seguida por uma linha na metade inferior. Para entender isso mais claramente, coloque uma caneta no centro do espaço-k no diagrama e defina a amplitude e a polaridade de cada gradiente à medida que você move sua caneta adiante. Neste exemplo, a caneta nunca é removida do papel, indicando que não há TR; todo o espaço-k é preenchido em um acionamento.

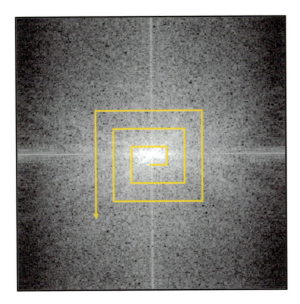

Figura 6.26 Preenchimento em espiral do espaço-*k*.

Preenchimento do espaço-*k* em hélice ou radial

Nesta opção de imagem, os pontos de dados são adquiridos em tiras e estes são rotacionados sobre o eixo central do espaço-*k*. À medida que as tiras são rotacionadas, a porção central do espaço-*k* é adquirida a cada TR e, portanto, o sinal e o contraste aumentam. Além disso, como a porção central do espaço-*k* é amostrada a cada TR, isso é equivalente ao uso de múltiplos NMS e resulta em uma redução no artefato de movimento devido ao cálculo da média de movimento (ver Capítulo 8). No entanto, uma matemática complicada é requerida na imagem em hélice. Algoritmos são necessários para que os dados sejam colocados no local correto no espaço-*k* quando as tiras de dados giram ao redor do eixo central. Nesse processo, muitos dados são descartados e, portanto, os tempos de escaneamento aumentam à medida que leva mais tempo para preencher o espaço-*k*.

Aquisição sequencial e 3D (volumétrica)

Existem três maneiras de adquirir os dados:

- Sequencial
- Bidimensional volumétrica
- Tridimensional volumétrica

Aquisições sequenciais

Adquire todos os dados do corte 1 e depois segue em frente para adquirir todos os dados do corte 2 (todas as linhas de espaço-*k* são preenchidas para o corte 1 e depois todas são preenchidas para o corte 2 etc.). Os cortes são, portanto, exibidos à medida que são adquiridos.

Aquisições volumétricas bidimensionais (2D)

Preenche uma linha de espaço-*k* para o corte 1 e depois segue adiante para preencher a mesma linha de espaço-*k* para o corte 2 etc. Quando essa linha é preenchida para todos os cortes, a próxima linha de espaço-*k* é preenchida para os cortes 1, 2, 3 etc. Esse é o tipo mais comum de aquisição de dados e a versão utilizada nas explicações anteriores neste capítulo.

Analogia: tipo de aquisição e a cômoda

Voltemos à analogia da cômoda para explicar os diferentes tipos de aquisição. Imagine três cômodas representando três cortes na aquisição. A aquisição sequencial é aquela em que todas as gavetas de uma cômoda são preenchidas antes de ir para a próxima cômoda. Esse tipo de aquisição pode ser utilizado para sequências que precisam de apneia. Nessa técnica, as imagens são exibidas enquanto a varredura ainda está em andamento. Uma vez que uma cômoda inteira (ou área de espaço-*k*) esteja preenchida, uma imagem do corte é exibida. A aquisição volumétrica bidimensional é aquela em que a gaveta superior em cada uma das três cômodas é preenchida em um TR e depois, no próximo TR, a próxima gaveta abaixo em cada uma das três cômodas é preenchida. Esse é o tipo de aquisição mais típico e considerado em muitas explicações neste capítulo (Figura 6.27).

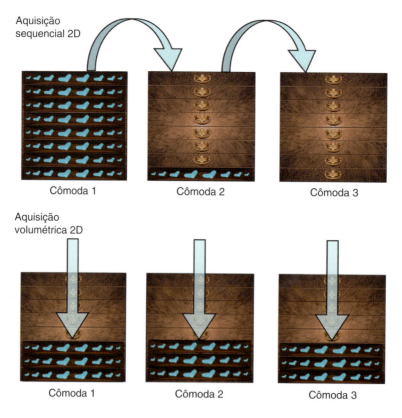

Figura 6.27 Métodos de aquisição de dados.

Aquisição volumétrica tridimensional (3D) (imagem volumétrica)

Nesse tipo de aquisição, os dados são adquiridos de um volume tecidual inteiro e não em cortes separados. O pulso de excitação de RF não seleciona o corte, mas todo o volume de imagem prescrito é excitado. Ao final da aquisição, o volume ou bloco é dividido em locais ou partições separadas pelo gradiente de seleção de corte que, ao ser ligado, separa os cortes de acordo com o seu valor de fase ao longo do gradiente. Esse processo é agora denominado de **codificação de cortes**. Muitos cortes são possíveis (normalmente 128 a 256) sem um intervalo de corte (*gap*). Em outras palavras, os cortes são contíguos. As vantagens da imagem volumétrica são discutidas com mais detalhes no Capítulo 7.

Parabéns por chegar ao final deste difícil capítulo! Esperamos que agora você entenda por qual razão cada parâmetro que selecionamos no protocolo de varredura no exame de RM está mudando como o espaço-*k* é preenchido com dados.

Em resumo:

- A altura da cômoda determina o tamanho/resolução do pixel no eixo de fase da imagem
- A largura da cômoda determina o tamanho/resolução do pixel no eixo de frequência da imagem
- O número de gavetas é igual à matriz de fase
- O número de meias em cada gaveta é igual à matriz de frequência
- O FOV de fase é inversamente proporcional à profundidade de cada gaveta
- O FOV de frequência é inversamente proporcional ao intervalo de amostragem.

Não é necessário ficar imerso demasiadamente na matemática do espaço-*k*, mas obter um bom domínio dos conceitos básicos é importante, pois facilita muito a compreensão de todo o resto da física da RM. No próximo capítulo, começamos a reunir toda a física e a aplicá-la na prática, especificamente em como aperfeiçoar os protocolos de escaneamento no exame de RM.

REFERÊNCIAS BIBLIOGRÁFICAS

1. Odaibo, S.G. (2012). *Quantum Mechanics and the MRI Machine*, 83. Arlington, VA: Symmetry Seed Books.
2. Hashemi, R.H., Bradley Jr, W.G., and Lisanti, C.J. (2010). *MRI: The Basics, 3*, 105. Philadelphia, PA: Lippincott Williams and Wilkins.
3. McRobbie, D.W., Moore, E.A., Graves, M.J. et al. (2017). *From Picture to Proton*, 161. Cambridge: Cambridge University Press.
4. Dale, B.M., Brown, M.A., and Semelka, R.C. (2015). *MRI: Basic Principles and Applications, 5*, 34. Wiley.
5. Hashemi, R.H., Bradley Jr, W.G., and Lisanti, C.J. (2010). *MRI: The Basics, 3*, 117. Philadelphia, PA: Lippincott Williams and Wilkins.
6. Dale, B.M., Brown, M.A., and Semelka, R.C. (2015). *MRI: Basic Principles and Applications, 5*, 32. Wiley.
7. Dale, B.M., Brown, M.A., and Semelka, R.C. (2015). *MRI: Basic Principles and Applications, 5*, 50. Wiley.
8. McRobbie, D.W., Moore, E.A., Graves, M.J. et al. (2017). *From Picture to Proton*, 117. Cambridge: Cambridge University Press.
9. McRobbie, D.W., Moore, E.A., Graves, M.J. et al. (2017). *From Picture to Proton*, 229. Cambridge: Cambridge University Press.

7

Otimização de Protocolos

Introdução	207	Tempo de escaneamento	233
Relação sinal-ruído (RSR)	208	Vantagens e desvantagens (*trade-offs*)	234
Razão contraste-ruído (RCR)	223	Desenvolvimento e modificação de protocolos	234
Resolução espacial	229		

Após a leitura deste capítulo, você será capaz de:

- *Discutir os fatores que afetam a otimização dos protocolos*
- *Analisar os parâmetros que influenciam cada uma dessas características*
- *Aplicar o que você aprendeu para modificar efetivamente os protocolos de escaneamento no exame de RM.*

INTRODUÇÃO

Neste capítulo, exploramos como desenvolver e modificar protocolos de escaneamento. Discutimos parâmetros comuns de protocolos e como as características da imagem e a aquisição são afetadas quando esses parâmetros são alterados. A otimização dos protocolos nos permite maximizar a qualidade da imagem e adquirir imagens de diagnóstico no menor tempo de varredura ou escaneamento. Essas habilidades são uma parte importante da prática clínica da RM.

Embora seja comum ver um protocolo como uma forma de examinar uma determinada área ou doença, por exemplo, protocolo do cérebro, protocolo de tumor, os protocolos devem ser considerados em um contexto muito mais amplo do que isso. Um **protocolo** é definido como um "conjunto de regras" e na RM essas regras são uma variedade de parâmetros diferentes que selecionamos no console de imagens. Eles incluem parâmetros de contraste extrínsecos, parâmetros de geometria e uma variedade de opções de imagens e métodos de aquisição de dados. Os protocolos são avaliados por quão bem eles mostram a anatomia e a patologia, com base na produção de imagens que demonstram as quatro características a seguir:

- Alta **relação sinal-ruído (RSR)**
- Boa **relação contraste-ruído (RCR)**
- Alta resolução espacial
- **Tempo de escaneamento** curto.

Em um mundo ideal, todas essas quatro características são alcançadas em cada imagem. No entanto, devido a uma variedade de restrições, isso geralmente não é possível. A otimização dos parâmetros em favor de uma das características anteriormente mencionadas geralmente significa comprometer outra. A habilidade está em tomar decisões informadas sobre o que é mais importante para cada paciente e patologia e usar o conhecimento da física subjacente para equilibrar adequadamente os parâmetros do protocolo.

Vamos investigar as quatro características principais que determinam a otimização dos protocolos. Cada um é definido e então os fatores que os afetam são explorados. Este capítulo também explica como a alteração de qualquer um desses parâmetros afeta outro. Estes são chamados de **trade-offs**. Uma lista de acrônimos dos cinco principais fabricantes de sistemas é fornecida no início do livro. Isso inclui alguns dos parâmetros de varredura e opções de imagem descritas neste capítulo. As dicas para exames de RM são usadas para aplicar a teoria da otimização de protocolos à prática.

RELAÇÃO SINAL-RUÍDO (RSR)

A RSR é definida como a relação entre a amplitude do sinal recebido e a amplitude média do ruído de fundo.

- O sinal é a tensão induzida na bobina receptora pela precessão da magnetização coerente no plano transversal, no tempo TE ou próximo dele
- O **ruído** representa as frequências que existem de forma aleatória no espaço e no tempo.
- O sinal é cumulativo e previsível. Ocorre no tempo TE ou próximo dele e em frequências específicas, na frequência de Larmor ou próximo a ela. Depende de muitos fatores e pode ser alterado. O ruído, por sua vez, não é previsível e é detectado por todo o volume da bobina.[1] Ocorre em todas as frequências e também é aleatório no tempo e no espaço. É equivalente ao chiado de um rádio quando a estação não está sintonizada adequadamente e parte dele é a energia que sobra do "Big Bang". No contexto da RM, a principal fonte de ruído é o movimento térmico no paciente,[2] mas também é gerada pelo ruído elétrico de fundo do sistema. O ruído é constante para cada paciente e depende da constituição do paciente, da área em exame e do ruído inerente do sistema. O objetivo de otimizar a RSR é fazer com que haja maior contribuição do sinal do que do ruído. Como o sinal é previsível e o ruído não é, isso geralmente significa utilizar medidas que aumentem o sinal em relação ao ruído, em vez de reduzir o ruído em relação ao sinal.

Portanto, qualquer fator que afete a amplitude do sinal afeta a RSR. Estes são os seguintes:

- Intensidade do campo magnético
- Densidade de prótons da área em exame
- Tipo e posição da bobina
- TR, TE e ângulo de inclinação
- Número de médias de sinal (NMS)
- Largura de banda de recepção
- Volume de voxel (Equação 7.1).

Equação 7.1

RSR α (volume de voxel)

$$RSR \; \alpha \; \sqrt{M(p)\, M(f)\, NMS\, /RBW}$$

M(p) é a matriz de fase
M(f) é a matriz de frequência
NMS é o número de médias de sinal
RBW é a largura de banda de recepção (KHz)

Esta equação mostra alguns dos parâmetros relacionados à RSR.
Os parâmetros estão relacionados à RSR por uma raiz quadrada do tempo total de amostragem do corte. Portanto, outra forma de expressar isso é que a RSR é proporcional ao volume de voxel e à raiz quadrada do tempo total de amostragem

Intensidade de campo magnético

A intensidade do campo magnético desempenha um papel importante na determinação da RSR. Como descobrimos no Capítulo 1, à medida que aumenta a intensidade do campo, aumenta também a diferença de energia entre os núcleos de alta e baixa energia. Com o aumento da diferença de energia, menos núcleos têm energia suficiente para alinhar seus momentos magnéticos em oposição à B_0. Portanto, o número de núcleos com giro para cima aumenta em relação ao número de núcleos com giro para baixo. O VME aumenta com intensidades de campo mais elevadas e há mais magnetização disponível para a realização da imagem do paciente. A RSR, portanto, aumenta. Embora a intensidade do campo magnético não possa ser alterada, ao realizar as imagens com sistemas de baixo campo a RSR pode estar comprometida e pode ser necessário alterar os parâmetros do protocolo que impulsionam a RSR. Isso geralmente se manifesta em tempos de escaneamento mais longos.

Densidade de prótons

O número de prótons na área em exame determina a amplitude do sinal recebido. As áreas de baixa densidade de prótons em termos daqueles que são ativos na RM (como os pulmões) têm baixo sinal e, portanto, baixa RSR, enquanto as áreas com alta densidade de prótons (como a pelve) têm alto sinal e, portanto, alta RSR. A densidade de prótons é inerente ao tecido e não pode ser alterada (é por isso que é um parâmetro de contraste intrínseco) (ver Capítulo 2). Entretanto, como é provável que a RSR esteja comprometida em imagens de áreas de baixa densidade de prótons, alterações precisam ser feitas para impulsionar a RSR, o que não é necessário ao escanear áreas com uma alta densidade de prótons. Além disso, quando são tomadas medidas para anular ou saturar o sinal de um tecido, a RSR diminui porque a contribuição do sinal desse tecido é removida (ver Pré-saturação mais adiante neste capítulo).

Tipo de bobina

O tipo de bobina afeta a quantidade de sinal recebido e, portanto, a RSR. As bobinas maiores recebem mais ruído, proporcionalmente, em relação ao sinal, em comparação com bobinas menores, porque o ruído é recebido por todo o volume receptor da bobina.[1] Os tipos de bobinas são discutidos no Capítulo 9. As bobinas de quadratura aumentam a RSR porque várias bobinas são usadas para receber o sinal. As bobinas de sinergia aumentam a RSR à medida que os dados de várias bobinas são adicionados em conjunto. As bobinas de superfície colocadas perto da área a ser examinada também aumentam a RSR. O uso da bobina receptora apropriada desempenha um papel extremamente importante na otimização da RSR. Em geral, o tamanho da bobina receptora deve ser escolhido de tal forma que o volume de tecido preencha de forma ideal o volume sensível da bobina. As bobinas grandes, no entanto, aumentam a probabilidade de *aliasing*, porque o tecido fora do FOV tem maior probabilidade de produzir sinal (ver Capítulo 8). A posição da bobina é também muito importante para maximizar a RSR. Para induzir o máximo de sinal, a bobina deve ser posicionada no plano transversal perpendicular a B_0. O posicionamento angular da bobina, como às vezes acontece quando se usa as bobinas de superfície, resulta em uma redução da RSR (Figura 7.1).

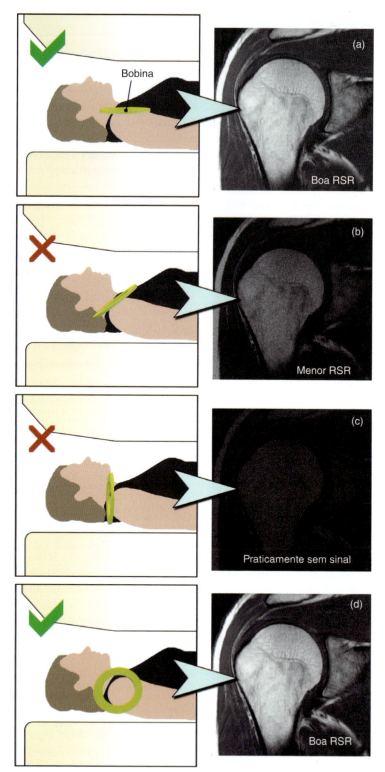

Figura 7.1 Posição da bobina *vs.* RSR.

TR, TE e ângulo de inclinação

Embora o TR, o TE e o ângulo de inclinação sejam geralmente considerados parâmetros que influenciam o contraste da imagem (ver Capítulos 2 a 4); eles também afetam a RSR e, portanto, a qualidade da imagem.

- O *TR* controla a quantidade de magnetização longitudinal que se recupera antes da aplicação do próximo pulso de excitação de RF. Um TR longo permite a recuperação total da magnetização longitudinal, de modo que esteja mais disponível para inclinação no plano transversal, no próximo TR. Um TR curto não permite recuperação total da magnetização longitudinal, então, há menos disponibilidade para inclinação no próximo TR. Veja na Figura 7.2, em que o TR aumenta de 140 para 700 ms (a 1,5 T). A RSR melhora à medida que o TR aumenta. Isso também é visto na Figura 7.3, em imagens adquiridas a 3 T, à medida que o TR aumenta de 100 para 750 ms. Entretanto, como o TR é um dos fatores que afetam o tempo de escaneamento (ver Capítulo 6), o aumento do TR também aumenta o tempo de escaneamento e a chance de movimento do paciente
- O *ângulo de inclinação* controla a quantidade de magnetização transversal criada pelo pulso de excitação de RF, que induz um sinal na bobina receptora (Figura 7.4). Se o TR for longo, a amplitude máxima do sinal é criada com ângulos de inclinação de 90°, porque a recuperação total do sinal da magnetização longitudinal ocorre com um TR longo e esta é totalmente convertida em magnetização transversal por um ângulo de inclinação de 90°. Veja as Figuras 7.5 e 7.6, nas quais o ângulo de inclinação muda de 10° para 90°. A RSR diminui significativamente na imagem do ângulo de inclinação inferior. Se o TR for curto, o ângulo de inclinação necessário para gerar a magnetização transversal máxima e, portanto, o sinal, é inferior a 90° e é governado pela equação do ângulo de Ernst (ver Equação 4.2)
- O *TE* controla a quantidade de magnetização transversal coerente que decai antes de o eco ser coletado. Um TE longo permite um decaimento considerável de magnetização transversal coerente antes da coleta do eco, enquanto um TE curto não o permite (Figura 7.7). Veja a Figura 7.8, na qual o TE aumenta de 11 para 80 ms (a 1,5 T). A RSR diminui à medida que o TE aumenta, porque há menos magnetização transversal disponível para a refasagem e produção de um eco. Isso explica por qual motivo as sequências ponderadas em T2, que usam um TE longo, geralmente possuem uma RSR mais baixa do que as sequências ponderadas em T1 ou em DP, que utilizam um TE curto. Isso também é visto na Figura 7.9, em imagens adquiridas a 3 T, à medida que o TE aumenta de 76 para 150 ms.

Número de médias de sinal (NMS ou NEX)

O NMS controla a quantidade de dados armazenados em cada linha de espaço-*k* (ver Capítulo 6). É o número de vezes que os dados são coletados com a mesma amplitude de inclinação de codificação de fase e, portanto, quantas vezes uma linha de espaço-*k* é preenchida com dados. A duplicação do NMS, portanto, dobra a quantidade de dados que são armazenados em cada linha do espaço-*k*, enquanto a redução do NMS pela metade diminui pela metade essa quantidade de dados armazenados. Esses dados contêm tanto o sinal quanto o ruído. O sinal é aditivo sobre a média de cada sinal, mas o ruído não é. Portanto, ele aumenta pelo fator de uma raiz quadrada.[3] Por exemplo, a duplicação do NMS aumenta a RSR apenas em $\sqrt{2}$ (= 1,4) (Figura 7.10). Para dobrar a RSR, o NMS e, portanto, o tempo de escaneamento é aumentado em um fator de 4.[4] Para triplicar a RSR, é necessário um aumento de nove vezes no NMS e no tempo de escaneamento. O acréscimo do tempo de escaneamento aumenta as chances do movimento do paciente.

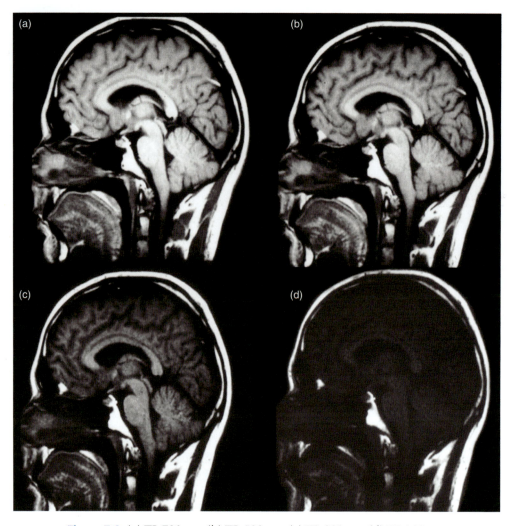

Figura 7.2 (a) TR 700 ms. (b) TR 500 ms. (c) TR 300 ms. (d) TR 140 ms.

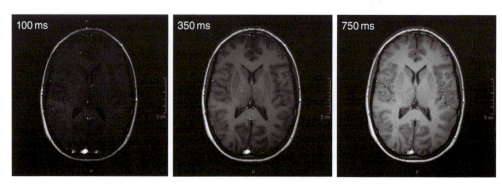

Figura 7.3 Mudança do TR a 3 T.

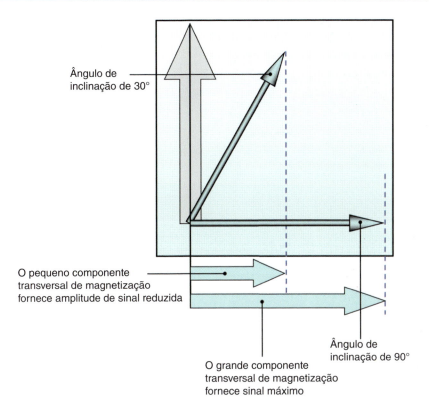

Figura 7.4 Ângulo de inclinação *vs.* RSR.

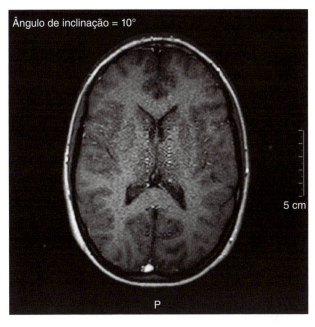

Figura 7.5 Imagem gradiente-eco no plano axial do cérebro, utilizando um ângulo de inclinação de 10° a 3 T.

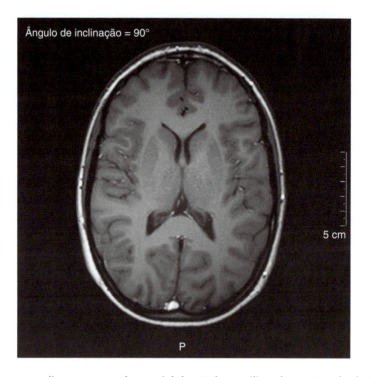

Figura 7.6 Imagem gradiente-eco no plano axial do cérebro, utilizando um ângulo de inclinação de 90° a 3 T.

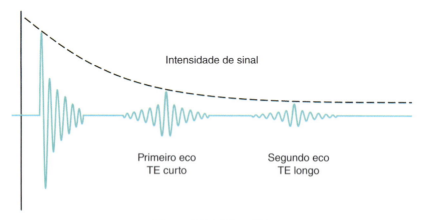

Figura 7.7 RSR *vs.* TE.

Capítulo 7 · Otimização de Protocolos

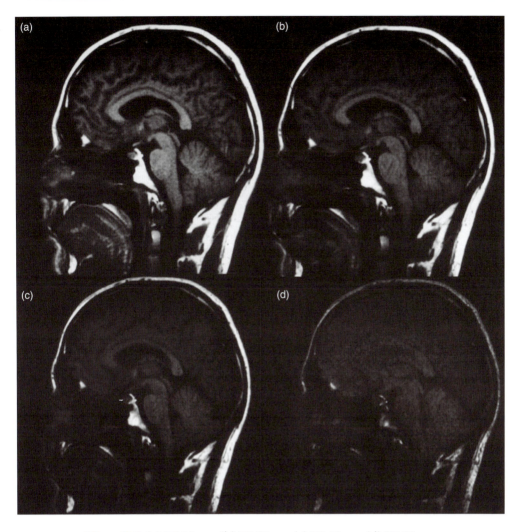

Figura 7.8 (a) TE 11 ms. (b) TE 20 ms. (c) TE 40 ms. (d) TE 80 ms.

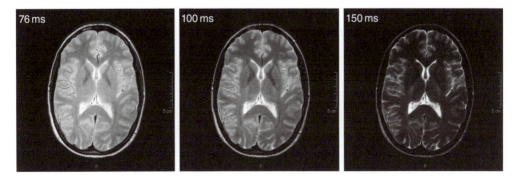

Figura 7.9 Mudança do TE a 3 T.

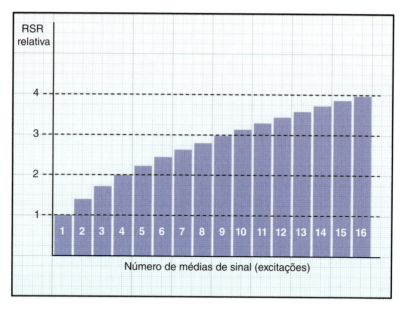

Figura 7.10 RSR *vs.* NMS.

Veja as Figuras 7.11 e 7.12, nas quais o NMS aumenta de 1 para 4. A RSR é sem dúvida maior na Figura 7.12 (exatamente duas vezes), mas levou quatro vezes mais tempo para ser adquirida do que na Figura 7.11. Portanto, aumentar o NMS não é necessariamente a melhor maneira de aumentar a RSR, pois resulta em um aumento desproporcional no tempo de escaneamento. Entretanto, o aumento do NMS também reduz o artefato de movimento (ver Capítulo 8).

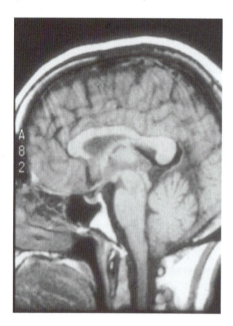

Figura 7.11 Imagem do cérebro no plano sagital utilizando 1 NMS.

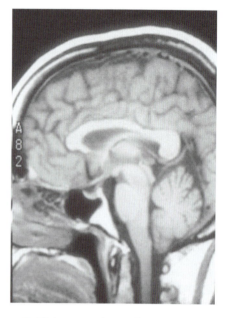

Figura 7.12 Imagem do cérebro no plano sagital utilizando 4 NMS.

Largura de banda de recepção

Esta é a faixa de frequências que são amostradas com precisão durante a janela de amostragem (ver Capítulo 6). A redução da largura de banda de recepção resulta em menos ruído amostrado em relação ao sinal. Aplicando-se um filtro, as frequências de ruído muito mais altas e mais baixas do que as frequências de sinal são filtradas. Veja a Figura 7.13. As áreas sombreadas em verde e vermelho representam a razão sinal-ruído, respectivamente (os quadrados são sombreados em laranja onde as frequências de sinal são as mesmas que as frequências de ruído). No diagrama à esquerda (que representa uma ampla largura de banda de recepção), há 15 quadrados de sinal verde e 7 quadrados vermelhos, de ruído. Portanto, a RSR é aproximadamente 2:1. No diagrama à direita (que representa uma estreita largura de banda de recepção), ainda há 15 quadrados de sinal verde, mas apenas 5 quadrados vermelhos, de ruído. Portanto, a RSR aumenta para 3:1. Embora a altura da curva do sinal seja menor no diagrama à esquerda, a área sob cada curva é a mesma (ou seja, 15 quadrados verdes). A altura da curva do sinal no diagrama à esquerda é menor, porque as frequências de sinal estão espalhadas por uma faixa de frequência mais ampla. Portanto, como a largura de banda de recepção diminui, a RSR aumenta à medida que menos ruído é amostrado como proporção do sinal. Reduzir pela metade a largura de banda aumenta a RSR em cerca de 40%, mas aumenta a janela de amostragem.[5] Como resultado, a redução da largura de banda aumenta o TE mínimo (ver Capítulo 6). A redução da largura de banda também aumenta o artefato de deslocamento químico (ver Capítulo 8).

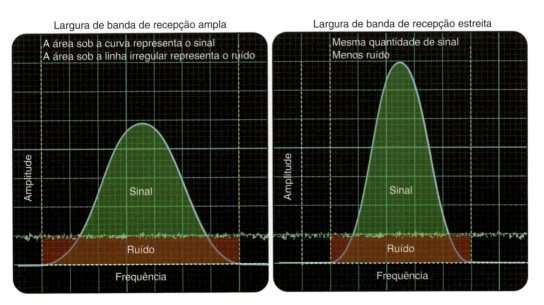

Figura 7.13 RSR *vs.* largura de banda de recepção.

Dica para exames: quando utilizar uma largura de banda de recepção reduzida

Embora estas restrições se apliquem, há algumas situações clínicas em que uma largura de banda de recepção estreita é vantajosa. O alongamento dos TEs não é importante quando é necessário um TE longo para a ponderação em T2. Além disso, o artefato de deslocamento químico ocorre somente quando água e gordura coexistem no mesmo voxel. Portanto, a redução da largura de banda de recepção é uma maneira útil de melhorar significativamente a RSR ao realizar imagens ponderadas em T2 em conjunto com técnicas de saturação química, que removem sinal de gordura ou de água (ver Capítulo 8). Alternativamente, o alargamento da largura de banda de recepção é muitas vezes necessário quando TEs muito curtos são requeridos. Em sequências gradiente-eco rápidas, nas quais é necessário um TE muito curto, isso é obtido através do aumento da largura de banda de recepção. Isso diminui a RSR porque mais frequências de ruído são amostradas em relação às frequências de sinal, mas, como a janela de amostragem é curta, o TE também é curto (ver Capítulos 4 e 6). No TSE, a ampliação da largura de banda de recepção, que encurta o TE e a janela de amostragem, significa que cada eco no trem de eco é amostrado mais eficientemente em termos de tempo. A consequência é que o espaçamento do eco diminui e trens de eco mais longos são permitidos para um determinado TR. Isso reduz o tempo de escaneamento. Finalmente, TEs mais curtos, obtidos com o aumento da largura de banda de recepção, reduzem os artefatos de suscetibilidade magnética (ver Capítulo 8).

Volume de voxel

A unidade de construção de uma imagem digital é um **pixel**. O brilho do pixel representa a intensidade do sinal de RM gerado por uma unidade de volume do tecido do paciente (**voxel**) (ver Capítulo 6). As dimensões do voxel são determinadas pela área do pixel e pela espessura do corte (Figura 7.14). A área do pixel é determinada pelo **campo de visão (FOV)** e pelo número de pixels no FOV ou **matriz de imagem**.

Os voxels grandes contêm mais *spins* ou núcleos do que os pequenos voxels e, portanto, têm mais núcleos que contribuem para o sinal. Consequentemente, os voxels grandes têm uma RSR maior do que os voxels pequenos (Figura 7.15). A RSR é, portanto, proporcional ao volume do voxel e qualquer parâmetro que altere o tamanho do voxel muda a RSR. Qualquer seleção que diminua o tamanho do voxel diminui a RSR, e vice-versa. Há três maneiras de conseguir isso, descritas a seguir.

Mudança da espessura de corte. Na Figura 7.16, o tamanho do voxel é alterado pela metade, reduzindo a espessura de corte de 10 para 5 mm. Fazendo isso, reduz-se pela metade o volume do voxel de 1.000 para 500 mm³ e, portanto, reduz-se pela metade a RSR.

Mudando a matriz da imagem. A matriz da imagem é o número de pixels na imagem. Ela é identificada por dois números: um denota o número de pixels na direção da frequência (geralmente o longo eixo da imagem), o outro o número de pixels de fase (geralmente o eixo curto da imagem). Veja as Figuras 7.17 e 7.18, em que a matriz de fase aumenta de 128 (Figura 7.17) para 256 (Figura 7.18). Como o FOV permanece inalterado, há pixels menores e, portanto, voxels menores na Figura 7.18 do que na Figura 7.17. Portanto, como o volume do voxel é reduzido pela metade, a RSR também cai pela metade.

Mudando o FOV. Veja as Figuras 7.19 a 7.21. O FOV se divide pela metade, o que reduz a dimensão do pixel à metade ao longo de ambos os eixos. Portanto, o volume do voxel e a RSR diminui para um quarto do valor original (de 1.000 para 250 mm³). Comparando-se a Figura 7.20 com a Figura 7.21, é evidente que a RSR diminui significativamente na Figura 7.21. Dependendo da área sob investigação e da bobina receptora, às vezes é necessário tomar medidas para aumentar a RSR quando é usado um FOV pequeno, especialmente em conjunto com uma bobina grande.

Capítulo 7 · Otimização de Protocolos

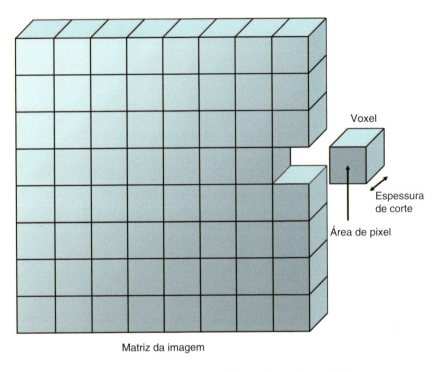

Figura 7.14 Voxel. O grande quadro azul é o FOV.

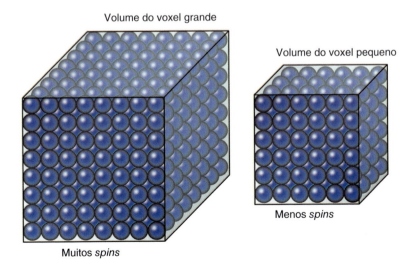

Figura 7.15 Volume do voxel e RSR (números de *spins* não são representativos).

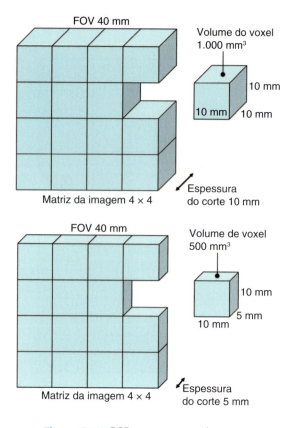

Figura 7.16 RSR *vs.* espessura de corte.

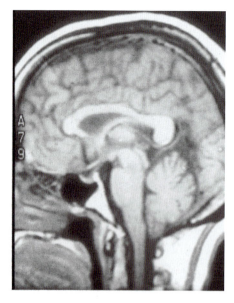

Figura 7.17 Imagem do cérebro no plano sagital utilizando a matriz de fase 128.

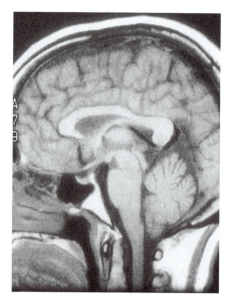

Figura 7.18 Imagem do cérebro no plano sagital utilizando a matriz de fase 256.

Capítulo 7 · Otimização de Protocolos

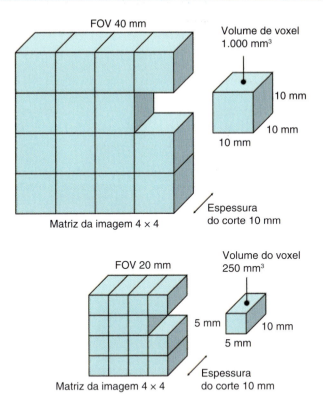

Figura 7.19 RSR *vs.* FOV.

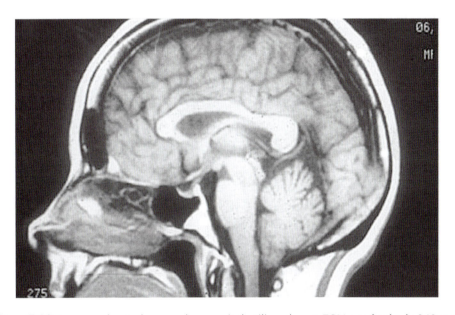

Figura 7.20 Imagem do cérebro no plano sagital utilizando um FOV quadrado de 240 mm.

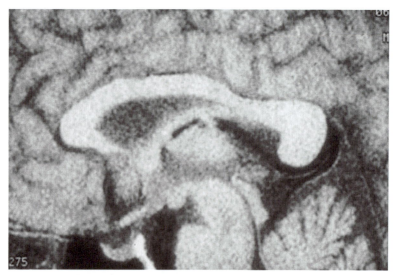

Figura 7.21 Imagem do cérebro no plano sagital utilizando um FOV quadrado de 120 mm.

Dica para aprendizado: imagem volumétrica e RSR

Na imagem volumétrica, o volume total de tecido é excitado e o volume não contém espaços (*gap*), portanto, a RSR aumenta. Os cortes são localizados por uma técnica conhecida como codificação de cortes. Essa é outra série de etapas de codificação de fase ao longo do eixo de seleção de corte. Portanto, assim como o número de etapas de codificação de fase aumenta o tempo de escaneamento no *spin*-eco convencional, o número de cortes afeta o tempo de escaneamento nas imagens volumétricas. Quanto maior o número de cortes, maior o tempo de escaneamento (ver Equação 6.9). No entanto, isso é compensado pelo fato de que quanto maior o número de cortes, maior a RSR, e assim o NMS pode ser reduzido.[6] Na imagem volumétrica, o número de cortes é um fator adicionado na Equação (7.1), portanto, é fácil ver por que a RSR é maior em imagens volumétricas em comparação com a imagem bidimensional.[7]

Tabela 7.1 Relações na RSR.

RSR α FOV RSR α 1/matriz RSR α S_t RSR α $\sqrt{NMS}$ RSR α $\sqrt{1/RBW}$	S_t é a espessura de corte (mm) RBW é a largura de banda de recepção em KHz	O sinal de proporcional (α) é utilizado nestas relações pois existem muitos outros fatores que afetam a RSR, tais como TR, TE, ângulo de inclinação e densidade de prótons

Dica para exames: para otimizar a RSR, selecione os parâmetros a seguir no protocolo de escaneamento

- TR longo e TE curto
- Ângulo de inclinação de 90° no *spin*-eco ou o ângulo de Ernst nas sequências de pulso gradiente-eco
- A bobina correta (garantir que esteja bem sintonizada e corretamente posicionada)

- Uma matriz de imagem baixa ou grosseira
- Um FOV elevado
- Cortes espessos
- NMS elevado
- Largura de banda de recepção estreita.

Tabela 7.2 Para lembrar: RSR.

A amplitude de sinal é alterada de várias maneiras, incluindo o uso de um TR longo, um TE curto, um ângulo de inclinação elevado e uma boa bobina
O ruído é aleatório e em grande parte não modificável, embora quando se utiliza uma banda de recepção estreita, menos frequências de ruído são amostradas
A RSR é, portanto, geralmente melhorada aumentando o sinal em relação ao ruído, e não o contrário
As compensações (*trade-offs*) associadas à melhoria da RSR estão resumidas nas Tabelas 7.5 e 7.6

RAZÃO CONTRASTE-RUÍDO (RCR)

A RCR é definida como a diferença na RSR entre duas áreas adjacentes (Equação 7.2).[8] É controlada pelos mesmos fatores que afetam a RSR. A RCR é provavelmente o fator mais crítico que afeta a qualidade de imagem, pois determina diretamente a capacidade do olho de distinguir áreas de alto sinal a partir de áreas de baixo sinal. Como o contraste da imagem depende de parâmetros intrínsecos e extrínsecos (ver Capítulo 2), esses fatores também afetam a RCR. De um ponto de vista prático, a RCR é aumentada das seguintes maneiras:

Ponderação em T2. Embora as imagens ponderadas em T2 muitas vezes tenham uma RSR menor do que a imagem ponderada em T1 (devido ao TE mais longo), a capacidade de distinguir a patologia do tecido normal é frequentemente muito maior devido ao alto sinal da patologia comparado ao baixo sinal da anatomia circundante, ou seja, a RCR é mais alta (Figura 7.22).

Agentes de contraste. A finalidade da administração de agentes de contraste é aumentar a RCR entre a patologia (que apresenta realce) e a anatomia normal (que não apresenta realce) (ver Capítulo 2).

Contraste de transferência de magnetização (CTM). Há sempre uma transferência de magnetização entre os prótons ligados e livres, o que causa uma mudança nos tempos de recuperação T1 dos *spins* livres. Isso é explorado pela saturação seletiva dos *spins* ligados, o que reduz a intensidade de sinal dos *spins* livres em decorrência do CTM (ver Capítulo 2).

Técnicas relacionadas ao fluxo. Existem técnicas que são especificamente desenvolvidas para produzir sinal somente a partir de núcleos com certas características. Os núcleos que não possuem tais características não produzem sinal e, por isso, existe uma boa RCR entre eles e aqueles que produzem. Por exemplo, a angiografia por RM de contraste de fase é uma técnica que produz imagens de *spins* em fluxo. Os *spins* no estado estacionário não produzem qualquer sinal e assim há uma boa RCR entre os vasos e o tecido ao redor deles (ver Capítulo 8).

Equação 7.2		
RCR = (IS$_1$–IS$_2$)/σ	IS é a intensidade média de sinal de duas regiões 1 e 2 σ é o desvio padrão do sinal ou ruído de fundo	Esta equação permite a medida quantitativa da RCR relativa entre duas regiões

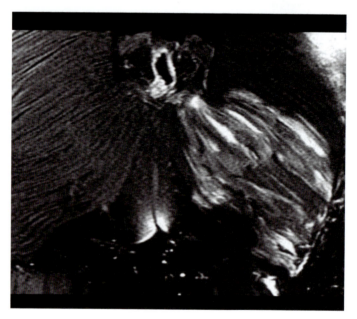

Figura 7.22 Uma imagem fortemente ponderada em T2 da nádega. Um TE muito longo foi utilizado nesta imagem. A RCR está otimizada, mostrando de forma evidente a patologia.

Pré-saturação

Além das estratégias listadas aqui, a RCR é otimizada pelo uso de pulsos de pré-saturação. Com a saturação da anatomia normal (que frequentemente contém gordura), a patologia (que é principalmente água) é frequentemente visualizada mais claramente, principalmente se tiver alta intensidade de sinal. O hidrogênio existe em diferentes ambientes químicos no corpo, principalmente gordura e água (ver Capítulo 2). A frequência de precessão de momentos magnéticos de núcleos de gordura é, portanto, ligeiramente diferente daquela da água. Isso é chamado **deslocamento químico (*chemical shift*)**. Conforme a intensidade de campo magnético aumenta, essa diferença de frequência também aumenta. Por exemplo, a 1,5 T, a diferença na frequência de precessão entre a gordura e a água é de aproximadamente 220 Hz. Assim, os momentos magnéticos dos núcleos de gordura precessam a 220 Hz menos do que os observados nos núcleos de água. A 1,0 T, essa diferença de frequência é reduzida para 147 Hz. Para saturar a gordura ou a água, a diferença de precessão entre os momentos magnéticos de ambos os tipos de núcleos deve ser suficientemente grande para que eles possam ser isolados um do outro. A **saturação de gordura** ou **de água** é, portanto, mais efetivamente alcançada em sistemas de campo alto.

Para saturar o sinal de gordura, um pulso de RF de pré-saturação de 90° é aplicado na frequência de precessão de gordura para o FOV total (Figura 7.23). O pulso de excitação de RF é então aplicado

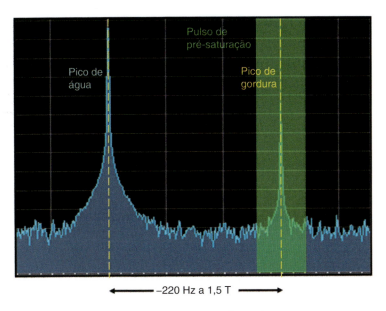

Figura 7.23 Saturação de gordura.

aos cortes e os momentos magnéticos dos núcleos de gordura são saturados. Se forem inclinados a 180°, eles não apresentam um componente de magnetização transversal e não produzem nenhum sinal. Os núcleos de água, porém, são excitados e seus momentos magnéticos são refasados e produzem sinal (Figura 7.24). O sinal de água também é saturado da mesma forma que a gordura. O pulso de pré-saturação é aplicado na frequência de precessão da água em todo o FOV (Figura 7.25) para especificamente saturar esses *spins*. Somente os núcleos de gordura produzem sinal.

A pré-saturação efetiva requer uma distribuição uniforme de gordura ou água em todo o FOV. A RF de pré-saturação é transmitida com a mesma frequência e uniformemente para o FOV total, de modo que uma área particularmente densa de gordura receba a mesma energia de pré-saturação que uma área com muito pouca gordura. Sob essas circunstâncias, a saturação de gordura é menos efetiva. Além disso, os gradientes aplicados para codificação espacial variam a frequência em cada corte. Portanto, a pré-saturação às vezes parece não uniforme ao longo do corte ou volume de imagens. A saturação ótima ocorre no centro de um corte ou na porção central do volume de imagens.

Dica para exames: o que é SAT TR?

Os pulsos de pré-saturação fornecem RF adicional e, portanto, reduzem o número de cortes disponíveis para um dado TR, porque a SAR aumenta (ver Capítulo 10). Os pulsos de pré-saturação são entregues ao FOV antes da excitação de cada corte. O intervalo entre os pulsos de pré-saturação é chamado de SAT TR e é igual ao TR da varredura dividido pelo número de cortes. Se o SAT TR for mais longo do que os tempos de recuperação T1 de gordura ou água, os momentos magnéticos dos núcleos de gordura ou de água não podem ser saturados, pois eles tiveram tempo de recuperação antes de cada pulso de pré-saturação ser fornecido. Para evitar isso, prescreva o número máximo de cortes disponíveis para um determinado TR, de maneira que a SAT TR seja minimizada.

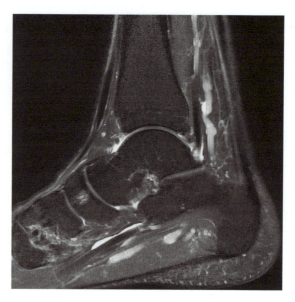

Figura 7.24 Imagem do tornozelo no plano sagital com saturação de gordura. Fonte: Westbrook 2014.[9] Reproduzida com autorização de John Wiley & Sons.

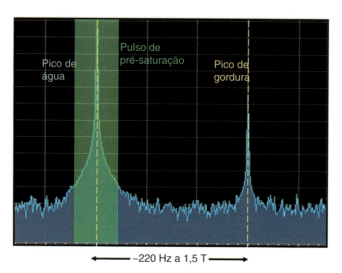

Figura 7.25 Saturação de água.

A inversão-recuperação espacial (*spatial inversion recovery* – SPIR) é uma variação de pré-saturação. Um pulso de RF na frequência de precessão dos momentos magnéticos dos núcleos de gordura é aplicado ao volume de imagens, mas, ao contrário da pré-saturação, esse pulso tem uma magnitude de 180°. Os momentos magnéticos dos núcleos de gordura são, portanto, totalmente invertidos no sentido –z. Após o tempo TI, que corresponde ao ponto nulo de gordura, o pulso de excitação de RF de 90° é aplicado. Como a gordura não tem magnetização longitudinal nesse ponto, o pulso de excitação de RF não produz magnetização transversal na gordura. Portanto, o sinal de gordura é anulado (Figuras 7.26 e 7.27).

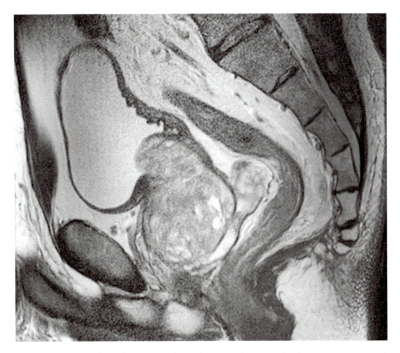

Figura 7.26 Imagem ponderada em T2 da pelve no plano sagital sem saturação de gordura.

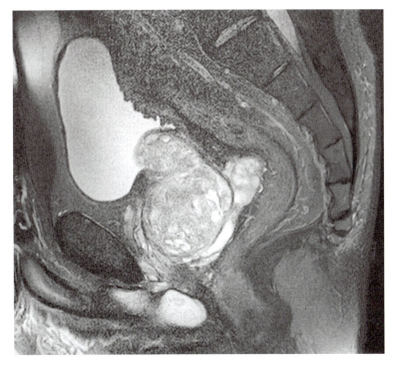

Figura 7.27 Imagem ponderada em T2 da pelve no plano sagital com saturação de gordura.

Dica para exames: SPIR *vs.* STIR

A SPIR combina saturação de gordura e mecanismos de inversão usados na sequência de pulso STIR para eliminar o sinal de gordura. Apresenta várias vantagens. A pré-saturação padrão é muito dependente da homogeneidade de B_0, pois exige que a frequência de precessão dos momentos magnéticos dos núcleos de gordura seja a mesma em todo o volume de imagens. A SPIR é muito menos suscetível a isso, porque a anulação também ocorre pela seleção de um tempo de inversão correspondente ao ponto nulo de gordura. Isso depende do tempo de recuperação T1 de gordura em vez de sua frequência de precessão e os tempos de relaxação não são afetados por pequenas mudanças na homogeneidade. Entretanto, como a STIR depende dos tempos de recuperação T1 para anular o sinal, em vez das frequências de precessão, é menos provável que seja afetada por inomogeneidades do campo do que os métodos de saturação de gordura, tais como SPIR ou saturação de gordura. Entretanto, em STIR, o gadolínio pode ser anulado com a gordura. O gadolínio encurta o tempo de recuperação T1 de tecidos com realce, de modo que fique próximo ao tempo de relaxação T1 da gordura (ver Capítulo 3). Portanto, as sequências STIR não devem ser usadas depois de administrar o gadolínio. Entretanto, em sequências SPIR isso não ocorre porque a gordura é seletivamente invertida e anulada, deixando o realce pelo gadolínio intacto. Portanto, a SPIR pode ser usada para anular o sinal de gordura em sequências usadas para avaliar o realce pelo meio de contraste.

É possível anular o sinal de muitos tipos de tecidos. Isso é conseguido aplicando um pulso de saturação na frequência específica do tecido que desejamos anular antes de aplicar o pulso de excitação de RF. O tecido também é anulado usando um pulso de inversão seguido por um pulso de excitação de RF em um intervalo de tempo equivalente ao ponto nulo do tecido (ver Capítulo 3). O fígado e o baço podem ser especificamente anulados, tais como materiais incluindo o silicone. A pré-saturação também é útil para reduzir artefatos como o erro de mapeamento de fase e o *aliasing* (ver Capítulo 8).

A imagem fora de fase (**técnica de Dixon**) é utilizada em sequências gradiente-eco para anular o sinal de voxels em que coexistem núcleos de gordura e de água. Isso é conseguido selecionando um TE quando os momentos magnéticos de núcleos na gordura e na água estão fora de fase uns em relação aos outros. Como eles são incoerentes, nenhum sinal é recebido do voxel (veja mais sobre a diferença de fase entre gordura e água no Capítulo 8).

Dica para exames: para otimizar a RCR, selecione os parâmetros a seguir no protocolo de escaneamento

- TE e TR muito longos
- Técnicas de saturação para anular alguns tecidos
- Técnicas que removem o sinal de determinados núcleos (p. ex., angiografia de contraste de fase).

Tabela 7.3 Para lembrar: RCR.

A RCR é a diferença na RSR entre duas áreas adjacentes
É importante maximizar a RCR para que a patologia seja claramente observada como distinta da anatomia normal ou para que uma estrutura seja claramente vista ao lado de outra
A RCR é melhorada aumentando o sinal de patologia ou estruturas que são importantes de se visualizar (p. ex., agentes de contraste positivos, ponderação em T2, técnicas de fluxo)
A RCR é melhorada pela diminuição do sinal de estruturas normais (p. ex., supressão química, CTM)

RESOLUÇÃO ESPACIAL

A resolução espacial é a capacidade de distinguir dois pontos separados e distintos e é controlada pelo tamanho do voxel. Pequenos voxels resultam em alta resolução espacial, porque pequenas estruturas passam a ser facilmente diferenciadas. Os voxels grandes, por sua vez, resultam em baixa resolução espacial, já que as pequenas estruturas não são tão bem resolvidas. Em grandes voxels, as intensidades de sinal individuais são calculadas juntas e não são representadas como estruturas distintas dentro do voxel. Isso é denominado **volume parcial**. O tamanho do voxel é afetado por:

- Espessura do corte
- FOV
- Número de pixels ou matriz de imagem.

Os cortes finos aumentam a resolução espacial no plano de seleção de corte, enquanto os cortes espessos reduzem a resolução espacial. Entretanto, cortes mais finos resultam em voxels menores e, porque há menos *spins* em pequenos voxels, a RSR diminui (ver Figura 7.15).

A matriz de imagem determina o número de pixels no FOV. Para um determinado FOV, uma **matriz fina** ou alta divide o FOV por mais pixels do que uma **matriz grosseira** ou baixa. Portanto, cada pixel é menor. Pequenos pixels aumentam a resolução espacial, pois aumentam a capacidade de distinguir entre duas estruturas próximas no paciente. Aumentar a matriz de imagem aumenta, portanto, a resolução espacial. Entretanto, matrizes de imagem elevadas resultam em voxels menores e, portanto, a RSR diminui (ver Figura 7.18).

O FOV também determina a dimensão dos pixels. Para uma dada matriz, um FOV grande resulta em grandes pixels, enquanto um pequeno FOV produz pequenos pixels. Aumentar o FOV, portanto, diminui a resolução espacial. Entretanto, um FOV pequeno resulta em voxels menores e, portanto, a RSR diminui (ver Figuras 7.19 e 7.21).

Dica para exames: dimensão do pixel – o que está acontecendo nos bastidores

Os sistemas de RM empregam uma variedade de métodos diferentes para alterar a geometria do voxel. Somos capazes de selecionar individualmente as dimensões no FOV, a matriz de imagem e a espessura de corte. Alternativamente, pode ser permitido apenas controlar o tamanho do voxel. Se esse for o caso, então, nos bastidores, o sistema altera o FOV, a matriz de imagem e a espessura de cortes para produzir voxels na dimensão necessária. Independentemente do método que for usado, os princípios são os mesmos. Se o FOV é fixo e quadrado e a matriz de fase é menor do que a matriz de frequência, os pixels são mais longos na direção da fase do que na direção da frequência. A resolução espacial é, portanto, reduzida ao longo do eixo de fase. Se o FOV for retangular, os pixels são quadrados se a matriz produzir um pixel com as mesmas dimensões ao longo da fase, bem como a frequência. Os pixels quadrados sempre proporcionam melhor resolução espacial do que os pixels retangulares, uma vez que a imagem tem resolução igual ao longo dos eixos de frequência e fase.

Os termos resolução e matriz são frequentemente confundidos. Embora a matriz de imagem seja um dos parâmetros que determinam a resolução, eles não são a mesma coisa. A resolução se refere ao *tamanho* de cada pixel, enquanto a matriz é *quantos* pixels há desse tamanho. O tamanho de cada pixel multiplicado pela matriz da imagem determina a dimensão do FOV. Como descobrimos no Capítulo 6, os parâmetros de resolução espacial dependem de certas características do espaço-*k*. Vamos recapitular:

- O *tamanho do pixel* é determinado pela distância percorrida no espaço-k. O tamanho do pixel no eixo da fase da imagem é determinado pelo gradiente de codificação de fase mais acentuado, tanto positiva como negativamente (altura da cômoda). O tamanho do pixel no eixo de frequência da imagem é determinado pela janela de amostragem (largura da cômoda)
- A *matriz de imagem* depende do número de pontos de dados no espaço-k. A matriz de fase é o número de linhas do espaço-k (ou número de gavetas, se preferir). É o número de pontos de dados em cada coluna de espaço-k. A matriz de frequência é o número de pontos de dados em cada linha de espaço-k (ou pares de meias, se você preferir). É o número de pontos de dados em cada linha de espaço-k
- O *FOV* depende da distância entre cada ponto de dados no espaço-k. O tamanho do FOV no eixo de fase da imagem é inversamente proporcional à distância entre os pontos de dados em cada coluna de espaço-k. Esse é o passo incremental entre cada linha de espaço-k (ou a profundidade de cada gaveta). O tamanho do FOV no eixo de frequência da imagem é inversamente proporcional à distância entre os pontos de dados em cada linha de espaço-k. Esse é o intervalo de amostragem entre cada ponto de dados.

Dica para aprendizado: como a resolução afeta o TE mínimo

A resolução é controlada pelo tamanho do voxel. Para obter um voxel pequeno e, portanto, de boa resolução, são necessários cortes finos, um FOV pequeno e uma matriz fina.

- A espessura do corte é determinada pela inclinação do gradiente de seleção de corte. Portanto, para alcançar cortes finos, a inclinação do gradiente de seleção de corte é acentuada
- O tamanho do FOV de frequência é determinado pelo intervalo de amostragem (e, portanto, a largura de banda de recepção, ver Capítulo 6), mas também pela inclinação do gradiente de codificação de frequência. Para alcançar um FOV pequeno, a inclinação do gradiente de codificação de frequência é íngreme
- O tamanho da matriz de fase é determinado pelo número de etapas de codificação de fase. Para alcançar uma matriz de fase fina, uma alta proporção das inclinações do gradiente de codificação de fase é acentuada, tanto positiva como negativamente. A matriz de frequência é determinada pelo número de pontos de dados em cada linha de espaço-k. Para alcançar uma matriz de frequência fina, para uma dada frequência de amostragem digital (conforme determinada pela largura de banda de recepção) e janela de amostragem, a amplitude do gradiente de codificação de frequência é acentuada.

Se as inclinações do gradiente são íngremes durante uma sequência de pulsos, porque selecionamos cortes finos, matrizes finas ou um pequeno FOV, seus tempos de ascensão são maiores. O **tempo de elevação** de um gradiente é o tempo necessário para alcançar a inclinação ou amplitude correta (ver Capítulo 9). Inclinações íngremes do gradiente resultam em um tempo de elevação mais elevado para o gradiente do que inclinações suaves do gradiente. Inclinações íngremes do gradiente, portanto, exigem mais das bobinas de gradiente do que as inclinações de gradiente superficiais. Isso, portanto, aumenta o TE mínimo, uma vez que o sistema não pode amostrar o eco até que todas as funções de gradiente estejam completas (a aplicação do gradiente de codificação de frequência não está completa quando o eco é lido, mas a maior parte dessa aplicação é completada até esse momento). Um FOV pequeno, cortes finos e matrizes finas aumentam o TE mínimo e podem resultar em menos cortes por TR. Se o TE aumentar, leva mais tempo para selecionar e codificar cada corte e, portanto, menos cortes são permitidos em um determinado TR.

FOV retangular

Um FOV retangular pode ser desejado ao realizar o exame de RM de uma região cuja anatomia possui uma dimensão menor no eixo de fase do que na frequência. Um **FOV retangular ou assimétrico** mantém a resolução espacial porque o tamanho do pixel não foi alterado, mas reduz o tempo de escaneamento, uma vez que apenas uma parte do número total de etapas de codificação de fase é realizada. A dimensão do FOV na direção da fase é reduzida em comparação àquela encontrada na direção da frequência e, portanto, deve ser usada na geração de imagens da anatomia que se encaixam em um retângulo, por exemplo, uma imagem da coluna lombar no plano sagital.

Dica para exames: FOV retangular – o que está acontecendo nos bastidores?

O FOV retangular não afeta o tamanho do pixel. Existem, no entanto, menos pixels desse tamanho na direção de fase da imagem. Isso explica por qual motivo o FOV de fase diminui em relação ao FOV de frequência e é obtido um FOV retangular. Para entender esse conceito com mais clareza, imagine que nossa cômoda é composta de uma estrutura de madeira e as gavetas são inseridas dentro dessa estrutura. O tamanho do pixel no eixo de fase da imagem é determinado pela altura da estrutura de madeira. No Capítulo 6, nos referimos a essa dimensão como a altura da cômoda. O número de gavetas inseridas na estrutura é o número de pixels desse tamanho, ou seja, a matriz de fase.

No Capítulo 6, exploramos a analogia de mudar o que armazenamos no espaço-*k* de pares de meias para suéteres grossos de lã. Isso precisa de um aumento na profundidade de cada gaveta porque os suéteres grossos exigem mais espaço do que os pares de meias. A profundidade de cada gaveta é inversamente proporcional ao FOV de fase, de modo que, à medida que a profundidade de cada gaveta aumenta, o FOV de fase diminui. Entretanto, se cada gaveta é mais profunda e a altura da estrutura de madeira da cômoda permanece inalterada, o número de gavetas deve diminuir para caber dentro da estrutura. Menos gavetas significam menos linhas de espaço-*k* e, portanto, o tempo de escaneamento diminui.

Por exemplo, vamos supor que selecionamos os seguintes parâmetros no protocolo de varredura:

- FOV de frequência de 256 mm
- FOV de fase (50%)
- Matriz da imagem 256 × 256.

O FOV de fase exigido de 50% significa que, na direção da fase da imagem, o FOV mede 128 mm e, como o FOV de frequência é de 256 mm, obtém-se um FOV retangular. Entretanto, o tamanho do pixel permanece o mesmo. Nesse exemplo, cada pixel mede 1 mm × 1 mm (FOV = 256 mm/256 pixels). No eixo de frequência, são exibidos 256 pixels desse tamanho, enquanto na direção de fase apenas são exibidos 128 pixels desse tamanho.

Para conseguir isso, nos bastidores, o sistema mantém a altura da estrutura de madeira da cômoda (mantendo assim o tamanho de pixel de 1 mm × 1 mm), mas insere 128 gavetas profundas de suéteres dentro da estrutura, em vez de 256 gavetas mais rasas de meias. À medida que a profundidade de cada gaveta duplica, o FOV de fase se reduz pela metade (50%). Como apenas 128 gavetas, em vez de 256 gavetas, são preenchidas, o tempo de escaneamento é reduzido pela metade. Usando essa analogia, é fácil ver que algum sinal pode ser perdido porque menos dados são adquiridos (menos linhas ou gavetas são preenchidas com dados) (Figura 7.28).

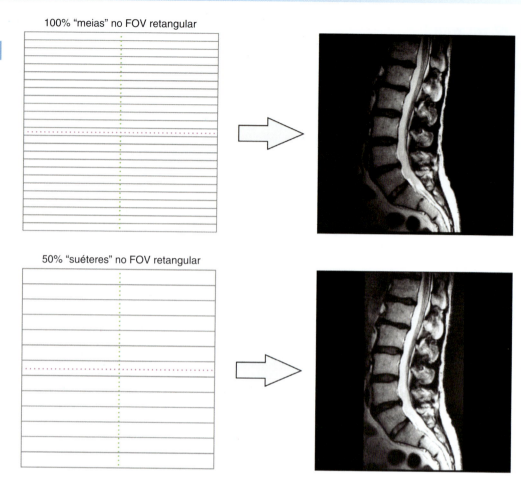

Figura 7.28 FOV quadrado e retangular e a cômoda.

Dica para exames: para otimizar a resolução espacial, selecione os parâmetros a seguir no protocolo de escaneamento

- Cortes finos
- Pequeno FOV
- Matriz de imagem alta/fina.

Dica para aprendizado: imagem volumétrica e resolução

Em uma aquisição volumétrica, é obtida uma resolução igual em todos os planos e em todos os ângulos, mesmo oblíquos, assegurando que cada voxel seja simétrico (*isotrópico*). O voxel tem dimensões iguais em todos os planos. Se não for assim, o volume tem resolução inferior nos planos diferentes do plano em que a imagem foi adquirida. Por exemplo, se for selecionado um FOV de 240 mm e matriz de 256 × 256, cada pixel tem uma dimensão de 0,9 mm (FOV/matriz). Se a espessura de corte for de 3 mm, a resolução é pior quando o voxel é visto de lado. Sob essas condições, o voxel é anisotrópico.

Tabela 7.4 Para lembrar: resolução espacial.

A resolução é a capacidade de visualizar dois pontos que são próximos como pontos distintos, na imagem do paciente
A resolução depende dos voxels serem pequenos e, portanto, é obtida utilizando um FOV pequeno, um corte fino e uma matriz alta
Pequenos voxels resultam em RSR fraco
Na imagem volumétrica, os voxels isotrópicos fornecem resolução igual em todos os planos
O aumento do número de cortes aumenta a RSR, mas também aumenta o tempo de escaneamento
As vantagens e as desvantagens (*trade-offs*) associadas à melhoria da resolução são resumidas nas Tabelas 7.5 e 7.6

TEMPO DE ESCANEAMENTO

O tempo de escaneamento ou varredura é o tempo para completar a aquisição de dados ou o tempo para preencher o espaço-*k* (ver Capítulo 6). Não é um parâmetro do protocolo em si, mas é determinado por outros fatores que são selecionados no protocolo de escaneamento no exame de RM. Como descobrimos no Capítulo 6, o tempo de escaneamento é proporcional aos seguintes fatores:

- *TR*. O tempo de cada repetição ou o tempo entre o preenchimento de gavetas ou linhas consecutivas. O aumento de TR aumenta o tempo de escaneamento e vice-versa
- *Matriz de fase*. O número de etapas de codificação de fase determina o número de linhas de espaço-*k* ou o número de gavetas preenchidas com dados para completar a varredura. Aumentar a matriz de fase aumenta o tempo de escaneamento e vice-versa
- *NMS*. O número de vezes que os dados são coletados com a mesma inclinação do gradiente de codificação de fase ou o número de vezes que cada gaveta ou linha é preenchida com dados. O aumento do NMS aumenta o tempo de escaneamento e vice-versa (ver Equação 6.7).

A otimização do tempo de varredura é importante, pois longos tempos de escaneamento dão ao paciente mais chance de se mover durante a aquisição. Qualquer movimento do paciente tem a probabilidade de causar degradação das imagens. Como múltiplos cortes são selecionados durante as aquisições volumétricas bidimensionais e tridimensionais, o movimento durante esses tipos de varredura afeta todos os cortes. Durante uma aquisição sequencial, o movimento do paciente afeta somente aqueles cortes adquiridos enquanto o paciente está em movimento.

Dica para exames: para otimizar o tempo de escaneamento, selecione o seguinte no protocolo de escaneamento

- TR curto
- Matriz de fase baixa
- NMS baixo
- Fator turbo alto no TSE
- Utilizar as opções de imagem que reduzem o tempo de escaneamento, ou seja, FOV retangular ou Fourier parcial (ver Capítulo 6).

> ### Dica para exames: como melhorar a resolução, mas não aumentar o tempo de escaneamento
>
> De modo geral, melhorar a resolução requer uma mudança na matriz de fase, o que aumenta o tempo de escaneamento. Algumas vezes, porém, a resolução pode ser aumentada sem um acréscimo correspondente no tempo de escaneamento. Isso é feito por meio do seguinte:
>
> - Mudando apenas a matriz de frequência. A matriz de frequência não afeta o tempo de escaneamento, mas, se houver um aumento, eleva a resolução
> - Usando o FOV assimétrico. Isso mantém o tamanho do FOV ao longo do eixo de frequência, mas reduz o FOV na direção de fase. Portanto, a resolução de um FOV quadrado é mantida, mas o tempo de escaneamento diminui proporcionalmente à redução do tamanho do FOV na direção de fase. Essa opção é útil quando a anatomia se encaixa em um retângulo.

VANTAGENS E DESVANTAGENS (*TRADE-OFFS*)

É evidente que existem muitas vantagens e desvantagens (*trade-offs*) envolvidas na modificação dos protocolos. Idealmente, uma imagem tem RSR elevada, tem boa resolução espacial e é adquirida em um tempo de escaneamento muito curto. No entanto, isso raramente é possível, pois a mudança de um parâmetro afeta inevitavelmente outro. É vital que tenhamos uma boa compreensão de todos os parâmetros que afetam cada característica de qualidade de imagem e suas vantagens e desvantagens. A Tabela 7.5 lista os resultados da otimização da qualidade da imagem. A Tabela 7.6 fornece parâmetros comuns e suas vantagens e desvantagens associadas.

DESENVOLVIMENTO E MODIFICAÇÃO DE PROTOCOLOS

A modificação do protocolo depende da área a ser examinada e da condição e cooperação do paciente. Não há realmente regras na RM. Isso pode ser muito frustrante quando se tenta aprender, mas também torna o assunto interessante e desafiador. Todas as clínicas têm protocolos estabelecidos com a cooperação do fabricante e dos médicos. Entretanto, nunca presuma que seus protocolos estão otimizados. A RM está se desenvolvendo rapidamente, portanto, é uma boa prática revisar regularmente mesmo os protocolos mais bem estabelecidos. Aqui estão algumas dicas de como fazer isso:

- Escolha sempre a bobina correta e posicione-a corretamente. Isso muitas vezes faz a diferença entre um exame de boa ou de má qualidade
- Certifique-se de que o paciente esteja confortável. Isso é muito importante, pois é mais provável que um paciente se mova se se sentir desconfortável. Imobilize o paciente o máximo possível para reduzir a probabilidade de movimento
- Tente verificar com o radiologista exatamente quais protocolos são necessários antes do exame de RM. Isso economiza muito tempo, pois os radiologistas são muitas vezes difíceis de rastrear!
- A resolução espacial não é geralmente tão importante nas imagens de RM como as modalidades que usam raios X. A RSR é o fator de qualidade de imagem mais importante. Não vale a pena ter uma imagem com boa resolução espacial se a RSR for ruim. Algumas vezes, no entanto, uma boa resolução espacial é vital, mas se a RSR for baixa, é provável que as imagens sejam de má qualidade e que o benefício da boa resolução espacial seja perdido. Vale a pena lembrar que, por exemplo,

uma diferença de 1 mm em espessura de corte faz toda a diferença para melhorar a RSR sem reduzir notavelmente a resolução espacial. Lembre-se também que à medida que o tamanho do FOV diminui, as dimensões do pixel ao longo de ambos os eixos são reduzidas (usando um FOV quadrado). Sob essas circunstâncias, o FOV é o controlador mais potente da RSR. Utilizar um FOV de 160 mm em vez de um FOV de 80 mm pode ser importante na manutenção da RSR

- Se a área em exame tem intrinsecamente um bom sinal (p. ex., o cérebro) e a bobina correta é selecionada, geralmente é possível utilizar uma matriz fina e menos NMS para alcançar imagens de boa qualidade em termos de RSR e resolução espacial. Entretanto, ao examinar uma área com sinal inerentemente baixo (p. ex., os pulmões), pode ser necessário selecionar mais NMS e uma matriz mais grossa
- É muito importante manter o tempo de escaneamento tão curto quanto possível. Não faz sentido ter uma imagem com RSR e resolução espacial aumentadas que demore tanto tempo para ser adquirida de forma que o paciente se mova durante a varredura. Qualquer paciente pode se mover – não apenas um paciente inquieto. Quanto mais tempo o paciente fica sobre a mesa, mais provável é que ele se mova.

Tabela 7.5 Resultados da otimização da qualidade da imagem.

Para otimizar a imagem	Ajuste do parâmetro	Consequência
Maximizar a RSR	↑ NMS	↑ Tempo de escaneamento
	↓ Matriz da imagem (FOV fixo)	↓ Tempo de escaneamento (pMatriz)
	–	↓ Resolução
	↑ Espessura de corte	↓ Resolução
	↓ Largura de banda de recepção	↑ TE mínimo
	–	↑ Deslocamento químico (*chemical shift*)
	↑ FOV (matriz fixa)	↓ Resolução
	↑ TR	↓ Contraste em T1 (durante a recuperação incompleta)
	–	↑ Número de cortes
	↓ TE	↓ Contraste em T2
Maximizar a resolução (assumindo um FOV quadrado)	↓ Espessura de corte	↓ RSR
	↑ Matriz da imagem (FOV fixo)	↓ RSR
	–	↑ Tempo de escaneamento (pMatriz)
	↓ FOV (matriz fixa)	↓ RSR
Minimizar o tempo de escaneamento	↓ TR	↑ Contraste em T1 (durante a recuperação incompleta)
	–	↓ RSR (até a recuperação incompleta)
	–	↓ Número de cortes
	↓ Matriz de fase (FOV fixo)	↓ Resolução
	–	↑ RSR
	↓ NMS	↓ RSR
	–	↑ Artefato de movimento
	↓ Número de cortes na imagem de volumes	↓ RSR

Tabela 7.6 Parâmetros e seus *trade-offs*.

Parâmetros	Benefícios	Limitações
TR ↑	↑ RSR (até a recuperação total)	↑ Tempo de escaneamento
	↑ Número de cortes	↓ Contraste em T1 (até a recuperação total)
TR ↓	↓ Tempo de escaneamento	↑ RSR (durante a recuperação incompleta)
	↑ Contraste em T1 (durante a recuperação incompleta)	↓ Número de cortes
TE ↑	↑ Contraste em T2	↓ RSR
TE ↓	↑ RSR	↓ Contraste em T2
NMS ↑	↑ RSR	↑ Tempo de escaneamento
	↑ Cálculo da média do sinal	
NMS ↓	↓ Tempo de escaneamento	↓ RSR
		↓ Cálculo da média do sinal
Espessura de corte ↑	↑ RSR	↓ Resolução do corte
	↑ Cobertura	↑ Volume parcial
Espessura de corte ↓	↑ Resolução de corte	↓ RSR
	↓ Volume parcial	↓ Cobertura
FOV ↑ (matriz fixa)	↑ RSR	↓ Resolução
	↑ Cobertura	
	↓ *Aliasing* (pFOV)	
FOV ↓ (matriz fixa)	↑ Resolução	↓ RSR
		↓ Cobertura
		↑ *Aliasing* (pFOV)
pMatriz ↑ (FOV fixo)	↑ Resolução	↑ Tempo de escaneamento
		↓ RSR, se o pixel é pequeno
pMatriz ↓ (FOV fixo)	↓ Tempo de escaneamento	↓ Resolução
	↑ RSR, se o pixel é grande	
Largura de banda de recepção ↑	↓ Deslocamento químico	↓ RSR
	↓ TE mínimo	
Largura de banda de recepção ↓	↑ RSR	↑ Deslocamento químico
		↑ TE mínimo
Bobina grande	↑ Área de sinal recebido	↓ RSR
		Sensível aos artefatos
		Aliasing com FOV pequeno
Bobina pequena	↑ RSR	↑ Área de sinal recebido
	Menos sensível aos artefatos	
	Menos propenso ao *aliasing* com o FOV pequeno	

A manipulação da RSR, o contraste de imagem, a resolução espacial e o tempo de escaneamento são uma verdadeira arte e levam algum tempo e experiência. Mesmo depois de muitos anos, ocasionalmente todos nós erramos! No entanto, a perseverança é importante e eventualmente resulta em protocolos otimizados. O aumento da automação ameaça reduzir essas habilidades e pode ter impacto sobre a necessidade de profissionais de saúde, principalmente na prática especializada.[10, 11] Os novos profissionais de RM muitas vezes aprendem como operar o *software* em vez de analisar a imagem por RM e se arriscam a serem rebaixados a meros "apertadores de botão". No entanto, profissionais instruídos são capazes de tomar decisões mais precisas e independentes do que os apertadores de botão, e isso deve ser uma forma de investir em eficiência no futuro. Essa é uma das muitas razões pelas quais é tão importante entender a otimização dos protocolos.

No próximo capítulo, vamos explorar a qualidade da imagem com mais detalhes, avaliando a fonte de artefatos da imagem e como reduzi-los ou eliminá-los.

REFERÊNCIAS BIBLIOGRÁFICAS

1. Liney, G. (2010). *MRI from A to Z, 2*, 318. London: Springer.
2. Liney, G. (2010). *MRI from A to Z, 2*, 220. London: Springer.
3. Hashemi, R.H., Bradley Jr, W.G., and Lisanti, C.J. (2010). *MRI: The Basics, 3*, 177. Philadelphia, PA: Lippincott Williams and Wilkins.
4. Elmaoglu, M. and Celik, A. (2012). *MRI Handbook, MR Physics, Patient Positioning and Protocols*, 73. New York: Springer.
5. Hashemi, R.H., Bradley Jr, W.G., and Lisanti, C.J. (2010). *MRI: The Basics, 3*, 178. Philadelphia, PA: Lippincott Williams and Wilkins.
6. Westbrook, C. (2014). *Handbook of MRI Technique, 4*, 20. Wiley.
7. Hashemi, R.H., Bradley Jr. W.G., and Lisanti, C.J. (2010). *MRI: The Basics, 3*. Philadelphia, PA: Lippincott Williams and Wilkins, 179.
8. Liney, G. (2010). *MRI from A to Z, 2*, 62. London: Springer.
9. Westbrook, C. (2014). *Handbook of MRI Technique, 4*. Wiley Blackwell.
10. Frey, C.B. and Osbourne, M.A. (2013). The future of employment: How susceptible are jobs to computerization? http://www.oxfordmartin.ox.ac.uk/downloads/academic/The_Future_of_Employment.pdf (accessed 4 September 2017).
11. Harari, Y.N. (2017). *Homo Deus – A Brief History of Tomorrow*, 375. London: Vintage Books.

8

Artefatos

Introdução	239	Artefato de sombreamento	272
Mapeamento de fase incorreto	240	Artefato de moiré	273
Aliasing	250	Ângulo mágico	275
Artefato de deslocamento químico	258	Falhas no equipamento	276
Cancelamento do sinal fora de fase	262	Artefatos de fluxo	276
Artefato de suscetibilidade magnética	266	Angiografia dependente de fluxo (sem uso de meio de contraste)	292
Artefato de truncamento ou truncagem	268		
Excitação cruzada/*cross-talk*	269	Imagem de sangue negro	298
Artefato tipo zíper	271	ARM por contraste de fase	299

Após a leitura deste capítulo, você será capaz de:

- *Reconhecer os artefatos mais comuns na imagem por RM*
- *Entender por qual razão esses artefatos ocorrem*
- *Explicar as soluções para os artefatos na imagem por RM*
- *Analisar os mecanismos de fluxo e como são utilizados para as imagens dos vasos.*

INTRODUÇÃO

Todas as imagens de RM têm artefatos. Alguns artefatos degradam a imagem e podem mascarar ou mesmo simular alguma doença. É, portanto, muito importante compreender suas causas e como compensá-los. Outros artefatos são benéficos e nós os criamos deliberadamente para demonstrar o fluxo, visualizar a patologia ou caracterizar lesões. Alguns artefatos são irreversíveis e são apenas reduzidos em vez de eliminados. Outros podem ser totalmente evitados.

Neste capítulo, discutiremos as aparências, as causas e as soluções dos artefatos mais comuns encontrados na RM. Também exploraremos os fenômenos de fluxo e como os artefatos que eles causam são utilizados para a análise de imagens de vasos sanguíneos. Uma lista de acrônimos dos cinco principais fabricantes dos sistemas é fornecida no início deste livro. Isso inclui alguns dos parâmetros usados para compensar os artefatos e as técnicas de angiografia descritas neste capítulo. Como em outros capítulos, as dicas para exames de RM correlacionam a teoria dos artefatos e do fluxo à prática.

MAPEAMENTO DE FASE INCORRETO

Aparência

O **erro de fase** ou **artefato fantasma** produz réplicas da anatomia em movimento ao longo da imagem no eixo de codificação de fase. O erro de mapeamento de fase geralmente tem origem na anatomia que se move periodicamente durante o exame, como a parede abdominal anterior durante a respiração (Figura 8.1), a pulsação de vasos e LCR, a deglutição e o movimento dos olhos. O artefato fantasma é menos óbvio com a distância da fonte de movimento. A separação física entre cada artefato fantasma depende dos parâmetros de tempo de escaneamento (ver Capítulos 6 e 7) e do período de movimento (Equação 8.1).

Equação 8.1

$$S_p = \frac{TR \times M(p) \times NMS}{T_m}$$

Portanto,

$$S_p = \frac{\text{tempo de escaneamento}}{T_m}$$

S_p é a separação entre os fantasmas em pixels
TR é o tempo de repetição em milissegundos
M(p) é a matriz de fase
NMS é o número de médias de sinal
T_m é o período de movimento do objeto que está se movendo

T_m é o tempo calculado, portanto: frequência cardíaca = 60 batimentos/min ou 1 batimento/s
T_m = 1 s.
Esta equação calcula a separação em pixels e se multiplicada pelo tamanho do pixel, determina a distância real entre os fantasmas

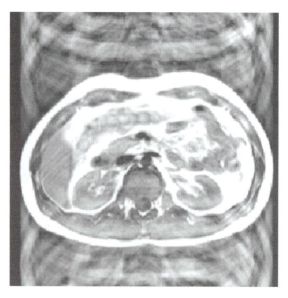

Figura 8.1 Imagem axial do abdome com artefatos de respiração, mostrando o erro de mapeamento de fase.

Causa

O erro de mapeamento de fase é produzido pelo movimento da estrutura anatômica ao longo do gradiente de codificação de fase durante a sequência de pulsos. Ao contrário da codificação de frequência e dos gradientes de seleção de corte que são aplicados na mesma amplitude a cada TR, o gradiente de codificação de fase é aplicado em uma amplitude diferente (ver Capítulo 5). À medida que a estrutura anatômica se move durante a varredura, seu sinal reconstruído é deslocado na direção de codificação de fase com a mudança da amplitude do gradiente. Imagine a parede abdominal anterior em movimento durante a varredura, como mostrado na Figura 8.2. A anatomia está localizada em uma posição ao longo do gradiente de codificação de fase durante um determinado período de TR, mas pode se mover para outra posição durante a próxima etapa de codificação de fase. O sinal da parede abdominal adquire diferentes valores de fase dependendo de sua posição ao longo do gradiente. A reconstrução acurada da imagem depende de cada linha de dados com uma discreta mudança adicional em fase. Os movimentos repetitivos resultam em perturbações periódicas dos dados coletados no espaço-*k*. Após a TRF, são essas perturbações que resultam em artefatos "fantasmas" da anatomia em movimento, sendo mapeados erroneamente em locais espaciais incorretos por toda a imagem. Isso também é por vezes descrito como erro de mapeamento **inter-view** ou **view-to-view**.

Em segundo lugar, geralmente há um atraso de tempo entre a codificação de fase e a leitura (às vezes denominado erro de mapeamento *intra-view*), de modo que a estrutura anatômica pode se mover entre a codificação de fase e o eco. Esse fator de tempo é muito curto, normalmente com um valor em milissegundos, por isso é provável que haja pouco movimento durante esse período. Além disso, o erro de mapeamento não costuma ocorrer ao longo do eixo de frequência da imagem, pois a codificação da frequência é realizada à medida que as frequências no eco são lidas e digitalizadas.

Dica para aprendizado: erro de mapeamento de fase e espaço-*k*

Há outra razão pela qual o artefato fantasma ocorre somente na direção de codificação de fase. O intervalo de tempo entre os pontos de dados em cada coluna do espaço-*k* é muito maior do que a distância entre os pontos de dados em cada linha. Cada ponto de dados no espaço-*k* reflete a influência dos gradientes de codificação de frequência e de fase em diferentes períodos de tempo durante o exame. O intervalo de amostragem é o intervalo entre esses tempos. Na direção de frequência do espaço-*k* (da esquerda para a direita), os dados são coletados em um curto espaço de tempo (na ordem de alguns milissegundos – essa é a janela de amostragem). O intervalo de amostragem entre cada ponto de dados em uma linha de espaço-*k* também é curto e é calculado dividindo-se o número 1 pela largura de banda de recepção. Por exemplo, se a largura de banda de recepção for 32 KHz, o intervalo de amostragem é de $1 \div 32.000$ ou $0,031$ ms (ver Capítulo 6).

No eixo de fase do espaço-*k* (de cima para baixo), os dados são coletados ao longo de toda a varredura; portanto, o período de tempo é muito maior do que para a coleta de dados em cada linha (geralmente na ordem de vários minutos – esse é o tempo de escaneamento). O intervalo de amostragem entre cada ponto de dados em uma coluna de espaço-*k* é um período de TR. Isso porque uma nova linha de espaço-*k* é preenchida a cada TR e uma coluna de pontos de dados representa o que acontece de um período de TR para o próximo, à medida que as diferentes linhas são preenchidas. O TR é geralmente várias centenas ou até milhares de milissegundos.

Portanto, o intervalo de amostragem entre dois pontos de dados em uma linha do espaço-*k* é muito menor do que o intervalo de amostragem entre dois pontos de dados em cada coluna. Há, portanto, muito mais chances de que algo esteja em movimento no eixo de fase do espaço-*k* do que no eixo de frequência.[1]

Você pode pensar em qualquer coisa que se move no corpo humano em 0,031 ms? No entanto, há uma boa chance de que algo se mova em várias centenas ou milhares de milissegundos. Isso explica por que o artefato de movimento ocorre no eixo de codificação de fase da imagem, pois isso representa os dados no eixo de fase do espaço-*k*.

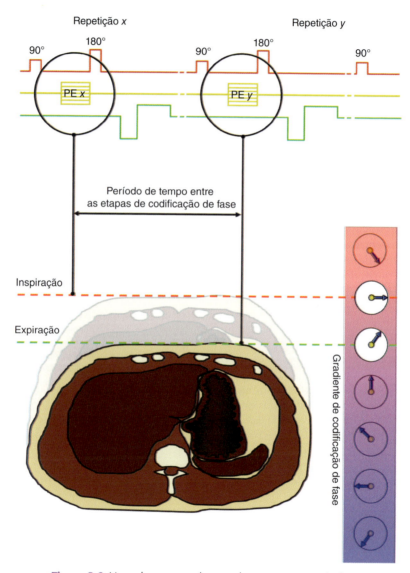

Figura 8.2 Uma das causas de erro de mapeamento de fase.

Soluções para correção ou redução dos artefatos

Há várias maneiras de reduzir o erro de mapeamento de fase. A Equação 8.1 mostra que a quantidade de separação entre os fantasmas depende do TR, da matriz de fase, do NMS e do período de movimento. Portanto, se o TR, a matriz de fase e o NMS aumentarem, a separação entre os fantasmas aumenta e, portanto, observam-se menos artefatos fantasmas na imagem. O mesmo se aplica ao analisar imagens de estruturas que pulsam rapidamente, pois isso reduz o período de movimento.[2] No entanto, existem outras soluções, que vamos discutir em mais detalhes.

Troca de fase e frequência

Como o artefato fantasma só ocorre ao longo do eixo de codificação de fase da imagem, sua direção pode ser alterada para que o artefato não interfira na área de interesse. Por exemplo, imagine que selecionamos alguns cortes no plano axial por toda a região torácica de um paciente com suspeita de coarctação da aorta. A codificação de frequência é geralmente realizada da direita para a esquerda por toda a extensão do paciente, já que esse é o eixo mais longo da anatomia no plano axial (Figura 8.3). A direção de codificação de fase é, portanto, realizada da região anterior para a posterior. A pulsação do coração e dos grandes vasos ao longo do eixo de codificação de fase produz artefatos fantasmas nessa direção da imagem e pode obscurecer a aorta. Trocando a fase e a frequência para que a codificação de frequência ocorra na direção anteroposterior e, para que a codificação de fase ocorra da direita para a esquerda, coloca-se o artefato longe da área de interesse (Figura 8.4). Essa estratégia não elimina ou reduz o artefato de movimento, mas o reposiciona de modo que não cause mais obscurecimento da área em investigação.

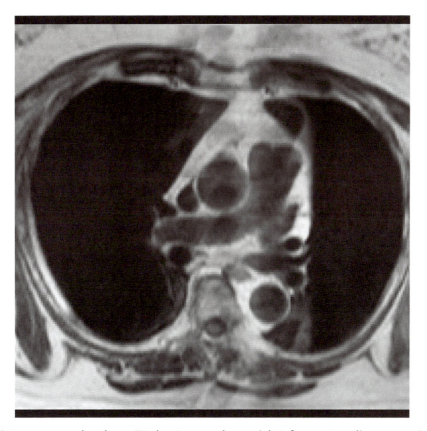

Figura 8.3 Imagem ponderada em T1 do tórax no plano axial. A fase está na direção anterior para a posterior. Fonte: Westbrook 2014.[3] Reproduzida com autorização de John Wiley & Sons.

Ressonância Magnética | Aplicações Práticas

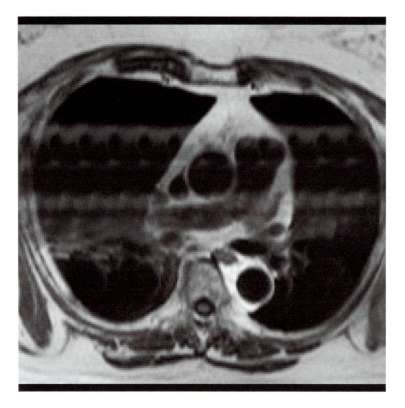

Figura 8.4 Imagem ponderada em T1 do tórax no plano axial. A fase está da direita para a esquerda. Fonte: Westbrook 2014.[3] Reproduzida com autorização de John Wiley & Sons.

Dica para exames: troca dos eixos de codificação de fase e de frequência

O sistema predefine o gradiente de codificação de frequência ao longo do eixo mais longo da anatomia e o gradiente de codificação de fase ao longo do eixo mais curto.

- Você sabe por quê?
- Quando você escolheria trocar esses eixos?
- Qual estratégia você poderia usar se o fizesse?

Há circunstâncias em que a troca da direção de fase e de frequência é uma boa ideia. Exemplos incluem a imagem sagital do joelho ou da coluna vertebral, na qual um vaso principal vai da cabeça aos pés (poplíteo e aorta, respectivamente). Na imagem sagital, o eixo mais curto é geralmente o anteroposterior, mas, se a codificação de fase ocorrer nesse eixo, então o artefato de pulsação desses vasos principais corre da direção anterior para a posterior, em toda a área em investigação. Às vezes é uma boa estratégia trocar a direção de fase e de frequência, para que a frequência seja da anterior para posterior e a fase seja da cabeça para os pés. Isso resulta em um artefato de erro de mapeamento de fase passando atrás da articulação (imagem do joelho) e na frente da coluna vertebral em vez de diretamente sobre a região de interesse.[3] Se trocarmos as direções de fase e frequência no protocolo de varredura, então provavelmente será necessário o uso de opções de *antialiasing*, porque, se a direção de fase é da cabeça aos pés na imagem sagital, haverá estruturas anatômicas fora do FOV na direção da fase e isso ficará dobrado dentro da imagem. Dependendo de seu sistema, podem haver penalidades, como o aumento do tempo de escaneamento ou a redução da média do sinal (ver mais adiante), quando se muda a direção a fase e da frequência.

Pulsos de pré-saturação

A pré-saturação anula o sinal a partir de áreas especificadas. Se colocarmos pulsos de pré-saturação sobre a fonte do movimento, o sinal desse movimento diminui ou é totalmente anulado. Por exemplo, na imagem sagital da coluna cervical, a deglutição produz um artefato fantasma ao longo do eixo de fase (anterior para posterior) e obscurece a medula espinal. Um pulso de pré-saturação colocado sobre a faringe reduz esse artefato. Os pulsos de saturação também podem ser posicionados fora do FOV para saturar o sinal de entrada de sangue. Isso reduz o erro de mapeamento de fase do fluxo pulsátil.

Técnicas de compensação respiratória

Na imagem torácica e abdominal, é provável que o movimento respiratório ao longo do eixo de codificação de fase cause obscurecimento de estruturas importantes. Há várias técnicas que reduzem ou eliminam esse artefato. Em sequências rápidas, normalmente é possível que o paciente prenda a respiração durante o exame. Em sequências mais longas, um método conhecido como **compensação respiratória** reduz o artefato de movimento da respiração. Os fabricantes podem oferecer dois tipos de sensores respiratórios. O primeiro tipo é um dispositivo físico tais como fole respiratório posicionado ao redor do tórax do paciente ou um sensor em forma de almofada que pode ser colocado nas proximidades da estrutura anatômica em movimento. O segundo tipo utiliza uma estratégia baseada em *software* que rastreia a posição do diafragma usando um eco navegador. No primeiro exemplo, é colocada uma cinta ao redor do tórax do paciente. A cinta possui um tubo ondulado oco (fole) que se expande e contrai enquanto o paciente respira (Figura 8.5). Essa expansão e contração provoca uma mudança no volume e pressão do ar dentro do fole que está conectado, por um tubo de borracha oco, a um transdutor que envia dados para um computador secundário (*slave*), responsável pelo monitoramento fisiológico. Um transdutor é um dispositivo que converte a mudança de pressão dentro do fole em um sinal elétrico. O sistema analisa esse sinal, cuja amplitude corresponde ao movimento máximo e mínimo da parede torácica durante a respiração. Em seguida, ele reordena as linhas do espaço-*k* para que, quando todas as linhas estiverem preenchidas, os dados no espaço-*k* não reflitam o movimento periódico da respiração durante toda a varredura. Os sistemas modernos também oferecem a opção de usar **ecos de navegadores respiratórios** que são incorporados na sequência de pulsos. Esses pulsos de RF são desenvolvidos para excitar uma faixa estreita de *spins* e são tipicamente posicionados sobre o hemidiafragma direito. Uma amostra é colhida aproximadamente cinco vezes por segundo e pode rastrear a posição do diafragma ao longo do tempo. A amplitude desse sinal corresponde às excursões máxima e mínima do diafragma durante a respiração. O computador secundário (*slave*) então reordena as linhas de espaço-*k*, de forma que durante o preenchimento de todas as linhas os dados no espaço-*k* não refletem o movimento periódico da respiração por todo o escaneamento.

Dica para exames: o que está acontecendo nos bastidores – compensação respiratória

Como aprendemos no Capítulo 6, as linhas centrais do espaço-*k* são preenchidas após inclinações de gradiente de codificação de fase suaves (que resultam em bom sinal e contraste), enquanto as linhas externas são preenchidas após inclinações acentuadas do gradiente de codificação de fase, que resultam em alta resolução espacial. O sistema lê o sinal elétrico do dispositivo de medição ou navegador e corresponde à ordem na qual as linhas de espaço-*k* são preenchidas com o ciclo respiratório.[4]
Quando selecionamos a compensação respiratória no protocolo de varredura, nos bastidores, o sistema reordena as etapas de codificação de fase. As inclinações suaves do gradiente de codificação de fase que preenchem as linhas centrais do espaço-*k* são preenchidas quando o movimento da parede torácica e abdominal é mínimo. A maioria dos dados que fornecem sinal e contraste são,

portanto, adquiridos quando o movimento da parede torácica é pequeno. As inclinações acentuadas do gradiente de codificação de fase que preenchem as linhas externas são reservadas para quando o movimento da parede torácica é máximo (Figura 8.6). Os dados posicionados no espaço-k dessa forma parecem não periódicos e, portanto, o artefato fantasma do movimento respiratório diminui. Veja as Figuras 8.7 e 8.8. O erro de mapeamento de fase mostrado na Figura 8.7 é reduzido utilizando a compensação respiratória na Figura 8.8.

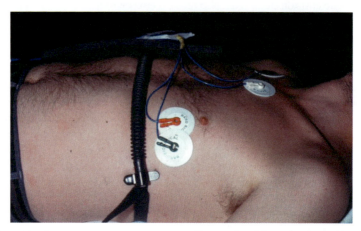

Figura 8.5 Colocação da estrutura para compensação respiratória e de eletrodos de sincronização cardíaca.

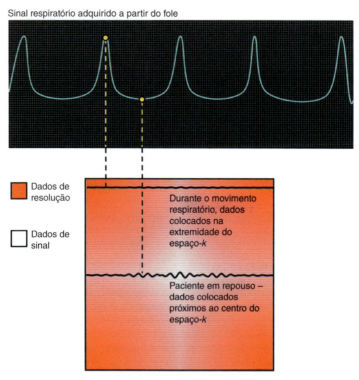

Figura 8.6 Compensação respiratória e espaço-k.

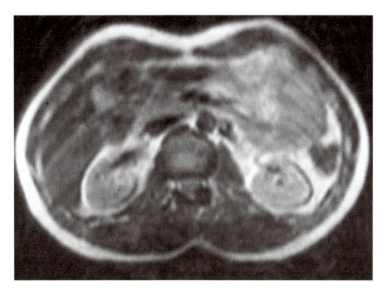

Figura 8.7 Imagem mostrando o movimento respiratório.

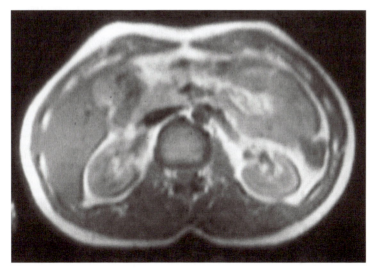

Figura 8.8 Imagem sem movimento respiratório.

Sincronização e gatilho respiratório

Essas técnicas utilizam o sinal coletado pelo transdutor ou pelos ecos de navegação. Nesse contexto, o termo **gatilho (*triggering*)** refere-se a uma ação que é estimulada por um evento. Isso poderia ser a aplicação de um pulso de RF que é acionado pelo movimento inspiratório da parede torácica. A **sincronização (*gating*)** é ligeiramente diferente, no sentido de que selecionamos um limiar (*gate*) que só permite a passagem de dados quando uma determinada condição é atendida. Isso poderia ser usado para interromper a aquisição de dados em um limiar predefinido do ciclo respiratório e somente permitir que os dados fossem coletados quando o diafragma estivesse relativamente imóvel na expiração total. No gatilho respiratório, o pulso de excitação de RF é acionado a cada excursão respiratória. Cada eco é, portanto, obtido na mesma fase da respiração. No entanto, esse método tem dois inconvenientes principais. Em primeiro lugar, a periodicidade do ciclo respiratório do paciente torna-se o TR e, portanto, determina o contraste de imagem. É provável que a frequência respiratória seja em torno de 15 respirações/minuto e limite o TR a cerca de 4.000 ms (ou múltiplos destes). Em segundo lugar, a frequência respiratória do paciente pode mudar durante a aquisição, levando a um contraste misto. A sincronização respiratória não afeta o TR, porque essa técnica nos permite selecionar os parâmetros normais definidos pelo usuário. O limiar de sincronização é selecionado para permitir a passagem de dados que foram coletados quando o diafragma está relativamente imóvel e para rejeitar dados adquiridos nos extremos do ciclo respiratório. A imagem, portanto, inclui apenas os dados coletados dentro de um faixa aceitável, quando o diafragma está em uma posição neutra relativamente estacionária entre as respirações. O principal *trade-off* é que até 60% dos dados podem ser rejeitados e isso significa que o tempo de aquisição aumenta significativamente para preencher cada linha de dados (Figura 8.9).

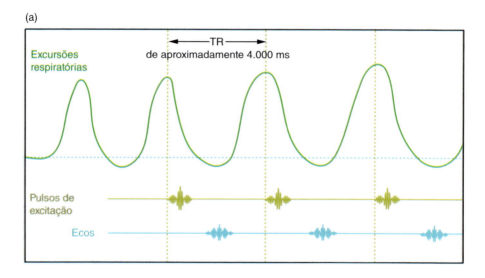

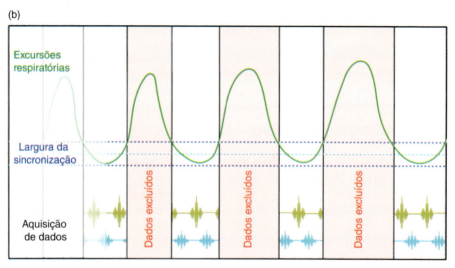

Figura 8.9 Gatilho respiratório (a) e sincronização respiratória (b).

Múltiplos NMS

Aumentar o NMS pode ser uma estratégia útil para reduzir o artefato de movimento. O sinal corretamente codificado aparece na mesma posição e é reforçado em cada média de sinal. O sinal mapeado erroneamente, que cria os artefatos fantasmas, está localizado de alguma forma aleatória em cada média de sinal e se torna menos aparente, porque calcula a média fora da imagem, com o aumento do NMS. O *trade-off* é que o tempo de escaneamento é aumentado por um período inteiro de aquisição a cada média de sinal adicional (ver Capítulos 6 e 7). Esse *trade-off* é compensado pela utilização do preenchimento radial do espaço-*k*, na qual a maior parte do sinal armazenada na região central do espaço-*k* é preenchida a cada TR, mas com as extremidades preenchidas apenas uma vez. Como resultado, a imagem se beneficia da média de múltiplos sinais, mas com um *trade-off* menor, no tempo de escaneamento (ver Capítulo 6). O movimento voluntário também é reduzido ao se deixar o paciente o mais confortável possível e imobilizando-o com almofadas e cintas. Um paciente nervoso sempre se beneficia de uma explicação atenciosa do procedimento e de um aviso constante para ficar parado, através do sistema de intercomunicação. Um parente ou amigo na sala pode também ajudar em algumas circunstâncias. Em casos extremos, pode ser necessária a sedação do paciente. O movimento fisiológico involuntário, como o peristaltismo intestinal, é controlado através da administração de agentes antiespasmódicos.

Gatilho cardíaco

O gatilho também pode ser usado em estudos cardíacos. O gatilho cardíaco monitora o movimento cardíaco pela coordenação do pulso de excitação de RF com a onda R da sístole cardíaca. Isso é conseguido através do uso de um sinal elétrico gerado pelo movimento cardíaco, para acionar cada pulso de excitação de RF. Existem duas formas de gatilho utilizadas:

- A aquisição de imagem acoplada ao eletrocardiograma (ECG, EKG) usa eletrodos e fios de chumbo que são fixados ao tórax do paciente para produzir um ECG (ver Figura 8.9). Isso é usado para determinar o tempo de cada pulso de excitação de RF. Cada corte é adquirido na mesma fase do ciclo cardíaco e, portanto, o erro de mapeamento de fase por causa do movimento cardíaco diminui. O gatilho do ECG deve ser usado ao se fazer a imagem do tórax, do coração e dos grandes vasos
- O gatilho do pulso periférico utiliza um sensor de luz ligado ao dedo do paciente para detectar a pulsação do sangue através dos capilares. A pulsação é usada para acionar os pulsos de excitação de RF para que cada corte seja adquirido na mesma fase do ciclo cardíaco. O gatilho periférico não é tão preciso quanto o gatilho do ECG, por isso não é muito útil quando se adquire a imagem do coração. Entretanto, é eficaz para reduzir o erro de mapeamento de fase quando o exame for de pequenos vasos ou da medula espinal, onde o fluxo do LCR pode degradar a imagem.

Dica para aprendizado: sincronização na imagem cardíaca

O termo sincronização (*gating*) também é usado em imagens cardíacas para descrever sequências de pulso em que os dados são coletados continuamente e reordenados retrospectivamente em uma série de imagens que mostram o coração em diferentes posições ao longo do ciclo cardíaco. Embora o termo não seja usado no mesmo sentido que "sincronização respiratória", ele serve para identificar que a aquisição de dados não é acionada pela onda R. Estritamente falando, isso não é uma solução para o erro de mapeamento de fase, mas sim um mecanismo de classificação de dados.

Gradiente de refasagem de momento

Isso reduz o artefato fantasma causado por núcleos em fluxo se movendo ao longo dos gradientes (ver adiante).

Tabela 8.1 Para lembrar: erro de mapeamento de fase.

O erro de mapeamento de fase, artefato fantasma ou artefato de movimento é causado pelo movimento periódico, principalmente, como resultado de *spins* se movendo entre cada codificação de fase
Origina-se principalmente da respiração e movimento pulsátil dos vasos e do LCR
A compensação respiratória, sincronização, pré-saturação e o gradiente de anulação de momento são as principais técnicas utilizadas para reduzir esse artefato
Os artefatos e as soluções para corrigi-los são resumidos na Tabela 8.8

ALIASING

Aparência

O *aliasing* ou *wrap* (dobradura ou retroprojeção) é um artefato no qual a anatomia que existe fora do FOV é dobrada sobre a parte da anatomia dentro do FOV. Na Figura 8.10, o FOV na direção da fase é menor do que as dimensões anterior-posterior da cabeça. Dessa maneira, o sinal fora do FOV na direção de fase é dobrado na imagem.

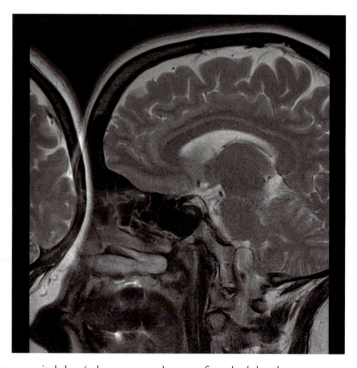

Figura 8.10 Imagem sagital do cérebro mostrando o artefato de dobradura ou retroprojeção (*aliasing* ou *wrap around*).

Causa

A anatomia fora do FOV ainda experimenta os efeitos dos gradientes e produz um sinal se estiver dentro do volume de recepção da bobina receptora. O sinal dessa anatomia possui frequências que são superiores ou inferiores àquelas observadas dentro do FOV porque os núcleos são posicionados em partes do gradiente que se estendem além do FOV. Se a frequência excede a frequência de Nyquist, ela não é digitalizada com precisão e é representada como uma frequência mais baixa.[5]

Dobradura (wrap) da frequência

O *aliasing* ou dobradura ao longo do eixo de codificação de frequência é conhecido como **dobradura de frequência**. Quando o FOV é menor do que a anatomia na direção da frequência da imagem, as frequências fora do FOV são maiores do que a frequência de Nyquist e são mapeadas em uma frequência mais baixa. Isso é denominado *aliasing* **(ou dobradura) de alta frequência**[6] (Figura 8.11, imagem inferior).

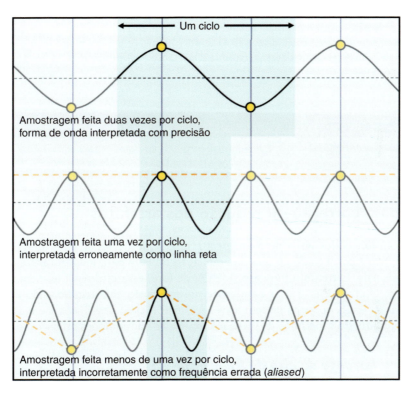

Figura 8.11 *Aliasing* (dobradura) e subamostragem.

Dobradura (wrap) de fase

O *aliasing* ou dobradura ao longo do eixo de fase da imagem é conhecido como **wrap de fase** ou **dobradura de fase**. Isso é causado pela subamostragem de dados ao longo do eixo de fase da imagem. O sinal proveniente do exterior do FOV na direção da fase é atribuído a um valor de fase e, portanto, a uma pseudofrequência que já foi dada ao sinal proveniente do interior do FOV.

Veja a Figura 8.12, em que o FOV no eixo de codificação de fase da direita para a esquerda da imagem é menor do que as dimensões do abdome. O gradiente de codificação de fase é aplicado nessa direção e produz uma mudança de fase através do magneto. Esse gradiente é aplicado inúmeras vezes em diferentes amplitudes durante a aquisição e de forma adicional muda a posição de fase dos momentos magnéticos de cada *spin* a cada TR (ver Capítulo 6). Isso produz uma determinada pseudofrequência (ou seja, os momentos magnéticos de cada *spin* parecem ter completado uma série de ciclos ao longo da duração da varredura) e, utilizando a inclinação do gradiente mostrado na Figura 8.12, esse é o mesmo momento magnético que aquele observado no interior do FOV (áreas vermelhas e azuis no diagrama). Como têm a mesma pseudofrequência, essas áreas vermelhas e azuis estão dobradas dentro do FOV.

Dica para aprendizado: cálculo do *aliasing* (dobradura ou retroprojeção)

O grau de *aliasing* é determinado pela Equação 8.2. A frequência que o sistema percebe é determinada comparando sua frequência real com a frequência de Nyquist. Por exemplo, se a largura de banda de recepção é de 64 KHz, a frequência máxima é + 32 KHz e a mínima é − 32 KHz em relação à frequência central. Vamos supor que alguma estrutura anatômica existente fora do FOV tenha uma frequência real de 35 KHz, pois está posicionada mais adiante em direção à extremidade alta do gradiente. Usando a Equação 8.2, a frequência percebida é − 29 KHz (35 − [2 × 32]), o que é muito menor do que a frequência real de + 35 KHz. O sinal dessa anatomia é, portanto, mapeado para o lado oposto, de baixa frequência, do FOV.

Equação 8.2

$f_p = f_t - 2$ (frequência de Nyquist)	f_p é a frequência percebida em KHz f_t é a frequência real em KHz	Esta equação calcula o grau de *aliasing*

Solução para correção ou redução dos artefatos

O *aliasing* ao longo dos eixos de frequência e fase pode degradar uma imagem e deve ser compensado. Isso é conseguido através da ampliação do FOV para incorporar toda a anatomia produtora de sinais. Entretanto, no caso do FOV de fase, essa estratégia aumenta o tempo de escaneamento. Outra opção é usar bandas de pré-saturação em áreas fora do FOV que possam se dobrar na imagem. Estas podem às vezes anular o sinal dessas áreas e reduzir o *aliasing*. Existem, no entanto, dois métodos de software *antialiasing* que compensam o *wrap* ou dobradura.

Antialiasing *ao longo do eixo de frequência*

O *aliasing* na direção de frequência é eliminado pelo aumento da taxa de amostragem digital, de maneira que todas as frequências são suficientemente digitalizadas. Isso é obtido pela redução do intervalo de amostragem, com a manutenção da mesma janela de amostragem. O número de pontos de dados aumenta, mas apenas aqueles relacionados às frequências centrais são exibidos.[6] Isso é denominado filtro de frequência *low-pass*. Essencialmente, elimina as frequências que excedem a largura de banda[7] (Figura 8.13) e é como filtrar os graves e agudos em um sistema de música com um equalizador gráfico.

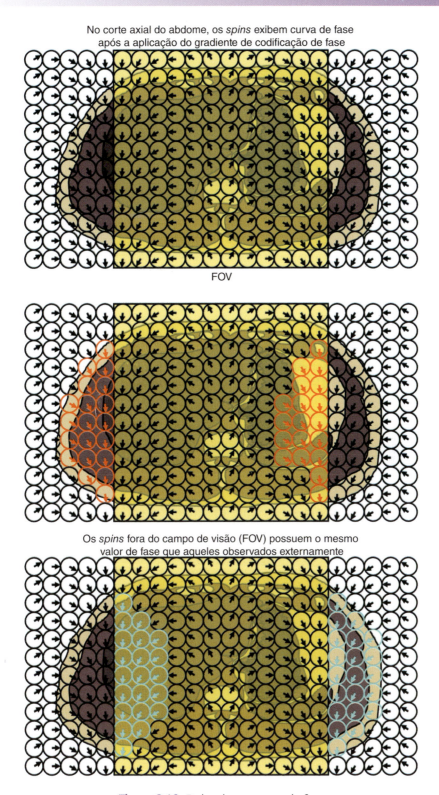

Figura 8.12 Dobradura ou *wrap* de fase.

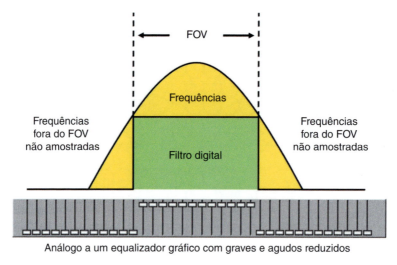

Figura 8.13 *Antialiasing* ao longo do eixo de frequência.

Antialiasing *ao longo do eixo de fase*

Isso é denominado **não dobradura de fase**, **superamostragem de fase** ou **supressão de dobras**. O software *antialiasing* faz a superamostragem aumentando o número de etapas de codificação de fase. Isso aumenta o número de linhas de espaço-k e mais dados são armazenados para que não haja duplicação de frequências espaciais. Entretanto, o aumento do número de codificações de fase aumenta o tempo de escaneamento, que é automaticamente compensado por alguns fabricantes através da redução do NMS.

Dica para exames: *Antialiasing* – o que está acontecendo nos bastidores?

O *antialiasing* ou antidobradura não afeta o tamanho do pixel. Entretanto, notam-se mais pixels desse mesmo tamanho na direção da fase da imagem. Isso explica por que o FOV de fase aumenta em relação ao FOV de frequência e o *aliasing* é reduzido ou eliminado. Para entender esse conceito mais claramente, imagine que nossa cômoda é composta de uma estrutura de madeira, e gavetas são inseridas dentro dessa estrutura. O tamanho do pixel no eixo da fase da imagem é determinado pela altura da estrutura de madeira. No Capítulo 6, nos referimos a essa dimensão como a altura da cômoda. O número de gavetas inseridas na estrutura é o número de pixels desse tamanho, ou seja, a matriz de fase.
No Capítulo 6, exploramos a analogia de mudar o que armazenamos no espaço-k, de pares de meias para borboletas. Isso diminui a profundidade (altura) de cada gaveta, porque as borboletas não exigem tanto espaço como os pares de meias. A profundidade de cada gaveta é inversamente proporcional ao FOV de fase. Dessa forma, à medida que a profundidade de cada gaveta diminui, o FOV de fase aumenta. Entretanto, se cada gaveta for mais rasa e a altura da estrutura de madeira da cômoda permanecer inalterada, mais gavetas podem ser instaladas dentro da estrutura. Mais gavetas significam mais linhas de espaço-k e, portanto, o tempo de escaneamento aumenta (Figura 8.14).

Por exemplo, vamos supor que selecionamos os seguintes parâmetros no protocolo de escaneamento:

- FOV de frequência de 256 mm
- *Antialiasing*, em que o FOV de fase é 200%
- Matriz de fase de 256 × 256.

Os 200% de FOV de fase necessários significam que, na direção de fase da imagem, o FOV mede 512 mm e, como é duas vezes maior que o FOV de frequência, é provável que a anatomia se encaixe dentro do FOV maior para que o *aliasing* não ocorra. O tamanho de cada pixel permanece o mesmo. Nesse exemplo, cada pixel mede 1 mm × 1 mm (FOV = 256 mm ÷ 256 pixels). No eixo de frequência, 256 pixels desse tamanho são exibidos, enquanto na direção de fase, 512 pixels desse tamanho são exibidos.

Para conseguir isso, nos bastidores, o sistema mantém a altura da estrutura de madeira (mantendo assim o tamanho do pixel de 1 mm × 1 mm), mas inserindo 512 gavetas para borboletas, rasas, dentro da estrutura de madeira, em vez de 256 gavetas para meias, mais profundas. Se a profundidade de cada gaveta for reduzida à metade, o FOV de fase dobra (200%). Como 512 gavetas são preenchidas em vez de 256, o tempo de escaneamento duplica. Usando essa analogia, é fácil ver que mais dados são adquiridos (mais linhas ou gavetas são preenchidas com dados) e, portanto, os dados são superamostrados. Sistemas diferentes têm formas diferentes nas quais o *antialiasing* afeta a aquisição. Todas as técnicas realizam a superamostragem dos dados para que o FOV de fase aumente e, como há mais dados no espaço-*k*, o sistema pode localizar com mais precisão o sinal dentro e fora do FOV na direção da fase. Entretanto, há duas consequências possíveis do uso de *antialiasing*, dependendo de qual método seu sistema utiliza:

- Opção 1: o FOV de fase aumenta para incorporar a anatomia no FOV de fase e o tempo de escaneamento aumenta proporcionalmente. Decidimos se compensamos isso mudando os outros parâmetros no protocolo de escaneamento
- Opção 2: o FOV de fase dobra automaticamente e as porções estendidas são descartadas, deixando o FOV original. O tempo de escaneamento duplica, mas isso é automaticamente compensado pelo sistema, reduzindo pela metade o NMS.

A opção 2 significa que os artefatos de erro no mapeamento de fase podem ser mais evidentes do que o esperado, pois embora 4 NMS possam ser exibidos, por exemplo, apenas 2 NMS são utilizados. A RSR, porém, permanece em grande parte inalterada. Isso ocorre porque a superamostragem dos dados compensa a redução do NMS (Figuras 8.15 e 8.16).

Tabela 8.2 Para lembrar: *aliasing*.

O *aliasing* (dobradura ou retroprojeção) é causado pela subamostragem de frequências
Se as frequências não são amostradas de forma suficiente, o sistema não pode representar com precisão essas frequências na imagem
Na direção de codificação de frequência da imagem isso é evitado assegurando que a frequência de amostragem digital seja pelo menos o dobro da frequência mais alta presente e são usados filtros *low-pass* adicionais
Na direção de codificação de fase da imagem, o *aliasing* é corrigido com o uso de softwares *antialiasing*. Isso aumenta o FOV de fase e, desse modo, causa uma superamostragem durante o processo de codificação de fase. Como resultado, há menor probabilidade de que haja estruturas anatômicas fora desse FOV maior
Os artefatos e as soluções para corrigi-los são resumidos na Tabela 8.8

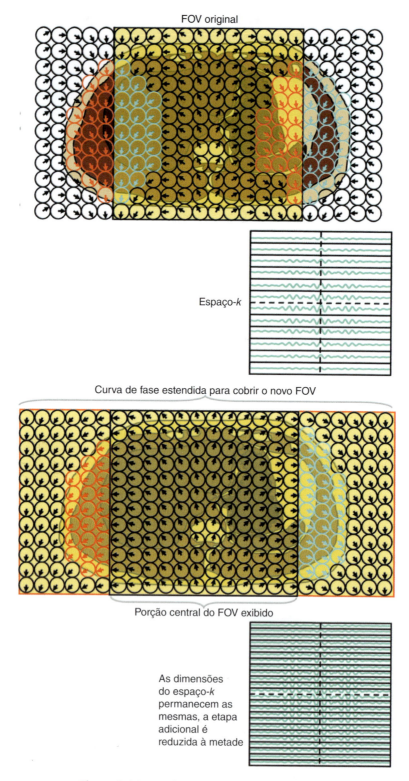

Figura 8.14 *Antialiasing* ao longo do eixo de fase.

Capítulo 8 · Artefatos

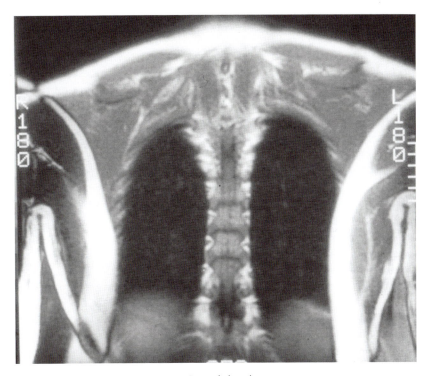

Figura 8.15 Com dobradura ou *wrap*.

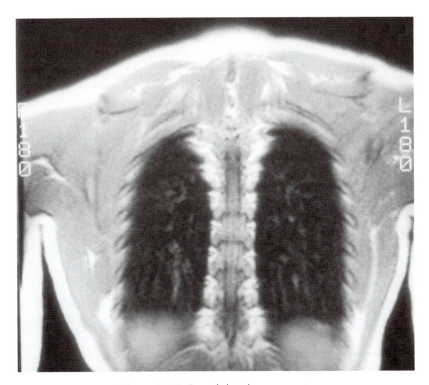

Figura 8.16 Sem dobradura ou *wrap*.

O *aliasing* também pode ocorrer na direção de seleção de corte em imagens volumétricas. Isso se deve ao fato de que o gradiente de seleção de corte age como um segundo gradiente de codificação de fase e é utilizado para localizar cada corte dentro do volume de imagens (ver Capítulo 6). O *aliasing* ocorre devido à subamostragem durante esse processo. O efeito é reduzido ao garantir que o volume inclua toda a anatomia situada fora da região em investigação. Por exemplo, o sinal do nariz do paciente pode, de outra forma, cobrir a área occipital do cérebro na imagem.

ARTEFATO DE DESLOCAMENTO QUÍMICO

Aparência

O **artefato de deslocamento químico** (*chemical shift*) causa o desvio errôneo do sinal de gordura na imagem (Figura 8.17). Esse artefato também pode criar tanto vazios de sinal quanto sobreposição de sinal (sinal alto) em áreas de interface entre gordura e água. A área renal é um bom exemplo disso, já que os rins cheios de fluido são rodeados de gordura perirrenal. A perda do sinal representa um limite no qual o sinal da gordura foi deslocado por um dado número de voxels, deixando uma área desprovida de sinal. A área hiperintensa no lado oposto do rim é causada pelo sinal de gordura deslocado, estando sobreposto sobre o sinal da anatomia subjacente. A aparência geral dá um efeito de relevo, no qual as estruturas anatômicas parecem ter sido "acesas" em uma direção, lançando uma "sombra" no lado oposto. Por essa razão, o artefato é frequentemente referido como o **artefato de baixo-relevo**.

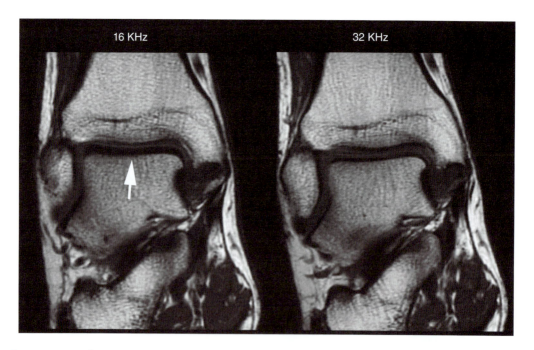

Figura 8.17 *Deslocamento químico*. Nesta imagem, o sinal da medula óssea gordurosa no tálus foi deslocado inferiormente na direção de codificação de frequência. Isso é mais evidente na imagem de 16 KHz, em que o vazio de sinal mimetiza um espessamento do osso cortical.

Causa

O artefato de deslocamento químico é causado por diferentes ambientes químicos de gordura e água. Embora a gordura e a água sejam compostas por átomos de hidrogênio, na gordura, os átomos de hidrogênio estão arranjados em uma cadeia de átomos de carbono, enquanto na água, o hidrogênio é disposto apenas com um único átomo de oxigênio (ver Capítulo 2). Portanto, a gordura é uma molécula muito maior do que a água e os átomos de hidrogênio dentro de cada molécula estão rodeados por muitos outros átomos. As moléculas de triglicerídeos de gordura são às vezes descritas como uma "autoblindagem", porque as nuvens de elétrons protegem os átomos de hidrogênio do campo estático B_0. Essa autoblindagem é muito mais pronunciada na gordura do que na água, e resulta em uma diminuição da frequência de Larmor dos momentos magnéticos dos núcleos de hidrogênio na gordura.[8]

A diferença nas frequências de precessão entre os momentos magnéticos na gordura e na água é denominada deslocamento químico ou às vezes deslocamento de gordura/água. A quantidade de deslocamento químico é frequentemente expressa em unidades arbitrárias conhecidas como partes por milhão (ppm) da intensidade do campo magnético principal. Seu valor é sempre independente da intensidade do campo principal e é igual a 3,5 ppm. A partir disso, o deslocamento químico entre gordura e água é calculado em diferentes intensidades de campo (Equação 8.3). Por exemplo, a 1,5 T, a diferença na frequência de precessão é de aproximadamente 220 Hz. Os momentos magnéticos dos núcleos da gordura precessam a 220 Hz mais baixos do que os momentos magnéticos dos núcleos da água. A 1,0 T, essa diferença é, de 147 Hz, e em intensidades de campo menores (0,5 T ou menos), ela é ainda mais baixa e geralmente insignificante.

Equação 8.3

$$\omega_{cst} = \omega_0 \times C_s$$

ω_{cst} é a diferença de frequência de deslocamento químico entre a gordura e a água (Hz)

ω_0 é a frequência de precessão (Hz)

C_s é o deslocamento químico (3,5 ppm ou $3,5 \times 10^{-6}$)

A 1,5 T, por exemplo, a frequência de precessão é de 63,86 MHz ($63,86 \times 10^6$). Portanto, a frequência de deslocamento químico entre a gordura e a água, a 1,5 T, é de 220 Hz

O artefato de deslocamento químico ocorre porque a diferença de frequência entre os momentos magnéticos de gordura e água faz com que eles sejam colocados em diferentes pixels na imagem. A largura de banda de recepção determina a faixa de frequências que são precisamente amostradas e exibidas em todo o FOV na direção da frequência da imagem. A largura de banda de recepção e o número de amostras de frequência (ou pontos de dados em cada linha de espaço-k) determinam a largura de banda de cada pixel. Por exemplo, se a largura de banda de recepção é de ± 16 KHz, 32.000 Hz são mapeados ao longo do FOV. Se 256 pontos de dados são coletados, o FOV é dividido em 256 pixels de frequência. Cada pixel, portanto, tem uma faixa de frequência individual de 125 Hz/pixel (32.000 ÷ 256 Hz) (Figura 8.18). A uma intensidade de campo de 1,5 T, a diferença na frequência de precessão entre os momentos magnéticos dos núcleos de gordura e de água é de 220 Hz e, portanto, usando o exemplo acima, os prótons da água e gordura que estão adjacentes entre si no paciente são mapeados com 1,76 pixels de distância (220 ÷ 125) (Figura 8.18, diagrama do meio). As dimensões reais desse artefato dependem do tamanho do FOV, uma vez que isso determina o tamanho de cada pixel.

Ressonância Magnética | Aplicações Práticas

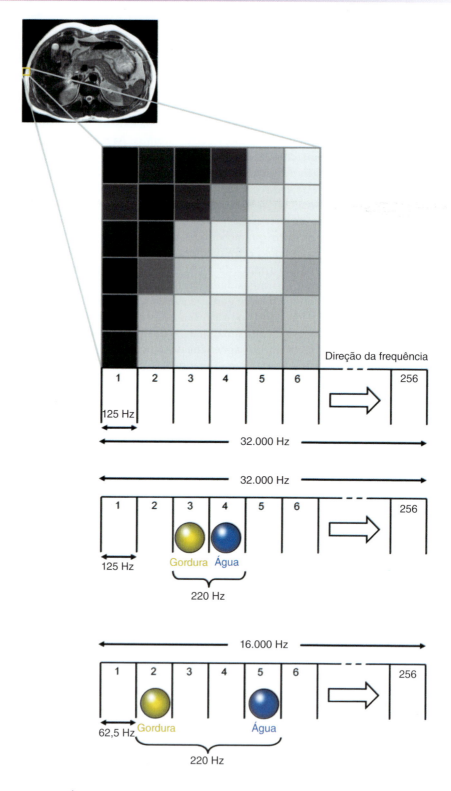

Figura 8.18 Deslocamento químico e deslocamento do pixel.

Por exemplo, um FOV de 240 mm e 256 colunas de frequência resultam em um tamanho de pixel de 0,93 mm. Um deslocamento de pixel de 1,76 resulta, portanto, em um deslocamento químico real entre gordura e água de 1,63 mm (0,93 × 1,76 mm) (Equação 8.4).

Equação 8.4

$$CS_p = \frac{C_S \, \gamma B_0 \, FOV}{RBW \, / \, M(f)}$$

CS_p é o deslocamento de pixel (mm)
C_s é o deslocamento químico (3,5 ppm ou $3,5 \times 10^{-6}$)
γ é a razão giromagnética (MHz/T)
B_0 é a intensidade do campo magnético principal (T)
FOV é o campo de visão (cm)
RBW é a largura de banda de recepção (Hz)
M(f) é a frequência de matriz

Esta equação calcula o deslocamento do pixel em milímetros causado pelo deslocamento químico entre a gordura e a água. Para calcular o número real de pixels em que a gordura e a água são deslocadas, remova a função do FOV desta equação

---

Soluções para correção ou redução dos artefatos

O artefato de deslocamento químico é reduzido pelo escaneamento em uma intensidade de campo menor e pela minimização do FOV. Em altas intensidades de campo, o deslocamento químico é limitado pelo aumento da largura de banda de recepção. À medida que a largura de banda de recepção aumenta, uma faixa maior de frequência é mapeada em um determinado número de pixels de frequência (dependendo da matriz de frequência). A faixa de frequência individual de cada pixel (sua largura de banda), desse modo, aumenta e, assim, a diferença de 220 Hz na frequência de precessão entre gordura e água é traduzida em um pequeno deslocamento de pixels. Por exemplo, se a largura de banda de recepção for ± 32 KHz, 64.000 Hz são mapeados em 256 pixels de frequência. Cada pixel tem uma largura de banda de 250 Hz (64.000 ÷ 256 Hz). A diferença na frequência de precessão de 220 Hz existente entre os prótons de água e de gordura adjacentes, a 1,5 T, é traduzida em um deslocamento de pixel inferior a 1 (220 ÷ 250). Se a largura de banda de recepção diminui para ± 8 KHz, 16.000 Hz são mapeados em 256 pixels de frequência. Cada pixel tem uma largura de banda de 62,5 Hz (16.000 ÷ 256 Hz). A diferença de frequência de precessão de 220 Hz entre os prótons de água e gordura adjacentes a 1,5 T é agora traduzida em um deslocamento de pixels de 3,52 pixels (220 ÷ 62,5) (Figura 8.18, diagrama inferior).

Dica para exames: como reduzir a largura de banda de recepção e evitar o artefato de deslocamento químico

No Capítulo 7, aprendemos que a RSR aumenta quando se utiliza uma largura de banda de recepção estreita. Entretanto, essa estratégia aumenta o artefato de deslocamento químico. Uma maneira de evitá-lo é saturar o sinal de gordura ou de água (ver Capítulo 7). Ao fazer isso, não há nada contra o que um tecido possa se deslocar e, dessa forma, o artefato de deslocamento químico é eliminado.

Tabela 8.3 Para lembrar: artefato de deslocamento químico.

A gordura e a água precessam em diferentes frequências. Esta é 3,5 ppm e é denominada deslocamento químico
O deslocamento químico causa um deslocamento dos sinais de gordura e água na direção da frequência da imagem. Isso é dependente da intensidade de campo, da largura de banda de recepção e do FOV
Os artefatos e as soluções para corrigi-los estão resumidos na Tabela 8.8

CANCELAMENTO DO SINAL FORA DE FASE

Aparência

O **cancelamento do sinal fora de fase** produz um anel de sinal escuro ao redor de certos órgãos, nos quais as interfaces gordura-água ocorrem dentro do mesmo voxel (Figura 8.19). Isso degrada a imagem em sequências de pulso gradiente-eco, porque a refasagem do gradiente não compensa esse artefato.

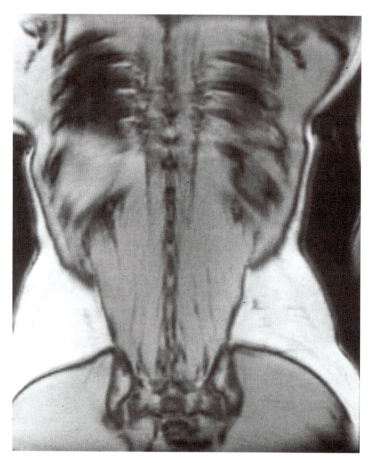

Figura 8.19 O cancelamento do sinal fora de fase aparece como uma linha preta em torno da margem dos órgãos abdominais nos limites entre a gordura e o músculo.

> **Dica para aprendizado: o cancelamento do sinal fora de fase é diferente do deslocamento químico**
>
> O cancelamento do sinal fora de fase é por vezes referido como "deslocamento químico do segundo tipo"; entretanto, não deve ser confundido com o artefato descrito acima. Na verdade, o termo é um equívoco, porque não ocorre nenhuma mudança no sinal. O artefato de deslocamento químico é causado pela diferença na frequência de precessão entre os momentos magnéticos dos núcleos de

hidrogênio na gordura e na água. O sinal de gordura é, portanto, deslocado ao longo do eixo de codificação de frequência da imagem. No cancelamento do sinal fora de fase, o artefato é criado pela diferença na posição de fase e ocorre em qualquer pixel que contém gordura e água ao mesmo tempo. Ele pode ocorrer em qualquer direção e localização na imagem. Por exemplo, na infiltração gordurosa do fígado, o órgão inteiro pode demonstrar uma redução no sinal na imagem fora de fase.

Causa

O artefato de cancelamento de sinal fora de fase é causado pelo fato de que os momentos magnéticos do hidrogênio precessam em diferentes frequências e as diferenças em suas posições de fase são caracterizadas por vetores de gordura e água em pontos específicos no tempo. Os momentos magnéticos dos núcleos de gordura e água estão em fase em alguns tempos e fora de fase em outros. Uma vez que os momentos magnéticos percorrem seus caminhos de precessão em diferentes frequências, eles geralmente estão em diferentes posições nesse caminho, mas periodicamente eles estão na mesma posição e, portanto, em fase. Às vezes eles se opõem em um ângulo de 180° e estão completamente fora de fase um em relação ao outro.

Dica para aprendizado: cancelamento do sinal fora de fase e a analogia do relógio

Este artefato é análogo aos ponteiros das horas e dos minutos de um relógio. Ambos os ponteiros viajam em diferentes velocidades no relógio: o ponteiro das horas se move a 360° em 12 horas, enquanto o ponteiro dos minutos se move na mesma distância em 1 hora. Entretanto, em determinadas horas do dia, os ponteiros estão sobrepostos ou em fase, ou seja, ao meio-dia, 1h05, 2h10, 3h15 etc. Em outros momentos, eles estão fora de fase, ou seja, às 12h33, 1h38, 2h49, 3h50 etc. (Figura 8.20).

Soluções para correção ou redução dos artefatos

Selecione um TE que combina a periodicidade da gordura e da água. A periodicidade depende da intensidade de campo (Figuras 8.21 e 8.22). A 1,5 T, por exemplo, um TE que é múltiplo de 4,2 ms reduz o cancelamento do sinal fora de fase, enquanto a 0,5 T esse tempo aumenta para 7 ms, pois a periodicidade entre a gordura e a água é mais longa. Além disso, utilize sequências de pulso *spin*-eco em vez de sequências gradiente-eco, uma vez que os pulsos de refasagem de RF de 180° são muito eficazes para compensar as diferenças de fase entre a gordura e a água. A refasagem do gradiente não tem o mesmo efeito.

Embora definido como um artefato, o cancelamento do sinal fora de fase é clinicamente muito útil. Qualquer doença que contenha gordura e água exibe sinal reduzido em uma imagem fora de fase. Os tumores adrenais são um bom exemplo. Além disso, as imagens fora de fase fornecem um método de supressão de fundo na angiografia de influxo ao se examinar a circulação cerebral. Existem algoritmos de computador que podem manipular dados de imagens em fase e fora de fase para fornecer imagens somente de gordura e somente de água. Isso é conhecido como a **Técnica de Dixon**.

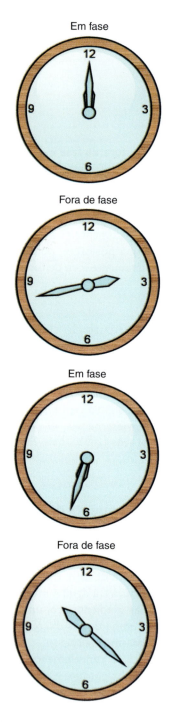

Figura 8.20 Cancelamento do sinal fora de fase e a analogia do relógio.

Capítulo 8 · Artefatos

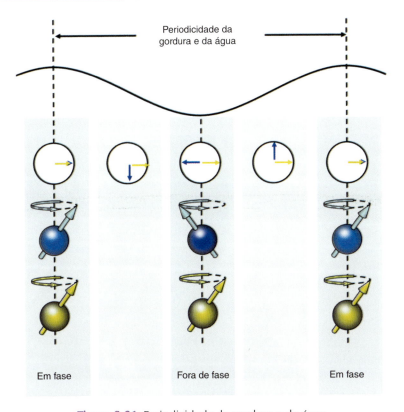

Figura 8.21 Periodicidade da gordura e da água.

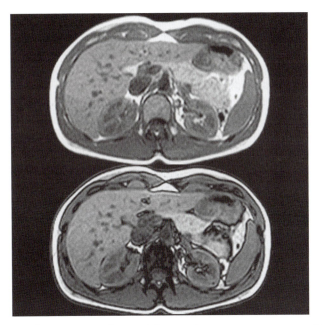

Figura 8.22 Imagens gradiente-eco no plano axial, quando os momentos magnéticos dos núcleos de gordura e de água estão fora de fase (abaixo) e em fase (acima). Fonte: Westbrook 2014.[3] Reproduzida com autorização de John Wiley & Sons.

ARTEFATO DE SUSCETIBILIDADE MAGNÉTICA

Aparência

Este artefato produz distorção da imagem com grandes vazios de sinal. A Figura 8.23 mostra um artefato de suscetibilidade magnética de um implante dentário dentro do volume da imagem.

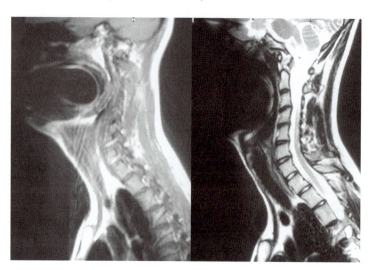

Figura 8.23 Suscetibilidade magnética de um implante dentário causando distorção maciça da imagem.

Causa

A **suscetibilidade magnética** é a capacidade de uma substância de se tornar magnetizada. Diferentes tecidos magnetizam em diferentes graus, o que resulta em uma diferença na frequência de precessão e fase dos momentos magnéticos dos núcleos dentro do tecido. Isso provoca uma defasagem na interface desses tecidos e uma perda de sinal. A precisão geométrica de uma imagem de RM depende de um volume de imagem homogêneo e aplicações do gradiente aproximadamente lineares. A distorção causada pela suscetibilidade magnética ocorre devido ao fato de as linhas de fluxo magnético serem atraídas por um objeto ferromagnético e causarem uma não linearidade correspondente dos gradientes usados na codificação espacial. Na prática, as principais causas desse artefato são os metais dentro do volume de imagens, embora também possa ser visto por causa de hemorragias ou deposição de ferro, pois estes magnetizam a um grau muito maior do que o tecido circundante. O artefato de suscetibilidade magnética é mais proeminente em sequências gradiente-eco, já que a inversão de gradiente não pode compensar a diferença de fase na interface.

Soluções para correção ou redução dos artefatos

Este artefato pode, em algumas circunstâncias, ajudar no diagnóstico. Pequenas hemorragias são algumas vezes detectadas somente porque produzem um efeito de suscetibilidade magnética. O uso de sucos de frutas, como o abacaxi, como "agentes de contraste" negativos no intestino, também depende da defasagem relacionada à suscetibilidade. No entanto, em geral, esse artefato é indesejável e degrada a imagem. Existem várias soluções para corrigir ou evitar esse artefato:

- *Remova todos os objetos metálicos.* Certifique-se sempre de que o paciente tenha removido todos os objetos metálicos antes do exame. Verifique sempre se o paciente tem algum clipe de aneurisma ou implantes metálicos. A maioria dos implantes pode ser escaneada, mas pode causar efeitos de aquecimento local (ver Capítulo 10)
- *Use sequências spin-eco em vez de gradiente-eco.* O pulso de refasagem de RF de 180° usado em sequências *spin*-eco é muito eficiente para compensar as diferenças de fase causadas pela inomogeneidade, enquanto as sequências gradiente-eco não empregam esse pulso e são menos efetivas. Nas Figuras 8.24 e 8.25, as sequências gradiente-eco e *spin*-eco são utilizadas para adquirir imagens de um joelho no qual há parafusos tibiais. O metal produz o artefato de suscetibilidade magnética em ambas as imagens, mas é significativamente menor na sequência *spin*-eco. O mesmo efeito é visto também no SS-TSE. Pulsos adicionais de refasagem de RF de 180° em um trem de eco longo aumentam a refasagem e reduzem esse artefato
- *Diminua o TE.* Os TEs mais longos permitem mais defasagem entre tecidos com diferenças de suscetibilidade; portanto, o uso de um TE curto reduz esse artefato. Isso é conseguido selecionando uma ampla largura de banda de recepção no protocolo de escaneamento (ver Capítulo 6), mas diminui a RSR (ver Capítulo 7)
- *Utilize uma ampla largura de banda de recepção ao escanear um implante metálico.* A distorção que ocorre com o artefato de suscetibilidade é causada pelo metal, que afeta a homogeneidade do campo. Por sua vez, isso cria uma gama de frequências anômalas ao redor do implante, que geram distorção na direção de codificação de frequência. Assim como no artefato de deslocamento químico, isso resulta em uma mudança na frequência em relação a um determinado número de pixels. Embora o artefato provoque uma mudança na frequência de precessão, uma ampla largura de banda de recepção restringe isso a um número menor de pixels, comparada a uma largura de banda estreita. Isso ocorre porque uma ampla largura de banda resulta em mais frequências distribuídas a cada pixel. Por exemplo, se o deslocamento causado pelo artefato for 200 Hz e uma ampla largura de banda corresponde a 125 Hz/pixel, a distorção se estende apenas por dois pixels na direção da frequência.

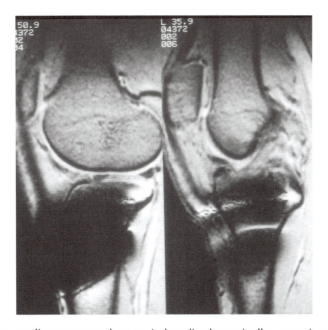

Figura 8.24 Imagens gradiente-eco no plano sagital, realizadas no joelho com pinos na tíbia. A suscetibilidade magnética produziu uma grande distorção da imagem.

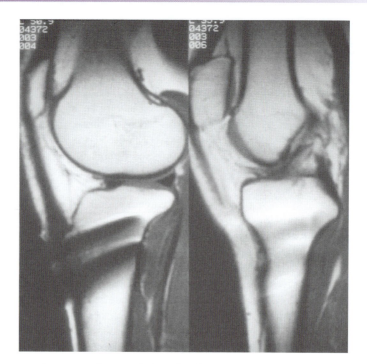

Figura 8.25 Imagens *spin*-eco no plano sagital, realizadas no mesmo paciente mostrado na Figura 8.24. O artefato foi reduzido.

ARTEFATO DE TRUNCAMENTO OU TRUNCAGEM

Aparência

O **artefato de truncagem** ou **truncamento** produz um artefato em banda nas interfaces de sinal alto e baixo (Figura 8.26). Ele cria uma banda de baixa intensidade que atravessa uma área de alta intensidade.

Causa

Este artefato resulta da subamostragem de dados (poucas linhas de espaço-*k* são preenchidas), de modo que interfaces de sinal alto e baixo são representadas incorretamente na imagem. É mais comum quando o tecido ainda está produzindo um sinal alto no final da coleta de dados ou quando o pico do eco não está centrado no meio da janela de amostragem. Esse último é comum quando se utiliza um TE muito curto.

Soluções para correção ou redução dos artefatos

A subamostragem de dados deve ser evitada. Uma maneira de fazer isso é aumentar o número de etapas de codificação de fase. Por exemplo, use uma matriz de 512 × 512 em vez de 512 × 128. Além disso, evite o uso de técnicas que só preenchem parcialmente o espaço-*k* (p. ex., Fourier parcial;

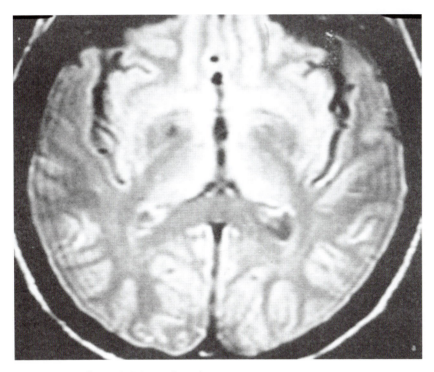

Figura 8.26 Artefato de truncagem ou truncamento.

ver Capítulo 6). As técnicas de supressão de gordura utilizadas em imagens ponderadas em T1 podem reduzir este artefato ao anular o alto sinal de gordura no início e no final da janela de amostragem. Alternativamente, podem ser usados filtros que forçam a amplitude do sinal a zero no final da janela de amostragem.[9]

EXCITAÇÃO CRUZADA/*CROSS-TALK*

Aparência

Este artefato promove uma redução na RSR em cortes adjacentes na série de imagens (Figura 8.27).

Causa

De modo ideal, o perfil de um corte deveria ser quadrado, ou melhor, retangular. Na prática, um pulso de excitação de RF não é capaz de alcançar isso. A largura do pulso deve ser a metade de sua amplitude, mas isso normalmente varia em até 10%. Os cortes adjacentes recebem energia do pulso de excitação de RF dos cortes vizinhos, nos quais ocorre a sobreposição (Figura 8.28). Essa energia empurra os momentos magnéticos dos núcleos do corte vizinho para o plano transversal, de modo que eles possam ser saturados quando são excitados pelo pulso de RF direcionado a eles. Esse efeito é chamado de **excitação cruzada** e a saturação resultante reduz a RSR.

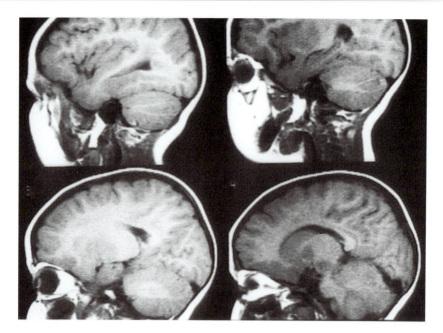

Figura 8.27 Alterações de contraste entre os cortes como consequência da excitação cruzada.

A literatura às vezes discrimina entre a excitação cruzada e o *cross-talk*, afirmando que o **cross-talk** ocorre em imagens multiangulares quando os cortes se cruzam fisicamente. Os princípios físicos são, no entanto, os mesmos. A RF destinada a um corte é absorvida por outro. Onde os cortes fisicamente se cruzam, a aparência do artefato cria faixas escuras de perda de sinal correspondente à posição dos cortes sobrepostos.

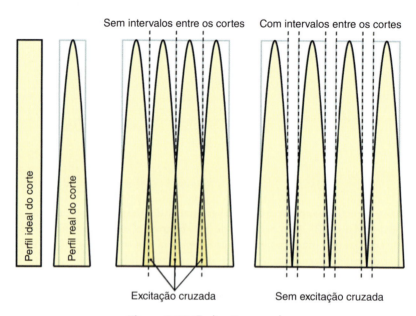

Figura 8.28 Excitação cruzada.

Soluções para correção ou redução dos artefatos

A excitação cruzada pode ser reduzida garantindo que haja pelo menos 30% de intervalo entre os cortes. Isto é, 30% da própria espessura do corte, reduzindo a probabilidade de cortes adjacentes serem excitados pela RF.

Dica para exames: como evitar a excitação cruzada na prática

Uma maneira de evitar este artefato é selecionar um grande intervalo ou espaçamento entre os cortes. Por exemplo, se a espessura do corte selecionada é de 5 mm, deve-se utilizar um intervalo ou um espaçamento de 2 mm (40% de 5 mm) em vez de um espaço de 1 mm (20% de 5 mm). Além disso, a maioria dos sistemas excita cortes alternados durante a aquisição, de maneira que haja algum tempo para que a excitação cruzada nos cortes adjacentes decaia, antes que seja a sua vez de ser excitado. Por exemplo, a ordem de excitação dos cortes é 1, 3, 5, 7, 2, 4, 6, 8. Os cortes de 1 a 7 têm tempo para decair sua excitação cruzada enquanto os cortes de 2 a 8 são excitados (aproximadamente metade do TR). Um processo conhecido como **intercalação** ou **concatenação** prolonga esse tempo ainda mais. Ao intercalar os cortes, ocorre a excitação de cortes alternados e sua divisão em duas aquisições. A excitação cruzada criada em cortes adjacentes tem o tempo de uma aquisição total para decair, antes que seja sua vez de serem excitados. Por exemplo, a ordem de excitação dos cortes é 1, 3, 5, 7 na primeira aquisição e 2, 4, 6, 8 na segunda. Os cortes de 1 a 7 têm o tempo de uma aquisição inteira (vários minutos) para decair enquanto os cortes de 2 a 8 são excitados. Ao usar a intercalação, não é necessário um intervalo entre os cortes.

Alguns sistemas utilizam um *software* para ajustar os pulsos de RF, de modo que os núcleos adjacentes sejam menos propensos à excitação. Isso reduz a excitação cruzada e, portanto, são possíveis espaços ou intervalos muito menores entre os cortes. No entanto, pode haver alguma perda de sinal, pois uma proporção do pulso de RF é perdida no processo de ajuste. Ainda é recomendável usar um pequeno intervalo de 10% ao empregar esse *software*. Se apropriado, uma aquisição volumétrica oferece as vantagens de cortes finos (partições), sem a necessidade de intervalos. A excitação cruzada em multicortes/multiângulos pode ser evitada assegurando-se que o ângulo entre blocos de cortes não seja muito agudo. Se isso não for viável (p. ex., devido à angulação dos discos intervertebrais), o localizador pode ser dividido em múltiplas aquisições, uma para cada bloco.

ARTEFATO TIPO ZÍPER

Aparência

O **artefato tipo zíper** aparece como uma linha densa tracejada ao longo da imagem, perpendicular à direção de codificação da frequência (Figura 8.29).

Causa

Isto é causado pela entrada de RF externa na sala, em uma frequência que corresponde às frequências esperadas no eco. As frequências próximas à frequência de Larmor podem ser geradas por transmissão de rádio, por redes de computadores sem fio ou de "emissores não intencionais" (ver Capítulo 9). Os emissores não intencionais são dispositivos que utilizam motores elétricos

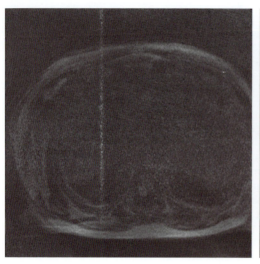
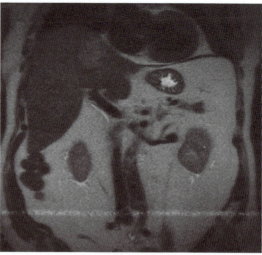

Figura 8.29 *Artefato tipo zíper.* Em ambos os exemplos mostrados, observa-se uma linha de sinal elevado correndo perpendicular à direção de codificação da frequência. Isso representa a interferência externa de uma frequência discreta.

desgastados que emitem interferência externa. Exemplos comuns incluem aparelhos de ar condicionado, máquinas de polimento de pisos e interruptores rotativos com regulação. A frequência da interferência tende a ser de uma amplitude muito maior em comparação ao *spin*-eco e, portanto, aparece na imagem como uma linha de alta intensidade, que representa essa frequência particular após a TRF. Essa contaminação de sinal é geralmente causada pela operação do equipamento de RM com a porta do magneto aberta ou por uma violação na gaiola de RF.

Soluções para correção ou redução dos artefatos

Sempre feche a porta da sala do magneto durante a aquisição de dados. Comunique o engenheiro para localizar quaisquer violações na blindagem de RF e repará-las.

ARTEFATO DE SOMBREAMENTO

Aparência

O sombreamento produz uma diferença na intensidade de sinal ao longo do volume de imagem.

Causa

A principal causa do artefato de sombreamento é a excitação desigual dos núcleos de hidrogênio no paciente devido aos pulsos de excitação de RF aplicados em ângulos de inclinação diferentes de 90° e 180°. O sombreamento também é causado por carga anormal sobre a bobina ou por acoplamento da bobina em um determinado ponto. Isso pode ocorrer quando um paciente grande encosta em um dos lados da bobina de corpo e a acopla neste ponto. O sombreamento também pode ocorrer por inomogeneidades no campo magnético principal, que é melhorado pelo processo de *shimming* (ver Capítulo 9).

Soluções para correção ou redução dos artefatos

Sempre assegurar que a bobina está posicionada corretamente, ou seja, o tamanho correto da bobina é empregado para a anatomia em investigação, e que o paciente não está tocando a bobina em qualquer ponto. O uso de almofadas de espuma ou bolsas de água entre a bobina e o paciente geralmente é suficiente. Além disso, garantir que sejam obtidos parâmetros adequados de pré-escaneamento, pois estes determinam a amplitude e a frequência correta de excitação dos pulsos de RF aplicados.

ARTEFATO DE MOIRÉ

Aparência

O termo padrão **moiré** refere-se a um padrão gerado quando há interferência entre dois outros padrões. Às vezes você pode observar este efeito ao olhar através de duas camadas de cortina transparente. Observam-se faixas em deslocamento, geradas onde a trama da rede sobrepõe-se ou não. A mesma aparência é usada em tecidos como a seda moiré. Há duas aberrações de imagem que podem ser descritas como artefatos moiré, porque resultam em uma aparência em faixas. A primeira é causada por vários picos de ruído; a segunda por inomogeneidade do campo.

Múltiplos picos de ruído. A bobina receptora e os componentes que transferem o sinal analógico ao conversor analógico-digital podem ser sensíveis à interferência. Ocasionalmente, um único disparo de ruído, por exemplo, uma descarga estática na sala do magneto, pode causar um pico nos dados em apenas um único ponto no espaço-*k*. Depois da TRF, este é reconstruído na imagem como uma grade de linhas paralelas. As linhas podem estar próximas umas das outras (área de alta frequência espacial do espaço-*k*) ou mais distantes (área de baixa frequência espacial do espaço-*k*). Isso depende de se o pico ocorre depois de uma etapa de codificação de fase de inclinação acentuada ou suave. O ângulo das linhas também depende de se o pico ocorre durante a parte de refasagem ou defasagem do *spin*-eco. No caso de ocorrerem dois picos de ruído durante a mesma aquisição, os dois conjuntos de linhas podem interferir na imagem levando a várias aparências que se parecem com tipos de tecidos, desde a seda à lona, dependendo do espaçamento entre as linhas (Figura 8.30). Como os picos de ruído são geralmente causados por descargas estáticas na sala do magneto, para diminuir esse artefato, garanta que a umidade da sala esteja dentro dos limites normais. Picos de ruídos também podem ser causados pela formação de um arco elétrico, se a tomada de um cabo da bobina receptora não estiver firmemente colocada em seu soquete.

Inomogeneidade de campo. Há também um tipo de efeito moiré visto em sequências gradiente-eco que é causado por uma combinação de *aliasing* ou dobradura e inomogeneidade de campo. O *aliasing* ocorre porque a anatomia produtora de sinal existe fora do FOV. A inomogeneidade do campo faz com que o sinal sobreposto esteja em fase e fora de fase com o sinal nos voxels em que a dobradura ocorre. Isso cria uma aparência de faixa preta e branca ao redor das bordas do FOV (Figura 8.31). Esse artefato muitas vezes se assemelha a listras de zebra, porque a borda do volume homogêneo de imagens é normalmente distorcida, pois um solenoide segmentado é usado para gerar B_0. Isso fornece à borda do volume de imagem um perfil de aspecto ligeiramente espinhoso. Para remediar esse artefato, utilize sequências *spin*-eco em vez de gradiente-eco e use métodos de *antialiasing* (ver seção anterior).

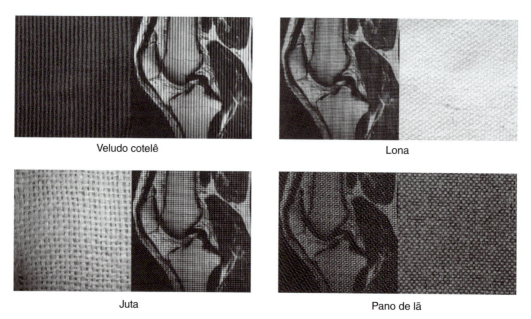

Veludo cotelê

Lona

Juta

Pano de lã

Figura 8.30 Várias aparências de múltiplos picos de ruído.

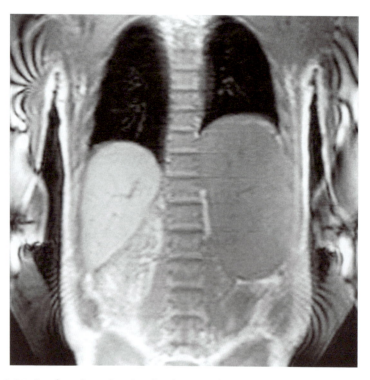

Figura 8.31 Artefato de moiré visualizado como listras de zebra na margem do FOV.

ÂNGULO MÁGICO

Aparência

O artefato de **ângulo mágico** produz uma intensidade de sinal anormalmente alta nos tecidos que contêm colágeno (como os tendões). Na Figura 8.32, esse artefato é visto no tendão patelar e pode simular uma doença.

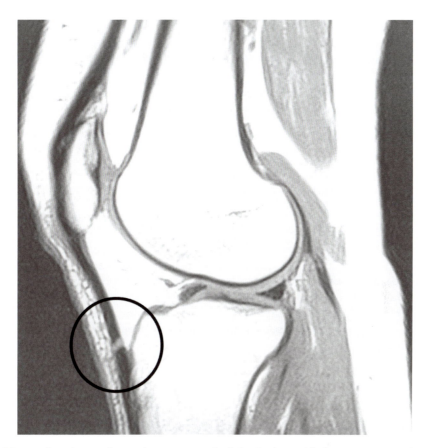

Figura 8.32 Artefato de ângulo mágico com um sinal de alta intensidade na margem inferior do tendão patelar.

Causa

Embora o colágeno seja rico em hidrogênio, ele normalmente exibe um sinal muito baixo nas imagens de RM. Isso ocorre porque as moléculas de água ligadas às fibras de colágeno apresentam um decaimento T2 muito rápido. O artefato de ângulo mágico ocorre quando as estruturas de colágeno se situam em um ângulo de 55° em relação ao campo principal. A forma anisotrópica das moléculas no colágeno causa redução à zero das interações *spin-spin*. O tempo de decaimento T2 aumenta nas estruturas de colágeno quando elas se situam nesse ângulo em relação a B_0. Isso causa o aumento da intensidade do sinal na estrutura quando se utiliza um TE curto.

Soluções para correção ou redução dos artefatos

Alterar o ângulo da anatomia do paciente em relação ao campo B_0 ou aumentar o TE. Se o sinal permanecer hiperintenso, é provável que seja fluido (p. ex., lesão do ligamento) em vez de artefato de ângulo mágico.

Tabela 8.4 Para lembrar: outros artefatos.

A suscetibilidade magnética é causada por tecidos diferentes sendo magnetizados de forma distinta. É reduzida pelo uso de sequências *spin*-eco. Algumas vezes é um bom artefato, pois aumenta a conspicuidade da hemorragia em sequências gradiente-eco
A truncagem ou truncamento é causada pela subamostragem dos dados de fase. Ela é reduzida pelo preenchimento de mais espaço-*k*
A excitação cruzada é causada pelo perfil não retangular dos pulsos de RF e suas transformadas de Fourier. Uma das formas de corrigir isso é introduzir um espaço ou intervalo entre os cortes
Os artefatos e as soluções para corrigi-los ou reduzi-los são resumidos na Tabela 8.8

FALHAS NO EQUIPAMENTO

Há alguns outros artefatos causados pelo mau funcionamento do equipamento principal da RM. A perda de um gradiente, por exemplo, causa distorção de imagem, além de correntes parasitas (de Foucault) induzidas nas bobinas de gradiente, que podem causar artefatos de fase à medida que criam mudanças de fase adicionais indesejadas. Além disso, os erros na aquisição de dados causam uma variedade de diferentes artefatos, a maioria dos quais é caracterizada por uma aparência geométrica na imagem, tais como bandas bem definidas de sinal ausente. Estas podem desaparecer se a varredura for repetida, mas se persistirem podem exigir um engenheiro para substituir o *hardware* de processamento de imagens, como o processador de matriz.

ARTEFATOS DE FLUXO

Os artefatos de fluxo podem resultar em graus de sinal significativamente diferentes na luz dos vasos sanguíneos e do LCR. Há alguns aspectos negativos nesse fenômeno, por exemplo, quando o alto sinal pulsátil do fluxo arterial produz um erro de mapeamento de fase ou a saturação do fluxo de movimento lento dá uma impressão enganosa do tamanho do vaso. No entanto, existem alguns benefícios dos artefatos de fluxo. Por exemplo, se os parâmetros da sequência de pulsos forem manipulados para saturar o sinal de fundo da anatomia, enquanto mantêm elevado o sinal nos vasos, imagens angiográficas podem ser adquiridas. Para compreender plenamente os benefícios e os *trade-offs* dos fenômenos de fluxo, é necessário examinar o mecanismo por trás das aparências dos artefatos vistos na imagem. Há dois principais fenômenos de fluxo descritos na literatura científica que têm um efeito significativo na intensidade do sinal: **fenômeno do corte de entrada (ESP, *entry-slice phenomenon*)** e **fenômeno do tempo de voo (TOF, *time-of-flight*)**. O ESP tende a gerar um sinal com **realce relacionado ao fluxo**, no qual o lúmen de um vaso aparece hiperintenso na imagem. O tempo de voo tende a causar **perda de sinal de alta velocidade**, por meio da qual a luz do vaso possui aspecto menos hiperintenso na imagem à medida que a velocidade do fluxo aumenta.

Fenômeno do corte de entrada

O fenômeno do corte de entrada (ESP) está relacionado ao histórico de excitação dos núcleos. Núcleos estacionários que recebem pulsos de excitação de RF repetitivos durante uma aquisição com um TR curto são saturados, porque seus momentos magnéticos são mais propensos a serem orientados na direção do giro para baixo (ver Capítulo 2). Isso se deve ao fato de que o TR não é suficientemente longo para a recuperação longitudinal completa da magnetização nos tecidos em que os núcleos residem. Os núcleos em fluxo que entram no corte não recebem esses pulsos repetidos de excitação de RF porque, até que entrem no corte, eles não estão na frequência de ressonância apropriada para serem afetados pelo pulso de excitação de RF com seleção de corte. Esses *spins* de influxo são, portanto, insaturados, pois seus momentos magnéticos são orientados principalmente na direção do giro para cima. Isso significa que seu VME pode ser inclinado para o plano transversal pelo pulso de excitação de RF que eles experimentam na primeira entrada no corte. Como resultado, o fluxo de sangue que entra no corte retorna um sinal muito maior do que os *spins* de fundo estacionário saturados. Isso é chamado de realce relacionado ao fluxo (Figura 8.33). Esse efeito é visto quando o fluxo dos núcleos é perpendicular ao corte e é denominado ESP (ou efeito de entrada ou influxo), pois é mais proeminente no primeiro corte de uma pilha de cortes. O efeito diminui à medida que os *spins* se movem ainda mais para o volume de imagens, porque eles recebem múltiplos pulsos de excitação de RF durante a passagem em cada corte, principalmente se estão percorrendo no mesmo sentido que a excitação do corte. Isso leva à saturação dos *spins* em fluxo, em alguns casos mais do que o tecido de fundo. A intensidade do sinal de núcleos em fluxo nesses cortes intermediários depende do TR, ângulo de inclinação, espessura de corte (volume), velocidade de fluxo e o sentido do fluxo, em comparação ao sentido da excitação do corte.

TR. O TR é o tempo entre cada pulso de excitação de RF. Um TR curto aumenta a taxa de transmissão de RF. Um TR curto diminui o tempo entre os pulsos sucessivos de excitação de RF. Um TR curto pode fazer com que os *spins* de entrada recebam múltiplos pulsos de RF à medida que passam pelos cortes. Isso causa um grau de saturação e, portanto, reduz o fenômeno do corte de entrada (ESP).

Ângulo de inclinação. Para um determinado TR, quanto maior o ângulo de inclinação maior a ocorrência de saturação. Maior ângulo de inclinação, portanto, reduz o ESP.

Espessura de corte. Núcleos em fluxo com uma velocidade constante levam mais tempo para atravessar cortes espessos do que os cortes finos. É provável que os núcleos que atravessam cortes espessos recebam mais pulsos de excitação de RF do que os núcleos que atravessam cortes finos. Desse modo, o ESP é mais pronunciado em cortes finos do que em cortes espessos.

Velocidade de fluxo. A velocidade do fluxo também afeta o número de pulsos de excitação de RF recebidos por *spins* em fluxo, à medida que eles atravessam um corte. Os núcleos de fluxo rápido levam apenas um curto período de tempo para atravessar um corte ou volume e, portanto, recebem apenas um ou dois pulsos de excitação de RF. Isso não é suficiente para causar uma saturação significativa. O ESP, portanto, torna-se mais evidente quando há um fluxo de alta velocidade.

Sentido do fluxo. O sentido do fluxo é provavelmente o fator mais importante para determinar o grau em que o ESP penetra em uma pilha de cortes. Núcleos que estão fluindo no mesmo sentido que a excitação do corte (às vezes chamado de **fluxo de cocorrente**) são mais propensos a receber pulsos repetidos de excitação de RF enquanto se movem de um corte para outro. Portanto, eles se tornam saturados de forma relativamente rápida, de modo que o ESP diminui rapidamente. Quando o fluxo está no sentido oposto à excitação de cortes (às vezes denominado de **fluxo em contracorrente**), os núcleos em fluxo permanecem relativamente insaturados, pois, quando entram em um corte, é menos provável que tenham recebido pulsos de excitação de RF anterior. O alto sinal do lúmen vascular penetra, portanto, mais profundamente na pilha de cortes (Figura 8.34).

Ressonância Magnética | Aplicações Práticas

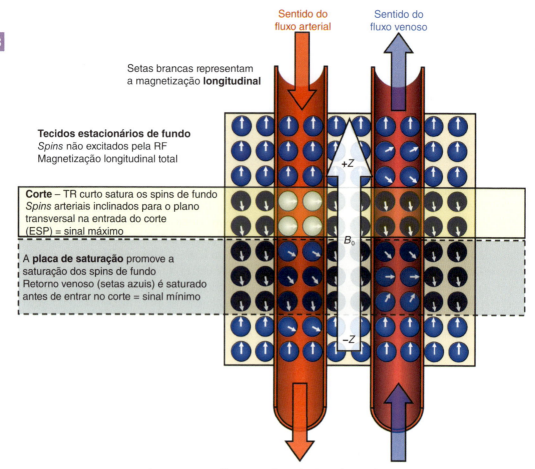

Figura 8.33 Influxo e realce relacionado ao fluxo.

Dica para exames: ESP na prática

Veja as Figuras 8.35 a 8.38. São quatro cortes axiais do abdome excitados da posição mais inferior à posição mais superior, ou seja, a Figura 8.35 é o corte 1, a Figura 8.36 é o corte 2, a Figura 8.37 é o corte 3 e a Figura 8.38 é o corte 4 na pilha de cortes. O corte 1 é adquirido primeiro e o corte 4 é o último na aquisição. Veja a intensidade do sinal da aorta e da veia cava inferior (VCI) nestas imagens. Embora ambas contenham sangue e devam ter a mesma intensidade de sinal em todos os cortes, esse não é o caso. No corte 1, a VCI apresenta uma alta intensidade de sinal, enquanto a aorta tem uma baixa intensidade de sinal. No corte 4, o contraste é oposto, ou seja, a VCI é hipointensa e a aorta é hiperintensa. Além disso, a VCI tem uma intensidade de sinal menor no corte 4 do que a aorta tem no corte 1.

Esses aspectos devem-se aos fenômenos de corte de entrada. No corte 1, os núcleos na VCI são insaturados, porque eles vieram de uma região anatômica que está fora da pilha de cortes. A excitação ocorre apenas quando esses núcleos atingem um ponto ao longo do gradiente de seleção de corte que corresponde à frequência do pulso de excitação de RF transmitido. Portanto, no corte 1, esses núcleos recebem seu primeiro pulso de excitação de RF e produzem um alto sinal, já que seus momentos magnéticos estão principalmente na direção de giro para cima e podem, portanto, ser inclinados para o plano transversal. Núcleos na aorta, no entanto, estão saturados e produzem um sinal baixo porque são excitados por pulsos de excitação de RF enquanto percorrem a pilha de cortes durante a aquisição. Seus momentos magnéticos são orientados principalmente na direção de giro para baixo.

No corte 4, o efeito é oposto ao observado no corte 1. Os núcleos na aorta estão insaturados enquanto entram na pilha, não tendo recebido nenhum pulso de excitação de RF anterior. Portanto, no corte 4, esses núcleos recebem seu primeiro pulso de RF e produzem um alto sinal, pois seus momentos magnéticos são orientados principalmente na direção de giro para cima e podem ser inclinados para o plano transversal. Os núcleos na VCI, porém, estão saturados por repetidos pulsos de excitação de RF enquanto percorrem a pilha de cortes durante a aquisição e seus momentos magnéticos são principalmente orientados na direção de giro para baixo. Nos cortes 2 e 3, o efeito de entrada diminui à medida que os núcleos de ambos os vasos recebem pulsos de excitação de RF. A VCI tem uma intensidade de sinal menor no corte 4 do que a aorta apresenta no corte 1, porque o fluxo na VCI está no mesmo sentido que a excitação do corte, enquanto o fluxo na aorta está no sentido oposto. Portanto, os núcleos na VCI recebem mais pulsos de excitação de RF do que aqueles na aorta. Esse efeito é raramente visto em imagens clínicas porque técnicas de compensação de fluxo, tais como a pré-saturação espacial, eliminam esse artefato. Isso será discutido mais tarde.

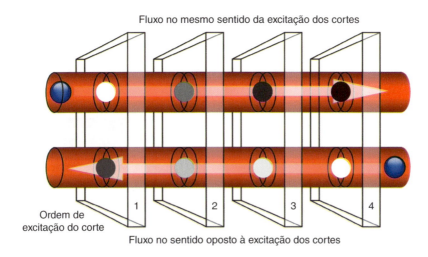

Figura 8.34 Fenômeno do corte de entrada e sentido do fluxo.

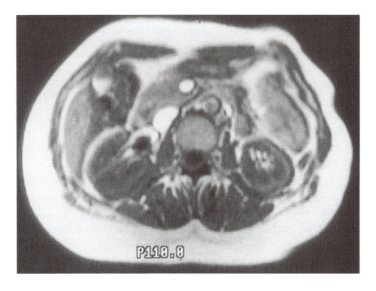

Figura 8.35 Fenômeno de corte de entrada: corte 1 (mais inferior).

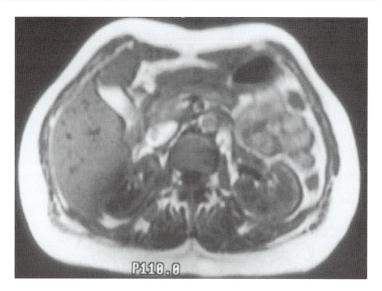

Figura 8.36 Fenômeno de corte de entrada: corte 2 (médio inferior).

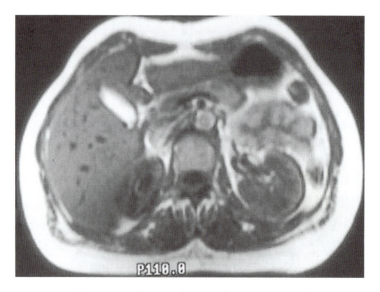

Figura 8.37 Fenômeno de corte de entrada: corte 3 (médio superior).

Fenômeno do tempo de voo

Os núcleos devem receber pulsos de excitação e de refasagem de RF para produzir sinal. Os núcleos estacionários sempre recebem ambos os pulsos, mas os núcleos em fluxo, presentes no corte para o pulso de excitação de RF, podem ter saído do corte antes da aplicação do pulso de refasagem de RF. Alternativamente, podem receber o pulso de refasagem de RF, mas não estavam presentes no corte para o pulso de excitação de RF. Em ambos os casos, nenhum sinal é recebido desses núcleos. Isso é denominado fenômeno do tempo de voo (TOF, *time-of-flight*) (Figura 8.39). Seus efeitos dependem do tipo de sequência de pulso.

Capítulo 8 · Artefatos

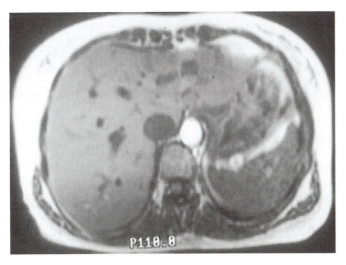

Figura 8.38 Fenômeno de corte de entrada: corte 4 (mais superior).

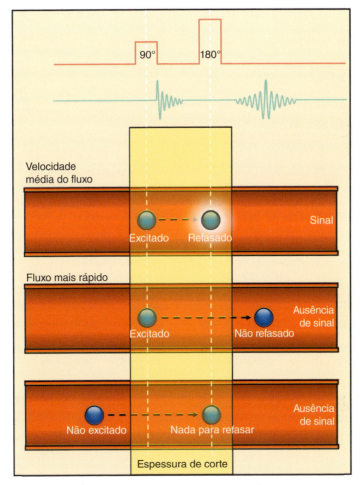

Figura 8.39 Fenômeno do tempo de voo.

Tabela 8.5 Para lembrar: fenômeno do corte de entrada.

- O fenômeno do corte de entrada aumenta:
  - No primeiro corte da pilha
  - Ao utilizar um TR longo em cortes finos
  - Com o fluxo rápido
  - Quando o fluxo está no sentido oposto à excitação do corte

Fenômeno TOF em sequências de pulso *spin-eco*. Em uma sequência de pulso *spin*-eco, um pulso de excitação de RF de 90° e um pulso de refasagem de RF de 180° são aplicados em cada corte. Portanto, cada corte é seletivamente excitado e refasado. Os núcleos estacionários dentro do corte recebem os pulsos de RF de 90° e também de 180° e produzem sinal. Os núcleos com fluxo perpendicular ao corte podem estar presentes no corte durante o pulso de excitação de RF de 90°, mas podem ter saído do corte antes da transmissão do pulso de refasagem de RF de 180°. Esses núcleos são excitados, mas não refasados e, portanto, não produzem sinal. De modo alternativo, os núcleos não presentes no corte durante o pulso de excitação de RF podem estar presentes durante a refasagem. Esses núcleos não foram excitados previamente e, dessa forma, não produzem sinal. Os fenômenos TOF resultam em um vazio de sinal dos núcleos em fluxo e os vasos são hipointensos. Os efeitos TOF dependem dos fatores descritos a seguir (Equações 8.5 e 8.6):

- *Velocidade de fluxo*. Conforme a velocidade do fluxo aumenta, uma proporção menor de núcleos em fluxo fica presente no corte, tanto para os pulsos de 90° quanto para os de 180°. À medida que a velocidade de fluxo aumenta, o fenômeno TOF aumenta. Isso é denominado perda de sinal de alta velocidade. Com a redução da velocidade de fluxo, uma proporção maior de núcleos em fluxo fica presente no corte para os pulsos de 90° e 180°. Portanto, à medida que a velocidade de fluxo diminui, o fenômeno TOF diminui
- *TE*. Com o aumento do TE, uma proporção maior de núcleos em fluxo sai do corte, entre o pulso de excitação de RF de 90° e o pulso de refasagem de RF de 180°. Desse modo, com um TE longo, mais núcleos recebem apenas um pulso e o sinal diminui (Figura 8.40)
- *Espessura de corte*. Para uma determinada velocidade constante, os núcleos levam mais tempo para atravessar um corte espesso do que um corte fino. Portanto, os núcleos são mais propensos a receber pulsos de RF de 90° e 180° em cortes espessos. À medida que a espessura do corte diminui, é mais provável que os núcleos recebam apenas um pulso, fazendo com que o sinal diminua.

Equação 8.5

$IS \propto 1 - v\,(1/2TE)/EC$	IS é a intensidade de sinal v é a velocidade de fluxo (mm/s) TE é o tempo de eco (ms) EC é a espessura de corte (mm)	Esta equação mostra como o efeito tempo de voo depende do TE, espessura de corte e velocidade de fluxo

Equação 8.6

$v = EC/TR$	v é a velocidade de fluxo (cm/s) EC é a espessura de corte (mm) TR é o tempo de repetição (ms)	Esta equação calcula a velocidade do fluxo necessário para substituir todos os *spins* saturados em um corte com *spins* recentes não saturados

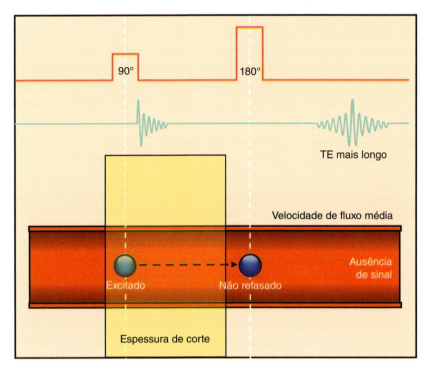

Figura 8.40 Tempo de voo *vs.* TE.

Fenômeno TOF em sequências de pulso gradiente-eco. Nas sequências de pulso gradiente-eco, um pulso de excitação de RF com um ângulo de inclinação variável é seguido por um gradiente de refasagem (ver Capítulo 4). Como não é utilizado um pulso de refasagem de RF de 180°, o TE é tipicamente muito mais curto do que o empregado em uma sequência *spin*-eco. Isso significa que a maioria dos *spins* não sai do corte em que foram excitados. Além disso, a excitação de RF é seletiva ao corte, mas o gradiente de refasagem afeta o volume inteiro de imagem. Portanto, um núcleo em fluxo que recebe um pulso de excitação de RF está propenso à refasagem, independentemente de sua localização, e apresenta maior probabilidade de produzir sinal. Sequências de pulso gradiente-eco são, dessa forma, muitas vezes consideradas sequências sensíveis ao fluxo.

Além do ESP e do TOF, existem outros fatores que afetam a aparência do fluxo sanguíneo. Estes são determinados pela natureza do fluxo em um vaso.

Tabela 8.6 Para lembrar: fenômeno de fluxo do tempo de voo.

O fenômeno do tempo de voo produz o realce relacionado ao fluxo ou perda de sinal de alta velocidade

• O realce relacionado ao fluxo aumenta quando:
  − a velocidade de fluxo diminui
  − o TE aumenta
  − a espessura de corte aumenta

• O vazio de sinal de alta velocidade (*flow-void*) aumenta quando:
  − a velocidade de fluxo aumenta
  − o TE aumenta
  − a espessura do corte diminui

Existem quatro tipos principais de fluxo (Figura 8.41):

- *Fluxo laminar (também conhecido como fluxo parabólico)* é o fluxo que está em velocidades diferentes, mas consistentes em todo o vaso. O fluxo no centro do lúmen do vaso é mais rápido do que junto à parede vascular, onde a resistência desacelera o fluxo. No entanto, a diferença de velocidade ao longo do vaso é constante (Equação 8.7). O fluxo laminar causa dois problemas. Primeiramente, os momentos magnéticos dos núcleos que se movem ao longo de um gradiente, tanto ganham quanto perdem fase de acordo com a direção do gradiente e a distância movida ao longo dele. Se o fluxo estiver em velocidades diferentes no lúmen vascular, os *spins* no centro do vaso se movem mais ao longo do gradiente do que aqueles junto à parede vascular. Isso pode levar à defasagem intravoxel e à perda do sinal. Em segundo lugar, o fluxo sanguíneo relativamente lento, perto da parede do vaso, pode experimentar mais pulsos de RF à medida que viaja ao longo do corte (ou volume) e satura mais rapidamente do que o fluxo de maior velocidade no centro do vaso. Isso pode fazer com que os vasos pareçam mais estreitos do que seu tamanho real na imagem reconstruída. Doenças como a anemia falciforme podem exacerbar esse efeito, pois a viscosidade do sangue e a patência vascular são afetadas
- *Fluxo em espiral (fluxo helicoidal)* é aquele em que as velocidades (descritas anteriormente) se enrolam em torno umas das outras em uma formação de saca-rolhas. Isso é normalmente visto em grandes vasos, como a aorta torácica. A natureza multidirecional do fluxo e da anatomia pode exigir o uso de angiografia de contraste de fase (ver mais adiante)
- *Fluxo em vórtice* é, por definição, um redemoinho. O sangue, tendo passado por um estreitamento ou dentro de um aneurisma, pode começar a exibir esse tipo de fluxo em círculo contínuo. A questão do fluxo em vórtice é que pode fazer com que os *spins* permaneçam em um determinado local por tempo suficiente para se saturarem, por múltiplos pulsos de RF, e também é provável que cause um grau de defasagem intravoxel
- *Fluxo turbulento* é aquele em que a diferença de velocidade do fluxo muda irregularmente ao longo do vaso. A dificuldade em fazer imagens nesse tipo de fluxo também está relacionada à dispersão de fases dentro de um voxel.

Equação 8.7

Re = dvm/vis	Re é o número de Reynolds d é a densidade (g/cm³) v é a velocidade de fluxo (cm/s) m é o diâmetro do vaso (cm) vis é a viscosidade do sangue (g/cm.s)	Se Re for inferior a 2.100, então o fluxo é laminar. Se Re for superior a 2.100, então o fluxo é turbulento

Dica para aprendizado: defasagem intravoxel

Os gradientes alteram a intensidade do campo magnético, a frequência de precessão e a fase dos momentos magnéticos dos núcleos de hidrogênio (ver Capítulo 5). A frequência de precessão dos momentos magnéticos de núcleos que fluem ao longo de um gradiente aumenta ou diminui rapidamente, dependendo da direção do fluxo e da aplicação do gradiente. Os momentos magnéticos dos núcleos em fluxo, portanto, ganham fase (se forem acelerados) ou perdem fase (se forem desacelerados) (consulte a analogia do relógio no Capítulo 1). Ao atravessarem o lúmen de um vaso, observam-se diferentes velocidades de fluxo, porque o sangue é viscoso e sofre fricção com a parede vascular. Os *spins* com fluxo mais rápido no centro do vaso percorrem mais adiante ao longo de um gradiente aplicado, fazendo com que seus momentos magnéticos ganhem ou percam fase, em comparação com aqueles *spins* com uma velocidade menor. Portanto, os momentos magnéticos dos núcleos dentro do mesmo voxel estão fora de fase um em relação ao outro, diminuindo a amplitude do sinal a partir do voxel.

Isso é denominado de **defasagem intravoxel** (Figura 8.42). A magnitude da defasagem intravoxel também depende do grau de turbulência. No fluxo turbulento, os efeitos de defasagem intravoxel são irreversíveis. No fluxo laminar, a defasagem intravoxel pode ser compensada pelo uso de uma técnica conhecida como gradiente de refasagem de momento, que é mais efetiva quando a velocidade e a direção de fluxo são constantes. Esse tipo de fluxo é às vezes definido como **movimento de primeira ordem**. O fluxo em aceleração (movimento de segunda ordem) e o fluxo agitado (movimento de terceira ordem) não são compensados pelo uso do gradiente de refasagem de momento. A defasagem intravoxel também pode ser reduzida pelo uso de um TE curto (permitindo menos tempo para a defasagem ocorrer) e com o emprego de voxels menores. O uso de voxels menores para aumentar o sinal é um pouco contraintuitivo, mas, como mostrado na Figura 8.42, em um grande voxel é mais provável que haja um número maior de *spins* isocromatas (com a mesma frequência). Se estes apresentarem posições de fase opostas, isso resulta no cancelamento do sinal. Um voxel menor é mais propenso a conter *spins* com posições de fase amplamente semelhantes.

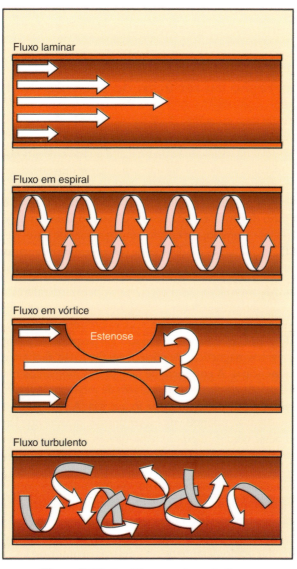

Figura 8.41 Os diferentes tipos de fluxo.

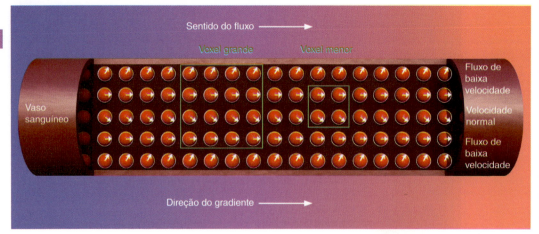

Figura 8.42 Defasagem intravoxel.

Soluções para correção ou redução do artefato de fluxo

O sinal que retorna de um vaso sanguíneo pode ser manipulado artificialmente e, como tal, a aparência pode ser definida como um artefato. Entretanto, de um ponto de vista de qualidade da imagem, não há desvantagem particular na visualização do sinal alto ou baixo de um vaso. Há, no entanto, um problema durante o retorno do sinal elevado da anatomia que se move entre as etapas de codificação de fase, porque isso resulta em erro no mapeamento de fase, como descrito anteriormente. Isso pode ser compensado por meio da aplicação de um pulso de pré-saturação fora do volume de imagem para saturar os *spins* em fluxo de entrada. Pode haver, no entanto, ocasiões em que seja necessário um alto sinal dos vasos, como, por exemplo, em estudos angiográficos de fluxo. Nesses casos, os gradientes de compensação de fluxo chamados **gradientes de refasagem de momento** (também conhecidos como **gradientes de anulação de momento** ou **compensação de fluxo**) podem ser aplicados.

Gradiente de refasagem de momento. Essa técnica compensa os valores de fase alterados dos momentos magnéticos dos núcleos em fluxo ao longo de um gradiente. Utiliza gradientes adicionais para corrigir as fases alteradas que voltam a seus valores originais e seguem os mesmos princípios que o sistema de gradiente balanceado usado em sequências gradiente-eco balanceadas (ver Capítulo 4). Os momentos magnéticos de núcleos em fluxo não ganham ou perdem fase devido à presença do gradiente principal. A coerência de fase desses momentos magnéticos é mantida e seus núcleos produzem sinal. O gradiente de refasagem de momento é realizado pelo gradiente de seleção de corte e/ou gradiente de codificação de frequência. A polaridade do gradiente muda de positiva para duplamente negativa e depois volta a ser positiva novamente. Um núcleo em fluxo que se movimenta ao longo desse gradiente experimenta diferentes intensidades do campo magnético e a fase de seu momento magnético muda de acordo com isso. Isso é mostrado na Figura 8.43, em que o momento magnético de um núcleo em fluxo ganha 90° de fase quando passa ao longo do primeiro lobo positivo do gradiente e depois perde 180° de fase ao passar através do lobo duplamente negativo do gradiente. A mudança de fase efetiva do momento magnético nesse estágio é a perda de 90° de fase. À medida que o núcleo em fluxo passa pelo último lobo positivo do gradiente isso é corrigido para que a mudança de fase efetiva de seu momento magnético seja zero. O gradiente de refasagem de momento reduz predominantemente a defasagem intravoxel. Como os deslocamentos de fase dos momentos magnéticos dos núcleos em fluxo são corrigidos, os artefatos de movimento

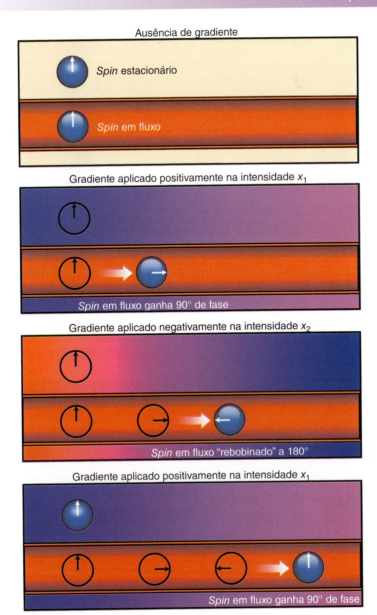

Figura 8.43 Gradiente de refasagem de momento (anulação).

de fluxo diminuem (Figuras 8.44 e 8.45). O gradiente de refasagem de momento assume uma velocidade e direção constantes ao longo do gradiente. É mais efetiva no fluxo laminar lento e, portanto, é frequentemente denominada de **compensação de movimento de primeira ordem**. O fluxo pulsátil não é estritamente constante, de modo que o gradiente de refasagem de momento é muitas vezes mais efetivo no fluxo venoso do que no fluxo arterial. Também é menos eficaz em fluxo rápido e turbulento, perpendicular ao corte. Como essa refasagem utiliza gradientes adicionais, causa um aumento no TE mínimo. Se o sistema executa tarefas com gradientes adicionais, mais tempo deve passar antes de estar pronto para ler um eco. Como resultado, menos cortes podem estar disponíveis para um determinado TR e, portanto, o tempo de escaneamento pode aumentar automaticamente para adquirir os cortes selecionados.

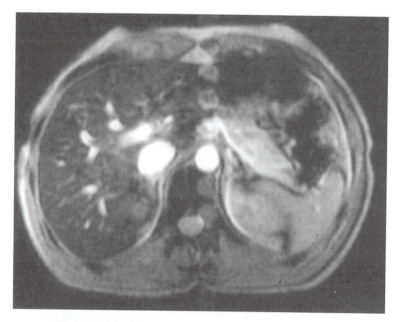

Figura 8.44 Sem gradiente de refasagem de momento.

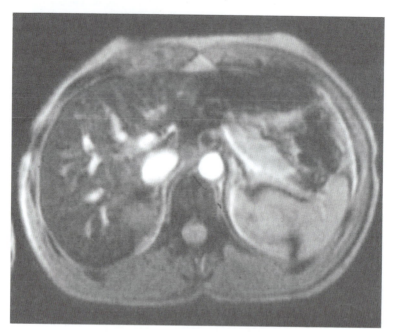

Figura 8.45 Com gradiente de refasagem de momento.

Pré-saturação espacial

Os pulsos de pré-saturação espacial anulam o sinal dos núcleos em fluxo, de modo que os efeitos do corte de entrada e os fenômenos TOF são minimizados. Funciona segundo um princípio semelhante ao dos pulsos de saturação que especificamente anulam o sinal de alguns tecidos para melhorar a relação contraste-ruído (ver Capítulo 7). A pré-saturação espacial fornece um pulso de RF de 90° para um volume de tecido fora do FOV. Um núcleo em fluxo dentro do volume recebe esse pulso. Quando entra na pilha de cortes, recebe um pulso de excitação de RF de 90° e está saturado. Se estiver totalmente saturado, não apresenta componente transversal de magnetização e não há produção de sinal (Figura 8.46).

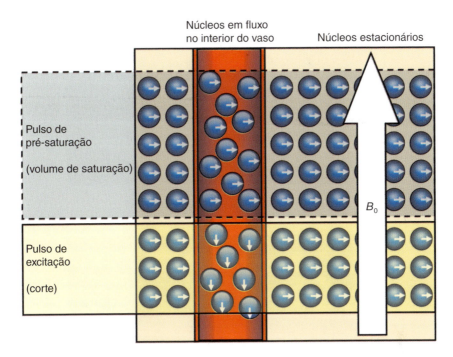

Figura 8.46 Pré-saturação espacial.

Dica para exames: pulsos de pré-saturação na prática

Os pulsos de pré-saturação espacial devem ser colocados entre a origem do fluxo e o volume de imagens, de modo que o sinal dos núcleos em fluxo que entram no FOV seja anulado. Na imagem sagital e axial, os pulsos de pré-saturação são normalmente dispostos acima e abaixo do FOV, para que o fluxo arterial de cima e o fluxo venoso de baixo sejam saturados. Os pulsos de pré-saturação da direita e da esquerda são por vezes úteis na imagem coronal (particularmente no tórax) para saturar o fluxo das artérias e das veias subclávias.[10] Os pulsos de pré-saturação espacial também podem ser trazidos para o próprio FOV e colocados sobre as áreas produtoras de artefato (como a aorta). O pulso de pré-saturação satura os *spins* e reduz o artefato de erro de mapeamento de fase que se origina dessas estruturas. Os pulsos de pré-saturação aumentam a quantidade de RF fornecida ao paciente, que pode aumentar os efeitos de aquecimento e diminuir o número de cortes disponíveis (ver Capítulo 10). São úteis apenas se forem aplicados aos tecidos, de modo que precisam ser posicionados corretamente e são somente usados quando possuem a probabilidade de serem efetivos. Os pulsos de pré-saturação são aplicados ao redor de cada corte, pouco antes do pulso de excitação de RF. O TR e o número de cortes, portanto, controlam o intervalo entre o fornecimento de cada pulso de pré-saturação. Para otimizar a pré-saturação, utilize todos os cortes permitidos para um determinado TR. Como a pré-saturação anula o sinal, é normalmente usada em imagens ponderadas em T1 e DP (Figura 8.47 e 8.48).

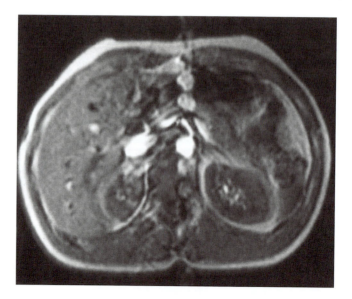

Figura 8.47 Sem pré-saturação.

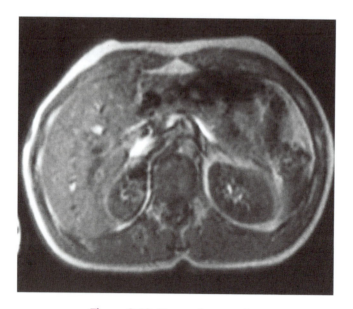

Figura 8.48 Com pré-saturação.

Tabela 8.7 Para lembrar: técnicas de compensação do fluxo.

A refasagem do eco par utiliza ecos balanceados, nos quais os ecos pares demonstram menos defasagem do que os ecos ímpares. Reduz a defasagem intravoxel e é usada principalmente em sequências ponderadas em T2
O gradiente de refasagem de momento utiliza gradientes adicionais para corrigir valores de fase alterados. Reduz o artefato de defasagem intravoxel e é mais efetivo no fluxo laminar e lento dentro do corte
A pré-saturação utiliza pulsos adicionais de RF para anular o sinal dos núcleos em fluxo. Ela reduz o artefato devido ao tempo de voo e fenômeno do corte de entrada. É efetiva no fluxo rápido e lento e aumenta a deposição de RF no paciente

Capítulo 8 · Artefatos

Tabela 8.8 Artefatos e soluções.

Artefatos	Eixo	Solução	Penalidade
Movimento de fluxo	Fase	Troca de eixos de fase e de frequência	Pode necessitar de *antialiasing*
		Sincronização/gatilho	TR variável
			Contraste da imagem variável
			Tempo de escaneamento aumentado
		Pré-saturação	Pode perder um corte
		Gradiente de refasagem de momento	Aumenta o TE mínimo
Deslocamento químico	Frequência	Aumento da largura de banda de recepção	Diminui o TE mínimo disponível
			Diminui a RSR
		Reduz o FOV	Aumenta a resolução
		Utiliza a saturação química	Reduz a RSR
			Pode perder cortes
Cancelamento do sinal fora de fase	Frequência e fase	Selecionar um TE na periodicidade da gordura e da água	Pode perder um corte se o TE for significativamente aumentado
Aliasing (dobradura ou retroprojeção)	Frequência e fase	Ausência de dobradura de fase	Nenhuma
		Antialiasing/ausência de dobradura de fase	Pode aumentar o tempo de escaneamento dependendo do fabricante
			Pode aumentar o artefato de movimento dependendo do fabricante
		Aumento do FOV(p)	Pode aumentar o tempo de escaneamento dependendo do fabricante
		Bandas de pré-saturação	Aumento da SAR
Tipo zíper	Frequência	Chamar o engenheiro	Engenheiro irado!
Suscetibilidade magnética	Frequência e fase	Utilizar SE, TSE/FSE ou SS-TSE, ou técnicas de redução do artefato metálico	Hemorragias podem ser perdidas
		Remover peças metálicas	Nenhuma
Sombreamento	Frequência e fase	Verificar o *shim*	Nenhuma
		Carregar a bobina corretamente	Nenhuma

(continua)

Tabela 8.8 Artefatos e soluções. (*Continuação*)

Artefatos	Eixo	Solução	Penalidade
Movimento do paciente	Fase	Utilizar antiespasmódicos	Invasiva
		Imobilizar o paciente	Nenhuma
		Aconselhar o paciente	Nenhuma
		Todas as soluções de movimento do fluxo	Ver a seguir
		Sedação	Possíveis efeitos adversos
			Invasiva
			Alto custo
			Requer monitoramento
Excitação cruzada	Seleção de corte	Intercalação	Duplica o tempo de escaneamento
		Pulsos de RF em quadratura	Reduz a RSR
Moiré	Frequência e fase	Utilizar SE, TSE/FSE	Nenhuma
Ângulo mágico	Frequência e fase	Mudar ligeiramente o TE	Nenhuma
		Alterar a posição da região anatômica	Nenhuma

ANGIOGRAFIA DEPENDENTE DE FLUXO (SEM USO DE MEIO DE CONTRASTE)

Embora de natureza artefatual, os fenômenos de fluxo podem ser usados para aumentar o valor diagnóstico de um exame, por meio da **angiografia por ressonância magnética (ARM)**. Esse exame pode utilizar imagens de "sangue brilhante" para realizar imagens com a finalidade de demonstrar um fluxo de alto sinal dentro dos vasos, ou imagem de "sangue negro" nos casos de dissecção arterial, por exemplo, para distinguir entre fluxo intraluminal de baixo sinal e sangue estacionário, retido na íntima de uma artéria. O principal benefício das técnicas dependentes do fluxo é que nenhum meio de contraste exógeno é necessário. Isso torna o procedimento muito rápido e, mais importante, muito seguro e não invasivo para o paciente. Tradicionalmente, as angiografias dependentes de fluxo eram apenas adequadas para pequenas regiões de interesse, tais como o círculo de Willis ou a bifurcação carotídea, porque a imagem de estruturas maiores pode ser muito demorada. O tempo de escaneamento é demorado porque o contraste nos estudos de influxo depende do ESP, para o qual o fluxo deve ser preferencialmente perpendicular ao vaso. A cobertura da aorta abdominal inteira exigiria, portanto, um grande número de cortes, e tendo em vista que estes são normalmente adquiridos sequencialmente, o tempo de escaneamento é inaceitavelmente longo. Por esse motivo, as angiografias por ressonância magnética com gadolínio (ARMG) tornaram-se a técnica de escolha para o exame de grandes vasos. As evidências que sugerem que o gadolínio é o agente primário causador de fibrose sistêmica nefrogênica, bem como problemas mais recentes envolvendo acúmulo de gadolínio em pacientes sem nenhuma deficiência renal prévia, resultaram em uma reavaliação das técnicas sem contraste. A angiografia dependente de fluxo pode ser dividida nas principais categorias descritas a seguir.

ARM de influxo

O objetivo de uma angiografia de influxo é produzir uma imagem de alto contraste entre o fluxo vascular, com alto sinal, e a anatomia de fundo, estacionária, com baixo sinal, saturada (Figura 8.49).

A técnica depende do ESP para criar um alto sinal no lúmen do vaso. No entanto, o efeito de TOF também deve ser levado em consideração, já que, de outra forma, os TEs longos fazem com que os *spins* excitados por RF deixem o corte antes que o eco seja amostrado. Isso causa um vazio de sinal no sangue arterial de fluxo rápido. O sinal do tecido de fundo estacionário é saturado pelo uso de um TR curto.

As angiografias de fluxo são adquiridas usando uma sequência gradiente-eco compensada por fluxo e podem ser realizadas como uma aquisição 2D sequencial ou uma aquisição volumétrica 3D. A compensação de fluxo pelo gradiente de refasagem de momento é necessária para evitar o erro de mapeamento de fase do fluxo pulsátil de sinal elevado. Uma faixa de saturação também pode ser empregada fora do volume de imagem para saturar seletivamente o fluxo arterial ou venoso, se não for necessário visualizar os vasos nas imagens. Em aquisições sequenciais 2D, a faixa de saturação segue a posição de cada corte durante a aquisição (às vezes denominada **traveling SAT band** ou *travel-sat*). Essencialmente, as angiografias de influxo são adequadas apenas para a imagem de sangue que flui perpendicularmente ao corte. O fluxo em plano gasta uma quantidade maior de tempo no corte e recebe múltiplos pulsos de RF causando saturação e perda de sinal (Figura 8.50).

Angiografias de influxo sequenciais 2D

O benefício de utilizar uma aquisição sequencial 2D é que cada corte é adquirido separadamente. Isso significa, em teoria, que o FOV e a cobertura dos cortes são limitados apenas pelo tamanho da bobina receptora. Além disso, há menos risco de *spins* ficarem parcialmente

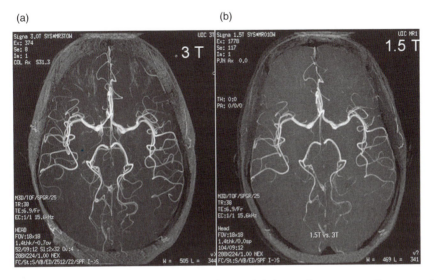

Figura 8.49 Imagens de ARM de influxo 3D no plano axial do cérebro para avaliar a vascularização no polígono de Willis. Essas imagens foram adquiridas em 3 T (a) e 1,5 T (b). Note a melhora no contraste vascular devido à RSR e RCR mais elevadas na imagem a 3 T.

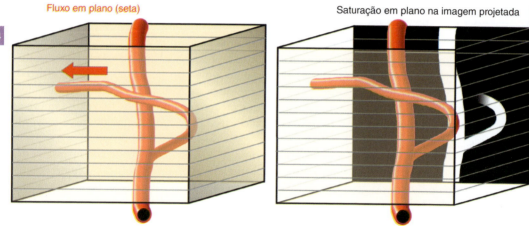

Figura 8.50 *Fluxo em plano*. Vasos tortuosos ou vasos nos quais o fluxo está ao longo do plano do corte podem não ser demonstrados em uma PMI. Os *spins* tornam-se saturados pelo número de pulsos de excitação.

saturados pelos pulsos de excitação de RF de outros cortes, como é frequentemente o caso em uma aquisição volumétrica. Esse efeito é ainda mais reduzido adquirindo cortes individuais na direção oposta à do fluxo. Outra vantagem oferecida por uma aquisição sequencial 2D é que mesmo os *spins* de fluxo lento experimentam uma trajetória curta através de um corte fino. Isso significa que eles provavelmente receberão apenas um ou dois pulsos de excitação de RF e não vão ficar saturados dentro do corte. Consequentemente, o sinal é maximizado em todo o conjunto de dados. A capacidade de realizar a imagem de fluxo lento significa que tanto a arteriografia quanto a venografia podem ser realizadas usando essa técnica. Entretanto, existem também algumas desvantagens. A RSR tende a ser menor do que a opção volumétrica 3D e é mais provável que a espessura do corte seja maior do que a partição 3D (Tabelas 8.9 e 8.10).

Tabela 8.9 Vantagens e desvantagens da ARM de influxo.

Vantagens	Desvantagens
ARM de influxo 2D	
Área extensa de cobertura	Resolução menor
Sensível ao fluxo lento	Saturação do fluxo em plano
Sensível aos efeitos T1	Artefato em veneziana
ARM de influxo 3D	
Alta resolução para pequenos vasos	Saturação do fluxo em plano
Sensível aos efeitos T1	Pequena área de cobertura

Capítulo 8 · Artefatos

Tabela 8.10 Superando as vantagens da ARM de influxo.

Artefatos de suscetibilidade	Utilize TEs curtos e pequenos voxels
Baixa supressão de fundo	Utilize um TE que adquira dados quando a gordura e a água estão fora de fase
	Implemente as técnicas de transferência de magnetização
Artefatos em veneziana	Utilize técnicas com apneia
Cobertura limitada (3D)	Adquira imagens em outro plano
	Utilize a MOTSA (*multiple overlapping thin slab acquisition – aquisição com múltiplos cortes finos sobrepostos*)
Supressão do sinal em plano	Utilize pulsos de RF em rampa
	Administre meios de contraste
Artefatos de pulsação	Aquisição de tempo de acordo com o ciclo cardíaco

Isso é importante porque a imagem resultante passa por uma reconstrução usando um algoritmo (conhecido como **projeção de máxima intensidade** ou PMI – *maximum intensity projection* ou MIP) que permite visualizar a anatomia de qualquer ângulo. Cortes espessos quando observados de lado podem dar uma aparência escalonada na imagem reconstituída. Como os cortes são adquiridos sequencialmente, há um potencial para que muitos erros sejam visíveis na imagem se o paciente mudar de posição durante o procedimento. No lugar do artefato fantasma característico, a imagem reconstruída pode demonstrar espaços ou intervalos, rupturas e a não continuidade das estruturas vasculares. Como qualquer sequência ponderada em T1, os dados de base podem continuar a retornar o sinal da gordura ou de qualquer tecido que tenha uma recuperação T1 curta, como a metemoglobina. A gordura pode ser eliminada da PMI, assegurando que somente os vasos sejam incluídos na região a ser reconstruída. A hemorragia subaguda precoce pode ser difícil de distinguir dos vasos, em casos de hemorragia cerebral, e pode obscurecer a área de interesse. Em alguns casos, pode mimetizar a aparência de uma malformação arteriovenosa.

Dica para aprendizado: PMI

O contraste vascular em angiografias dependentes de fluxo é criado pelo movimento. Estritamente falando, as imagens resultantes não mostram a verdadeira anatomia dos vasos, mas sim a capacidade do sangue de se mover através deles. Certamente, isso poderia ser dito de qualquer angiografia; entretanto, uma angiografia por ressonância magnética (ARM) com contraste mostra a morfologia dos vasos em sua totalidade à medida que o meio de contraste passa por eles, diferentemente da ARM por fluxo. Os dados de base consistem em cortes que são adquiridos a 90° em relação à direção do fluxo e só revelam o lúmen do vaso em secção transversal. Essa não é uma maneira particularmente útil de visualizar as estruturas vasculares. Para criar uma imagem mais anatomicamente correta, um algoritmo de computador conhecido como PMI é usado. Essa técnica faz exatamente como seu nome sugere. Para cada pixel em um corte é dado um valor numérico de acordo com sua intensidade. O fundo é em grande parte saturado e, portanto, tem pixels com valores de baixa intensidade. Os *spins* em influxo dentro do lúmen vascular têm valores muito altos. A Figura 8.51 mostra como esses valores máximos de intensidade podem ser projetados em duas imagens compiladas que representam uma incidência anteroposterior e uma visão lateral dos vasos. Cada linha e cada coluna dentro de um corte tem um pixel de intensidade máxima em um determinado local. Essa intensidade máxima é projetada sobre um pixel na imagem compilada. No exemplo mostrado, isso é obtido a partir de duas projeções a 90° uma em relação à outra; na prática, porém, é usual incluir projeções (por exemplo) a cada 5° de rotação entre 0° e 90°. O conjunto resultante de imagens compiladas dá uma impressão mais realista das estruturas vasculares e pode ser apresentado como um cine *loop* rotativo. Há pouco valor na compilação de imagens em uma faixa maior do que 90°, porque as imagens de PMI normais são de natureza ortográfica. Isso significa que não há percepção de profundidade ou perspectivas para as imagens compiladas. Reconstruções que são rotacionadas em ângulo superior a 90° entre si, portanto, contêm as mesmas informações diagnósticas, mas aparecem como "imagens espelhadas".

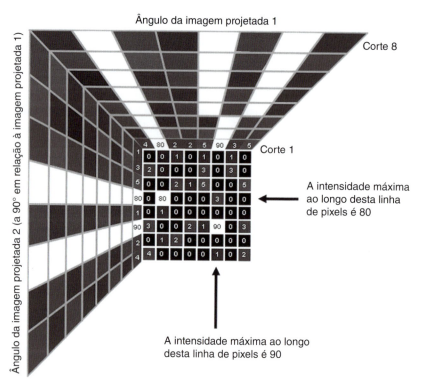

Figura 8.51 Reformatação de PMI. A projeção de máxima intensidade determina a intensidade máxima em cada linha ou coluna de pixels e atribui esse valor a um pixel em um plano projetado. Nesse diagrama, existem dois desses planos representando uma projeção anterior e uma lateral dos dados.

Angiografias de influxo volumétricas 3D

Os benefícios de utilizar uma aquisição volumétrica 3D são que as partições são tipicamente mais finas do que os cortes 2D. Quando utilizada com uma matriz alta, isso permite o uso de pequenos voxels isotrópicos (cúbicos). As partições finas e os voxels cúbicos são benéficos porque garantem que a imagem reconstruída com PMI seja de alta resolução espacial e que o tamanho do voxel seja o mesmo de todos os ângulos de rotação. Os pequenos voxels também reduzem a quantidade de defasagem intravoxel e melhoram a RSR. O principal *trade-off* ao aplicar a aquisição volumétrica 3D em relação à aquisição sequencial 2D é que os *spins* gastam mais tempo em transitar por uma placa espessa de cortes, em comparação com um corte fino. Dessa maneira, experimentam o pulso de excitação de RF por tempo suficiente para ficarem saturados. É pouco provável que isso cause problemas em regiões de interesse pequenas, como o círculo de Willis, mas torna impossível uma cobertura maior sem aquisições de cortes finos múltiplos sobrepostos (**MOTSA**, *multiple overlapping thin slab acquisition*). Embora a MOTSA aumente o tempo de exame, essa técnica oferece os benefícios da aquisição volumétrica 3D acoplada à cobertura de uma aquisição 2D. É importante sobrepor os cortes em uma dada porcentagem para evitar um efeito em **"veneziana"** sobre a imagem compilada. Isso ocorre porque a anatomia parcialmente saturada na parte superior de cada corte tende a apresentar uma RSR mais baixa do que o corte de entrada (partição) do corte adjacente. Ainda, isso pode simular o aparecimento de estenose nos vasos que, por coincidência, correm ao longo da direção das partições superiores em um volume de cortes. Outro fator ao escolher entre as sequências de influxo 2D e 3D é que o fluxo lento também é saturado antes de o sinal penetrar em um volume 3D, tornando essa técnica inadequada à venografia (Figura 8.52).

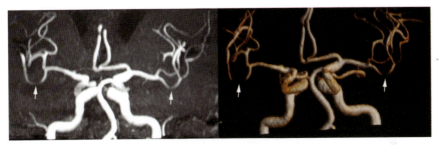

Figura 8.52 Reconstruções da imagem pela aquisição MOTSA (cortes finos múltiplos sobrepostos). A saturação do sinal ocorreu na margem de um corte, resultando em uma aparente "estenose" bilateral (e altamente suspeita).

Dica para exames: RF em rampa

A baixa penetração do sinal nos cortes pode ser compensada pelo uso de pulsos de RF que variam espacialmente, também conhecidos como **RF em rampa**. Isso funciona reduzindo o ângulo de inclinação na margem do corte onde os *spins* em influxo entram no volume e aumentando o ângulo de inclinação na outra margem do volume de cortes. Isso cria uma faixa linear de ângulos de inclinação por todo o volume de cortes, na direção do fluxo, e melhora a penetração do sinal, por aumentar a razão contraste-ruído entre os *spins* em fluxo e os *spins* estacionários, nas partições distais dos cortes. Qualquer fluxo na direção oposta à RF em rampa satura mais rapidamente, o que é uma vantagem quando a intenção é reduzir o sinal de retorno venoso.

Tabela 8.11 Para lembrar: ARM de influxo.

ARM de influxo é uma técnica que produz imagens cujos *spins* não saturados que entram no corte produzem uma intensidade de sinal mais alta do que os *spins* estacionários dentro do corte
Os pulsos de saturação são utilizados também para anular o sinal do fluxo indesejado (venoso)
A ARM de influxo 3D é útil em regiões de fluxo com alta velocidade. A ARM de influxo 2D é útil em regiões de fluxo mais lento

IMAGEM DE SANGUE NEGRO

Ao contrário dos estudos de influxo, o objetivo das sequências de imagem de sangue negro é anular o sinal do sangue que flui, deixando o lúmen do vaso preto. A maneira mais simples de conseguir isso é usar uma imagem ponderada em T1 e evitar o ESP saturando os *spins* em influxo com uma placa de saturação fora da pilha de cortes (Figura 8.53). A redução do sinal dos *spins* em influxo pode ser obtida também com os pré-pulsos de inversão e aplicando um pulso de excitação de RF no ponto nulo do sangue. As imagens de sangue negro são visualizadas normalmente de forma individual em vez de utilizar algoritmos de projeção, embora uma projeção de intensidade mínima seja teoricamente possível. A principal vantagem de remover o sinal da luz de um vaso é que as túnicas (paredes do vaso) ficam mais claramente delineadas, revelando mais facilmente a extensão de uma placa aterosclerótica arterial ou sangue preso na dissecção arterial. Na imagem cardíaca, os ventrículos e os átrios se distinguem de forma bem semelhante. A conspicuidade dos vasos, no entanto, é reduzida em comparação com as técnicas de sangue brilhante, particularmente em áreas anatômicas com baixo sinal de fundo inerente, tais como a base do crânio ou os pulmões. A Figura 8.54 demonstra como a imagem de sangue negro aumenta a conspicuidade de uma dissecção arterial. Em vasos bilaterais simétricos como as artérias vertebrais, isso é ainda mais evidente, visto que uma comparação pode ser feita entre os dois lados.

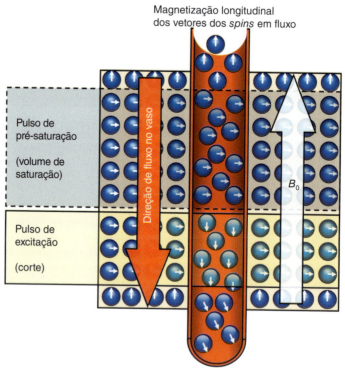

Figura 8.53 Pré-saturação espacial para produzir a imagem de sangue negro. Note que os momentos magnéticos dos núcleos no vaso (na parte superior da ilustração) estão alinhados com o campo magnético (B_0) ao longo do eixo z. Como o sangue dentro do vaso flui para baixo no volume de saturação, eles recebem um pulso de RF de 90° e seus vetores entram no plano transversal. À medida que o sangue continua a fluir para dentro do corte, os núcleos recebem outro pulso de RF de 90° e estão alinhados a 180° a partir de sua posição original na parte superior do diagrama. Nesse ponto (e sem tempo de recuperação), os núcleos do sangue estão saturados e ficam negros na imagem.

Capítulo 8 · Artefatos

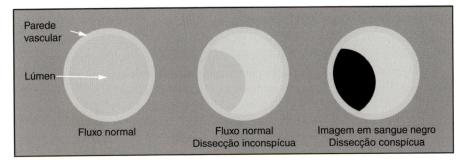

Figura 8.54 Imagem de sangue negro. O fluxo normal pode retornar um sinal de intensidade semelhante ao lúmen vascular. No evento de uma dissecção arterial, o sangue estacionário preso na íntima também pode exibir uma intensidade semelhante. Ao saturar o sangue em fluxo, o sinal é removido, resultando em uma representação mais precisa e conspícua da patência do vaso.

ARM POR CONTRASTE DE FASE

A **angiografia por contraste de fase** aproveita o fato de os momentos magnéticos dos *spins* que se movem ao longo de um gradiente bipolar adquirirem um deslocamento de fase, diferentemente do que ocorre com os giros estacionários (Figura 8.55). O grau e a direção do deslocamento podem ser manipulados pelo uso de gradientes de **codificação de velocidade** (VENC, *velocity-encoding*) incorporados na sequência de pulsos. Os *spins* estacionários experimentam os lobos positivo e negativo do gradiente em igual medida e, como resultado, seus momentos são restaurados à sua posição de fase original. Os momentos magnéticos dos *spins* em movimento ficam com uma fase mais avançada ou fase mais retardada, de acordo com sua velocidade e direção de fluxo.

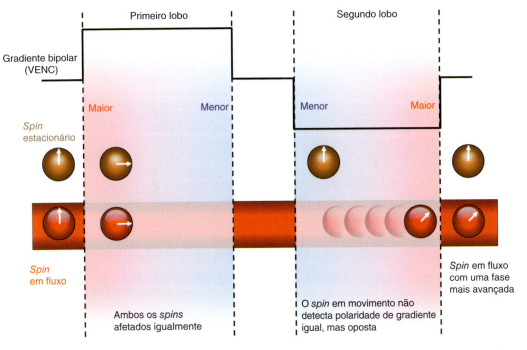

Figura 8.55 Gradiente de PCA (*phase-contrast angiography*, angiografia por contraste de fase).

É importante salientar que o VENC é um parâmetro definido pelo usuário que deve ser definido antes da aquisição. A amplitude do gradiente é modificada para se adequar à velocidade do fluxo em centímetros por segundo (cm/s) (Figura 8.56). É provável que o fluxo venoso seja de aproximadamente 15 cm/s, mas o fluxo arterial pode exceder 200 cm/s em vasos como a aorta torácica. A importância de fixar esse fator corretamente é que o deslocamento de fase adquirido não deve exceder 180°, caso contrário pode ocorrer um *aliasing* (Figura 8.57) ou o sangue pode parecer estar fluindo na direção oposta àquela que está sendo mensurada. Isso se deve ao fato de que um deslocamento de fase de + 185° não pode ser distinguido de um deslocamento de fase de −175°, o que seria esperado do fluxo na direção oposta. Tendo adquirido dados de deslocamento de fase em três direções ortogonais, uma subtração é realizada utilizando uma máscara de compensação de fluxo (ver gradiente de refasagem de momento). Como resultado, somente os *spins* em movimento são visualizados na imagem reconstruída. Como a subtração é utilizada, o sinal elevado proveniente da hemorragia subaguda precoce e da gordura é eliminado da imagem. Essa é uma das principais vantagens da técnica de contraste de fase. Ela também requer que o paciente se mantenha muito quieto e pode exigir correção do movimento fisiológico para evitar que a respiração e o peristaltismo intestinal sejam registrados incorretamente na imagem subtraída. O tempo de escaneamento nos estudos de contraste de fase pode ser consideravelmente maior do que em angiografias de influxo, pois pelo menos quatro aquisições separadas devem ser feitas a fim de quantificar o fluxo em três planos ortogonais e também criar a máscara.

As angiografias por contraste de fase oferecem uma vantagem única sobre outros métodos dependentes de fluxo, pois podem fornecer dois tipos diferentes de informação quando reconstruídas como imagens de magnitude ou imagens de fase. As **imagens de magnitude** oferecem a aparência anatômica normal com os vasos apresentando alto sinal contra um fundo preto. As **imagens de fase**, por sua vez, demonstram a direção do fluxo como sendo branca (quando na mesma direção que a VENC) ou preta (quando em direção oposta à da VENC) (Tabela 8.12).

Tabela 8.12 Vantagens e desvantagens da ARM por contraste de fase (ARM-PC).

Vantagens	Desvantagens
Sensível a uma variedade de velocidades vasculares	Tempos de imagem longos com 3D
Sensível ao fluxo dentro do FOV	Mais sensível à turbulência
Redução da defasagem intravoxel	
Aumento da supressão de fundo	
Imagens de magnitude e de fase	

Tabela 8.13 Para lembrar: ARM por contraste de fase (ARM-PC).

ARM-PC utiliza gradientes para sensibilizar a sequência ao fluxo. Os *spins* em fluxo apresentam um sinal mais elevado do que os *spins* estacionários
A amplitude dos gradientes sensibilizantes é controlada pela VENC. Se a VENC for muito baixa, ocorre o *aliasing*. Se a VENC for alta, a deliberação da parede do vaso pode ser comprometida
ARM-PC 3D produz imagens com melhor RSR e resolução espacial do que as técnicas em 2D, mas os tempos de escaneamento são longos

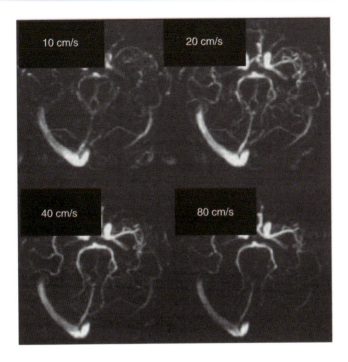

VENC baixa

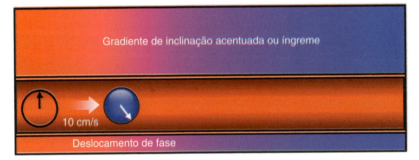

VENC alta

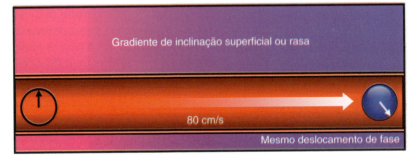

Figura 8.56 VENC (*velocity-encoding*, codificação de velocidade).

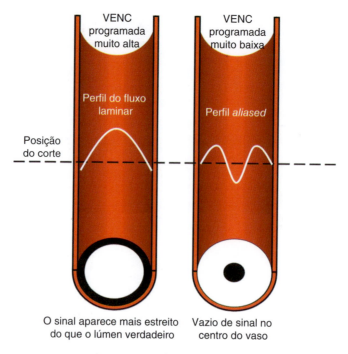

Figura 8.57 *Aliasing* de VENC.

FSE 3D com sincronização com eletrocardiograma (ECG) (*flow-spoiled fresh blood imaging*)

A principal desvantagem dos métodos tradicionais de influxo é que os cortes devem ser adquiridos sequencialmente, a 90° em relação ao vaso de interesse, prolongando o tempo de aquisição. Essa técnica usa tipicamente uma sequência de pulso TSE, com meia-Fourier 3D e sincronização com ECG, com gradientes *spoiler* de leitura, para realizar uma aquisição de volume 3D. Isso permite um grande FOV, conforme necessário para a obtenção de imagens dos grandes vasos, mas dentro de um tempo de escaneamento aceitável (geralmente menos de 4 minutos). A técnica obtém o contraste, explorando o fato de que o tempo de decaimento T2 do sangue é maior do que os tecidos de fundo circundantes. O sinal de fundo também pode ser subtraído digitalmente da imagem ou pode ser reduzido pela aplicação de um pulso de inversão, como na inversão-recuperação de tau curto ou tempo de inversão curto (STIR). A técnica pode ser descrita como dependente do fluxo, mas somente no contexto de distinguir entre o fluxo lento (venoso) e o fluxo de alta velocidade (arterial). Para conseguir isso, os dados do eletrocardiograma são adquiridos durante o procedimento e dois conjuntos de imagens são adquiridos na sístole e na diástole (Figura 8.58).

O sinal do fluxo arterial varia muito de acordo com sua velocidade. Ao contrário do fluxo venoso, o fluxo arterial é pulsátil. Na sístole, o fluxo tem uma alta velocidade e há uma perda correspondente de sinal devido tanto ao efeito TOF quanto ao deslocamento de fase ao longo de um gradiente. Na diástole, o fluxo arterial tem uma velocidade comparativamente baixa entre os batimentos cardíacos. O fluxo venoso tem uma baixa velocidade tanto na sístole como na diástole, porque o fluxo não é pulsátil. O objetivo da técnica é adquirir imagens na sístole e também na diástole e depois subtrair digitalmente uma da outra. Dependendo do tipo de sistema utilizado, pode ser

Capítulo 8 · Artefatos

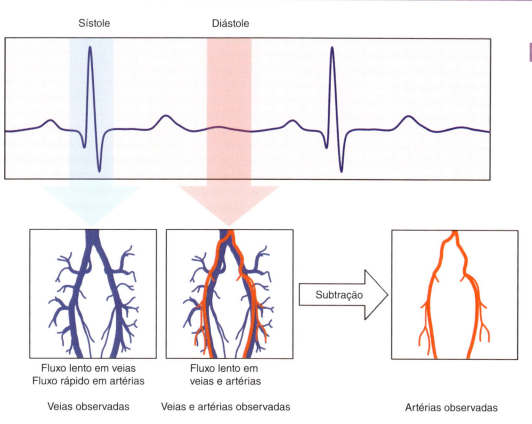

Figura 8.58 Imagem de subtração com sincronização com o ECG. Esta técnica explora a diferença de contraste em T2 entre o sangue (um fluido) e o tecido de fundo. A aquisição de dados é sincronizada com o eletrocardiograma (ECG) permitindo a visualização de artérias ou veias. O mecanismo está relacionado à velocidade do fluxo.

possível adquirir tanto imagens sistólicas como diastólicas na mesma aquisição. Isso é vantajoso, pois reduz o risco de movimentação do paciente entre as aquisições e é, portanto, mais provável que forneça a subtração sem registro incorreto. Os dados sistólicos demonstram somente o fluxo venoso lento e servem como um venograma, se necessário. Os dados diastólicos demonstram tanto as artérias quanto as veias, mas os dados sistólicos podem ser usados como uma máscara para subtrair digitalmente o sinal das veias, para fornecer um arteriograma. O uso da subtração também oferece a vantagem de eliminar qualquer sinal dos tecidos estacionários de fundo. Um pré-pulso STIR ainda pode ser empregado para melhorar a conspicuidade dos vasos ao visualizar as imagens não subtraídas.

Em resumo, essa técnica oferece muitas das vantagens da angiografia com gadolínio e da angiografia por TC, mas sem a necessidade de meios de contraste exógenos ou radiação ionizante. Com cautela, lembre que a aparência da vascularização na imagem arterial é na verdade uma imagem de diferença de fluxo e, como tal, é suscetível a alguns artefatos relacionados ao fluxo, como descrito anteriormente. Por exemplo, o fluxo arterial lento que às vezes é encontrado em região próxima a uma estenose pode ser visível na imagem sistólica e, como resultado, pode afetar a imagem de subtração. Nos casos em que o estreitamento é aparente na imagem, a avaliação das imagens não subtraídas ajuda a descartar qualquer estimativa exagerada da presença de estenose. Um último ponto a ser observado é que, embora uma única aquisição tenha aproximadamente 4 minutos de duração, se a imagem periférica for necessária, isso aumenta consideravelmente o tempo total de exame.

Resumo da ARM

Em resumo, a ARM dependente do fluxo é beneficiada pelos aspectos de natureza artefatual causadas pelo ESP, o fenômeno TOF e os deslocamentos de fase observados nos momentos magnéticos de *spins* que se movimentam ao longo de um gradiente. Os parâmetros de sequências de pulso, como TR, TI e TE, podem ser ajustados para maximizar os efeitos desses fenômenos para proporcionar um alto contraste entre o sangue em fluxo e o tecido de fundo estacionário. O contraste é geralmente manipulado para representar um fluxo de alto sinal contra um fundo de baixo sinal. A natureza da técnica relacionada ao fluxo é mais análoga a um estudo Doppler do que a uma angiografia convencional; entretanto, os algoritmos de pós-processamento são capazes de apresentar imagens de aspecto morfológico capazes de demonstrar estenoses, aneurismas e outras patologias vasculares sem a necessidade de meios de contraste exógenos.

Nos capítulos anteriores, aprendemos como as imagens são adquiridas e como seu contraste e qualidade são manipulados e modificados. No próximo capítulo, o sistema de RM e seus diversos componentes serão discutidos.

REFERÊNCIAS BIBLIOGRÁFICAS

1. Hashemi, R.H., Bradley Jr, W.G., and Lisanti, C.J. (2010). *MRI: The Basics, 3*, 198. Philadelphia, PA: Lippincott Williams and Wilkins.
2. Hashemi, R.H., Bradley Jr, W.G., and Lisanti, C.J. (2010). *MRI: The Basics, 3*, 199. Philadelphia, PA: Lippincott Williams and Wilkins.
3. Westbrook, C. (2014). *Handbook of MRI Technique, 4*, 336. Wiley Blackwell.
4. McRobbie, D.W., Moore, E.A., Graves, M.J. et al. (2017). *From Picture to Proton*, 82. Cambridge: Cambridge University Press.
5. Hashemi, R.H., Bradley Jr, W.G., and Lisanti, C.J. (2010). *MRI: The Basics, 3*, 186. Philadelphia, PA: Lippincott Williams and Wilkins.
6. Dale, B.M., Brown, M.A., and Semelka, R.C. (2015). *MRI: Basic Principles and Applications, 5*, 107. Wiley.
7. Odaibo, S.G. (2012). *Quantum Mechanics and the MRI Machine*, 84. Arlington, VA: Symmetry Seed Books.
8. McRobbie, D.W., Moore, E.A., Graves, M.J. et al. (2017). *From Picture to Proton*, 88. Cambridge: Cambridge University Press.
9. Dale, B.M., Brown, M.A., and Semelka, R.C. (2015). *MRI: Basic Principles and Applications, 5*, 112. Wiley.
10. Westbrook, C. (2014). *Handbook of MRI Technique, 4*, 218. Wiley Blackwell.

9

Instrumentação

Introdução	305	Sistema *shim* (sistema de homogeneização)	322
Magnetismo	306	Sistema de gradiente	325
Configurações do equipamento de RM (*scanner*)	309	Sistema de RF	331
Sistema do magneto	311	Sistema de transporte do paciente	338
Blindagem do magneto	320	Sistema de computador e interface gráfica do usuário	338

Após a leitura deste capítulo, você será capaz de:

- *Diferenciar entre os diferentes tipos de magnetismo*
- *Compreender as diferenças no design e no formato do scanner de ressonância magnética*
- *Explicar a função dos componentes técnicos encontrados no scanner de RM.*

INTRODUÇÃO

Este capítulo avalia de forma crítica os modelos de equipamento (*scanner*) de RM e examina os componentes que constituem um sistema moderno de RM. Como foi dito nos capítulos anteriores, a RM requer um campo magnético homogêneo e potente e um sistema de transmissão e recepção de pulsos de radiação eletromagnética no espectro da radiofrequência (RF) (ver Capítulos 1 e 5). Além disso, a codificação espacial requer manipulação sofisticada do campo estático em três planos ortogonais (ver Capítulo 5). Todos os *scanners* de RM devem, portanto, incorporar o seguinte:

- Um poderoso magneto para criar o campo magnético sobre um volume esférico de 40 a 50 cm
- Um sistema de *shim* (calço) para melhorar a homogeneidade do campo magnético
- Um sistema de gradiente para criar inclinações lineares na intensidade do campo em qualquer direção
- Um sistema de transmissão de RF para gerar e transmitir pulsos de radiação eletromagnética
- Um conjunto de bobinas receptoras de RF para detectar o sinal do paciente
- Um sistema de computador para permitir a entrada de parâmetros e exibição de imagens
- Um subsistema de computador capaz de coordenar a aplicação de pulsos de RF e gradientes, além de reconstruir os dados adquiridos em imagens e armazená-las.

Ressonância Magnética | Aplicações Práticas

A configuração do *scanner* é em grande parte ditada pelas exigências clínicas ou de pesquisa, que devem ser abordadas. A Figura 9.1 mostra um diagrama esquemático dos principais componentes de um sistema de RM fechado. Os componentes são dispostos em camadas, formando cilindros concêntricos ao redor do orifício do ímã. Cada um desses componentes é avaliado neste capítulo, mas, primeiro, vamos examinar o significado do magnetismo.

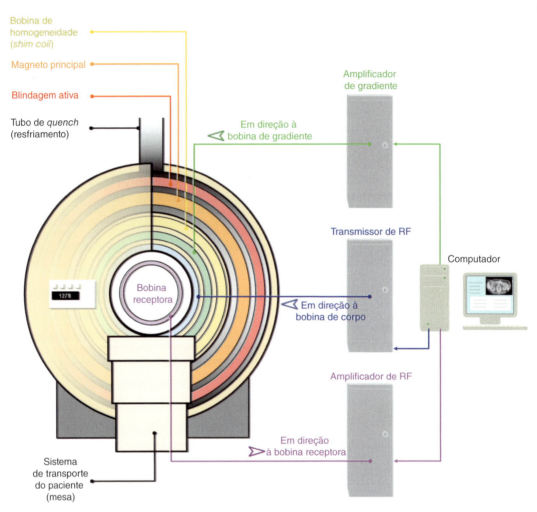

Figura 9.1 *Scanner* de RM fechada, em um corte transversal, revelando a disposição dos principais componentes em círculos concêntricos, a maioria deles sendo eletroímãs cilíndricos.

MAGNETISMO

O magnetismo é a segunda força fundamental mais poderosa da natureza.[1] No entanto, é difícil determinar quando os seres humanos estiveram cientes deste fenômeno pela primeira vez. A idade pré-histórica do ferro ocorreu há mais de 4.000 anos, mas existem minerais magnéticos que ocorrem naturalmente, como a magnetita, que provavelmente já eram conhecidos pelas civilizações mais antigas. Os escritos de Aristóteles sugerem que Tales de Mileto (600 a.C.)

Capítulo 9 · Instrumentação

foi um dos primeiros filósofos gregos a examinar o ferromagnetismo de um ponto de vista científico. Um entendimento do eletromagnetismo é atribuído pela primeira vez a Hans Christian Ørsted em 1820. Ørsted descobriu acidentalmente que uma agulha de compasso se alinhava a um condutor elétrico em seu laboratório, antecipando o trabalho de Michael Faraday sobre indução eletromagnética na década de 1830. No mundo moderno, sabemos que muitos elementos químicos exibem propriedades magnéticas e estes são categorizados de acordo com um fenômeno conhecido como suscetibilidade magnética (ver Tabela 9.1). A suscetibilidade magnética, como o nome sugere, refere-se a como um material é suscetível (responsivo) a um campo magnético aplicado, até que ponto ele é magnetizado e se é atraído ou repelido pelo campo externo. As diferenças ocorrem em decorrência da estrutura atômica ou molecular do material em questão, especificamente o número de elétrons ao redor do núcleo atômico e como eles se movem e rotacionam (Equação 9.1). Os tipos de magnetismo são definidos nas seções seguintes:[2]

Tabela 9.1 Para lembrar: magnetismo.

As substâncias paramagnéticas adicionam (aumentam) ao campo magnético aplicado

As substâncias superparamagnéticas têm uma suscetibilidade magnética maior em comparação às substâncias paramagnéticas, mas menor do que a dos materiais ferromagnéticos

Substâncias diamagnéticas se opõem ligeiramente (diminuem) ao campo magnético aplicado

Os efeitos diamagnéticos aparecem em todas as substâncias. Entretanto, em materiais que possuem propriedades diamagnéticas e paramagnéticas, o efeito paramagnético positivo é maior do que o efeito diamagnético negativo e assim a substância aparece paramagnética

As substâncias ferromagnéticas são fortemente atraídas e se alinham com o campo magnético aplicado. Elas são permanentemente magnetizadas mesmo quando o campo aplicado é removido

O movimento de um condutor através de um campo magnético induz nele uma carga elétrica

O movimento da carga elétrica em um condutor induz um campo magnético ao seu redor

Equação 9.1

$B_0 = H_0 (1 + x)$

B_0 é o campo magnético em teslas (T)
H_0 é a intensidade magnética em amperes/m

Esta equação mostra a magnetização aparente de um átomo. Uma substância é diamagnética quando $x < 0$. Uma substância é paramagnética quando $x > 0$

Diamagnetismo

Os **compostos diamagnéticos** são caracterizados pelo fato de apresentarem uma fraca repulsão a um campo magnético externo. São conhecidos como tendo uma pequena suscetibilidade magnética negativa. Os elementos diamagnéticos têm átomos nos quais todos os elétrons estão pareados de maneira uniforme. Como uma partícula de giro rápido e carregada negativamente, um único elétron não pareado induz um poderoso momento magnético. No entanto, quando os giros são pareados, seus campos magnéticos são anulados mutuamente. Isso porque os giros dos elétrons estão em direções opostas. Consequentemente, um material diamagnético não retém nenhum magnetismo quando removido do campo externo e não possui nenhum momento magnético próprio. Quando colocado em um campo externo, as linhas de fluxo magnético divergem em torno de um material diamagnético, como mostrado na Figura 9.2. Um total de 31 elementos é identificado como sendo diamagnéticos na tabela periódica, incluindo hidrogênio e hélio, além de alguns metais, como ouro, prata e chumbo.

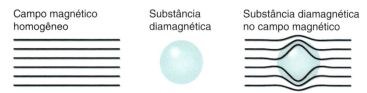

Figura 9.2 Efeito de uma substância diamagnética em um campo magnético homogêneo.

Paramagnetismo

Os **compostos paramagnéticos** são caracterizados pelo fato de apresentarem uma fraca atração por um campo magnético externo. São conhecidos como tendo uma pequena suscetibilidade magnética positiva. Os elementos paramagnéticos aumentam a intensidade de um campo magnético externo no qual eles são introduzidos. O efeito é devido à presença de elétrons não pareados, o que, como mencionado anteriormente, gera um momento magnético efetivo. Entretanto, ao serem removidos de um campo externo, os caminhos dos elétrons perdem o alinhamento; o material paramagnético não retém nenhum magnetismo e não possui qualquer momento magnético próprio. Quando colocadas em um campo externo, as linhas de fluxo magnético convergem para o objeto paramagnético, como mostrado na Figura 9.3. A tabela periódica lista 29 elementos paramagnéticos, incluindo cálcio, oxigênio e muitos metais, abarcando alumínio, titânio e platina.

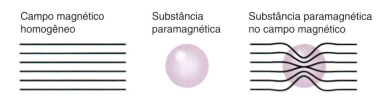

Figura 9.3 Efeito de uma substância paramagnética em um campo magnético homogêneo.

Ferromagnetismo

Diz-se que os **compostos ferromagnéticos** têm uma grande suscetibilidade magnética positiva e são fortemente atraídos por um campo magnético externo. Essa é uma preocupação de segurança na RM a partir da perspectiva do risco de um projétil (ver Capítulo 10). Os domínios magnéticos (por meio dos quais os momentos magnéticos atômicos são alinhados paralelamente por um campo magnético externo) fazem com que os elementos ferromagnéticos retenham seus momentos magnéticos quando removidos de um campo externo. Como pode ser visto na Figura 9.4, as linhas de fluxo de um campo magnético externo são poderosamente distorcidas por um objeto ferromagnético e este causa distorção geométrica das imagens em pacientes realizando o exame de RM com implantes ferromagnéticos. Existem apenas quatro elementos naturais que são ferromagnéticos a uma temperatura ambiente normal; ferro, níquel, cobalto e gadolínio.

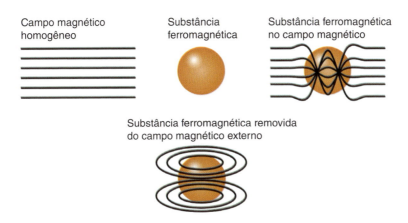

Figura 9.4 Substância ferromagnética em um campo magnético homogêneo.

Dica para aprendizado: como o gadolínio pode ser ferromagnético, mas ser classificado como um meio de contraste paramagnético?

No campo dos agentes de contraste de RM, o gadolínio é sempre considerado como paramagnético, mas em seu estado refinado, o gadolínio é um metal prateado que possui domínios magnéticos e elétrons não pareados, que são as características do ferromagnetismo. Os elementos ferromagnéticos têm o que é conhecido como "temperatura Curie", acima da qual eles deixam de exibir propriedades ferromagnéticas. No caso do gadolínio, essa temperatura é 20°C. Abaixo dessa temperatura, o gadolínio exibe seu próprio momento magnético, que não depende da presença de um campo magnético externo. À temperatura do corpo humano (ou qualquer temperatura acima de 20°C), o gadolínio é paramagnético, daí sua descrição como tal, quando usado como agente de contraste. Quando um composto contém átomos de diferentes suscetibilidades magnéticas, a suscetibilidade magnética efetiva é ditada pelo número de cada tipo de átomo no composto e sua configuração de elétrons. Por exemplo, na água, o oxigênio é paramagnético; entretanto, a água tem um excesso de átomos de hidrogênio e, portanto, exibe um efeito diamagnético efetivo. Esse é um dos fatores que causam um efeito adverso na homogeneidade do campo quando um paciente é colocado em um aparelho de RM (ver a próxima seção).

CONFIGURAÇÕES DO EQUIPAMENTO DE RM (*SCANNER*)

Existem atualmente três tipos principais de configuração do equipamento de RM (*scanner*) em uso clínico:[3]

- Sistemas fechados
- Sistemas abertos
- Sistemas para exames das extremidades.

Sistemas de magneto fechado

Os sistemas fechados são o tipo mais popular de *scanner* de RM no mundo inteiro. Apresentam o familiar orifício do magneto, em forma de túnel e assemelham-se, em forma, a uma versão maior de um aparelho de tomografia computadorizada (TC). O movimento longitudinal da mesa permite que o paciente seja posicionado com a região de interesse localizada no centro do magneto. Isso envolve o paciente à frente, atrás e dos lados, mas ainda permite um acesso limitado. Pacientes com varreduras de extremidades inferiores podem ser posicionados com os pés entrando primeiramente, o que permite que a maior parte do corpo permaneça fora do orifício do aparelho. Os equipamentos de orifício fechado geram o campo magnético principal, usando **eletromagnetos solenoides** supercondutores toroidais posicionados em circunferência no orifício cilíndrico. Esse tipo de *scanner* pode gerar intensidades de campo magnético muito altas, normalmente entre 1 e 3 T para uso clínico e até 8 T (e acima) para estudos de pesquisa. O campo mais alto atualmente gerado por esse tipo de magneto para pesquisa com animais vivos é de 21 T.

Sistemas de magneto aberto

Os sistemas abertos têm um modelo diferente, em que o paciente é posicionado sobre uma mesa mais ampla, que é manobrada entre dois polos magnéticos que estão localizados acima e abaixo do volume de anatomia que vai gerar a imagem. Isso somente delimita o paciente acima e abaixo, deixando uma visão relativamente desobstruída dos lados. Isso é vantajoso quando é realizado o escaneamento de animais de grande porte, humanos com um grande volume (grandes ou obesos), além de pacientes nervosos/claustrofóbicos (como crianças pequenas), que podem considerar o sistema aberto mais tolerável. O modelo também facilita o acesso lateral ao paciente por parte dos médicos ao realizarem intervenções tais como biópsias. É importante ressaltar que esses *scanners* também permitem um grau de movimento lateral da mesa. Isso é muito útil ao realizar imagens de estruturas laterais do corpo, como o ombro ou cotovelo, pois permite que a região de interesse seja posicionada mais próxima do isocentro do magneto, em vez de na borda do volume de imagem, onde pode ocorrer a falta de homogeneidade de campo. As visões de flexão e extensão da coluna vertebral também são possíveis, pois os pacientes têm o espaço para adotar posições que não são possíveis nos limites de um *scanner* de orifício fechado. Pelo menos um fabricante oferece sistemas abertos de RM vertical, que permitem exames com carga de peso. Os equipamentos abertos utilizam grandes **magnetos permanentes** ou solenoides supercondutores para gerar o campo magnético principal. A intensidade máxima de campo atualmente disponível para um sistema de RM supercondutor aberto é de 1,2 T.

Sistemas para exames das extremidades

Os *scanners* para o exame das extremidades, como o nome sugere, são desenvolvidos para escanear os membros e são menores em tamanho do que seus equivalentes de corpo inteiro. O modelo típico é aproximadamente do tamanho e forma de uma máquina de lavar roupa doméstica, com uma abertura estreita no centro, que é suficientemente grande para acomodar um braço ou uma perna. Os modelos ligeiramente maiores têm o tamanho de uma unidade de fluoroscopia e podem ser angulados para permitir fazer exames com carga de peso da coluna vertebral, quadris e joelhos. O campo magnético é normalmente gerado por magnetos permanentes e é, portanto, restrito a menos de 1 T. Isso tem alguns *trade-offs* negativos em termos de tempo de varredura e qualidade de imagem, mas também oferece vantagens. O pequeno tamanho físico do equipamento e o reduzido campo magnético marginal significam que eles podem ser alocados em pequenas salas e escritórios. Também são mais baratos de adquirir e os custos de funcionamento podem ser menores, pois os magnetos permanentes não requerem energia elétrica ou preenchimento com hélio líquido para manter o campo magnético.

As seções seguintes deste capítulo examinam os componentes supercondutores de RM de sistema fechado, mas esteja ciente de que muitos dos mesmos princípios se aplicam a sistemas abertos, particularmente aqueles que utilizam eletroímãs solenoides. A principal diferença é que em sistemas abertos os solenoides são posicionados horizontalmente acima e abaixo do paciente (posição anteroposterior) em vez de inferossuperior (ver Figura 9.5).

SISTEMA DO MAGNETO

Criar o campo magnético necessário para uma imagem anatômica de alta qualidade é uma tarefa exigente. Existem seis requisitos principais, cada um dos quais apresenta desafios tecnológicos:

- A intensidade do campo (densidade do fluxo) deve ser alta, normalmente entre 1,0 e 8,0 T
- O **campo marginal** com uma intensidade de 0,5 mT (5 G) ou maior não deve se estender para fora das zonas de segurança III e IV e, idealmente, deve ser contido dentro da sala do magneto (ver Capítulo 10)
- O campo deve ser espacialmente homogêneo
- A homogeneidade deve se estender sobre um grande volume esférico de imagem (40 cm) para acomodar os FOVs anatômicos necessários
- O campo deve ser temporalmente estável. Isso significa que a densidade do fluxo não deve variar ao longo do tempo (p. ex., se a temperatura ambiente flutuar)
- O peso e o volume do magneto devem ser mantidos em um nível que não represente um problema a sua instalação em um departamento de imagem.

Felizmente, os modernos sistemas de RM têm características que atendem a todos esses requisitos. A seguir, eles serão abordados com mais detalhes.[4]

Magnetos permanentes

Os *scanners* de RM permanentes não empregam eletromagnetos. Em vez disso, eles são equipados com grandes discos de uma liga ferromagnética como neodímio, boro e ferro ou alumínio, níquel e cobalto (**alnico**). Os magnetos de neodímio também são conhecidos como magnetos de terras raras (apesar de o neodímio não ser "raro" nem "terra") e são alguns dos mais poderosos magnetos permanentes. Os discos ferromagnéticos são conhecidos como **sapatos polares (*pole shoes*)** e são normalmente montados em uma estrutura que os posiciona diretamente acima e abaixo do volume de imagens (Figura 9.6). O campo magnético é criado pelo ferromagnetismo inerente da liga, ou seja, as intensidades combinadas de elétrons não pareados nos átomos do metal criam um campo magnético macroscópico. As vantagens desse tipo de magneto incluem não necessitar de energia elétrica ou resfriamento criogênico. Essas vantagens são um pouco compensadas pelo fato de que esses magnetos não são capazes de gerar uma densidade de fluxo superior a 0,5 T, são geralmente muito pesados (17 toneladas americanas ou 15,42 toneladas) e não podem ser desligados em uma emergência. Além disso, a densidade do fluxo de um magneto permanente não é estável e pode mudar com a temperatura ambiente da sala do magneto.

Ressonância Magnética | Aplicações Práticas

(a)

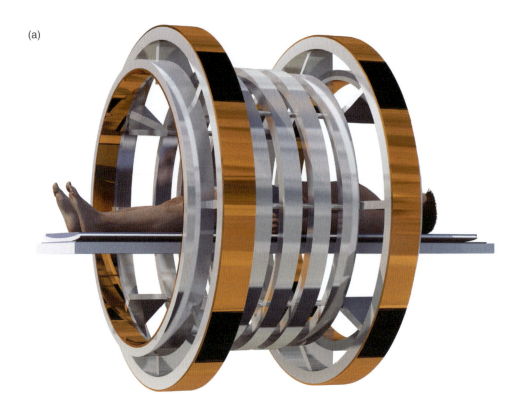

(b)

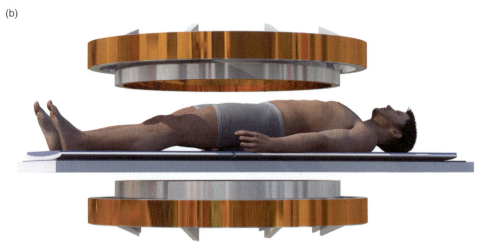

Figura 9.5 Diferenças na configuração do solenoide em *scanners* de magneto fechado (a) e aberto (b).

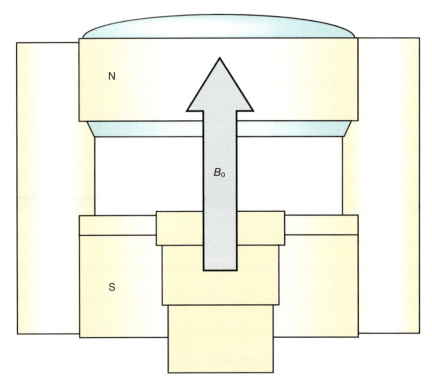

Figura 9.6 Modelo típico de um *scanner* aberto com magneto permanente. As linhas de fluxo do campo estático correm verticalmente neste tipo de equipamento de RM.

Eletromagnetos resistivos

O fenômeno do eletromagnetismo foi descoberto pela primeira vez por Hans Christian Ørsted em 1820. Ørsted observou que uma corrente direta fluindo através de um fio condutor causou um campo magnético a ser induzido ao redor do condutor. Juntamente com a lei de Michael Faraday de indução eletromagnética, a lei de Ørsted fornece uma explicação para o mecanismo dos eletromagnetos, tais como aqueles utilizados em *scanners* de RM. A direção das linhas induzidas de fluxo magnético é visualizada empregando-se o que é conhecido como a "regra da mão direita", como mostrado na Figura 9.7. Essa analogia supõe que um condutor, tal como o comprimento de um fio, é segurado pela mão direita. O polegar indica a direção convencional do fluxo de corrente ao longo do fio (+ para −). A direção dos dedos, conforme se enrolam ao redor do fio, indica a direção do campo magnético induzido. Esse modelo também pode ser adaptado para magnetos solenoides. Nesse caso, os dedos representam a direção da corrente que flui através dos anéis do solenoide e a direção do polegar indica a direção do campo magnético induzido. Se assumirmos que a corrente flui em torno dos anéis no solenoide no sentido horário e nos situarmos na extremidade frontal de um aparelho de RM de sistema fechado, as linhas de fluxo correm paralelamente ao magneto, com o polo norte do magneto na extremidade mais distante. A densidade do fluxo desses magnetos é determinada pelo número de anéis nos solenoides e pela magnitude da corrente que flui através deles (ver Equação 1.6).

Ressonância Magnética | Aplicações Práticas

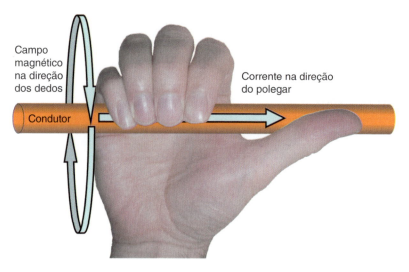

Figura 9.7 Regra da mão direita.

Os *scanners* de RM resistivos empregam solenoides de cobre que operam logo abaixo da temperatura ambiente normal. A principal vantagem desse tipo de sistema é que a intensidade do campo pode ser ajustada e o magneto desligado com segurança após o uso. Os magnetos resistivos industriais podem atingir uma intensidade de campo ultra-alta; no entanto, eles normalmente apresentam orifícios do magneto muito estreitos. Para atingir uma densidade máxima de fluxo de aproximadamente 0,4 T, em um solenoide de tamanho necessário para um exame em um ser humano, uma corrente de mais de 10 quilowatts (kW) é necessária. A resistividade nos anéis solenoides produz calor significativo e o resfriamento por água é necessário para evitar danos ao sistema (que de outra forma se tornaria incandescentemente quente). Isso é conseguido pela colocação dos magnetos solenoides dentro de um recipiente cheio de água, através do qual circula constantemente água refrigerada. **Magnetos supercondutores** foram introduzidos para evitar problemas de resistividade. Esses dispositivos usam **criogênicos** (refrigeração) para reduzir a temperatura dos anéis até 4° do zero absoluto (4 Kelvin, K). Isso permite uma densidade de fluxo substancialmente maior usando um solenoide suficientemente grande para caber um paciente dentro.

Eletromagnetos supercondutores

Os eletromagnetos supercondutores criam um campo magnético da mesma forma que um magneto resistivo; no entanto, os anéis do solenoide são rotacionados a partir de um tipo de liga metálica que é supercondutora[5] (geralmente nióbio/titânio). Isso significa que a resistividade do metal diminui para zero quando o metal é resfriado abaixo de certa temperatura crítica (conhecida como temperatura de transição). Para entender como isso afeta o modelo do *scanner* de RM, é necessário primeiro descrever como funciona o sistema de resfriamento.

Criostato

O termo criostato é derivado das palavras gregas que significam "frio" e "estável". O criostato é uma versão um pouco maior de um frasco térmico a vácuo que você pode usar para manter seu vinho refrigerado. O criostato contém o criogênico hélio líquido, que tem um ponto de ebulição de apenas 4,2 K (−268,9°C). A principal função do criostato é impedir a transferência de calor dos componentes do sistema (particularmente as bobinas de gradiente) para o criogênico. Esse isolamento térmico reduz a taxa de ebulição do hélio líquido para a atmosfera.

A construção física de um criostato é mostrada na Figura 9.8. A estrutura externa consiste em um tanque cilíndrico oco de aço que é quase inteiramente selado, exceto por uma abertura através da qual é realizado o preenchimento com hélio e através da qual também passa um tubo atmosférico de exaustão (tubo de resfriamento – *quench pipe*). Todo o tanque externo é evacuado do ar, o que reduz em grande parte a transferência de calor por convecção térmica. Em cima da cobertura externa do criostato está uma unidade de refrigeração que resfria a superestrutura metálica do criostato, ajudando a evitar a transferência de calor por condução. A área interna do cilindro do criostato é conhecida como o **orifício aquecido**. Este não contém apenas o paciente, mas também os componentes do sistema de RM que operam à temperatura ambiente.

Dentro desse tanque externo há uma câmara criogênica secundária de forma semelhante, construída de alumínio. Na Figura 9.8, a câmara criogênica é mostrada com a metade do criostato de aço removida, para maior clareza. A parede externa da câmara criogênica é envolta em camadas de poliéster aluminizado com espaçadores isolantes. Esse material isolante altamente reflexivo é familiar a qualquer pessoa que viu um cobertor espacial usado para proteger os pacientes (ou maratonistas) da hipotermia. O termo "cobertor espacial" se refere ao fato de que o material foi originalmente desenvolvido pela NASA (Administração Nacional do Espaço Aeronáutico; EUA) para fornecer uma camada de isolamento em roupas espaciais. Este era necessário para proteger os astronautas dos extremos de temperatura durante os pousos na Lua. Sua superfície altamente refletiva forma um escudo térmico muito eficiente que impede a transferência de calor por radiação térmica. Essa combinação de características reduz consideravelmente a transferência de calor, reduzindo assim a taxa de ebulição do hélio. Muitos *scanners* modernos também apresentam um sistema de recondensação ou reciclagem do hélio, que reduz ainda mais a perda de hélio a uma quantidade insignificante.[6] É improvável que esses *scanners* exijam uma recarga de hélio durante o período de vida operacional.

Criogênicos: Hélio líquido

O hélio líquido é o criogênico de escolha para magnetos supercondutores em virtude de sua temperatura extremamente baixa. Atingir uma temperatura inferior a 4 K (−269,15°C) é muito difícil fora de um laboratório especializado. O hélio está prontamente disponível porque em algumas áreas geográficas ele forma um (pequeno) percentual de gás natural. Entretanto, como um recurso finito e em diminuição, é importante não o desperdiçar. Existem atualmente grandes indústrias de extração operando em vários países, incluindo os EUA e o Catar, onde existem reservas subterrâneas consideráveis de combustíveis fósseis. Devido à provável diminuição da disponibilidade de hélio e aos riscos inerentes ao resfriamento, as pesquisas atuais estão explorando magnetos supercondutores que podem operar a temperaturas mais altas (20 K ou −253,15°C). Estas utilizam ligas como óxido de ítrio, cobre e bário em vez de nióbio/titânio.[7]

Magnetos solenoides

Como discutido anteriormente, o campo magnético principal é induzido utilizando um magneto solenoide. Na prática, vários segmentos solenoides distintos são empregados. A razão para isso é que um único e uniforme solenoide cilíndrico de comprimento adequado para um *scanner* de RM não é capaz de criar um volume de imagem suficientemente grande e homogêneo para atingir o FOV necessário. Para atingir um volume esférico de imagem de 40 cm, é necessário segmentar o solenoide em secções, cada uma com um determinado número de

Ressonância Magnética | Aplicações Práticas

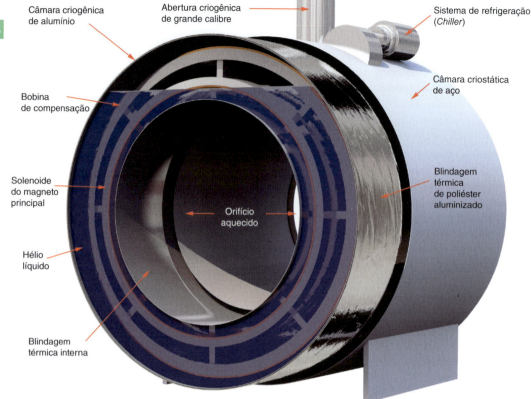

Figura 9.8 Construção de um criostato de RM.

anéis (também conhecidos como voltas). A Figura 9.9 mostra a representação de um modelo de magneto solenoide segmentado, do tipo utilizado em um *scanner* de RM supercondutor de sistema fechado. Os magnetos solenoides são normalmente envoltos em um formador (ou bobina). No modelo, existem dois grandes solenoides circulares em cada extremidade, com quatro solenoides menores posicionados ao longo do comprimento da estrutura. Os solenoides nas extremidades são responsáveis pela geração do volume do campo magnético principal, enquanto os quatro solenoides uniformemente espaçados asseguram que o volume de imagem homogêneo é suficientemente grande para cobrir a esfera necessária de 40 cm.

Dica para aprendizado: supercondutividade

Para alcançar a supercondutividade, é necessário utilizar uma liga metálica apropriada para os enrolamentos do magneto. Ligas como o nióbio/titânio exibem supercondutividade abaixo de uma determinada temperatura crítica (10 K ou −263,15°C). Os enrolamentos de um solenoide supercondutor de RM são formados a partir de filamentos desta liga em uma matriz de cobre. O cobre é normalmente considerado um condutor eficiente de eletricidade, mas a uma temperatura de 4 K (−269,15°C) os elétrons mostram uma preferência em passar pela liga de nióbio/titânio. O cobre torna-se assim um isolante para o fio e protege os enrolamentos no caso de um resfriamento, ajudando a espalhar a carga térmica quando a resistividade retorna ao solenoide. Abaixo da temperatura crítica, o movimento termodinâmico dos átomos de nióbio-titânio desacelera a um grau que permite a passagem de elétrons através da rede molecular, sem obstáculos. Isso significa que a corrente continua a persistir indefinidamente, mesmo quando a fonte de alimentação externa é desligada. Embora em primeiro lugar este fenômeno pareça ser um tipo de movimento perpétuo ou eletricidade "livre", lembre-se que a energia ainda é aplicada ao sistema para reduzir a perda criogênica. Sem isso, os criogênios eventualmente acabariam evaporando para a atmosfera, os enrolamentos voltariam a um estado resistivo à temperatura ambiente e o fluxo de corrente seria impedido.

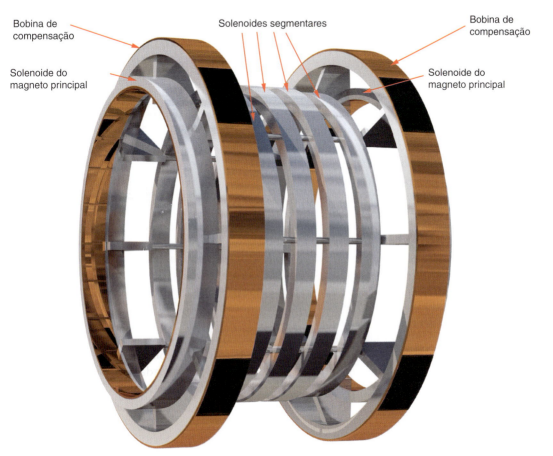

Figura 9.9 Bobina utilizada para criar um eletromagneto solenoide segmentado.

"*Ramping*" (subida de campo) de um magneto

Trazer um magneto de RM até a intensidade de campo necessária envolve um circuito paralelo simples, que é conhecido como um "interruptor persistente". O circuito paralelo é um supercondutor com uma bobina de aquecimento posicionada ao redor do exterior. Quando aquecidos, os terminais do solenoide são conectados a uma fonte de alimentação externa para ligar o magneto. Quando a intensidade de campo necessária é atingida, o aquecedor é desligado e o interruptor persistente torna-se supercondutor. Isso cria um circuito fechado de fio supercondutor que efetivamente ultrapassa a fonte de alimentação externa, porque os elétrons em fluxo mostram uma preferência pelo circuito não resistivo (Figura 9.10). O processo de energização de um solenoide de RM é chamado de **ramping** (subida de campo), refletindo o fato de que a corrente é gradualmente aumentada durante o processo. Para descer o campo do magneto ao desativar o sistema, o aquecedor é reativado no interruptor persistente. Isso desvia a corrente dos solenoides através de um resistor para dissipar a energia. Se um grande objeto ferromagnético ficar alojado dentro do *scanner* de RM, essa técnica é usada para removê-lo com segurança sem o resfriamento (*quench*) do sistema. Entretanto, isso é feito apenas em um evento não emergencial no qual não há risco de vida ou para os membros (ver Capítulo 10).

Intensidade de campo (densidade de fluxo)

Os campos magnéticos são mensurados de duas formas principais. Estritamente falando, a intensidade do campo magnético é mensurada em amperes (A) por metro e recebe o símbolo H. Um campo magnético também é visualizado como tendo linhas de fluxo que são visualizadas quando as limalhas de ferro são polvilhadas em torno de uma barra magnética. A densidade do fluxo descreve o número de linhas de fluxo que passam por uma determinada área. No contexto da RM, esse é o volume esférico de imagem no isocentro do magneto. A densidade do fluxo é afetada pela permeabilidade magnética do meio pelo qual passam as linhas. Isso é visto na blindagem passiva onde as linhas de fluxo passam preferencialmente através de uma placa de aço em vez do ar (ver próxima seção). Embora os termos "intensidade de campo" e "densidade do fluxo" não sejam estritamente intercambiáveis, para os fins de RM, eles podem ser considerados como tendo uma relação próxima. Isso porque a permeabilidade do paciente e do ar no orifício do magneto permanece constante (ver Equação 9.1). A densidade do fluxo é mensurada em teslas e recebe o símbolo B e, por esse motivo, o principal campo magnético do aparelho de RM é conhecido como B_0. A intensidade do campo (densidade do fluxo) de um magneto de RM varia de acordo com o modelo de *scanner* e normalmente varia entre 0,15 e 8 T. Em unidades SI, o tesla é usado para quantificar a densidade do fluxo. No antigo sistema CGS, utiliza-se o gauss (no qual 1 T equivale a 10.000 G – ver Capítulo 1). Embora as unidades CGS sejam normalmente substituídas por unidades SI, é útil manter a unidade gauss, porque às vezes é considerada uma forma melhor de medir as menores intensidades do campo magnético. O campo magnético da Terra é geralmente em torno de 0,5 G, dependendo da posição em relação ao equador (isso também é indicado como 50 mT ou 0,00005 T).

Dica para aprendizado: intensidade de campo e relação sinal-ruído (RSR)

A principal vantagem de um magneto de RM de alto campo é uma RSR inerentemente mais alta. O sinal e o ruído aumentam com a intensidade do campo. O sinal aumenta em proporção ao quadrado da intensidade de campo externa, enquanto o ruído aumenta em uma relação linear. Isso resulta em uma relação aproximadamente linear quando combinados (ver Capítulo 7). Ignorando todos os outros fatores, duplicar a intensidade de campo aproximadamente dobra a RSR (ver Capítulo 1). Esse é certamente o caso ao examinar um *phantom* cheio de água; no entanto, pode não ser verdade ao escanear um paciente. Em intensidades de campo ultra-altas, os efeitos de suscetibilidade magnética são acentuados, o que pode resultar em defasagem mais rápida de sinal (ver Capítulo 8). Além disso, o deslocamento químico aumenta, exigindo um aumento na largura de banda de recepção para reduzir o artefato em imagens anatômicas. Isso tem um *trade-off* negativo com a RSR (ver Capítulo 7).

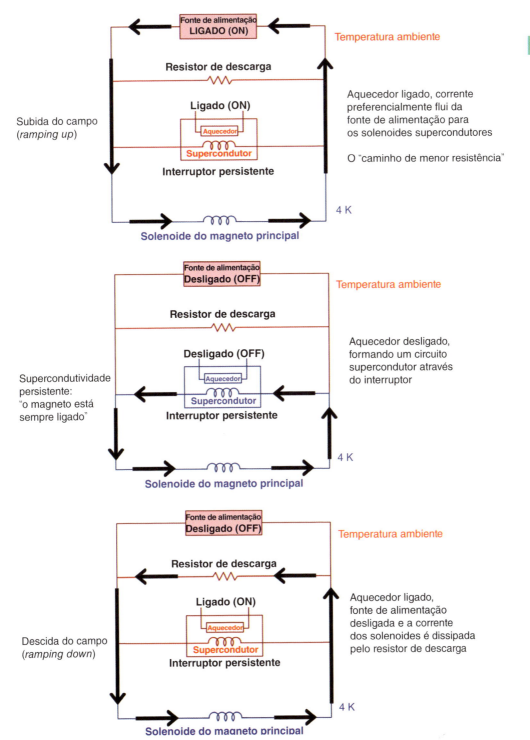

Figura 9.10 Circuito paralelo e interruptor persistente utilizado para o *ramping* (subida de campo) de um magneto.

Uma desvantagem potencial de uma intensidade de campo ultra-alta é o aumento correspondente na deposição de energia ao paciente. Grande parte da energia de RF utilizada para inclinar o VME também é dissipada como calor no tecido corporal do paciente, e isso aumenta com o aumento da intensidade do campo (é o componente do campo elétrico de um pulso de RF que causa aquecimento; ver Capítulo 1). O aumento correspondente na taxa de absorção específica (SAR) pode ter consequências para o TR nas sequências de pulso *spin*-eco e para o ângulo de inclinação em sequências de pulso gradiente-eco (ver Capítulo 10).

Essas questões à parte, o aumento da RSR permite técnicas como a RM funcional (fRM), na qual as mudanças de sinal no córtex cerebral poderiam ser difíceis de distinguir do ruído de fundo, em uma intensidade de campo menor. Técnicas dependentes do nível de oxigênio no sangue (*blood oxygen level dependent* – BOLD), como a fRM, dependem da suscetibilidade magnética, de modo que o efeito se torna mais pronunciado em um campo elevado (ver Capítulo 2). O aumento da RSR também permite o uso de voxels menores, o que, por sua vez, aumenta a resolução espacial da imagem (ver Capítulo 7). Embora um aumento no deslocamento químico possa ser prejudicial à qualidade da imagem, com intensidades de campo altas, o uso da espectroscopia de RM é possível. Os vários metabólitos dentro de um voxel têm frequências de precessão muito semelhantes a 1 T, mas estas se tornam mais distinguíveis com intensidades de campo altas. De forma similar, as técnicas espectrais de supressão de gordura tornam-se mais efetivas porque o pico de gordura é isolado do pico de água e é mais facilmente alvo de um pulso de RF não ressonante sem afetar a água (ver Capítulo 7).

Tabela 9.2 Para lembrar: sistemas de magnetos supercondutores.

Os magnetos supercondutores representam o tipo de magneto mais comum utilizado na RM clínica
A resistividade das bobinas eletromagnéticas é zero porque elas estão imersas em um criogênico que reduz sua temperatura praticamente a zero absoluto
Portanto, a corrente flui e o campo magnético é retido enquanto as bobinas eletromagnéticas não tiverem resistência
As altas intensidades magnéticas permitem imagens rápidas e produzem imagens com alta RSR. No entanto, alguns artefatos (p. ex., deslocamento químico e artefatos de suscetibilidade magnética) são mais evidentes com intensidades de campo mais elevadas

BLINDAGEM DO MAGNETO

Ao instalar um *scanner* de RM, é desejável que não seja permitido estender o campo magnético principal para outras áreas além da sala do magneto. Isso porque um poderoso campo magnético pode afetar negativamente os equipamentos próximos (nos departamentos de imagem) e criar um risco potencial de segurança se membros do público tiverem acesso a uma intensidade de campo igual ou superior a 5 G (ver Capítulo 10). A blindagem é obtida de duas maneiras: **blindagem passiva**, que requer que o equipamento de RM seja cercado por grandes placas de aço ou **blindagem ativa**, que utiliza magnetos solenoides adicionais.

Blindagem passiva

Antes da introdução da blindagem ativa em 1987, todos os *scanners* de RM eram passivamente blindados ou não blindados magneticamente.[8] Para um *scanner* de 1,5 T, o limiar de 5 G era localizado até 10 m do isocentro do magneto. Para manter a segurança, era necessário instalar equipamentos não blindados em edifícios com uma grande área de ocupação, longe de outros departamentos hospitalares, impedindo assim que o campo marginal se estendesse a áreas públicas adjacentes. O campo marginal era ainda mais reduzido pela blindagem passiva, que requer grandes placas de aço incorporadas ao redor do *scanner* ou nas paredes da sala do magneto. Linhas de fluxo magnético atravessam preferencialmente meios ferromagnéticos, em relação ao ar. A blindagem passiva redireciona o campo marginal longe do ambiente externo e de volta para o aparelho de RM (Figura 9.11). A blindagem passiva tem várias desvantagens importantes. O revestimento de ferro pode pesar mais de 20 toneladas, é muito caro e a proximidade do metal ferromagnético pode afetar de forma adversa a homogeneidade do *scanner* que se destina a blindar ou proteger. Por essas razões, a blindagem passiva foi agora substituída por blindagem ativa na maioria dos *scanners* de uso clínico e em alguns sistemas de pesquisa com campo ultra-alto.

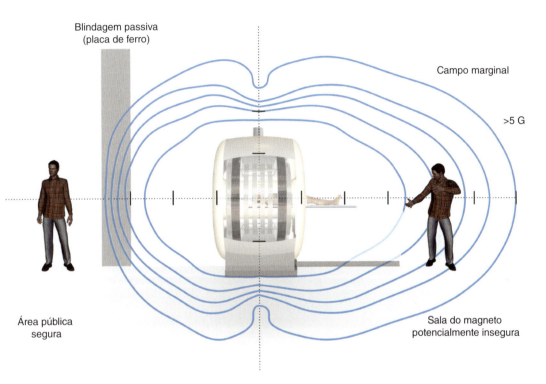

Figura 9.11 A blindagem passiva faz com que as linhas de fluxo passem através do revestimento de aço em preferência ao ar.

Blindagem ativa

Além dos solenoides do magneto principal, a Figura 9.9 mostra dois solenoides de maior diâmetro posicionados em cada extremidade da bobina. Estas são conhecidas coloquialmente como **bobinas de compensação (*bucking coils*)**, pois se opõem (*buck*) ao efeito do magneto principal. Sua função é proteger ativamente o ambiente local, limitando a área de ocupação do campo marginal em 5 G a uma curta distância do *scanner*. Para isso, as bobinas de compensação carregam uma corrente que flui na direção oposta aos enrolamentos magnéticos principais, revertendo o fluxo. Esse modelo era anteriormente adequado apenas para magnetos com

Ressonância Magnética | Aplicações Práticas

densidade de fluxo de até 3 T, porque em magnetos de pesquisa, de campo ultra-alto, as tensões mecânicas induzidas em virtude da força de Lorentz eram suscetíveis ao efeito autodestrutivo sobre a bobina. Em sistemas modernos de intensidade de campo ultra-alta, é permitida a blindagem ativa, mesmo a 8 T. Lembre-se de que, embora a blindagem ativa permita a instalação conveniente de um *scanner* de RM, não remove o risco de segurança de projéteis. Devemos ser mais cautelosos em relação à segurança dos projéteis, porque a blindagem ativa promove um gradiente de campo estático muito íngreme. No momento que estamos cientes de que um item é ferromagnético, pouco podemos fazer para evitar que ele se torne um projétil quando de repente entra na parte poderosa do campo (ver Capítulo 10).

Dica para aprendizado: o que é força de Lorentz?

A lei de indução eletromagnética de Faraday afirma que a carga, o movimento e o magnetismo são estreitamente associados. Não é possível ter dois desses fatores presentes sem gerar ou induzir o terceiro. A força de Lorentz é definida como "a força exercida sobre uma partícula carregada que se move com velocidade através de um campo elétrico e magnético" (Equação 9.2). Se um condutor de corrente é colocado perpendicularmente a um campo magnético externo, a força de Lorentz atua sobre as cargas em movimento no fio e provoca a deflexão física do condutor. Isso explica os desafios na utilização de blindagem ativa em um campo ultra-alto e o ruído acústico emitido pela bobina de gradiente durante a ativação.

Equação 9.2

$F = qE + qv \times B$

F é a força de Lorentz. É a força eletromotriz (fem) total em volts (V)
q é a carga de uma partícula em coulombs (C)
v é a velocidade em cm/s
E é um vetor do campo elétrico
B é o vetor do campo magnético

Esta equação mostra que, se um condutor de corrente é colocado em posição perpendicular a um campo magnético externo, a força de Lorentz age nas cargas em movimento no fio e causa a deflexão física do condutor

---

SISTEMA *SHIM* (SISTEMA DE HOMOGENEIZAÇÃO)

O primeiro componente a ser encontrado dentro do orifício aquecido do criostato é o sistema *shim*. Esse sistema opera à temperatura ambiente e está localizado ao redor da circunferência da parede interna do criostato. A função do sistema *shim* é garantir a homogeneidade do campo magnético dentro do volume de imagens. Uma das primeiras tarefas após a instalação de um novo *scanner* de RM é avaliar a homogeneidade de B_0 com o *scanner in situ*. Um campo magnético homogêneo é desejável por duas razões principais. Em primeiro lugar, quaisquer distorções no campo magnético levam à distorção das imagens. Em segundo lugar, a excitação dos núcleos do hidrogênio é dependente da frequência. Para criar ressonância em um grupo de núcleos de hidrogênio, o pulso de RF transmitido deve corresponder à frequência de precessão de seus momentos magnéticos. A inomogeneidade do campo resulta em uma mudança na frequência de precessão dos momentos magnéticos dos núcleos do hidrogênio dentro do volume de imagens e isso tem implicações para a RSR e técnicas que necessitam de supressão espectral de gordura. Tais sequências empregam um pulso de RF adicional em cada TR, sintonizado com a frequência dos momentos magnéticos de núcleos do hidrogênio da gordura na intensidade de campo em uso (ver Capítulo 7). Quaisquer variações na frequência em virtude da harmônica do campo magnético impedem que o pulso de saturação atinja sua finalidade. A gordura permanece relativamente hiperintensa em áreas onde a frequência do pulso de saturação não corresponde à frequência dos momentos magnéticos dos núcleos do hidrogênio na gordura.

Homogeneidade

A homogeneidade do campo magnético na RM é tipicamente descrita em ppm, ao longo do volume esférico de imagem de 40 cm (diâmetro). Apesar das melhorias no modelo do solenoide segmentado nas últimas três décadas, a homogeneidade do campo magnético ainda pode variar em cerca de 100 ppm durante a transmissão. Isso pode ser ainda mais comprometido pelo ambiente magnético local da sala do magneto, por exemplo, pelo aço na estrutura do edifício e pelos componentes ferromagnéticos do próprio equipamento de RM. Para atingir alta qualidade de imagem, a imagem de 1,5 a 3 T requer uma homogeneidade de pelo menos 10 ppm.

Um procedimento conhecido como **shimming** do magneto é empregado para conseguir isso. O termo *"shim"* é usado em carpintaria e engenharia e refere-se a uma faixa estreita de material (muitas vezes afilado) que pode ser usado para nivelar uma prateleira ou fazer pequenos ajustes nos componentes. No contexto da RM, os *shims* são tipicamente pequenas placas ferromagnéticas que são posicionadas ao redor da circunferência interna do criostato. A tarefa não é ajustar fisicamente os solenoides magnéticos, mas sim compensar a inomogeneidade. A literatura descreve três tipos principais de *shimming*, sendo que nem todos utilizam *shims* ferromagnéticos. Estes agora serão discutidos com mais detalhes.

Shimming passivo

O **shimming passivo** usa *shims* para se ajustar a grandes mudanças na homogeneidade do campo magnético. A circunferência interna do orifício aquecido do criostato é revestida com várias bandejas longas de plástico que se encaixam ao longo de todo o comprimento do magneto (Figura 9.12). Essas bandejas de *shim* têm aproximadamente 14 a 16 compartimentos espaçados desenvolvidos para acomodar os pequenos *shims* ferromagnéticos descritos na seção anterior. Os *shims* devem ser estrategicamente posicionados para compensar qualquer inomogeneidade presente no campo, manipulando as linhas de fluxo. Lembre-se: os objetos ferromagnéticos atraem fortemente as linhas de fluxo. Para determinar a melhor colocação dos **shims**, um engenheiro especializado em RM deve medir primeiro a densidade de fluxo do magneto ao longo de todo o volume de 40 cm de imagem. Isso é feito com um pedaço de equipamento conhecido como peça de plotagem. A peça é montada dentro do magneto e tem uma sonda ajustável com uma pequena amostra rodeada por uma bobina receptora. A amostra é posicionada em várias coordenadas esféricas dentro do volume de imagens e as medições de frequência são obtidas a cada distância angular (azimute) do isocentro. Um algoritmo de computador é então usado para determinar a colocação correta dos *shims*. Seguindo o procedimento de *shimming*, a homogeneidade do campo magnético é testada comparando-se a evolução de fase dos momentos magnéticos dos *spins* entre o primeiro e o segundo ecos adquiridos usando uma sequência de pulso gradiente-eco de duplo eco. Em um campo homogêneo, os momentos magnéticos de todos os *spins* devem evoluir para o mesmo grau. A inomogeneidade causa uma mudança de fase desigual ao longo do FOV, e isso é mostrado em um mapa de campo magnético que é criado usando dados que comparam os dois ecos.

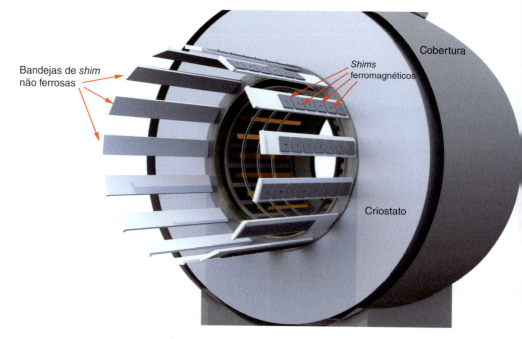

Figura 9.12 Sistema de *shim* passivo.

Shimming ativo

O ***shimming* ativo** usa eletromagnetos em vez de *shims* ferromagnéticos[9] e é empregado além do *shimming* passivo. Vários modelos foram desenvolvidos ao longo dos anos utilizando bobinas resistivas (temperatura ambiente) e também solenoides supercondutores. As bobinas de *shimming* resistivas eram frequentemente posicionadas próximas às bobinas de gradiente. A vantagem de usar bobinas *shim* resistivas é que o *shim* pode ser manipulado a qualquer momento, ajustando a corrente que flui através dos enrolamentos. Em equipamentos modernos de RM, o *shimming* ativo é normalmente executado por solenoides supercondutores adicionais dentro do criostato. A vantagem deles é que não é necessária energia elétrica adicional. Como o *shimming* passivo, este procedimento geralmente é realizado uma vez, no momento da instalação, pois a manipulação do fluxo de corrente em bobinas supercondutoras é demorada (ver seção sobre *ramping* do magneto).

Shimming para compensação do gradiente (dinâmico)

O método final de *shimming* utiliza o conjunto de gradiente, que é outro eletromagneto desenvolvido para manipular o campo magnético durante a aquisição da imagem. As principais funções do sistema de gradiente são discutidas na seção seguinte, mas em termos de *shimming* é possível aplicar uma corrente nas bobinas de gradiente que compensa qualquer pequena inomogeneidade no campo magnético principal. Como dito anteriormente, é desejável alcançar uma homogeneidade maior do que 10 ppm para uma boa qualidade de imagem. Ao introduzir um paciente grande no magneto, a homogeneidade pode ser modificada em até 9 ppm por repulsão diamagnética. O *shimming* dinâmico pode ajudar nessa correção. O objetivo principal do sistema de gradiente, no entanto, é criar inclinações lineares ao longo do campo magnético principal.

SISTEMA DE GRADIENTE

Movendo-se em direção ao centro do orifício aquecido, o próximo componente a ser encontrado é o sistema de gradiente. Como discutido no Capítulo 5, o sistema deve localizar a origem do sinal de RM. A precisão da localização das amostras de dados no espaço-k depende do uso de gradientes de campo magnético de alta precisão (ver Capítulo 5). Essa tarefa é realizada pelo sistema de gradientes, criando gradientes do campo magnético lineares (inclinações) ao longo dos três eixos ortogonais do volume de imagens. Esses eixos mutuamente perpendiculares são marcados como x, y e z, de acordo com a geometria cartesiana. Em um sistema de magneto de orifício fechado, com um paciente sendo colocado na posição supina, o eixo y está na vertical (posteroanterior), o eixo x está orientado horizontalmente da esquerda para a direita e o eixo z fica horizontalmente ao longo do comprimento do magneto (inferossuperior ou da cabeça aos pés). Em um sistema aberto de RM, as linhas de fluxo do B_0 correm verticalmente entre os polos do magneto e as direções de gradiente z e y são, portanto, invertidas em comparação com a configuração de orifício fechado descrita anteriormente.

> ## Dica para aprendizado: lembrando as direções do gradiente
>
> A maneira fácil de lembrar as direções do gradiente é que o gradiente z está sempre na direção do campo magnético principal e o gradiente x está sempre cruzando o paciente da esquerda para a direita. O gradiente y, desse modo, está no plano que sobrou.

Bobina de gradiente

A bobina de gradiente é um eletromagneto solenoide cilíndrico; no entanto, seu modelo difere daqueles discutidos anteriormente. Em vez de usar enrolamentos condutores, a bobina de gradiente moderna é um cilindro revestido de cobre com os elementos condutores marcados na superfície da chapa metálica, que permite uma configuração mais complexa em um formato relativamente compacto e leve. Esse estilo é conhecido como um modelo de "impressão digital", refletindo o fato de que o padrão gravado se parece com uma impressão digital humana. A estrutura de cobre é suportada por uma concha para evitar a vibração física ou distorção da bobina pelas forças de Lorentz durante o uso. É importante ressaltar que os elementos da bobina de gradiente são fornecidos por três fontes de energia distintas (denominadas **amplificadores de gradiente**) permitindo a manipulação do campo magnético principal em qualquer direção. Como o conjunto de gradientes opera à temperatura ambiente, a aplicação da corrente elétrica causa aquecimento devido à resistividade. Isso geralmente requer o uso de um circuito de resfriamento de água, principalmente em conjuntos de gradiente de alta potência. Outra consideração sobre o *design* de bobina de gradiente é que o campo magnético do gradiente deve ser aplicado em todo o volume de imagens, mas não deve se estender para o criostato. Por essa razão, a camada externa da bobina de gradiente proporciona uma blindagem ativa. O princípio é semelhante ao da blindagem ativa do campo estático em que uma corrente igual, mas oposta, é aplicada à bobina da blindagem. A principal diferença é que a blindagem ativa do gradiente opera à temperatura ambiente. O motivo pelo qual o campo do gradiente não deve estender-se para os solenoides magnéticos principais é que a interação resultante causa correntes indesejadas (conhecidas como correntes parasitas) que podem afetar a qualidade do campo magnético principal.

Ressonância Magnética | Aplicações Práticas

O princípio básico por trás do mecanismo de uma bobina de gradiente é ilustrado na Figura 9.13. Este diagrama mostra uma representação da bobina de gradiente localizada dentro dos solenoides que geram B_0 (mostrado no corte transversal). Neste diagrama, o fluxo de corrente na bobina de gradiente é representado por vermelho e azul. A energia é fornecida pelo amplificador de gradiente z e, como resultado, a corrente flui em diferentes direções em cada extremidade da bobina na direção z. Os elementos vermelhos da bobina de gradiente levam a corrente na mesma direção que os enrolamentos (anéis) dos solenoides do magneto principal. Isso tem o mesmo efeito que aumentar o número de enrolamentos neste solenoide e, consequentemente aumenta a densidade do fluxo magnético na extremidade $+z$ do volume da imagem. Os elementos azuis da bobina de gradiente transportam a corrente na direção oposta aos enrolamentos dos solenoides do magneto principal. Isso tem o mesmo efeito que reduzir o número de enrolamentos neste solenoide e subtrai do campo magnético principal na extremidade $-z$ do volume de imagem. Entre estes dois extremos, observa-se uma inclinação linear ao longo do campo magnético principal no eixo z, como mostrado na Figura 9.14. O diagrama mostra que a linearidade começa a diminuir nos extremos do volume de imagem. Se não for corrigido, isso causa distorção da anatomia nas bordas do FOV. Esse efeito é tipicamente reduzido pela manipulação da imagem reconstruída, pelo computador. Uma técnica similar também é utilizada para melhorar a precisão geométrica das imagens adquiridas em sistemas abertos de RM que têm pouca homogeneidade do campo estático. A polaridade de um gradiente pode ser alterada invertendo-se o fluxo de corrente nos elementos da bobina de gradiente. Em sistemas de magneto aberto, as bobinas de gradiente são planas, em forma de disco, posicionadas acima e abaixo do paciente entre os solenoides do magneto e o transmissor de RF. Embora sejam estruturalmente diferentes das bobinas cilíndricas utilizadas em sistemas fechados, funcionam de forma semelhante.

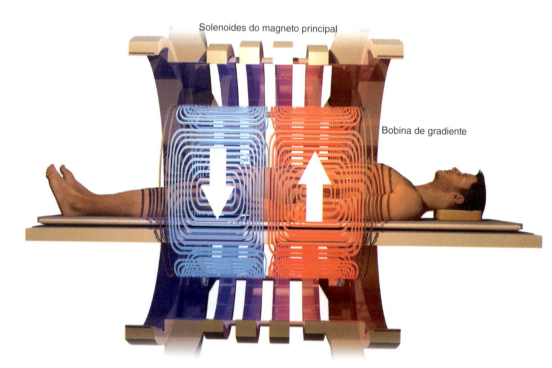

Figura 9.13 Mecanismo de uma bobina de gradiente.

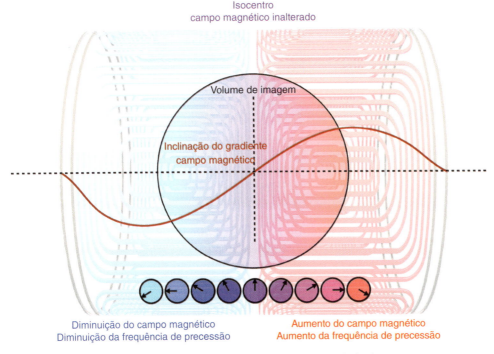

Figura 9.14 Como os gradientes mudam a intensidade de campo.

Amplificadores de gradiente

Uma bobina de gradiente requer uma fonte de energia. A energia é gerada em três amplificadores de gradiente, um para cada direção de gradiente ortogonal. Os amplificadores de gradiente são normalmente instalados em um gabinete afastado do *scanner*. Sua função é fornecer a corrente necessária pelas bobinas de gradiente durante a aquisição de imagens. Modelos mais antigos de *scanner* de RM utilizavam amplificadores analógicos lineares; os modelos mais recentes são equipados com um tipo diferente de amplificador, que é conhecido como um design de modulado por largura de pulso (MLP).[10] Os amplificadores lineares são semelhantes, em operação, a um amplificador de música. A forma de onda criada pela saída é idêntica à forma de onda de entrada, apenas maior (ou seja, amplificada). Por exemplo, o equipamento de um DJ localiza as flutuações de uma agulha no sulco de um disco. Ele cria uma minúscula forma de onda oscilante que deve ser amplificada para conduzir os alto-falantes a preencher uma grande sala com som. Na RM, um amplificador de gradiente recebe um sinal de amplitude relativamente baixa de um gerador de pulsos que deve ser amplificado a um nível que é usado para orientar a bobina. A corrente aplicada pode chegar a 900 A e a voltagem varia entre 1.000 e 2.000 volts (V). A principal desvantagem desse método linear de amplificação é que ele causa perdas de potência (aquecimento) na bobina de gradiente, e também em outras partes do circuito, incluindo amplificadores.[10] A operação eficiente do gradiente é problemática nos amplificadores lineares por causa das perdas nos componentes que realizam esta tarefa (semicondutores). Em termos simples, quanto maior a porcentagem de tempo que um gradiente gasta em amplitude máxima (conhecida como o **ciclo de funcionamento**), mais aquecimento ocorre. Os amplificadores MLP ajudam a reduzir essa carga, aplicando tensão à bobina em descargas curtas e estreitamente espaçadas. Essa técnica melhora a eficiência da bobina de gradiente e, se os pulsos são de frequência suficientemente alta (estreitamente espaçados no tempo), a bobina interpreta a fonte de energia como contínua.

Características do gradiente

Durante a aquisição de dados, as bobinas de gradiente são requeridas para garantir que a RF transmitida seja direcionada ao volume de tecido necessário em cada corte individual (veja a próxima seção). Além disso, o conjunto de gradientes também é responsável por determinar a origem espacial do retorno do sinal de cada corte ao longo dos eixos da anatomia, por exemplo, da esquerda para a direita e no plano anteroposterior em um corte axial (ver Capítulo 5). Durante a aquisição, cada um dos elementos da bobina de gradiente é ativado milhares de vezes. Toda vez que a bobina é ativada, a energia é aplicada aos elementos condutores da bobina até a inclinação do gradiente atingir a amplitude máxima necessária em uma determinada direção. O elemento é então brevemente desativado antes da próxima etapa da aquisição. Algumas funções do gradiente (como a codificação de fase) exigem que os gradientes sejam ligados em diferentes amplitudes e polaridades (direções) ao longo da aquisição (ver Capítulos 5 e 6). É importante ressaltar que, enquanto uma bobina de gradiente é ativada, os momentos magnéticos dos núcleos de hidrogênio dentro do volume de imagens experimentam densidades de fluxo ligeiramente diferentes ao longo do comprimento da inclinação do gradiente induzido. As frequências de Larmor desses momentos magnéticos variam, portanto, de forma linear ao longo do eixo da inclinação do gradiente. Quando a bobina do gradiente é desativada, os momentos magnéticos dos núcleos de hidrogênio retornam à frequência central, mas exibem posições de fase diferentes (Figura 9.14). Os vetores que momentaneamente experimentaram uma maior densidade de fluxo durante a aplicação de gradiente estão em fase avançada, em comparação com aqueles que estavam em uma densidade de fluxo mais baixa, em um local diferente ao longo da inclinação do gradiente.

O conjunto de inclinação ideal deve ser poderoso, capaz de inclinações de gradiente de alta amplitude e rápido para reduzir o tempo de escaneamento. Esses atributos são descritos pelos termos da amplitude do gradiente, tempo de subida, **taxa de variação** e ciclo de funcionamento. Essas características são mostradas na Figura 9.15.

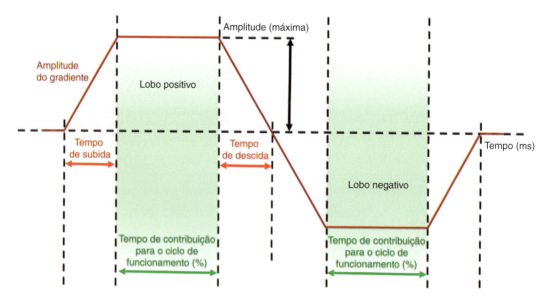

Figura 9.15 Características de um gradiente de campo magnético.

Amplitude do gradiente

A amplitude do gradiente define a sua potência, especificamente quão íngreme pode ser a inclinação nesse gradiente quando a bobina do gradiente é ativada. Visto que o gradiente causa mudanças na densidade de fluxo magnético em uma dada distância (p. ex., 40 cm da esquerda para a direita através do orifício magnético), as unidades usadas para medir a amplitude do gradiente são mT/m ou G/cm (lembre-se que as unidades de gauss são 10.000 vezes menores que os teslas). Nos *scanners* modernos, os valores normais estão abaixo de 40 mT/m.

Tempo de subida do gradiente

O tempo de subida do gradiente é definido como o tempo gasto para que o gradiente do campo magnético atinja a amplitude necessária. É mensurado em microssegundos (ms) e os valores são normalmente inferiores a 1.000 ms. Técnicas como as imagens de difusão podem usar tempos de subida do gradiente tão curtos quanto 130 ms. O tempo de subida não pode ser usado como um indicador do desempenho geral do gradiente por si só, porque um gradiente de baixa amplitude tem a probabilidade de apresentar um tempo de subida mais curto do que um gradiente de alta amplitude.

Taxa de variação do gradiente

A **taxa de variação** do gradiente combina os dois fatores mencionados anteriormente e descreve a rapidez com que o campo magnético do gradiente pode ser aplicado em uma determinada amplitude e em uma determinada distância medida em metros. Por esse motivo, as unidades utilizadas para medição são T/m/s. A taxa de variação é determinada dividindo a amplitude do gradiente pelo tempo de subida. Por exemplo, se a amplitude do gradiente exigida é de 30 mT/m e o tempo de subida alcançável é de 0,3 ms, a taxa de variação é de 100 mT/m/ms (ou 100 T/ms). Por motivos de segurança, os valores são normalmente mantidos abaixo de 200 T/m/s.

Ciclo de funcionamento da potência do gradiente

O ciclo de funcionamento da potência do gradiente é, talvez, uma medida mais significativa do desempenho do gradiente. Isso é definido de diferentes maneiras por diferentes fabricantes e fontes diversas, mas colocado de forma simples, o ciclo de funcionamento pode ser considerado como um gradiente "pontual". Esse é o tempo em que a bobina de gradiente está operando na amplitude máxima necessária e é expresso como uma porcentagem do tempo total de aquisição. Um ciclo de funcionamento eficiente requer, idealmente, amplificadores de gradiente empregando pulsos de gradiente de alta amplitude com espaçamento muito curto entre os pulsos. Na prática, isso nem sempre é viável, não só devido ao tempo de subida do gradiente, mas também por causa de preocupações com o aquecimento.

Esses fatores são importantes na prática porque determinam vários aspectos-chave de uma aquisição de RM e as características da imagem resultante. A taxa de variação do gradiente e o ciclo de funcionamento contribuem para o tempo total de aquisição. O tempo de aquisição (escaneamento) também é afetado pelo TR e TE (ver Capítulos 6 e 7); contudo, em sequências de pulso que

Ressonância Magnética | Aplicações Práticas

necessitam de uma alta resolução temporal, tais como técnicas de perfusão ou fRM, são necessários uma taxa de variação rápida e um ciclo de funcionamento elevado. Existem, no entanto, questões tecnológicas e fisiológicas que podem exigir a limitação desses fatores. Em termos do *hardware* da RM, a rápida mudança de gradiente pode causar o superaquecimento das bobinas de gradiente. Alguns dispositivos implantados também podem ser afetados negativamente e os fabricantes colocam condições quanto à varredura relacionada à taxa de variação de gradiente. A limitação fisiológica à taxa de variação de gradiente está relacionada ao fato de que um campo magnético que muda ao longo do tempo causa uma tensão induzida em um condutor próximo, que inclui o sistema nervoso do paciente (ver Capítulo 10). Em termos da geometria da imagem de RM, a amplitude do gradiente é determinada pela espessura de corte, resolução de fase e FOV (ver Capítulo 7).

Ruído acústico do gradiente

Outro problema potencial relacionado ao sistema de gradiente é o ruído acústico, que se tornou uma marca registrada dos exames de RM. No início deste capítulo, discutimos que a força de Lorentz é exercida quando uma carga se move através de um campo magnético. No sistema de gradiente, a pulsação rápida da corrente elétrica através dos elementos condutores da bobina resulta em oscilação rápida das forças mecânicas sobre a estrutura da bobina. Está prevista a fixação firme da bobina de gradiente no aparelho, para prevenir movimentos físicos grosseiros durante a aquisição de imagem. Isso não impede, no entanto, que a bobina vibre, e o ruído acústico resultante pode ser considerável. Sequências de pulso que necessitam de mudança rápida de gradiente (como na imagem eco-planar – IEP) tendem a causar os mais altos níveis de ruído acústico, com alguns estudos relatando intensidades de até 115 decibéis (dB) ou superior (ver Capítulo 10).

Gradientes balanceados

A Figura 9.15 mostra um gráfico de amplitude de gradiente ao longo do tempo, em milissegundos. O eixo horizontal representa o tempo e o eixo vertical representa a amplitude do gradiente. O gradiente é aplicado utilizando dois lobos. O primeiro lobo mostra um gradiente aplicado positivamente, com a amplitude máxima acima do eixo horizontal do gráfico. O segundo lobo mostra o gradiente aplicado com uma polaridade igual, mas oposta, na qual a amplitude máxima está abaixo do eixo horizontal. Na prática, isso é alcançado invertendo a direção do fluxo de corrente através da bobina do gradiente (ver Capítulo 5). O diagrama também mostra que o gradiente está balanceado, na medida em que a área sob cada lobo tem o mesmo tamanho. Se o gradiente for aplicado somente como um lobo único, há defasagem dos momentos magnéticos dos *spins* ao longo da inclinação do gradiente. Isso causa uma perda de sinal e é, portanto, indesejável para a maioria das funções do gradiente, por exemplo, ao selecionar um corte ou durante a amostragem do sinal.

Para corrigir isso, o segundo lobo do gradiente é aplicado com polaridade oposta. O mecanismo é baseado no fato de que um campo magnético do gradiente adiciona ou subtrai do campo magnético principal. Como discutido anteriormente, os momentos magnéticos dos *spins* na extremidade alta do gradiente exibem uma frequência de precessão maior enquanto o gradiente está ativado. Os momentos magnéticos de *spins* na extremidade inferior do campo do gradiente exibem uma frequência de precessão mais baixa. Ao aplicar o segundo lobo do gradiente com polaridade negativa, a direção da inclinação é invertida. Os *spins* que anteriormente experimentaram um campo mais elevado durante a aplicação do primeiro lobo experimentam um campo negativo igual, mas oposto, e vice-versa. O resultado é que os momentos magnéticos de todos os *spins* são colocados de volta em fase.

Para utilizar os exemplos fornecidos anteriormente, durante a seleção de corte o pulso de excitação de RF é aplicado somente durante o primeiro lobo do gradiente, assegurando que a RF só excite os *spins* em uma frequência correspondente, ao longo da inclinação do gradiente. A defasagem indesejável dos momentos magnéticos dos *spins* causada durante esse processo é então corrigida pelo segundo lobo. Na codificação de frequência simples, o gradiente é ativado durante a amostragem. O tempo é, portanto, determinado pela taxa de amostragem digital requerida e pelo número de amostras a serem adquiridas (ver Capítulo 6). Esses fatores são influenciados pela largura de banda de recepção e pela resolução espacial necessária da imagem na direção da frequência.

Se um lobo corretivo fosse aplicado na mesma amplitude e no mesmo tempo que o lobo aplicado durante a leitura, o TR resultante poderia ter que ser alongado. Isso é indesejável, pois pode reduzir o número máximo de cortes que podem ser adquiridos. Para evitar isso, o lobo corretivo é aplicado em uma amplitude maior, mas por um tempo mais curto, e a área sob cada lobo permanece igual, mas oposta. Nas sequências de pulso *spin*-eco, o lobo corretivo é aplicado primeiro e a amostragem ocorre durante o segundo lobo do gradiente de codificação de frequência. Isso significa que o primeiro lobo pode ser aplicado em qualquer tempo conveniente antes do *spin*-eco. A única ressalva é que se o primeiro lobo for aplicado antes do pulso de refasagem de RF de 180°, ele deve estar na *mesma* polaridade que o segundo lobo, porque o pulso de refasagem de RF de 180° essencialmente inverte o efeito do gradiente (chamado de esquema Stejskal-Tanner). Essa aplicação do gradiente bipolar é comumente usada em sequências de pulso de RM, a menos que o objetivo do gradiente seja criar uma defasagem efetiva dos momentos magnéticos dos *spins*, que é o caso da codificação de fase (ver Capítulo 5).

Em resumo, o sistema de gradiente é um componente essencial do sistema de RM, determinando o tempo de escaneamento, localização dos cortes, codificação espacial e (indiretamente) contraste de imagem em estudos, usando sequências de pulso gradiente-eco, perfusão e difusão.

Tabela 9.3 Para lembrar: bobinas de gradiente.

Existem três gradientes, x, y e z, que realizam várias funções durante uma sequência
A amplitude de um gradiente é determinada pela quantidade de corrente que passa através da bobina
A polaridade de um gradiente é determinada pela direção da corrente que flui pela bobina
A amplitude de um gradiente determina a resolução espacial
A taxa de variação determina a rapidez com que os dados podem ser adquiridos

SISTEMA DE RF

O próximo componente principal do *scanner* de RM é o sistema de RF. O propósito do sistema de RF é transmitir e receber radiação eletromagnética durante a aquisição da imagem. Na física clássica, a radiação eletromagnética descreve ondas que se propagam através de um vácuo na velocidade da luz com propriedades elétricas e também magnéticas (ver Capítulo 1). Por esse motivo, a RF utilizada na RM é frequentemente referida como B_1, sendo um campo magnético secundário (além de B_0, o campo magnético principal) (ver Capítulo 1). O objetivo da RF transmitida é atingir um volume (corte) de tecido dentro da região a ser examinada e aumentar o nível de energia de uma proporção dos núcleos de hidrogênio dentro desse corte. Essa transferência de energia é obtida pelo fenômeno de ressonância magnética nuclear por meio do qual a RF transmitida é aplicada na frequência de Larmor dos momentos magnéticos dos núcleos de hidrogênio (ver Capítulo 1). A equação de Larmor afirma que a frequência de precessão do momento magnético de um núcleo atômico é proporcional ao campo magnético externo (ver Equação 1.3). O hidrogênio tem uma razão giromagnética de 42,58 MHz/T. Isso significa que, em um campo magnético externo de densidade de fluxo de 1 T, os momentos magnéticos dos núcleos de hidrogênio precessam a uma taxa de 42,58 milhões de vezes por segundo (MHz). A 1,5 T, a taxa aumenta para 63,87 MHz e, a 3 T, a frequência aumenta para 127,74 MHz (ver Capítulo 1). Todas essas frequências se encontram na porção de RF do espectro eletromagnético, especificamente na banda VHF (frequência muito alta), que é compartilhada com muitas outras aplicações, como a rádio FM não digital e as transmissões de televisão (TV), comunicação marítima e controle de tráfego aéreo. Por esse motivo, a sala do magneto está protegida de fontes de rádio externas.

Blindagem de RF

A amplitude do sinal gerado dentro dos tecidos do paciente durante a aquisição da imagem é muito pequena em comparação com frequências similares transmitidas para mensagens e transmissão de rádio. Se essas frequências externas fossem detectadas pelo sistema, elas criariam artefatos nas imagens resultantes. Além disso, a RF produzida durante o processo de escaneamento pode causar interferência em outros equipamentos elétricos próximos. Para contornar esse problema, é necessário proteger toda a sala de varredura usando o que é conhecido como gaiola de Faraday. Ao contrário das salas de raios X tradicionais, que podem exigir blindagem de chumbo, a blindagem de RF é realizada revestindo as paredes, piso, teto e porta com qualquer metal condutivo. O cobre era o material original de escolha, devido a sua excelente condutividade, mas é comparativamente caro e pesado. Os painéis de alumínio são agora favorecidos por muitos fabricantes, pois são mais fáceis de manusear durante atualizações de equipamentos e são adequados para instalações de móveis onde o peso é uma preocupação primordial. Onde quer que haja uma brecha no escudo metálico, tal como a janela de observação ou sistema de ar condicionado, é necessário empregar uma rede de arame ou um filtro. Esse tipo de filtro tem um arranjo de pequenas células que são projetadas para absorver e refletir ondas de rádio, impedindo a entrada na sala do magneto. O acesso *ad hoc* à sala do magneto (p. ex., gases ou fluidos canalizados) é fornecido por uma placa de penetração. Esse painel é normalmente localizado perto do chão da sala e é perfurado por cilindros metálicos conhecidos como guias de onda. O *design* do guia de ondas é tal que pequenos itens podem passar para a sala do magneto, mas as ondas de rádio das frequências utilizadas na RM não podem. O painel de penetração também possui normalmente conectores multipinos filtrados por RF que são usados para fornecer eletricidade a qualquer dispositivo dentro da sala do magneto.

Sistema de transmissão de RF

Com o isolamento da sala do magneto de fontes externas de interferência de rádio, os pulsos de RF são transmitidos e recebidos durante a aquisição da imagem. A RF transmitida é uma onda eletromagnética que contém uma faixa estreita de frequências, centrada em torno da frequência de Larmor dos momentos magnéticos dos núcleos de hidrogênio na intensidade de campo externo do sistema. Essa faixa estreita de frequências é conhecida como a largura de banda de transmissão e, por sua vez, determina a duração do pulso transmitido (ver Capítulo 5). Para excitar o perfil retangular do corte, o pulso deve ser retangular no domínio da frequência. Isso significa que o pulso deveria idealmente conter apenas a faixa estreita de frequências impostas pelo gradiente de seleção de corte ao longo de sua espessura e que essas frequências devem estar na mesma amplitude. No campo do processamento de sinais, o formato do pulso de RF utilizado na RM é conhecido como pulso *sinc* (*sine cardinal*).[11] Após a TRF, este tipo de pulso cria um perfil em cortes com limites bem definidos e um perfil aproximadamente retangular.

Como mostrado na metade superior da Figura 9.16, o pulso *sinc* é gerado por um gerador de forma de onda digital e é imediatamente convertido em uma forma de onda analógica. Isso é então processado por um sintetizador que garante que as frequências no pulso estejam centralizadas em torno da frequência de Larmor dos momentos magnéticos dos *spins*. Além disso, o sintetizador determina a fase da forma de onda, como pode ser desejável em algumas sequências, para ajustar a fase dos pulsos de RF transmitida (ver Capítulo 4). A forma de onda é então passada através de um **amplificador de RF** para fornecer energia suficiente para se acoplar aos núcleos na região de interesse. Esse é um dispositivo em estado sólido normalmente operando a 18 kW ou mais, em sistemas de 1,5 T, e até 40 kW, em sistemas de 3 T. Os pulsos de RF assim gerados pela bobina são transmitidos ao paciente repetidamente durante a aquisição de dados. Os pulsos tendem a ser descritos de acordo com sua função (pulsos de excitação, pulsos de refasagem, pulsos de inversão) e são cronometrados para ocorrer em determinados períodos de tempo ao longo de cada repetição (p. ex., TR, tau e TI) (ver Capítulos 2 a 4).

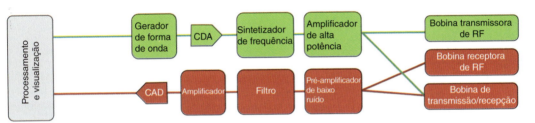

Figura 9.16 Cadeia de transmissão e recepção de RF.

Bobinas transmissoras de RF

As **bobinas transmissoras de RF** usadas na RM são conhecidas como bobinas ressonadoras.[12] Quando a ressonância neste tipo de bobina é ocasionada na frequência necessária, grandes oscilações de tensão e corrente são produzidas na bobina. Estas, por sua vez, geram ondas de rádio na frequência desejada, que são transmitidas na área anatômica em investigação. O objetivo da bobina transmissora é transferir energia para os núcleos de hidrogênio. A maneira mais eficiente de fazer isso é gerar um campo que não apenas oscila na frequência de Larmor, mas também gira na mesma orientação que os *spins*. Para conseguir isso, o transmissor de RF é polarizado circularmente (também conhecido como um modelo em quadratura). Isso significa que a bobina está conectada a duas fontes de alimentação provenientes de um amplificador de RF. A fonte do segundo terminal é atrasada em 90° em relação ao primeiro. Isso resulta em dois campos de RF que são perpendiculares entre si, maximizando o acoplamento de energia entre a bobina e os *spins*. As radiofrequências são geradas tanto por um grande transceptor de RF que está situado imediatamente ao redor da circunferência interna do orifício do magneto ou, em alguns sistemas, por bobinas menores e destacáveis, como as utilizadas para escanear a cabeça. O termo **transceptor** é usado para denotar o fato de que essa bobina transmite RF e, se necessário, também recebe RF.

Em sistemas de RM de orifício fechado, o principal transceptor de RF é conhecido coloquialmente como a bobina de corpo e tipicamente apresenta o que é conhecido como **design de gaiola**. Esse nome reflete o arranjo simétrico de vários elementos condutores de eletricidade situados dentro de uma estrutura cilíndrica de acrílico (*plexiglass*) que se assemelha amplamente a uma gaiola de pássaros. Como mostrado na Figura 9.17, existem dois grandes *loops* condutores circulares (conhecidos como anéis terminais) localizados em cada extremidade da estrutura, que são conectados ao longo do comprimento do magneto por um número par de tiras de cobre retas. Os anéis terminais devem ser maiores do que a circunferência do orifício para o paciente, maior do que 70 cm de diâmetro e o comprimento da bobina tem normalmente cerca de 50 cm. Isso é desejável para alcançar um FOV grande, como é exigido em imagens abdominais. Um modelo semelhante é usado em uma bobina transmissora de crânio, mas em tamanho reduzido.

Com qualquer bobina de RM, é necessário assegurar uma boa homogeneidade de RF e qualidade de sinal. A qualidade do sinal é em grande parte ditada por uma característica conhecida como o **fator de preenchimento** de uma bobina. Isso é determinado por quão bem a forma e o tamanho da bobina são ajustados à região anatômica em investigação. A homogeneidade da RF da bobina (*i. e.*, a capacidade da bobina de fornecer RF com a mesma amplitude em todo o volume de imagens) é imposta pela configuração dos elementos condutores da bobina. A homogeneidade da RF tende a melhorar à medida que o tamanho da bobina aumenta; no entanto, há então um *trade-off* com o fator de preenchimento. Geralmente, portanto, as bobinas transmissoras de RF são posicionadas perto do paciente, devem abranger toda a região de interesse e devem apresentar elementos simétricos em rotação e espaçados uniformemente, que circundam a área anatômica.

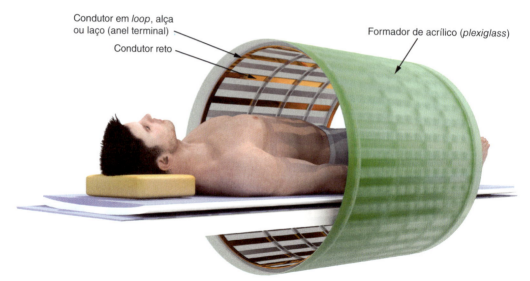

Figura 9.17 A bobina transmissora de RF. Esta é uma bobina ressonadora do tipo gaiola que consiste em dois anéis terminais ligados por um arranjo de condutores retos.

Sistema receptor de RF

Como o nome sugere, o objetivo do sistema de recepção de RF é receber o sinal que retorna do paciente no tempo TE. Esse processo se baseia no fato de que o campo eletromagnético oscilante, gerado pelos momentos magnéticos dos núcleos de hidrogênio, induz uma tensão oscilante correspondente em um condutor (bobina) bem posicionado. Esse sinal de retorno é tipicamente de VHF, mas de baixa amplitude. O sinal de alta frequência e baixa amplitude pode ser difícil de processar, devido às limitações dos componentes utilizados para isso. Os *scanners* mais antigos exigiam que o sinal fosse demodulado a uma frequência menor antes do processamento (ver Capítulo 6). Com os recentes avanços na tecnologia, o sinal pode agora ser amostrado diretamente.

Além do sinal útil, a bobina receptora também detecta uma certa quantidade de ruído indesejável. O ruído em RM é causado principalmente pelo movimento termodinâmico dos elétrons, tanto na bobina quanto dentro dos tecidos do corpo (ver Capítulo 7). O ruído ocorre em todas as frequências e é, portanto, manifestado sobre toda a imagem, a menos que seja filtrado ou suavizado. A amplificação do sinal e a filtragem do ruído são obtidas por uma série de componentes encontrados na cadeia de recepção destacada em vermelho na metade inferior da Figura 9.16. O sinal digitalizado é então roteado de volta para o computador para o processamento. Em *scanners* modernos, a amplificação, filtragem e digitalização do sinal analógico são feitas dentro do conjunto da bobina receptora ou do corpo do *scanner* de RM. Isso permite que o sinal digital seja enviado ao computador através de cabos de fibra ótica, que são imunes a perdas de sinal, interferências externas e picos de ruído que podem afetar os condutores de fios coaxiais mais antigos.

Bobinas receptoras de RF

Todos os equipamentos de RM são fornecidos com várias bobinas receptoras. Estas são projetadas para receber sinal de qualquer uma das áreas anatômicas que podem ser examinadas usando o *scanner* de RM. Como tal, para alcançar um fator de preenchimento satisfatório, a estrutura e a aparência das bobinas variam muito para corresponder ao tamanho e à forma da anatomia em investigação. Apesar da gama de tamanhos e formas, existem essencialmente apenas dois tipos de bobinas receptoras: **bobinas de superfície** e **bobinas de volume**. Como o nome sugere, as bobinas de superfície são usadas para realizar a imagem da anatomia da superfície e as bobinas de volume são necessárias quando um grande volume de tecido é examinado.

Bobinas receptoras de RF de superfície

As bobinas de superfície não são normalmente usadas como transmissoras de RF devido a sua baixa homogeneidade de RF. Elas são descritas como bobinas somente de recepção. Seu modelo, como mostrado na Figura 9.18, normalmente consiste em um único *loop* condutor ou em um arranjo de *loops* que estão conectados ou sobrepostos e operam independentemente, através de canais separados. Essa última configuração é conhecida como arranjo em fase. Em uso normal, as bobinas de superfície são posicionadas de forma plana, nas proximidades da anatomia investigada. Isso proporciona um fator de preenchimento ideal, no qual todo o volume sensível da bobina contém tecido. Esse pode não ser o caso de bobinas de volume, que podem conter significativamente mais tecido do paciente do que a área que está sendo examinada, bem como espaço vazio. Portanto, as bobinas de superfície recebem um alto sinal da anatomia de superfície, oferecendo um aumento na sensibilidade de duas a cinco vezes em comparação às bobinas de volume. Um fator adicional que contribui para a alta RSR desse tipo de bobina é que elas somente recebem ruído de uma pequena região da anatomia. Uma bobina de volume (particularmente o transceptor de RF integrado) normalmente contém outras áreas do corpo além da região de interesse e, embora o sinal só retorne de um volume específico de tecido (corte), o ruído pode ser detectado a partir de todas as outras regiões anatômicas dentro da bobina.

O *trade-off* para a RSR elevada é que a sensibilidade diminui com a distância da bobina. O sinal útil é devolvido apenas de uma profundidade de tecido igual ao diâmetro do *loop* condutor. Isso torna as bobinas de superfície impróprias para as imagens da anatomia no interior do paciente. Por exemplo, uma pequena bobina de 10 cm oferece um FOV de 10 cm e somente detecta um sinal útil a uma profundidade de cerca de 5 a 7 cm. Por essas razões, as bobinas de superfície de *loop* único estão caindo em desuso no exame de RM moderno. Elas são, no entanto, ideais para exames de RM de partes pequenas, com pequenas bobinas especializadas disponíveis para exames de alta resolução de áreas como as articulações dos dedos ou as órbitas.

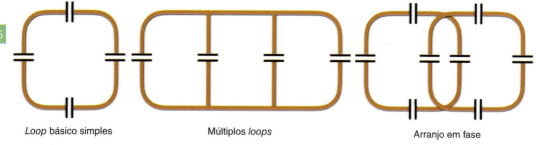

Loop básico simples   Múltiplos *loops*   Arranjo em fase

Figura 9.18 Diagrama esquemático mostrando as configurações da bobina de superfície.

As bobinas de superfície em arranjo em fase são agora oferecidas como padrão e são ubíquas. Elas oferecem as vantagens da RSR de bobinas de *loop* único, mas com um FOV muito estendido e várias configurações distintas. Um bom exemplo é o arranjo em fase linear utilizado na imagem da coluna vertebral. Nesse dispositivo, há um arranjo de pequenas bobinas (elementos) de superfície, cada um tendo seu próprio canal através do qual o sinal detectado é transportado para os componentes de processamento de sinal do sistema. Como dito anteriormente, esses componentes podem ser agora incorporados na bobina receptora. Na Figura 9.19, existem seis secções da bobina, cada uma das quais contém um ou mais elementos de bobina sobrepostos. As linhas pontilhadas representam o centro do volume sensível de cada secção. Estas são geralmente marcadas no chassi da bobina para auxiliar o posicionamento. Os elementos da bobina contidos na secção 01 são incorporados em um molde de pescoço e podem ser usados isoladamente para adquirir um estudo da coluna cervical. Caso seja necessário um FOV maior, podemos selecionar mais elementos da bobina e ajustes no sistema de transporte do paciente para posicioná-lo em relação ao isocentro apropriado. Ao executar várias aquisições, o comprimento inteiro da coluna vertebral é analisado por imagens. O número de elementos e canais disponíveis em uma bobina de RM varia entre 2 e 128, dependendo da finalidade da bobina e do modelo oferecido pelo fabricante. Na coluna vertebral, os elementos da bobina estão localizados ao longo do comprimento total da anatomia, permitindo um FOV máximo. Uma vantagem secundária é que cada canal contribui não apenas com seu próprio sinal, mas também com sua própria proporção de ruído de fundo. Embora aparentemente contraintuitivo, há uma melhoria na RSR porque o ruído térmico é aleatório e as contribuições do ruído feitas a partir de cada canal tendem a ser os cálculos das médias em comparação com o sinal. Uma vantagem final das bobinas de arranjo em fase é que elas permitem a aquisição de dados paralelos (imagens paralelas). Isso é facilitado ao conectar os múltiplos canais com componentes miniaturizados de processamento de dados dentro da bobina. Cada elemento da bobina contribui simultaneamente com dados para o espaço-*k*, reduzindo o tempo de escaneamento (ver Capítulo 6).

Tabela 9.4 Para lembrar: bobinas receptoras.

As bobinas receptoras são uma parte fundamental da otimização de imagem. A seleção da bobina receptora apropriada para a área em exame é muito importante
As bobinas grandes proporcionam uma grande cobertura, mas uma RSR relativamente fraca. Isso ocorre porque a área anatômica pode não preencher a área sensível total da bobina. O fator de preenchimento é baixo
Bobinas pequenas proporcionam uma cobertura pequena, mas uma RSR relativamente boa. Isso se deve ao fato de que o volume sensível da bobina será preenchido por tecido. O fator de preenchimento é alto. Entretanto, o *aliasing* é mais provável
As bobinas de arranjo em fase do tipo linear e volumétrico são a melhor opção, pois combinam os benefícios do uso de bobinas pequenas com aqueles que utilizam bobinas grandes

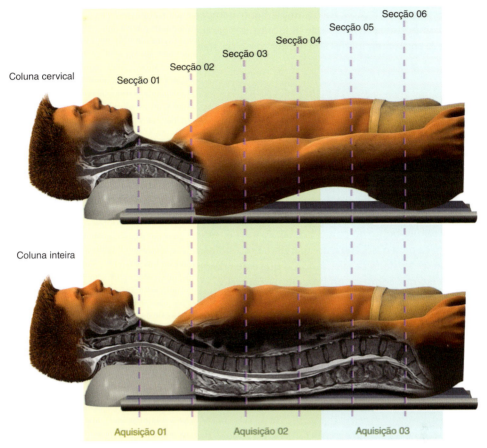

Figura 9.19 Bobina em arranjo em fase para exame da coluna vertebral.

Bobinas receptoras de RF de volume

Existem vários tipos de condutores com configurações de bobina de volume, sendo o mais comum o modelo da gaiola. Outras configurações incluem o modelo em forma de sela e o ressonador eletromagnético transversal. Como vimos anteriormente no capítulo, as bobinas de volume são geralmente empregadas para transmitir RF, mas também existem bobinas de volume só de recepção. A principal vantagem de uma bobina de volume é que, ao contrário das bobinas de superfície, elas oferecem um campo de RF comparativamente homogêneo sobre um grande volume de imagens. Isso significa que as bobinas de volume podem ser utilizadas para realizar exames de estruturas anatômicas em qualquer localização dentro da região de interesse e a qualquer profundidade. O sinal de qualquer estrutura anatômica delimitada pela bobina é recebido com igual sensibilidade. As bobinas de volume são agora oferecidas com capacidade de arranjo em fase. As bobinas de crânio têm até 48 canais e alguns *scanners* modernos oferecem capacidade de até 128 canais para algumas bobinas, tais como bobinas cardíacas e corporais avançadas. A flexibilidade para organizar múltiplos receptores em torno de uma área anatômica tem, portanto, tornado menos nítida a distinção entre bobinas de volume e superfície. A única desvantagem potencial do uso de uma bobina de volume é que o fator de preenchimento tende a ser menor do que o de uma bobina de superfície. Se a bobina não for totalmente preenchida pela anatomia e possuir espaço vazio, reduz-se a RSR. Além disso, áreas anatômicas que *são* contidas dentro da bobina contribuem para o ruído térmico, mas podem não contribuir para o sinal. Essa questão em relação à RSR é amplamente compensada pelo fato de que estas bobinas são multicanais. É importante ressaltar que os fabricantes garantem que as bobinas de volume são desenvolvidas para se encaixarem perfeitamente em torno da área anatômica desejada.

SISTEMA DE TRANSPORTE DO PACIENTE

O sistema de transporte de pacientes é geralmente uma grande mesa acolchoada não ferromagnética, que é levantada e abaixada para facilitar o acesso do paciente e conduzida horizontalmente para o interior do magneto. Esse movimento é controlado a partir de um painel situado na porção frontal do *scanner*. A partir de uma perspectiva geométrica, o objetivo do movimento da mesa é posicionar o centro da região de interesse no verdadeiro isocentro do sistema, onde a **homogeneidade magnética** é maior. A porção frontal do *scanner* é equipada com luzes de posicionamento a *laser*. A região a ser escaneada é centralizada em um marcador de mira (cruz) formado pelos lasers e a posição é registrada ao apertar um botão no painel frontal. A mesa é então ativada para mover automaticamente a região anatômica para o isocentro do aparelho. Em sistemas abertos de RM, a parte superior da mesa também pode ser ajustada para os lados, o que é de grande benefício quando se deseja fazer exames de estruturas laterais como os ombros ou os cotovelos. A mesa do paciente *também pode incluir elementos de bobina receptora e soquetes nos quais as bobinas de superfície podem ser acopladas.* Normalmente há uma fonte de luz dentro do magneto e um ventilador para o paciente também pode ser incluído. Os fabricantes também oferecem aos pacientes um fone de ouvido reflexivo ou prismático que lhes permite assistir a vídeos ou a agradáveis paisagens imersivas durante o procedimento. Isso pode aliviar o nervosismo e fornecer informações ao paciente sobre a duração de cada aquisição (ver Capítulo 10). Há também um botão de chamada e um microfone para o paciente, permitindo a comunicação bilateral entre o paciente e os profissionais no console de imagens.

SISTEMA DE COMPUTADOR E INTERFACE GRÁFICA DO USUÁRIO

Todo o processo de aquisição de imagens de RM é orquestrado pelo computador central. A interface gráfica do usuário (IGU) do sistema é usada para identificar o paciente, geralmente por meio de um *link* de rede para o sistema de informação do departamento. A idade, o peso, o gênero e a orientação física do paciente também podem ser registrados. Isso assegura que o sistema esteja preparado para calcular a amplitude de pulsos de RF e marcar a orientação física da anatomia mostrada nas imagens. A interface também contém geralmente páginas ou guias relacionados aos vários parâmetros que são necessários para o exame de RM. Estes podem ser agrupados por função, por exemplo, uma página de geometria que permite ajustes no FOV, matriz de imagem e espessura de corte. Os parâmetros necessários para a realização de um exame de imagem por RM são numerosos e é indesejável (do ponto de vista de rendimento para o paciente) que nós entremos manualmente nesses fatores em cada aquisição. O computador é, portanto, pré-programado pelo fabricante com protocolos de RM comumente usados. Estes podem ser ajustados, otimizados e salvos novamente conforme necessário (ver Capítulo 7). Alguns *scanners* permitem o compartilhamento e o *download* de protocolos a partir de bancos de dados *on-line*. O computador central também exibe imagens do paciente e permite sua manipulação, mudando as configurações na janela e executando várias funções de pós-processamento, tais como a PMI (ver Capítulo 8). Como um avião moderno, os *scanners* mais recentes de RM também são conectados diretamente (através de uma ampla rede) ao fabricante, permitindo que todos os aspectos do sistema sejam monitorados remotamente e que as falhas possam ser detectadas.

Além do computador central, o sistema utiliza módulos especializados para controlar vários aspectos do processo de RM. O mais importante deles é um **módulo gerador de pulsos (MGP)**, um computador independente que é responsável pelo envio de instruções relacionadas ao tempo, amplitude e forma dos pulsos de RF transmitidos e pelo tempo e duração da janela de amostragem. O MGP também é conectado aos amplificadores de gradiente e gera pulsos usados para determinar a forma e a duração dos gradientes utilizados durante a varredura. Por essas razões, o MGP também precisa ser conectado a quaisquer sensores fisiológicos que estão monitorando a frequência respiratória ou frequência cardíaca do paciente. Outra função desse módulo é garantir que a mesa do paciente seja ajustada para garantir que a área investigada esteja sempre posicionada no isocentro do volume de imagens. O sistema de RM também pode empregar um módulo de processamento de imagem especializado. Isso tem se tornado cada vez mais importante desde a introdução da imagem de múltiplos canais e imagens paralelas, nas quais a reconstrução da imagem é mais complexa. Um processador de imagem especializado acelera essa tarefa. Isso, por sua vez, aumenta a taxa de transferência ao paciente, porque um exame não pode ser concluído até que as imagens tenham sido reconstruídas e verificadas quanto à qualidade. Uma aquisição rápida não oferece grande vantagem se o tempo de reconstrução da imagem for longo.

Finalmente, o computador central também deve ser conectado a um servidor para arquivamento de imagens. Este contém um conjunto redundante de *drives* independentes para armazenar imagens de pacientes em formato DICOM (imagens digitais e comunicações em medicina – *digital imaging and communications in medicine*). O arranjo redundante é utilizado para proteger o sistema da perda de dados. Os dados do arquivo também são acessados por meio do PACS (sistema de arquivamento de imagens e de comunicações – *picture archiving and communications system*) de acesso à rede, que permite a telerradiologia e acesso de outros departamentos hospitalares, como o centro cirúrgico.

Neste capítulo, os diferentes componentes do sistema de RM foram analisados em detalhes. No capítulo seguinte, que é o último, as questões associadas ao uso seguro desse equipamento são descritas, além de outras considerações sobre segurança na RM.

REFERÊNCIAS BIBLIOGRÁFICAS

1. Cox, B. and Cohen, A. (2017). *Forces of Nature*, 25. London: Collins.
2. National Research Council (2013). *High Magnetic Field Science and Its Application in the United States: Current Status and Future Directions*, 185–195. Washington, DC: National Academies Press.
3. Overweg, J. (2006). MRI main field magnets. *Proceedings of the 14th ISMRM*, Seattle, WA (6–12 May 2006), 1. ISMRM.
4. Overweg, J. (2006). MRI main field magnets. *Proceedings of the 14th ISMRM*, Seattle, WA (6–12 May 2006), 5. ISMRM.
5. Charifoulline, Z. (2006). Residual resistivity ratio (RRR) measurements of, LHC superconducting NbTi cable strands. *IEEE Transactions on Applied Superconductivity* 16 (2): 1188–1191.
6. Cosmus, T.C. and Parizh, M. (2011). Advances in whole-body MRI magnets. *IEEE Transactions on Applied Superconductivity* 21, 2108.
7. Slade, R.A., Parkinson, B.J., and Walsh, R.M. (2014). Test results for a 1.5 T MRI system utilizing a cryogen-free, YBCO magnet. *IEEE Transactions on Applied Superconductivity* 24(3).
8. Hawksworth, D.G., McDougall, I.L., Bird, J.M. et al. (1987). Considerations in the design of MRI magnets with reduced stray fields. *IEEE Transactions on Magnetics* 23 (2): 1309.
9. Poole, M.S. and Shah, N.J. (2014). Convex optimisation of gradient and shim coil winding patterns. *Journal of Magnetic Resonance* 244: 36–45.
10. Schmitt, F. (2013). The gradient system. *Proceedings of the 21st ISMRM*, Seattle, WA (20–26 April 2013), 5. ISMRM.
11. Bernstein, M.A. and King, K.F. (2004). *Handbook of MRI Pulse Sequences*, 37. Cambridge, MA: Academic Press.
12. Vaughan, J.T. and Griffiths, J.R. (2012). *RF Coils for MRI*. Oxford: Wiley Blackwell.

10

Segurança em RM

Introdução (e isenção de responsabilidade)	341	Campos magnéticos com gradientes variáveis no tempo	358
Definições usadas na segurança da RM	342		
Efeitos psicológicos	345	Criogênicos	361
Campo estático com variação espacial	346	Dicas de segurança	363
Campos eletromagnéticos (radiofrequência)	352	Recursos adicionais	364

Após a leitura deste capítulo, você será capaz de:

- *Reconhecer os principais riscos associados à ressonância magnética*
- *Compreender os mecanismos por trás das lesões relacionadas à ressonância magnética*
- *Identificar e enfrentar os riscos potenciais para o paciente submetido a uma ressonância magnética.*

INTRODUÇÃO (E ISENÇÃO DE RESPONSABILIDADE)

A segurança da ressonância magnética é um assunto complicado. Nos últimos 20 anos, o campo da ressonância magnética aumentou muito em complexidade. Os *scanners* agora operam em uma ampla gama de intensidades de campo magnético e os fabricantes oferecem diferentes configurações, algumas das quais operam com campos magnéticos contendo gradientes com transição poderosa e rápida. O *design* da bobina, a largura do magneto e outros fatores também variam entre as diferentes plataformas. Além das variações no *hardware*, os pacientes apresentam uma variação diversificada nos hábitos corporais e uma variedade crescente de dispositivos implantados e procedimentos cosméticos. Dispositivos implantados podem ser seguros quando submetidos a uma determinada intensidade de campo magnético, gradiente espacial do campo magnético ou **taxa de absorção específica (SAR,** *specific absorption rate***)**. Como resultado, existem muitas combinações de fatores que podem contribuir potencialmente para um risco à segurança. Este capítulo não se destina, portanto, a ser um guia de segurança definitivo para o uso da RM, mas sim uma introdução geral ao tema de segurança da RM. Da mesma forma, as questões de segurança farmacológica com agentes de contraste à base de gadolínio não estão dentro do escopo deste livro. Em vez disso, este capítulo visa identificar os fatores de segurança gerais relacionados ao equipamento de ressonância magnética e campos magnéticos associados e explica os mecanismos por trás dos tipos comuns de lesões que podem ocorrer durante um procedimento de ressonância magnética.

A filosofia global relacionada à segurança da ressonância magnética reconhece que cada caso é diferente e deve ser considerado por seus próprios méritos. Para pacientes com dispositivos implantados, uma análise cuidadosa da relação risco-benefício é necessária. Por sua vez, os pacientes não devem ser desnecessariamente excluídos de um procedimento de RM que é essencial para seus cuidados. Entretanto, quaisquer riscos potenciais precisam ser cuidadosamente considerados. A principal responsabilidade por essa tarefa cabe ao médico assistente e ao radiologista. É fundamental que o médico da RM também possa decidir se é seguro prosseguir com um exame ou se deve ser adiado até que sejam reunidas evidências suficientes relacionadas à segurança do exame. Isso é importante porque preocupações adicionais de segurança (como *piercings* no corpo) podem vir à tona quando o paciente comparece ao exame. Tais fatores podem não ter sido considerados no momento do encaminhamento ao exame. Também pode ser solicitada consultoria a físicos médicos e outros profissionais para obter uma visão completa e equilibrada dos riscos inerentes em certos casos. Com a introdução de novos dispositivos no mercado regularmente, é vital que nos mantenhamos atualizados sobre os últimos desenvolvimentos no campo da segurança na ressonância magnética e as últimas pesquisas sobre segurança. Existem listas de recomendações no final deste capítulo.

DEFINIÇÕES USADAS NA SEGURANÇA DA RM

As definições a seguir se relacionam ao *layout* do departamento de RM, às pessoas que trabalham nesse ambiente e aos dispositivos que podem ser levados para a sala do magneto de RM ou submetidos ao exame de RM.

Zonas de segurança

O Colégio Americano de Radiologia (ACR, American College of Radiology) publicou um documento de orientação sobre segurança na ressonância magnética[1] que faz recomendações relacionadas à política e à prática na área. Uma das principais recomendações é que a instalação da RM deve ser dividida em zonas, de acordo com o risco. As zonas são representadas como uma planta baixa na Figura 10.1. O objetivo do uso de zonas é evitar o acesso não autorizado a áreas onde o alto campo magnético pode causar ferimentos ou morte. O ACR define as zonas da seguinte forma:

- *Zona I*: "... todas as áreas de livre acesso ao público em geral. Essa área normalmente fica fora do ambiente da RM em si e é a área através da qual os pacientes, os profissionais de saúde e outros funcionários do setor de RM acessam o ambiente de RM"
- *Zona II*: "... a interface entre a Zona I, não controlada, publicamente acessível e as Zonas III e IV, estritamente controladas. Normalmente, os pacientes são recebidos na Zona II e não estão livres para se mover na Zona II à vontade, mas sim sob a supervisão dos profissionais da RM. É na Zona II que as respostas às perguntas de triagem de RM, históricos dos pacientes, perguntas de seguro médico etc. são normalmente obtidas"
- *Zona III*: "... a região na qual o livre acesso não rastreado por pessoas, ou objetos ou equipamentos ferromagnéticos pode resultar em ferimentos graves ou morte como resultado de interações entre os indivíduos ou equipamentos e o ambiente particular do aparelho de RM. Essas interações incluem, mas não estão limitadas, àquelas envolvendo os campos magnéticos estáticos e variáveis no tempo do aparelho de RM. As regiões da Zona III devem ser fisicamente restritas ao acesso do público em geral, por exemplo, com bloqueios com chave, sistemas de bloqueio com senha ou qualquer outro método confiável e fisicamente restritivo, que pode diferenciar os profissionais da RM dos não profissionais da RM"

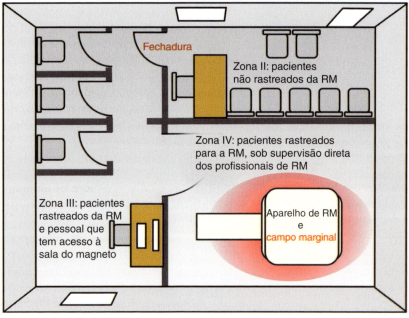

Figura 10.1 Zonas de segurança de RM conforme recomendação do Documento de Orientação do ACR sobre Práticas Seguras de RM, 2013.

- *Zona IV*: "... os limites físicos da sala em que o aparelho de RM está localizado. A Zona IV também deve ser delimitada e claramente marcada como sendo potencialmente perigosa devido à presença de campos magnéticos muito fortes. A Zona IV deve ser claramente marcada com uma luz vermelha e um sinal luminoso informando: *O magneto está ligado*. Exceto para sistemas resistivos, esta luz e o sinal devem estar ligados em todos os momentos e devem ser fornecidos com uma fonte de energia reserva para continuar iluminada por no mínimo 24 horas em caso de perda de energia".

As definições completas são encontradas no Documento de Orientação do ACR sobre Práticas Seguras de RM: 2013 (ver Referências bibliográficas).

Pessoal

O documento de orientação do ACR sobre segurança de RM identifica três níveis de pessoal:

- *O pessoal que não faz parte do setor de RM* inclui pacientes, visitantes ou funcionários da instalação que não foram submetidos ao treinamento formal de segurança (nos últimos 12 meses), conforme designado pelo diretor de segurança da RM
- *O pessoal de nível 1* inclui pessoal de escritório e assistentes de pacientes que passaram por um treinamento mínimo de segurança para garantir sua própria segurança enquanto trabalham dentro da Zona III
- *O pessoal de nível 2* inclui técnicos de RM, radiologistas e equipe de enfermagem que foram extensivamente treinados em segurança de RM, incluindo questões relacionadas à carga térmica, queimaduras e excitação neuromuscular que ocorrem por gradientes que mudam rapidamente.

Dispositivo de segurança

Em 2005, a American Society for Testing and Materials International revisou a terminologia usada para descrever a segurança da RM para implantes e outros dispositivos médicos que podem representar riscos no ambiente de RM. Isso pode incluir interações de campo eletromagnético que levam ao aquecimento ou mau funcionamento. Os dispositivos agora são divididos em três categorias principais: seguro para RM, RM condicional e inseguro para RM (Figura 10.2). Eles são definidos da seguinte maneira:

- *Seguro para RM*: "Um item que não apresenta riscos conhecidos em todos os ambientes de imagem de RM. Com essa terminologia, os itens seguros para RM são itens não condutores, não metálicos e não magnéticos, como uma placa de plástico. Um item pode ser determinado como seguro para RM através de uma lógica com base científica, em vez de dados de ensaios prévios"
- *RM condicional*: "Um item que demonstrou não apresentar riscos conhecidos em um ambiente de RM com condições específicas de uso. Condições de campo que definem o ambiente de RM incluem a intensidade do campo magnético estático, gradiente espacial, taxa de variação do campo magnético no tempo (dB/dt), campos de RF e SAR. Condições adicionais, incluindo configurações específicas do item (p. ex., o roteamento de condutores usados em um sistema de neuroestimulação), podem ser requeridas. Para itens condicionais de RM, as rotulagens dos itens incluem resultados de testes suficientes para caracterizar o comportamento do item no ambiente de RM. Em particular, os testes para itens que podem ser colocados no ambiente de RM devem abordar o torque e a força de deslocamento induzida magneticamente, além do aquecimento por RF. Outros possíveis problemas de segurança incluem, mas não estão limitados a: lesão térmica, correntes/tensões induzidas, compatibilidade eletromagnética, neuroestimulação, ruído acústico, interação entre dispositivos, funcionamento seguro do item e operação segura do sistema de RM. Qualquer parâmetro que afete a segurança do item deve ser listado e qualquer condição que seja conhecida por produzir uma condição insegura deve ser descrita"
- *Inseguro para RM*: "Um item que é conhecido por representar riscos em todos os ambientes de RM. Os itens não seguros para RM incluem itens magnéticos, como uma tesoura ferromagnética."

A avaliação da segurança de dispositivos condicionais de RM pode ser um procedimento complexo. É importante ressaltar que os dispositivos que são condicionalmente seguros em 1 T podem não ser seguros em intensidades de campo mais altas (consulte "Recursos adicionais" no final deste capítulo para obter mais informações sobre esse tópico).

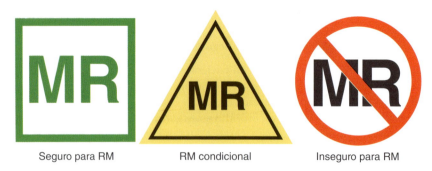

Figura 10.2 Símbolos de rotulagem dos dispositivos desenvolvidos pela American Society for Testing and Materials e reconhecidos pela FDA.

Um exame de ressonância magnética pode sujeitar o paciente a efeitos psicológicos e biológicos adversos. Alguns desses efeitos são transitórios e não têm implicações de segurança a longo prazo, enquanto outros podem causar ferimentos graves ou morte. Os cinco principais fatores considerados como tendo um impacto na segurança do paciente são os seguintes:

- Efeitos psicológicos
- O campo magnético estático com variação espacial
- Campos eletromagnéticos (radiofrequência)
- Campos magnéticos com gradientes variáveis no tempo
- Criogênicos.

Este capítulo analisa cada uma dessas áreas separadamente e fornece uma visão geral para auxiliar na tomada de decisão informada sobre se é seguro realizar o exame.

EFEITOS PSICOLÓGICOS

O *design* dos equipamentos de RM, particularmente aparelhos de RM fechados, pode aumentar os níveis de ansiedade e estresse emocional nos pacientes. Os primeiros *scanners* fechados necessitavam de um magneto muito longo para garantir um grande volume de imagem com homogeneidade apropriada. Uma desvantagem indesejável desse modelo era que os pacientes precisavam ficar quase totalmente confinados dentro do aparelho estreito. Um estudo realizado em 1998 revelou que 14,3% dos pacientes necessitaram de sedação ou anestesia para superar sentimentos de ansiedade ou claustrofobia durante o procedimento de escaneamento.[2] Notavelmente, a maioria desses pacientes foi agendada para um exame de crânio. Isso requer que a cabeça do paciente seja posicionada no isocentro do aparelho, com o teto do aparelho próximo ao rosto do paciente. O uso de uma bobina de crânio também aumenta a sensação de clausura. Uma pesquisa mais recente, de 2008, parece indicar que o espaço confinado de um aparelho de RM ainda é um problema. Além de claustrofobia, os pacientes expressavam medo de asfixia e medo de desmaiar, além de exibirem sintomas de ataque de pânico. Os fatores que contribuem para a ansiedade do paciente são complexos. O aparelho estreito tem um papel significativo. No entanto, os pacientes também relatam que sentimentos de isolamento e outros fatores, como duração do exame, ruído acústico e medo de um diagnóstico negativo, também contribuem para o estresse emocional.

À primeira vista, a não cooperação do paciente pode parecer nada mais do que um pequeno inconveniente; no entanto, pode haver consequências negativas para os resultados diagnósticos. Em primeiro lugar, um paciente nervoso pode ter dificuldade para ficar quieto ou cumprir as instruções relacionadas à apneia. Isso provavelmente degradará a qualidade da imagem devido a artefatos de mapeamento incorreto de fase (consultar o Capítulo 8). Além disso, um paciente que sofre um ataque de pânico pode encerrar o procedimento antes que quaisquer imagens diagnósticas sejam adquiridas. Isso pode exigir que o paciente seja encaminhado para testes alternativos, como a TC. Uma comparação recente revelou que a TC foi a modalidade preferida para 42% dos pacientes submetidos a imagens cardíacas, em comparação com apenas 12% que preferiram a RM. O uso de outras modalidades, como TC ou estudos de medicina nuclear, para obter um diagnóstico satisfatório resulta em uma dose desnecessária de radiação ionizante. Os exames prolongados pela intolerância do paciente podem sobrecarregar a equipe, diminuindo o número de pacientes atendidos. Exames de baixa qualidade também desperdiçam o tempo do aparelho de escaneamento de RM e outros recursos valiosos, incorrendo em sanções financeiras. Finalmente, o reagendamento pode atrasar o diagnóstico, afetar negativamente os tempos de lista de espera e aumentar a carga sobre a equipe administrativa. Por essas razões, é importante ter uma estratégia para pacientes ansiosos ou claustrofóbicos.

Existem várias abordagens utilizadas para reduzir o estresse emocional em pacientes submetidos à RM. A aromaterapia tem sido usada com vários graus de sucesso, mas é difícil avaliar se isso oferece um benefício estatisticamente significativo. O design dos aparelhos melhorou nos últimos anos; os magnetos são agora consideravelmente mais curtos e mais largos do que os modelos anteriores, oferecendo um ambiente mais claro e espaçoso para o paciente. Isso reduziu em três vezes a incidência de claustrofobia.[3] O aparelho geralmente é equipado com um ventilador para reduzir a sensação de claustrofobia. Os *scanners* abertos também parecem ser mais bem tolerados e permitem que um parente fique próximo ao paciente, dando mais conforto durante o exame. Testes eletrofisiológicos indicam que os pacientes ficam mais ansiosos logo no início do procedimento, quando eles são movidos para o interior do aparelho, e o nível de ansiedade normalmente diminui durante o procedimento. Isso sugere que quaisquer estratégias de combate à ansiedade devem se concentrar nessa fase do processo. Os fabricantes de equipamentos começaram recentemente a colocar mais ênfase na experiência do paciente como um fator crítico para o sucesso de um exame de RM. Iluminação do ambiente, painéis de parede e de teto exibindo um cenário relaxante e vídeos são empregados para mudar o foco do paciente, longe da mecânica do próprio procedimento. Os pacientes podem até ser convidados a selecionar um tema para seu exame de RM antes de entrar na sala do magneto, distraindo-os de qualquer ansiedade nesse momento crítico. A apresentação de vídeo no ambiente interno do aparelho também pode incluir um cronômetro de contagem regressiva que mantém o paciente informado sobre quanto tempo ele precisa ficar parado e o tempo restante do exame. Isso pode fornecer uma motivação adicional para concluir o procedimento com sucesso. Para crianças muito pequenas ou pacientes muito claustrofóbicos, pode ser necessária sedação ou anestesia. Esses pacientes requerem cuidados adicionais e monitoramento durante o exame. Deve-se ter cuidado especial para garantir que os eletrodos do monitor e outros condutores não sejam deixados em contato com a pele de pacientes anestesiados ou sedados.

CAMPO ESTÁTICO COM VARIAÇÃO ESPACIAL

O campo estático do *scanner* de RM apresenta quatro implicações principais para a segurança do paciente:

- Efeitos biológicos transitórios
- Riscos de projéteis
- Torque em dispositivos implantados
- Corpos estranhos no campo estático.

Efeitos biológicos transitórios

O campo magnético principal B_0 é responsável por determinados efeitos biológicos transitórios experimentados por pacientes, funcionários e voluntários de pesquisa, particularmente quando sistemas de campo ultra-alto são usados. A sensibilidade dos organismos vivos a campos magnéticos externos é bem conhecida. Cerca de 50 espécies animais diferentes parecem ser sensíveis ao campo magnético relativamente insignificante do planeta Terra (0,5 G). Acredita-se que as aves migratórias, como os pombos, tenham um substrato neural que atua como um magnetorreceptor para fins de navegação. Existem também espécies de bactérias, procariontes Gram-negativas, que são conhecidas por serem magnetotáticas, alinhando-se passivamente e movendo-se ativamente ao longo das linhas de fluxo do polo norte magnético.

À medida que o campo magnético externo aumenta para uma magnitude que é 160.000 vezes mais forte do que a da Terra (8 T), os efeitos biológicos tornam-se mais pronunciados. Pacientes e funcionários que são obrigados a entrar em campos magnéticos de 3 a 7 T relatam sintomas transitórios, incluindo gosto metálico na boca e vertigem. A pesquisa indica que esses efeitos tendem a ocorrer quando os trabalhadores são obrigados a se mover através das linhas de fluxo do campo magnético estático e quando os pacientes são movidos para o isocentro do magneto. A vertigem, que causa tontura, náuseas, nistagmo (movimento involuntário dos olhos) e a instabilidade postural, é predominantemente induzida nos campos de 7 T e acima. Os pacientes relatam uma sensação de movimento ao longo de uma trajetória curva, apesar do fato de que o movimento da mesa ocorre em um caminho reto ao longo da direção z do magneto. O efeito parece ser devido a uma compensação excessiva temporária pelo sistema vestibular da orelha interna e pode persistir por um curto período após o exame. O mecanismo desse efeito foi teorizado como estando relacionado à força de Lorentz sobre os íons contidos no fluido dentro dos canais semicirculares. Qualquer fluxo pode causar a persistência da vertigem, mesmo quando o paciente está imobilizado e parado. A razão pela qual isso pode ser considerado um risco à segurança é que alguns pacientes parecem ser mais sensíveis ao campo ultra-alto do que outros e, em alguns casos, podem ser aconselhados a evitar dirigir ou operar máquinas até que os sintomas desapareçam. A função normal geralmente retorna dentro de 15 minutos após ser removido do campo magnético. Alguns estudos têm mostrado que a gravidade da vertigem induzida aumenta em relação à velocidade com que o paciente é introduzido no magneto. Usar um movimento lento da mesa é, portanto, desejável ao posicionar o paciente em um sistema de campo ultra-alto. Os efeitos da vertigem não parecem ser influenciados pela RF ou gradientes de rápida transição.

Além da força de Lorentz, há a lei da indução eletromagnética de Faraday a ser considerada. Esse fenômeno causa a indução de uma corrente elétrica através de um condutor que é movido através de um campo magnético externo (consultar o Capítulo 1). Este é entendido como o mecanismo por trás dos fosfenos, em que o nervo óptico atua como condutor e a estimulação do nervo causa o aparecimento de *flashes* e distúrbios ópticos no campo visual do paciente. As sensações de gosto metálico também são relatadas pelos pacientes à medida que se movem ao longo do gradiente de campo estático. Embora o mecanismo exato ainda esteja sob investigação, é provável que essas sensações sejam causadas por estimulação nervosa das papilas gustativas ou, possivelmente, eletrólise na saliva. Em termos de segurança, o limite para esses efeitos é muito alto. A maioria dos pacientes, mesmo aqueles submetidos ao escaneamento no equipamento de campo ultra-alto, não relatam qualquer percepção de alterações de sabor.

Em resumo, os efeitos biológicos transitórios não são uma grande preocupação do ponto de vista da segurança. O Comitê Internacional de Radiação Não Ionizante afirma que não há evidências de efeitos adversos graves à saúde decorrentes da exposição do corpo até 8 T. Em alguns casos, alguns dos efeitos descritos pelos pacientes podem ser de origem psicológica. Participantes da pesquisa atribuídos a um grupo controle, ocasionalmente, relatam sintomas quando posicionados dentro de um *scanner* fictício sem campo magnético ativo.

Riscos de projéteis

Ao contrário dos efeitos biológicos transitórios, benignos, associados ao campo estático, os projéteis ferromagnéticos têm o potencial de ser muito perigosos. Quando consideramos os gradientes de campos magnéticos na RM, frequentemente pensamos nos gradientes variáveis no tempo, criados pelas bobinas do gradiente para a codificação espacial. No entanto, o campo magnético estático também possui um gradiente. O campo estático é homogêneo em relação ao volume da imagem no isocentro do magneto; no entanto, a densidade de fluxo muda drasticamente com o aumento da distância da extremidade do magneto. Isso cria um gradiente variável espacialmente, em vez de um gradiente variável no tempo. A blindagem ativa das bobinas de compensação aumenta consideravelmente esse efeito porque é desejável manter o limite de 5 G o mais próximo possível do magneto (ver o Capítulo 9). Como resultado, o campo magnético pode variar de 3 T a 0,5 mT (5 G), por exemplo, ao longo de apenas alguns metros com a parte mais íngreme do gradiente no final do aparelho. A força necessária para acelerar um item ferromagnético, como um cilindro de aço de oxigênio, em direção ao isocentro do magneto é proporcional ao produto da densidade de fluxo do magneto (intensidade do campo) e do gradiente de campo estático espacial. Em sistemas mais antigos e mal protegidos e em alguns sistemas modernos de campo ultra-alto, o gradiente de campo estático se estende a uma determinada distância, de maneira que grandes itens ferromagnéticos são atraídos por até vários metros de distância. Isso resulta em uma maior capacidade de aceleração ao longo do gradiente e uma alta velocidade terminal.

No entanto, os sistemas modernos ativamente blindados contêm o campo periférico de maneira muito eficiente. O limite de 0,5 mT (5 G) pode se estender um pouco além do final da mesa do paciente, que está a 3 m da extremidade do magneto ou menos (Figura 10.3). Do ponto de vista da segurança em relação aos riscos de projétil, isso poderia ser considerado uma espada de dois gumes. Existe menos risco de itens serem arrastados de uma longa distância e acelerados ao longo de um poderoso campo magnético. No entanto, há uma menor margem de erro se uma cadeira de rodas ferromagnética ou outro item for levado acidentalmente para a sala do magneto. Em sistemas não blindados, podemos notar uma força atrativa moderada exercida sobre um objeto ferromagnético (p. ex., moedas em bolsos), enquanto ainda está a alguma distância do equipamento de RM e, portanto, podemos tomar uma ação corretiva. Em sistemas ativamente blindados, no momento em que se torna aparente que o objeto está sendo atraído pelo magneto, não há nada que possa ser feito para evitar que se torne um projétil. A Figura 10.4 mostra um exemplo disso, em que um paciente quase foi levado até o magneto, em uma cadeira de rodas ferromagnética. A cadeira de rodas só foi atraída para o magneto quando o paciente ficou em pé, empurrando a cadeira para um campo magnético intensamente superior. O mesmo efeito se aplica a objetos menores, como canetas, tesouras, moedas, grampos de cabelo, *pagers*, telefones e outros itens que podem ser introduzidos inadvertidamente na sala do magneto se a triagem não for realizada adequadamente. Até o momento, pelo menos dois casos de lesões muito graves causadas por incidentes com projéteis de cilindro de oxigênio e dois casos fatais conhecidos foram relatados. Além do custo humano, um projétil de alta velocidade pode causar danos graves ao *hardware* do *scanner*, resultando em dias ou semanas sem fazer exames.

No caso de um grande incidente com projéteis, como aqueles envolvendo cilindros de oxigênio ou cadeiras de rodas, é possível que o magneto supercondutor exija a extinção (*quenching*) ou o desligamento para remover o projétil. Essa é uma necessidade absoluta se houver um perigo imediato de vida ou integridade física. Pelo menos dois casos foram relatados de pacientes ou funcionários que ficaram presos por cilindros de oxigênio e feridos gravemente. Em uma ocasião, o paciente sofreu fraturas faciais. No outro incidente, um assistente de enfermaria sofreu uma fratura no antebraço e um técnico de radiologia fraturou a pelve. Em ambos os casos, os pacientes ficaram fisicamente presos pelo cilindro de oxigênio e não puderam ser liberados, porque o circuito de desligamento ou *quench* falhou. O paciente com fratura facial teve que ser extraído da extremidade posterior do magneto. O assistente de enfermaria e o técnico de radiologia ficaram presos por aproximadamente 4 horas até que um engenheiro conseguiu contornar o mecanismo de *quench* e libertá-los. Nesse caso, o técnico de radiologia havia perdido a consciência devido à hemorragia interna. Esses casos deixam bem claro que todos os novos membros da equipe devem ser informados sobre a localização do botão de *quench*. Os circuitos de extinção também devem ser verificados regularmente pelo engenheiro de serviço.

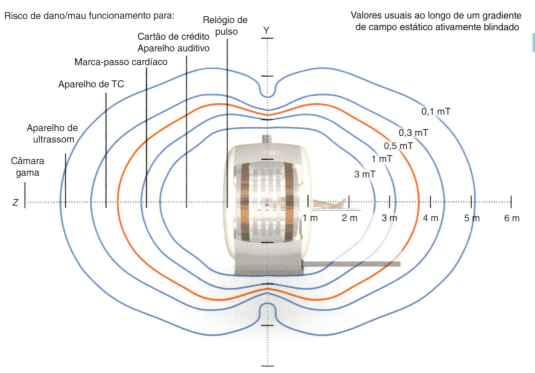

Figura 10.3 O gradiente de campo magnético estático de um equipamento de RM fechado com blindagem ativa. Os valores mostrados variam conforme o modelo do equipamento de escaneamento.

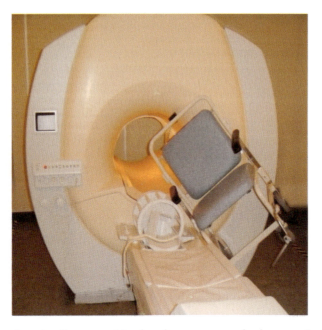

Figura 10.4 Cadeira de rodas ferromagnética levada para uma sala de ressonância magnética ativamente blindada. Nenhuma atração foi sentida até que a cadeira fosse movida para perto do aparelho com grande força.

Além do efeito de projétil, há outra preocupação potencial com a segurança quando pequenos materiais ferromagnéticos ficam presos dentro do *scanner*. Esses itens podem ter um efeito deletério na qualidade da imagem ou na geometria/distorção da imagem. Por exemplo, alguns tipos de dispositivos de imobilização do paciente (sacos de "areia") podem ser preenchidos com grãos de aço. Além do perigo potencial de projéteis, eles são prejudiciais como dispositivos de imobilização, pois são atraídos pelo magneto. Houve pelo menos dois incidentes em que tais sacos foram rompidos, com o derramamento de seu conteúdo no orifício aquecido do criostato, afetando permanentemente a qualidade da imagem. Quaisquer objetos ferromagnéticos pequenos, como moedas, prendedores de cabelo e alfinetes de segurança que se acumulem dentro do equipamento de RM também podem afetar adversamente a homogeneidade do volume de imagem. Isso causa problemas de qualidade de imagem, mas também pode se tornar um problema de segurança quando o exame é necessário para fazer medições precisas de anatomia, por exemplo, ao planejar a cirurgia guiada por imagem, ablação por RF, radioterapia ou pelvimetria. Em todos esses exemplos, a medição imprecisa pode ter consequências graves desfavoráveis para os pacientes se o seu plano de tratamento estiver incorreto.

Em resumo, os riscos de projéteis podem ser evitados por vigilância, uso de barreiras físicas, sinais de alerta inequívocos e um programa robusto de treinamento de equipe. Se objetos metálicos (como *halovests* ou fixadores externos) tiverem que ser levados para a sala do magneto, um poderoso magneto manual ajuda a determinar a segurança. Esteja ciente de que grandes dispositivos ou equipamentos de monitoramento podem ter uma cobertura de plástico, mas também um chassi ferromagnético. Para qualquer monitoramento de paciente, é altamente recomendado que apenas dispositivos certificados e fabricados especificamente para RM sejam usados.

> ## Dica para aprendizado: mais reflexões sobre os perigos dos projéteis
>
> A história mostra que os incidentes com projéteis tendem a compartilhar um tema comum, segundo o qual um membro da equipe que não trabalha na RM ganha acesso à sala do magneto sem ser observado pela equipe de RM. Entre eles estão faxineiros, enfermeiras, anestesiologistas, porteiros, engenheiros de máquinas anestésicas, acompanhantes de pacientes, terapeuta respiratório e operários, como, por exemplo, encanadores. Pelo menos sete incidentes com cilindros de oxigênio ocorreram dessa maneira, além de dezenas de outros incidentes menos graves, particularmente envolvendo equipamentos de limpeza, como máquinas de polimento de piso. Riscos de projéteis nos EUA se tornaram ainda mais complicados por causa policiais levando armas de fogo para salas de magneto de RM. Pelo menos uma arma foi descarregada ao entrar no magneto, disparando uma bala na parede traseira da sala do magneto. Esses incidentes confirmam a necessidade de zoneamento protetor da sala de RM, uma barreira física entre as áreas públicas e a sala do magneto, além do treinamento de todos os funcionários do hospital sobre os perigos da RM (ver Figura 10.1). A menos que um sistema de ressonância magnética resistiva seja usado, a equipe do hospital deve estar ciente do fato de que um magneto supercondutor está sempre ativado (sempre ligado) e é igualmente perigoso quando o exame não está em andamento. Também é aconselhável treinar outros funcionários que fazem parte do hospital, como bombeiros que podem tentar obter acesso à sala do magneto fora do horário comercial. Quando uma pessoa não autorizada tem acesso à sala do magneto, a culpa geralmente cabe ao departamento de RM.

Torque em dispositivos implantados

O campo estático pode afetar dispositivos médicos implantados. Isso inclui *stents*, clipes, neuroestimuladores e marca-passos cardíacos. Além da atração ferromagnética, tais dispositivos também podem sofrer **torque**. Esse termo descreve uma força rotacional que causa o alinhamento de um objeto às linhas de fluxo magnético. Qualquer implante ferromagnético pode experimentar essa força de rotação até que fique alinhado com o campo estático. Para dispositivos como clipes de aneurisma, isso pode ocorrer por toda a duração do procedimento de RM. Existem vários fatores que afetam o nível de risco associado aos efeitos do torque. Alguns dispositivos implantados, como hastes intramedulares ortopédicas ou próteses de quadril, são fixados ao osso com parafusos ou cimento. Seria improvável que eles experimentassem movimento relacionado ao torque, mesmo se fossem ferromagnéticos.

Alguns dispositivos ficam imobilizados devido à fibrose (tecido cicatricial) ao longo das semanas após a implantação. Por sua vez, algumas áreas do corpo, como o cérebro, são compostas por tecidos muito moles, nos quais não ocorre fibrose e não há fixação óssea. A forma do implante também é um fator importante. Na Figura 10.5, um dispositivo longo e estreito (como um clipe cirúrgico), posicionado em um ângulo em relação às linhas de fluxo, sofre uma força rotacional. Basicamente, esse dispositivo se comporta como uma alavanca. É provável que o ponto de apoio (centro de rotação) seja o local onde o clipe está ancorado ao vaso sanguíneo. Como o clipe se alinha com o campo externo, existe o risco de danos à anatomia vizinha devido às forças rotacionais de torção. Até o momento, houve pelo menos uma fatalidade atribuída ao torque em um clipe de aneurisma implantado. Nesse caso, o paciente tinha conhecimento do clipe, mas teria sido mal informado sobre a segurança da RM pelo hospital que realizou o procedimento de clipagem. Isso destaca uma lição importante para os profissionais. A menos que a linhagem de um clipe ou dispositivo implantado possa ser verificada com certeza, o procedimento deve ser cancelado ou adiado até que novas investigações tenham mostrado, sem dúvida, que o exame é seguro para prosseguir. Evidências documentais, como o prontuário do paciente, devem ser levadas em consideração e um exame nunca deve ser iniciado apenas com base em evidências verbais.

Outros dispositivos implantados, como marca-passos cardíacos e desfibriladores cardíacos implantáveis, podem conter componentes ferromagnéticos e baterias que resultam em uma interação com um campo magnético externo. Essa atração translacional e a força rotacional podem fazer com que o dispositivo se mova quando introduzido em um alto gradiente de campo magnético espacial.

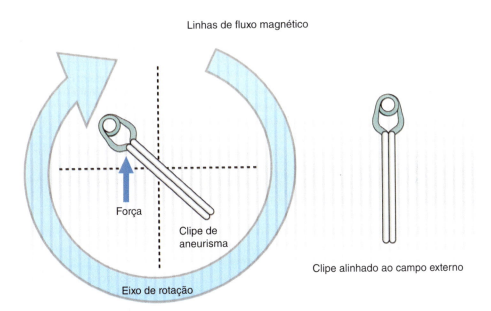

Figura 10.5 Um dispositivo implantado ou clipe pode sofrer torque. Esta é uma força de rotação que promove o alinhamento do eixo longo de um dispositivo com o campo estático.

Alguns dispositivos cardíacos modernos implantados são menos ferromagnéticos, possuem circuitos avançados e podem ser condicionalmente seguros para a varredura. Nessas circunstâncias, o dispositivo deve ser programado remotamente em um modo de segurança para RM. O exame deve ser realizado sob a jurisdição de uma equipe de cardiologia e sob condições estritamente controladas.

Metais não ferrosos também podem sofrer torque quando expostos a um gradiente de campo magnético estático externo. Isso se deve ao efeito de Lenz. No Capítulo 1, aprendemos que a lei de Lenz mostra que "a direção de uma corrente induzida é sempre tal que se opõe à mudança no circuito ou no campo magnético que a produz". Quando certos metais não ferrosos são movidos através de um gradiente de campo magnético espacialmente variável, dentro do metal são geradas correntes que se opõem ao campo magnético externo. Pesquisas *in vitro* em tipos mais antigos de próteses de válvula cardíaca de metal mostraram que esse efeito pode impedir o funcionamento correto da válvula em alguns casos, conforme o dispositivo é movido ao longo do gradiente de campo estático B_0.[4]

Corpos estranhos no campo estático

Os corpos estranhos ferromagnéticos são contraindicados pelas mesmas razões que os dispositivos implantados, ou seja, o risco de movimento devido a forças translacionais e rotacionais. O risco é particularmente prevalente em áreas onde o movimento do material tem o potencial de causar hemorragia ou danos a estruturas anatômicas delicadas. Por esse motivo, atenção especial é dada à triagem de pacientes quanto a corpos estranhos intraorbitários. Fragmentos ferromagnéticos de alta velocidade são conhecidos por penetrar no globo ocular e, em pelo menos dois casos, interagiram com o campo estático, resultando em cegueira unilateral. Em um caso, o dano foi irreversível devido a uma hemorragia no vítreo. No outro caso, a lesão foi tratada com a implantação de lente protética. O procedimento de triagem desses pacientes está sujeito a um certo grau de controvérsia. As radiografias fornecem uma dose de radiação no cristalino e o custo combinado de exames negativos é muito caro. No caso de cegueira permanente, mencionado acima, o paciente desconhecia a presença do fragmento metálico. No segundo caso, o paciente tinha conhecimento do fragmento, as radiografias foram obtidas, mas foram relatadas como normais. Decidiu-se avançar com a RM e a lesão resultou de um fragmento de aço de 1 mm do cristalino do olho que foi deslocado para a câmara anterior do globo ocular. O trauma resultou no desenvolvimento de catarata ao longo de meses após o exame. Os pacientes devem, portanto, ser rastreados para corpos estranhos intraoculares e sua história verbal deve ser respeitada tanto quanto suas respostas no questionário do formulário de rastreamento. Todos os pacientes que relatam ter sofrido uma lesão ocular penetrante devem ser considerados para radiografia simples, se nenhuma imagem recente estiver disponível para revisão.

CAMPOS ELETROMAGNÉTICOS (RADIOFREQUÊNCIA)

Um equívoco comumente citado é a declaração de que a "RM não usa radiação". É mais correto dizer que a ressonância magnética usa radiação *não ionizante*. Na radiografia convencional, os efeitos adversos giram em torno do uso de radiação ionizante e do risco de efeitos determinísticos e estocásticos com o aumento da dose. Os efeitos estocásticos são de natureza um tanto aleatória e são definidos como aqueles que aumentam a probabilidade de o paciente desenvolver um câncer induzido por radiação em algum tempo no futuro. Os efeitos determinísticos são aqueles que podem ter uma causa e efeito não aleatório com o aumento da dose absorvida. Esses efeitos incluem eritema ou queda de cabelo. O grau em que a radiação eletromagnética causa danos ao tecido vivo é determinado por sua energia inerente. Toda radiação eletromagnética percorre na velocidade da luz no vácuo, mas a energia contida no feixe é determinada pelo comprimento de onda. Os raios X têm um comprimento de onda de menos de 10 nanômetros (nm), portanto, não mais que 20 átomos cabem entre os picos na forma de onda. A radiação nessa frequência é energética o suficiente para causar danos por átomos ionizantes dentro dos tecidos do paciente, causando a descarga de um elétron. Um equipamento de RM emprega RF em uma frequência que corresponde à frequência de Larmor dos momentos magnéticos dos núcleos de hidrogênio dentro do volume da imagem. Isso é determinado pela intensidade do campo magnético (ver o Capítulo 1). Em 1 T, a frequência central é de 42,58 MHz e uma onda eletromagnética na frequência correspondente tem um comprimento de onda de aproximadamente 7 m. Em 1,5 T, é equivalente a 63,87 MHz (4,69 m). A energia contida em um fóton de radiação eletromagnética é diretamente proporcional à sua frequência e inversamente proporcional ao seu comprimento de onda. Como resultado, a RF empregada na RM tem energia significativamente menor do que a encontrada na radiografia convencional ou na TC. A energia é muito baixa para romper ligações químicas ou causar mutações no DNA. Como resultado, a RF usada na RM é não ionizante, mas isso não significa que seja totalmente segura. Existem três riscos principais de segurança associados à RF: aquecimento/queimaduras no paciente, o efeito antena, além de efeitos adversos na função de implantes, devido a correntes induzidas.

Aquecimento

Como aprendemos no Capítulo 1, a ressonância envolve a transferência de energia de um pulso de RF para os núcleos de hidrogênio dentro do volume de imagem. Grande parte da energia implantada pelo pulso de RF é absorvida pelos tecidos do corpo do paciente e causa um aumento na temperatura termodinâmica. O mecanismo por trás desse efeito de aquecimento está relacionado ao fato de que os tecidos humanos são condutores e as correntes de Foucault são formadas de acordo com a lei de indução eletromagnética de Faraday. As perdas de resistividade causam aquecimento. Para fins dosimétricos, é necessário determinar a taxa na qual a energia é absorvida. A energia é medida em joules (J) e a taxa em que é absorvida requer uma medição ao longo do tempo em segundos (s) em uma massa de tecido em quilogramas (kg). As unidades dosimétricas para a SAR são, portanto, watts por quilograma (W/kg). Por esse motivo, é necessário pesar o paciente com precisão antes do procedimento de escaneamento e inserir o peso no computador do equipamento. O sistema é então capaz de estimar a SAR para uma determinada sequência de pulso. A calibração pré-escaneamento aplica descargas curtas de RF que são necessárias para criar um ângulo de inclinação de 90° e 180°. A quantidade de energia necessária para todos os pulsos em uma sequência de pulsos é somada, dividida pelo TR e então dividida pela massa do paciente para calcular a SAR do corpo inteiro.

Algumas áreas anatômicas são mais suscetíveis ao aquecimento em comparação a outras áreas. O cristalino do olho é extremamente sensível porque a sua ausência de suprimento sanguíneo impede a dispersão do calor. As células germinativas do sistema reprodutor masculino também podem ser adversamente afetadas pelo aquecimento. Estudos em animais mostraram infertilidade transitória em níveis de SAR de cerca de 6 W/kg. Esse é o nível necessário para elevar a temperatura testicular em cerca de 3,5°C. Por essas razões, diferentes limites de SAR são recomendados para o tronco, a cabeça e as extremidades.

A International Electrotechnical Commission (IEC) definiu três modos de operação para os equipamentos de RM com o aumento da deposição de RF:[5]

- *Modo de operação normal.* Como o nome sugere, esse é o modo usado no escaneamento de rotina. É definido como "o modo de operação em que nenhuma das saídas tem um valor que seria antecipado para causar estresse fisiológico aos indivíduos"

Ressonância Magnética | Aplicações Práticas

- *Modo de operação controlado de primeiro nível.* Esse é "o modo de operação em que nenhum parâmetro atinge um valor que pode causar estresse fisiológico aos indivíduos"
- *Modo de operação controlado de segundo nível.* Esse é "o modo de operação do equipamento de RM em que um ou mais parâmetros atingem um valor que pode produzir risco significativo aos indivíduos, para o qual a aprovação ética explícita é necessária de acordo com os requisitos locais".

Para garantir a segurança do paciente evitando o estresse causado pelo calor e danos aos tecidos locais, o IEC e a British Standards Institution (BSI) publicaram um conjunto de padrões para os limites da SAR. Eles estão resumidos na Tabela 10.1. Observe que há diferença de padrões aplicados de acordo com o país; por exemplo, nos EUA, a FDA tem diretrizes que variam um pouco do padrão europeu.

Tabela 10.1 Limites da SAR conforme definidos pelo BSI 60601-2-33: 2010 + A2: 2016.

Região do corpo	Limites da SAR (W/kg) em média em 6 min Os limites da SAR em qualquer período de 10 s não devem exceder duas vezes os valores indicados					
	Bobinas de transmissão de volume			Bobinas de transmissão local		
	Total	Parcial		Cabeça	Tronco	Membros
	Corpo total	Parte exposta	Cabeça			
Modo de operação normal	2	2 a 10	3,2	10	10	20
Modo de operação controlada de primeiro nível	4	4 a 10	3,2	20	20	40
Modo de operação controlada de segundo nível	> 4	> (4 a 10)	> 3,2	> 20	> 20	> 40

O padrão também define limites para a temperatura corporal do paciente/participante da pesquisa:

- *O modo normal* deve apenas aumentar a temperatura corporal central em 0,5°C, elevando a temperatura corporal central ou local para não mais que 39°C
- *O modo controlado de primeiro nível* só aumentará a temperatura corporal central em 1°C, elevando a temperatura corporal central ou local para não mais que 40°C
- *O modo controlado de segundo nível* pode aumentar a temperatura corporal central em mais de 1°C, elevando a temperatura corporal interna ou local para mais de 40°C.

Além disso, ao usar uma bobina de transmissão de RF local, o aumento da temperatura das órbitas deve ser limitada a 1°C.

Às vezes, o sistema de RM o notifica de que a aquisição planejada não pode ser iniciada porque o limite de SAR seria excedido. Nesses casos, você pode decidir consultar um médico para saber se seria seguro alternar do modo normal para o modo controlado de primeiro nível. O modo de operação controlado de segundo nível é um modo somente de pesquisa e nunca deve ser usado em um exame clínico. Os limites de SAR para tais projetos de pesquisa são de responsabilidade do conselho local que aprovou a pesquisa. Os bloqueios de *software* são empregados para garantir que o modo de controle de segundo nível não possa ser selecionado acidentalmente por pessoal não autorizado.

Ao decidir sobre o uso do modo controlado de primeiro nível, vários fatores precisam ser considerados. Algumas condições podem afetar de forma adversa a capacidade do paciente para dissipar o calor. Isso inclui idade (geriátrica e neonatal), hábitos corporais (obesidade), temperatura corporal elevada preexistente (febre) ou medicamentos que alteram a resposta termorregulatória do paciente. Como o monitoramento eficaz é necessário, os pacientes que estão sedados ou incapazes de se comunicar (devido à idade ou barreiras de idioma) também podem ser excluídos da verificação de modo controlado de primeiro nível. Nos casos em que o risco de mudar para o modo de segundo nível é considerado superior ao benefício potencial para o paciente, é necessário fazer ajustes no protocolo de escaneamento a fim de reduzir a deposição de RF e reduzir a SAR para dentro dos limites do modo de operação normal. As intervenções que podem ser usadas para reduzir a deposição de RF incluem o seguinte:

- *Usar um* scanner *de menor intensidade de campo*. Normalmente, essa não é uma opção viável ou praticável. A deposição de energia diminui porque a frequência central do sistema é menor e, portanto, a frequência da RF transmitida é reduzida. A compensação é uma redução na RSR se todos os outros fatores permanecerem iguais. Isso pode exigir um NMS mais alto e isso pelo menos dobra o tempo de exame
- *Remoção ou redução dos pulsos de pré-saturação*. Remove os pulsos de RF adicionais que estão sendo usados para saturar o sinal em estruturas dentro ou fora do campo de visão (FOV). A compensação pode ser um aumento no artefato de mapeamento incorreto de fase que os pulsos de saturação pretendiam reduzir (ver o Capítulo 8)
- *Aumentar o TR*. Reduz o número de excitações de RF por unidade de tempo. A compensação é uma mudança na ponderação, particularmente em uma sequência ponderada em T1 (consultar o Capítulo 2)
- *Diminuir o número de cortes*. Reduz o número de pulsos de RF necessários por repetição e, portanto, reduz o número de pulsos de RF necessários por unidade de tempo. A compensação é uma cobertura reduzida da área anatômica, a menos que aquisições extras sejam usadas, e isso aumenta o tempo de escaneamento
- *Usar uma bobina receptora diferente*. Uma bobina de quadratura, por exemplo, é mais eficiente do que uma bobina linear. Não há compensação se uma bobina apropriada for selecionada desde o início
- *Evitar o uso de TSE (ou FSE) ou reduzir o CTE/FT nessas sequências de pulso*. A deposição de energia aumenta com o quadrado do ângulo de inclinação. Os pulsos de RF de 180° empregam quatro vezes mais energia do que os pulsos de RF de 90°
- *Reduzir o ângulo de inclinação dos pulsos de RF de refasagem*. Alguns fabricantes nos permitem selecionar o ângulo de inclinação dos pulsos de RF de refasagem em sequências de pulso *spin*-eco. Isso reduz a deposição de RF pelo mesmo motivo mencionado anteriormente (ver Capítulo 3). A compensação pode ser uma ligeira redução na qualidade da imagem, mas é improvável que torne as imagens sem valor diagnóstico.

Um último ponto a ser observado sobre a RF e o aquecimento do paciente é que podem ocorrer queimaduras onde alças de ocorrência natural são formadas pela posição anatômica do paciente. Se as mãos estiverem em contato com as laterais das pernas, ou se os calcanhares estiverem apoiados um no outro, pode haver uma pequena área superficial de pele em contato. Isso cria um "circuito biológico" através do qual a corrente induzida pode fluir.[6] Como o contato com a pele pode ser de apenas alguns centímetros quadrados, a quantidade de corrente induzida está concentrada nesta pequena área, podendo resultar em aquecimento intenso (Figura 10.6). Dependendo da postura e do hábito corporal, o mesmo efeito pode ocorrer entre os joelhos ou panturrilhas. Por esse motivo, os fabricantes de equipamentos de RM fazem recomendações sobre o posicionamento do paciente e fornecem acolchoamentos para isolar essas áreas do corpo, quebrando quaisquer alças condutoras que ocorrem naturalmente.

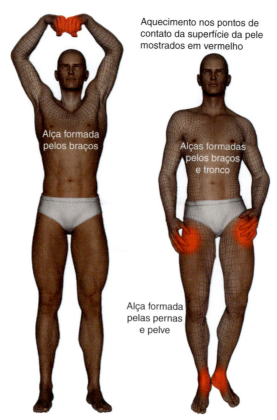

Figura 10.6 A anatomia pode formar "circuitos biológicos" através dos quais uma corrente induzida pode fluir. Áreas de contato, como mãos ou calcanhares, podem concentrar o fluxo de corrente em uma pequena área, causando queimaduras.

O efeito antena

Uma segunda preocupação de segurança associada à RF é conhecida como **efeito antena**. Qualquer condutor atua como uma antena (antena de rádio) se tiver um determinado comprimento crítico. Antenas dipolo, como as usadas para receber transmissões de rádio comerciais, são projetadas para ter exatamente a metade do comprimento de onda que se destinam a receber. Esse tipo de antena é chamada de **ressonador**, porque a RF aplicada cria uma onda estacionária no dipolo. Esse fenômeno, primeiro descrito por Michael Faraday, ocorre quando as ondas são refletidas para frente e para trás, dentro de um meio, resultando em uma onda estacionária que oscila ao longo do tempo. A onda possui pontos onde a amplitude é sempre mínima (chamados nodos) e pontos onde a amplitude atinge seu maior valor (antinodos). Lembre-se de que a ressonância é uma transferência de energia (consultar o Capítulo 1). Se o condutor estiver na frequência de ressonância da onda, os antinodos encontram-se nas pontas do fio e, por ser esse o ponto de maior energia, pode ocorrer aquecimento. Testes *in vitro* de fios de marca-passo em um *scanner* de RM revelaram um aumento de temperatura na ponta do fio, elevando sua temperatura para um máximo de 80°C. Essa temperatura é suficientemente alta para causar queimaduras ou danos aos tecidos.[7] O aquecimento dipolo dos fios condutores é mostrado na Figura 10.7.

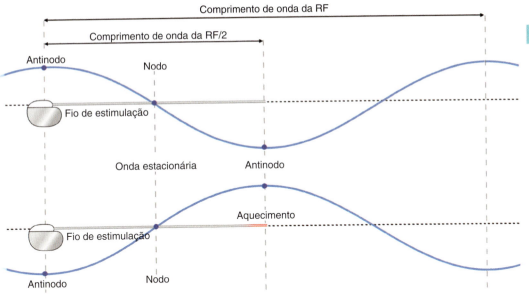

Figura 10.7 Aquecimento dipolo em um fio condutor, como um eletrodo de marca-passo.

Para prevenir queimaduras, é de fundamental importância garantir que os fios condutores sejam mantidos longe da superfície da pele do paciente, principalmente se estiver sedado, inconsciente ou anestesiado. Tais pacientes são incapazes de relatar sensações de queimação e já houve consequências trágicas em que ocorreram queimaduras graves porque passaram despercebidas até o final do exame. Em um caso, um oxímetro não compatível com RM gerou aquecimento indutivo durante um exame de RM, sob anestesia, resultando em queimaduras de quarto grau em uma menina de 5 semanas de idade. A lesão resultou na inviabilidade do tecido remanescente, levando à amputação de toda a mão e antebraço.[8] Esse caso destaca o fato de que dispositivos aparentemente inócuos podem ser extremamente perigosos no ambiente de RM.

Dica para aprendizado: comprimento de onda e a segurança dos condutores

Leitores mais atentos podem estar se perguntando como um comprimento de onda de até 7 m pode afetar condutores, como fios de marca-passo, que provavelmente não têm o comprimento dipolo necessário de 3,5 m. A razão é que o comprimento de onda da radiação eletromagnética geralmente é determinado quando percorre na velocidade da luz através do vácuo. Esse comprimento de onda muda se o meio mudar, por exemplo, ao passar pelo tecido biológico. Isso ocorre porque o tecido humano é tanto condutor quanto isolante. Ele contém cargas que se movem, mas também moléculas fixas com um dipolo magnético. Na presença de um campo eletromagnético externo, esses dipolos se alinham em oposição ao campo externo e, com isso, reduzem seu efeito. O grau em que diferentes moléculas (tecidos) reduzem o campo de RF é definido como a **permissividade relativa** do meio em questão. A permissividade relativa de um vácuo perfeito é exatamente 1. Vários tecidos biológicos têm permissividades relativas diferentes, todas superiores a 1. A 63 MHz, a água tem um valor de 81 e o sangue de 67. O valor do sangue é o mais importante porque os fios de estimulação estão necessariamente imersos nesse meio dentro do vaso. Uma permissividade relativa de 67 reduz o comprimento de onda da RF para aproximadamente 58 cm e, portanto, o comprimento crítico do dipolo de um condutor é de aproximadamente 29 cm.

Correntes induzidas em dispositivos implantados

Além dos efeitos de aquecimento nos eletrodos de dispositivos, como marca-passos cardíacos, existem outros efeitos relatados na literatura, incluindo mudanças temporárias ou permanentes na função desses dispositivos. A literatura mostra que complicações associadas à varredura inadvertida de marca-passos são muito raras. Infelizmente, nas ocasiões em que ocorrem complicações, o resultado pode ser fatal. Até o momento, houve pelo menos 13 mortes relatadas atribuídas ao mau funcionamento do marca-passo, tornando essa, de longe, a causa mais comum de morte relacionada ao procedimento de RM. O mecanismo fisiológico por trás da fatalidade relacionada ao marca-passo geralmente é a assistolia ou a fibrilação ventricular. Os motivos técnicos estão relacionados ao efeito de RF e/ou gradientes de campo magnético no circuito interno de detecção do dispositivo, resultando em estimulação cardíaca inadequada. Estudos *in vivo* realizados em animais e humanos mostram que a estimulação excessivamente rápida causa uma queda significativa na pressão arterial. Outros efeitos relatados incluem interrupção da fonte de alimentação interna e ativação da chave magnética *reed*, resultando em estimulação assíncrona. Nos últimos anos, os fabricantes de marca-passos trataram de muitas das questões de incompatibilidade da RM associadas a esses dispositivos:

- Os cabos foram modificados para reduzir o aquecimento da ponta
- O circuito de detecção interno foi aprimorado para reduzir a estimulação cardíaca inadequada
- O número de componentes ferromagnéticos foi reduzido
- Filtros foram empregados para reduzir a interrupção do fornecimento interno de energia
- A chave magnética *reed* foi substituída por um transdutor analógico mais complexo.

Isso resultou em uma variedade de dispositivos condicionalmente seguros para o exame de RM.

CAMPOS MAGNÉTICOS COM GRADIENTES VARIÁVEIS NO TEMPO

Estimulação nervosa

O tipo final de campo magnético que pode causar problemas de segurança na RM é o campo magnético com gradiente variável no tempo, que é aplicado durante a aquisição. A lei de indução eletromagnética de Faraday prevê que um campo magnético externo vai interagir com um condutor para produzir uma força eletromotriz (ver Capítulo 1). Um dos primeiros geradores elétricos, inventado por Antoine-Hippolyte Pixii em 1832, capitalizou esse fenômeno com um magneto à manivela posicionado próximo a um fio solenoide. Esse dispositivo é conhecido como alternador. A alternância do campo magnético aplicado induz uma corrente alternada no condutor. Essa é uma boa analogia para a ação de gradientes de campo magnético aplicados durante uma aquisição de RM. Os gradientes são aplicados em todas as três direções ortogonais e a polaridade do gradiente do campo pode ser alternada rapidamente muitas vezes por segundo. Isso cria o potencial (sem trocadilhos) para a indução de uma corrente nos tecidos do corpo. A corrente mínima necessária para despolarizar a membrana celular de um neurônio ou célula muscular é conhecida como **reobase**. O parâmetro que determina a excitabilidade do tecido biológico é conhecido como **valor de cronaxia**. Isso é definido como a duração mínima do pulso durante a qual uma corrente elétrica, com o dobro do valor da reobase, precisa ser aplicada para estimular um músculo ou neurônio. Simplificando, se a corrente induzida excede um certo limite, ao longo de um determinado intervalo de tempo, ocorre a estimulação nervosa. Os voluntários de uma pesquisa relataram que esse efeito causa sensação de batidas, formigamento e pulsação nas extremidades.

Do ponto de vista da segurança, a estimulação nervosa pode representar um risco se o músculo cardíaco ou o diafragma forem afetados. O valor de cronaxia é importante, pois é o valor utilizado na estimulação cardíaca clínica para determinar a duração do pulso necessária para despolarizar o músculo miocárdico. Nesse contexto, o termo "sequência de pulsos" adquire um significado totalmente novo, pois pode passar a atuar como um marca-passo cardíaco se o valor da corrente induzida e de cronaxia atingir o nível crítico. Ao usar um equipamento de RM padrão, a estimulação cardíaca inadequada é improvável, pois o limiar para a estimulação cardíaca é consideravelmente maior do que o necessário para o estímulo do nervo periférico.[9] O paciente estaria pressionando o botão de alarme com certa força nessas circunstâncias! As diretrizes de segurança atuais afirmam que no modo de operação normal, o sistema de gradiente deve operar em um nível que não exceda 80% do limite médio para estimulação de nervos periféricos e nunca deve exceder 100%. Os modos de pesquisa podem aumentar o limite para 120%, um nível acima do qual pode ocorrer desconforto. Pesquisas em cães mostram que a estimulação respiratória exigiria um limiar de 300% e, a estimulação cardíaca, um limiar de 900% além do limite médio para estimulação de nervos periféricos. Isso é improvável com o uso de um *scanner* de RM diagnóstica, pois a taxa de variação da bobina de gradiente é restrita pelo fabricante a níveis seguros (normalmente até 200 T/m/s).

Efeito de gradientes variáveis no tempo em dispositivos implantados

Gradientes variáveis no tempo podem ter um efeito adverso em dispositivos médicos eletrônicos implantados devido à interferência nos circuitos. Eles induzem uma corrente em objetos metálicos, como dispositivos de fixação cervical. A corrente induzida pode, por sua vez, induzir um momento magnético na estrutura metálica do dispositivo causando uma interação com o campo estático. É relatado que isso cria vibrações de alta frequência desconfortáveis experimentadas pelo paciente quando os gradientes estão ativos.

Ruído acústico

Outra preocupação de segurança decorrente da bobina de gradiente é o ruído acústico gerado durante o exame de RM. As forças de Lorentz (ver o Capítulo 9) são responsáveis por esse ruído, por meio do qual a corrente que flui através da bobina de gradiente interage com o campo magnético estático. Embora a bobina de gradiente esteja firmemente ancorada em seu lugar, as tensões impostas pelas forças de Lorentz são propagadas através da estrutura do *scanner* de RM como vibrações e são transferidas para o ar circundante como ondas sonoras longitudinais. As ondas sonoras são ondas de pressão, cujo comprimento de onda é determinado por compressões e rarefações do meio através do qual viaja. Essas flutuações na pressão do ar são detectadas pela membrana timpânica do ouvido e percebidas como som. A intensidade do som é medida em uma escala de decibéis (dB). A natureza logarítmica dessa escala significa que um aumento de 3 dB no nível de pressão do som representa uma duplicação do volume (intensidade) sonoro. A Tabela 10.2 fornece alguns exemplos reais de aumento do volume sonoro e os limites acima dos quais danos à audição podem se tornar uma preocupação.

A perda auditiva induzida por ruído está atrás apenas da perda auditiva relacionada à idade em seres humanos. Como regra, os danos auditivos aumentam com a amplitude e a duração do som. Um som de grande amplitude e de curta duração, como uma explosão, ou um som de longa duração, como um show de rock, pode causar a mesma quantidade de danos. A Administração de Segurança e Saúde Ocupacional (OSHA) recomenda que a exposição ao ruído deve ser mantida abaixo de um nível equivalente a 85 dB em um período de 8 horas para minimizar o risco de perda auditiva. A 100 dB, isso cai para apenas 15 min/dia. A Tabela 10.2 mostra que os exames

Tabela 10.2 Exemplos de ruído acústico (ruído aproximado em dB).

Som	Intensidade do limite superior (dB)
Tiro/explosões	170
Motor de aeronave a jato (decolagem)	140
Limiar acima do qual o som pode se tornar doloroso ou causar ruptura timpânica (140 dB)	
Show de rock (fileira da frente)	125
Interior do *scanner* de RM de 3 T (sequência ecoplanar)	115
Discoteca (pista de dança)	110
Interior do *scanner* de RM de 1,5 T, cabine da aeronave, orquestra	100
MP3 *player* em alto volume (fones de ouvido)	95
Motor de motocicleta	90
Limiar acima do qual a exposição crônica ao som pode causar perda auditiva (85 dB)	
Automóvel	70
Conversa normal	60
Sussurro	20
Limiar abaixo do qual os sons quase não são ouvidos pelos humanos	
Respiração	10

de RM podem atingir um nível de 100 dB ou superior. Entretanto, mesmo que esse nível acústico seja mantido por mais de 15 minutos, o som não é contínuo (há breves pausas entre as aquisições) e o paciente não é submetido ao procedimento regularmente. Por esse motivo, é improvável que danos permanentes à audição sejam causados por um único procedimento de RM. O uso de proteção auditiva é aconselhável, contudo, porque níveis acima de 75 dB podem se tornar irritantes e desagradáveis para muitas pessoas. A Comissão Internacional de Proteção contra Radiação Não Ionizante (ICNIRP) recomenda o uso de proteção auditiva para níveis de ruído acima de 80 dB.

Em síntese, os gradientes variáveis no tempo empregados durante uma aquisição de RM podem induzir correntes no tecido biológico, levando à estimulação do nervo periférico acima de um limiar crítico. No entanto, é improvável que isso ocorra nas amplitudes do gradiente e nas taxas de variação empregadas nos exames de rotina.

Dica para exames: dicas práticas para proteger a audição do seu paciente durante um exame de RM

Ocasionalmente, um paciente pode expressar preocupação com o nível de ruído, por exemplo, se seus protetores auriculares se soltarem ou caírem durante o procedimento. Nessas circunstâncias, tranquilize-o de que os níveis de som aos quais foi exposto são amplamente equivalentes aos que ele teria experimentado em um voo de avião a jato ou até mesmo uma apresentação de orquestra. Se uma bobina de cabeça apertada impedir o uso de protetores auriculares, tampões de ouvido devem ser usados. Ao usar protetores auriculares, é importante que eles sejam posicionados para preencher todo o canal auditivo. Vale a pena dedicar algum tempo para garantir que o paciente seja ensinado como encaixá-los corretamente. Alguns fabricantes estão oferecendo agora sequências que são "silenciosas", pois não aumentam significativamente o nível de ruído do ambiente normal da sala do magneto. Essas sequências reduzem as tensões do gradiente pelo uso de uma trajetória espiral radial do espaço-*k* (ver o Capítulo 6). Essa técnica emprega etapas de gradiente que são relativamente pequenas em comparação com as sequências de imagem tradicionais. Se o seu *scanner* estiver equipado com tais sequências, elas são recomendadas para pacientes pediátricos, pacientes geriátricos e qualquer pessoa de temperamento nervoso que pode deixar de cooperar se apreensiva pelo ruído alto.

CRIOGÊNICOS

Como discutimos no Capítulo 9, o criogênico usado para facilitar a supercondutividade nos sistemas modernos de RM é o hélio líquido. Existem quatro preocupações principais de segurança associadas ao seu uso:

- Sensibilidade térmica
- Asfixia
- Resfriamento
- Explosão.

Sensibilidade térmica

O hélio líquido tem um ponto de ebulição de apenas 4 K acima do zero absoluto (consultar o Capítulo 9). Essa temperatura extremamente baixa representa um perigo ao manusear o hélio líquido, pois respingos podem causar danos aos tecidos biológicos sensíveis, particularmente a córnea do olho. Sérios danos à pele foram relatados em pelo menos um caso em que o hélio líquido entrou nas luvas de um engenheiro de RM, que precisou de enxertos de pele. Por esse motivo, qualquer hélio no local deve ser manuseado e armazenado corretamente e apenas em *dewars* desenvolvidos para essa finalidade. Um **dewar** de hélio é um recipiente duplo altamente pressurizado tendo uma câmara interna separada do recipiente externo por um anel evacuado. Para manter o armazenamento seguro, os *dewars* devem ser mantidos na posição vertical. Esses recipientes são equipados com um sofisticado sistema de controle de pressão e possuem várias válvulas de liberação. Eles só devem ser operados por engenheiros de serviço treinados, no caso de um abastecimento de hélio e, então, apenas com o uso de equipamento de proteção individual adequado e proteção facial completa. O hélio líquido nunca deve ser manuseado por pessoal não treinado e nunca deve ser derramado de um recipiente. Recipientes com vazamento podem ser identificados por uma nuvem de vapor d'água e devem ser verificados periodicamente quanto à formação de gelo. Tais sinais devem ser comunicados imediatamente ao fabricante e, em caso de vazamento, o recipiente deve ser removido para um local ao ar livre, distante da área pública. Se um paciente ou membro da equipe entrar em contato com o hélio líquido, deve-se procurar orientação médica urgente. Se houver ferimentos nas mãos, elas devem ser colocadas em uma tigela com água em temperatura corporal como medida de primeiros socorros até a chegada de ajuda médica.

Asfixia

O hélio líquido é aparentemente inócuo. É inodoro, insípido, não tóxico, inerte e não corrosivo; no entanto, ele desloca o oxigênio e pode causar asfixia. O ar atmosférico normal tem um conteúdo de oxigênio de aproximadamente 21%, o restante consistindo principalmente de nitrogênio. A OSHA define um nível ideal de oxigênio para a atividade normal entre 19,5% e 23,5%. Pode haver perigo para a equipe se o gás hélio reduzir a concentração de oxigênio a um nível abaixo de 19,5%. As salas do magneto têm um sensor de oxigênio calibrado para soar um alarme se o nível de oxigênio cair abaixo desse limite. As concentrações de oxigênio abaixo de 19,5% causam um prejuízo de percepção e julgamento, o que, dizem os especialistas em segurança ambiental, evita que os indivíduos se autopreservem. Se a concentração de oxigênio cair abaixo de 8%, é provável que um indivíduo na sala do magneto perca a consciência. Em concentrações inferiores a 6%, ocorre perda de consciência em apenas 10 segundos e insuficiência cardíaca e morte em 2 a 4 minutos. A morte causada por asfixia por inalação do hélio dos balões de festa é bem conhecida. A Coalizão Nacional para a Prevenção do Uso de Inalantes relatou nove dessas mortes em 1 ano no estado da Flórida. O último caso no Reino Unido envolveu a morte de uma criança de 13 anos em 2010, que sofreu uma parada cardíaca após inalar o conteúdo de um balão de hélio. Um engenheiro de ressonância magnética também foi morto em 2000 por um vazamento da tubulação de nitrogênio durante a instalação de um equipamento. O nitrogênio não é mais usado como um criogênico de RM, mas exibe os mesmos perigos do hélio, pois desloca o oxigênio em um espaço confinado.

Resfriamento (*quench*)

Para evitar o risco de asfixia, uma válvula de drenagem criogênica de abertura ampla (tubo de resfriamento) é projetada para evacuar qualquer hélio gasoso do edifício em caso de *quench*. Um criostato de RM totalmente preenchido pode conter mais de 1.600 litros (ℓ) de hélio líquido. A taxa de expansão do hélio é de 1:754. Isso significa que cada litro de líquido evapora muito rapidamente em 754 ℓ de gás. É necessário, portanto, que a válvula de drenagem criogênica conduza mais de 1.000.000 de litros de gás em um curto espaço de tempo. Ocasionalmente, o tubo de resfriamento pode romper sob a pressão e o gás hélio pode ser liberado para a sala do magneto ou para o prédio de RM. Acredita-se que isso seja causado por bloqueios na ventilação ou pela água da chuva que é coletada dentro do tubo, que forma um tampão sólido de gelo quando atingido pelo gás hélio congelante. Nessas circunstâncias, o prédio deve ser evacuado completamente e de maneira rápida. Lembre-se de que o gás hélio é mais leve do que o ar e pode chegar às salas mais altas de um edifício de vários andares. Se o paciente precisar ser retirado da sala do magneto, a equipe de RM deve estar atenta ao fato de que baixos níveis de oxigênio podem causar rápida perda de consciência para o paciente e o socorrista. Deve-se ter extremo cuidado, principalmente ao trabalhar sozinho. No caso de asfixia por nitrogênio, conforme descrito anteriormente, várias pessoas que correram para a sala para tentar resgatar a vítima também foram hospitalizadas temporariamente devido aos efeitos da asfixia. Lembre-se de que a regra de ouro dos primeiros socorros é garantir primeiro a sua própria segurança.

Uma complicação final que pode surgir por um defeito do tubo de resfriamento é um aumento repentino da pressão atmosférica na sala do magneto. Um aumento relativamente pequeno na pressão do ar exerce uma quantidade significativa de força na porta da sala do magneto que se abre para dentro. Isso pode impedir o acesso à sala do magneto até que a diferença de pressão seja equalizada em ambos os lados da porta.[10] Em uma emergência, isso é obtido mais rapidamente quebrando a janela da sala de controle. Algumas salas de magneto podem ter painéis de liberação de pressão embutidos na parede. Mesmo quando o tubo de resfriamento opera corretamente, é necessário posicionar o ponto de descarga externo a, pelo menos, 8 m de distância de qualquer lugar com acesso público, para evitar exposição acidental aos efeitos de congelamento do gás em drenagem.

Explosão

O criostato é um recipiente pressurizado. Como vimos no Capítulo 9, a fervura do hélio é controlada pelo uso de isolamento a vácuo. A taxa de fervura resultante é, portanto, muito lenta. Durante o *quench*, uma válvula (conhecida como disco de ruptura) se abre para permitir que o gás hélio seja liberado conforme descrito na seção anterior. Um problema potencialmente perigoso pode surgir se essa válvula falhar, especialmente se o ar em temperatura ambiente entrar na câmara de vácuo, aumentando a taxa de ebulição do hélio. Embora seja provável que alguns eventos não sejam relatados, existem várias ocasiões em que os criostatos de RM explodiram devido ao aumento da pressão dentro da câmara criogênica, devido à falha em ativar o disco de ruptura.

Provavelmente, o exemplo mais conhecido foi filmado por uma equipe de jornalistas locais ao cobrir uma história em um centro médico regional nos EUA. A reportagem pretendia ser sobre a entrega de uma nova unidade de RM, mas o antigo criostato estava localizado em um *trailer* esperando pela coleta, sendo filmado, quando explodiu. Outros incidentes semelhantes ocorreram, incluindo uma unidade desativada explodindo em Kennesaw, Atlanta, e mais recentemente em um hospital veterinário em Nova Jersey. Acredita-se que o incidente em Kennesaw tenha ocorrido devido a um medidor com defeito que não indicou que 500 ℓ de nitrogênio líquido permaneceram dentro do criostato. A explosão ocorreu quando a máquina foi removida da sala do magneto. Toda a extremidade do criostato explodiu, causando ferimentos por estilhaços a dois trabalhadores e, segundo relatos, um buraco de 3 m na parede do prédio. No acidente de Nova Jersey, três engenheiros ficaram feridos, um deles muito gravemente, em circunstâncias semelhantes. Embora o edifício tenha permanecido estruturalmente intacto, foram relatados danos no valor de mais de um milhão de dólares. É improvável que tais explosões ocorram no ambiente clínico, mas esses eventos destacam a necessidade de inspeções de serviço regulares e procedimentos meticulosos de desativação.

Em resumo, os criogênicos tendem a permanecer fora da vista e da mente e, embora o hélio pareça ser quimicamente inócuo, há sérios riscos quando o líquido ou gás entra em contato com humanos. Deve haver uma política em vigor para quaisquer eventos adversos, como um *quench*, especialmente se houver uma falha no sistema de ventilação do criogênico.

DICAS DE SEGURANÇA

- Nunca presuma que qualquer membro da equipe tenha conhecimento prévio sobre os perigos de entrar em uma sala do magneto. Faça a triagem com o mesmo rigor que é usado para os pacientes, mesmo que já tenha sido realizada antes
- Evite usar um bloqueio de código digital para Zona III. Os códigos podem ser facilmente compartilhados com funcionários de outros departamentos que não têm conhecimento da segurança de RM
- Nunca presuma que um paciente que foi examinado em outro lugar no dia anterior está seguro para fazer o exame em sua instalação hoje. Sua força de campo pode ser maior; seus gradientes podem ser mais fortes e mais rápidos; a paciente pode ter descoberto que está grávida esta manhã
- Certifique-se de que os pacientes sejam questionados sobre as contraindicações antes de sua consulta. Isso evita perda de tempo e irritação quando os pacientes esperam muito tempo pela consulta apenas para descobrir que não podem realizar o exame de RM
- Forneça muitas informações ao paciente antes do procedimento. Isso pode ajudar a aliviar quaisquer medos causados por histórias assustadoras e desinformação de outras fontes
- Se um paciente não for colaborativo durante a coleta da história clínica, dando respostas tangenciais às perguntas de triagem, tome cuidado extra, verifique o histórico com parentes e converse com eles em uma sala separada
- Se houver imagens recentes disponíveis, como radiografias de tórax e crânio, elas podem ajudar a descartar a presença de marca-passos ou clipes de aneurisma
- Coloque adesivos de não seguro para RM em quaisquer objetos ferromagnéticos grandes mantidos no departamento de RM. Sempre use uma alternativa não ferrosa, se disponível. Por exemplo, se você seguir um conjunto de pequenos degraus para permitir que os pacientes subam nos carrinhos na sala de espera, certifique-se de escolher materiais não ferrosos. Mesmo se não forem destinados a entrar na sala do magneto, eles podem ser acidentalmente recolhidos. Escolha extintores de incêndio não ferrosos, pelo mesmo motivo
- Sempre verifique verbalmente a existência de contraindicações, além do formulário de triagem por escrito. Os pacientes ocasionalmente identificam perigos potenciais, quando questionados verbalmente, que eles não indicaram no formulário
- Nunca se permita ser intimidado ou persuadido a realizar o exame de RM em um paciente que o preocupa. Em caso de dúvida, adie o exame.

Em resumo, a segurança da RM é um tópico muito importante. A natureza não invasiva da RM e os benefícios da radiação não ionizante devem ser equilibrados em relação ao potencial de ferimentos graves devido a riscos de projéteis, mau funcionamento de implantes, queimaduras relacionadas à RF e riscos relacionados aos criogênicos. O número de fatalidades relacionadas à RM relatadas é felizmente muito baixo, menos de uma por ano. É importante lembrar, no entanto, que isso se deve à vigilância constante da equipe do departamento de RM e dos médicos solicitantes do exame.

RECURSOS ADICIONAIS

- Shellock, F.G., 2018. *MRI Safety*, www.mrisafety.com
- Shellock, F.G., 2017. *Reference Manual for Magnetic Resonance Safety, Implants and Devices.* Los Angeles: Biomedical Research Publishing Group
- Shellock, F.G. and Crues, J.V. 2013, MRI Bioeffects Safety and Patient Management. Los Angeles: Biomedical Research Publishing Group.

Para obter informações mais detalhadas sobre a legislação de segurança de dosimetria e estatísticas relacionadas aos testes de equipamentos, publicações estão disponíveis nas seguintes organizações de segurança de RM:

- American Society for Testing and Materials (ASTM). https://www.astm.org, particularmente o documento da ASTM *Standard Practice for Marking Medical Devices and Other Items for Safety in the Magnetic Resonance Environment* (ASTM F2503 disponível em http://www.astm.org/cgi-bin/resolver.cgi? F2503)
- American College of Radiology (ACR). https://www.acr.org
- Food and Drug Administration (FDA). www.fda.gov
- Institute for MRI Safety, Education and Research. www.imrser.org
- International Electrotechnical Commission (IEC). www.iec.ch
- National Electrical Equipment Manufacturer's Association (NEMA). www.nema.org.

REFERÊNCIAS BIBLIOGRÁFICAS

1. Kanal, E., Barkovich, A.J., Bell, C. et al. (2013). ACR guidance document on, MR safe practices. *Journal of Magnetic Resonance Imaging* 37 (3): 501–530.
2. Murphy, K.J. and Brunberg, J.A. (1997). Adult claustrophobia, anxiety and sedation in MRI. *Magnetic Resonance Imaging* 15 (1): 51–54.
3. Dewey, M., Schink, T., and Dewey, C.F. (2007). Claustrophobia during magnetic resonance imaging: cohort study in over 55,000 patients, *Journal of Magnetic Resonance Imaging* 26: 1322–1327.
4. Edwards, M.B., Mclean, J., Solomondis, S. et al. (2015). In vitro assessment of the Lenz effect on heart valve prostheses at 1.5 T. *Journal of Magnetic Resonance Imaging* 41 (1): 74–82.
5. Keevil, S. (2016). Safety in magnetic resonance imaging. *Medical Physics International Journal* 4 (1): 28.
6. Calamante, F., Faulkner, W.H., Itterman, B. et al. (2015). MR system operator: recommended minimum requirements for performing MRI in human subjects in a research setting. *Journal of Magnetic Resonance Imaging* 41 (4): 899–902.
7. Dempsey, M.F., Condon, B., and Hadley, D.M. (2001). Investigation of the factors responsible for burns during MRI. *Journal of Magnetic Resonance Imaging* 13 (4): 627–631.
8. Haik, J., Daniel, S., Tessone, A. et al. (2009). MRI induced fourth-degree burn in an extremity, leading to amputation. *Burns* 35 (2): 294–296.
9. Bourland, J.D., Nyenhuis, J.A., and Schaefer, D.J. (1999). Physiologic effects of intense MRI gradient fields. *Neuroimaging Clinics of North America* 9: 363–377.
10. Gilk, T. and Kanal, M. (2006). Integrating MRI facility design and risk management. *Journal of Healthcare Risk Management* 26 (3): 29–37.

Glossário

A

Acionamento múltiplo (*multishot*)
Onde o espaço-k é dividido em segmentos e um segmento é adquirido por TR.

Acoplamento J
Causa um aumento no tempo de decaimento T2 de gordura quando múltiplos pulsos de RF são aplicados em TSE ou FSE.

Agentes T1
Agentes que encurtam a relaxação T1 em tecidos que absorvem o agente.

Agentes T2
Agentes que encurtam os tempos de relaxação T2 em tecidos que absorvem o agente.

Algoritmo
Um conjunto de etapas utilizadas por um computador para resolver um problema.

Aliasing de alta frequência
Frequências fora do FOV são maiores do que a frequência de Nyquist e são mapeadas a uma frequência menor, causando *aliasing*.

Aliasing (dobradura ou retroprojeção)
Artefato produzido quando os dados são subamostrados.

Alinhamento antiparalelo
Alinhamento de momentos magnéticos no sentido oposto a B_0.

Alinhamento
Quando os momentos magnéticos dos núcleos do hidrogênio possuem a mesma orientação que o campo magnético estático principal.

Alinhamento paralelo
Alinhamento de momentos magnéticos no mesmo sentido que B_0.

Alnico
Liga utilizada para fazer ímãs permanentes.

Amostragem em rampa
Onde a amostragem começa antes de o gradiente de codificação de frequência atingir sua amplitude máxima.

Amplificador de RF
Fornece energia para as bobinas transmissoras de RF.

Amplificadores de gradiente
Fonte de alimentação para as bobinas de gradiente.

Amplitude do gradiente
Inclinação de um gradiente. Determinada pela quantidade de corrente que passa pelo gradiente. O quão íngreme uma inclinação do gradiente pode ser alcançada quando a bobina do gradiente é ativada.

Angiografia por contraste de fase	Técnica que gera o contraste vascular utilizando a diferença de fase entre os *spins* estacionários e os *spins* em fluxo.
Angiografia por tempo de voo (*time-of-flight angiography*)	Técnica que gera contraste vascular usando o efeito de fluxo de entrada.
Angiorressonância magnética (ARM)	Método de visualização de vasos que contém núcleos em fluxo, produzindo um contraste entre eles e os núcleos estacionários.
Ângulo da ponta	Ver **ângulo de inclinação**.
Ângulo de Ernst	Ângulo de inclinação que gera a intensidade de sinal mais elevada em um tecido com um determinado tempo de recuperação T1 e em um determinado TR.
Ângulo de inclinação	Ângulo do vetor magnético efetivo (VME) em relação a B_0.
Ângulo mágico	Artefato observado em estruturas contendo colágeno em alguns TEs e quando a anatomia está situada a 55° em relação a B_0.
Anisotrópico	Voxels que não possuem a mesma dimensão em todos os três planos.
Antialiasing	Também denominado **supressão de dobra** ou **dobradura** e **ausência de dobra em fase**. Superamostragem ao longo do eixo de codificação de fase, aumentando o número de etapas de codificação de fase.
Aquisição sequencial	Aquisição na qual todos os dados de cada corte são adquiridos antes de passar para o próximo.
ARM por fluxo de entrada (*inflow*)	Ver **angiografia por tempo de voo**.
Artefato de baixo-relevo	Ver **deslocamento químico** (*chemical shift*).
Artefato de Gibbs	Linha de baixo sinal na medula cervical devido ao truncamento ou truncagem.
Artefato de truncamento ou truncagem	Artefato causado por subamostragem, de modo que bordas com sinal de alta e baixa intensidade não são devidamente mapeadas na imagem.
Artefato fantasma	Artefato de movimento no eixo de fase.
Artefato tipo veneziana	Artefato visto na técnica MOTSA (*multiple overlapping thin slab acquisition*) como anatomia parcialmente saturada, na parte superior de cada bloco, exibindo uma RSR menor do que o corte de entrada do bloco adjacente.
Artefato tipo zíper	Causado por RF externa que entra na sala do aparelho de RM.
Átomo	Um pequeno elemento que é a base de todas as coisas.
Ausência de dobra em fase	Ver ***antialiasing***.

Glossário

B

B_0
Campo magnético principal, mensurado em teslas.

Blindagem ativa
Utiliza bobinas supercondutoras adicionais localizadas em cada extremidade do magneto principal, dentro do criostato, para proteger o sistema.

Blindagem passiva
Blindagem realizada circundando o magneto com placas de aço.

Blipping
Utilizado em sequências com acionamento único para mover as etapas de codificação de fase para baixo.

Bobina de volume
Bobina que transmite e recebe o sinal ao longo de um grande volume do paciente.

Bobina transmissora de RF
Bobina que transmite a RF na frequência ressonante do hidrogênio para excitar os núcleos e movê-los para um estado de alta energia.

Bobinas de compensação (*bucking*)
Utilizadas na blindagem ativa para limitar a área de 5 G do campo marginal a uma curta distância do *scanner*.

Bobinas de gradiente
Bobinas de fios que alteram a intensidade do campo magnético de modo linear quando uma corrente passa por elas.

Bobinas de superfície
Bobinas apenas de recepção, utilizadas para realizar a imagem da anatomia de superfície.

Borramento
Resultado do decaimento T2* durante o período de aquisição da imagem ecoplanar (IEP).

C

Caminho de precessão
Via circular dos momentos magnéticos quando eles precessam em torno de B_0.

Campo de visão (FOV, *field of view*)
Área da anatomia coberta em uma imagem.

Campo marginal
Campo magnético disperso, fora do diâmetro do magneto.

Cancelamento de sinal fora de fase
Artefato causado pela incoerência entre os momentos magnéticos dos núcleos de gordura e de água, em virtude de seu deslocamento químico.

Ciclo de funcionamento ou de trabalho
Porcentagem de tempo que um gradiente gasta na amplitude máxima.

Circuito bloqueado por fase
Utilizado em sequências gradiente-eco incoerente ou *spoiled* para permitir que a bobina receptora permaneça na magnetização transversal transmitida mais recentemente. A magnetização residual que tem um ângulo de fase diferente é ignorada.

Codificação de corte	Separação dos locais dos cortes individuais por fase, em aquisições volumétricas.
Codificação de fase	Localização de um sinal de acordo com sua fase.
Codificação de frequência	Localização de um sinal de acordo com sua frequência.
Codificação de sensibilidade	Ver **imagem paralela**.
Codificação de velocidade	Utilizada na angiografia por contraste de fase para sensibilizar a sequência de pulso ao fluxo.
Codificação espacial	Codificação ou localização do sinal em três dimensões espaciais do volume de imagens.
Coeficiente de difusão aparente	O deslocamento efetivo de moléculas através de uma área de tecido por segundo.
Coerente	Ver **em fase**.
Compensação de fluxo	Ver **gradiente de anulação de momento**.
Compensação do movimento de primeira ordem	Gradiente de anulação de momento.
Compensação respiratória	Utiliza o movimento mecânico do ar, em foles fixados no tórax do paciente, para ordenar o preenchimento do espaço-*k* e reduzir o artefato de movimento respiratório. Também conhecida como codificação de fase ordenada pela respiração (ROPE, *respiratory ordered phase encoding*).
Compostos diamagnéticos	Exibe uma fraca repulsão a um campo magnético externo.
Compostos ferromagnéticos	Apresentam uma suscetibilidade magnética positiva grande e são fortemente atraídos por um campo magnético externo.
Compostos paramagnéticos	Exibem uma fraca atração por um campo magnético externo.
Comprimento do trem de ecos	Número de pulsos de refasagem de RF de 180°/ecos/codificações de fase por TR no *spin*-eco rápido ou turbo *spin*-eco.
Concatenação	Ver **intercalação**.
Contraste de transferência de magnetização	Técnica utilizada para suprimir o tecido de fundo e aumentar a razão contraste-ruído (RCR).
Contraste em T1	Contraste da imagem derivado das diferenças nos tempos de recuperação T1 dos tecidos em vez de qualquer outro mecanismo.
Contraste em T2	Contraste da imagem derivado das diferenças nos tempos de decaimento T2 dos tecidos em vez de qualquer outro mecanismo.
Contraste por densidade de prótons	Contraste da imagem derivado a partir das diferenças nas densidades de prótons dos tecidos em vez de qualquer outro mecanismo.

Glossário

Conversão analógico-digital	Mudança de uma forma de onda para números binários, por meio da digitalização.
Criogênicos	Substâncias utilizadas para o super-resfriamento das bobinas de fios em um magneto supercondutor.
Cross-talk	Ocorre em imagens multiangulares quando os cortes se cruzam fisicamente. É causado pelos mesmos princípios que a **excitação cruzada**.

D

Decaimento de indução livre (DIL)	Perda de sinal devido à relaxação.
Decaimento T2	Perda de magnetização transversal como resultado de relaxação *spin-spin*.
Defasagem intravoxel	Diferença de fase entre os núcleos em fluxo e os núcleos estacionários em um voxel.
Densidade de prótons	O número de prótons por unidade de volume de um determinado tecido.
Dependente do nível de oxigenação sanguínea (BOLD, *blood oxygenation level dependent*)	Uma técnica de RM funcional que utiliza as diferenças na suscetibilidade magnética entre a oxi-hemoglobina e a desoxi-hemoglobina para fazer imagens do córtex cerebral ativado.
Deslocamento da banda de saturação	Uma banda de saturação que segue a posição de cada corte quando é adquirida.
Deslocamento químico	Artefato ao longo do eixo de frequência causado pela diferença de frequência entre a gordura e a água.
Dewar	Um recipiente duplo altamente pressurizado para o armazenamento e transporte de hélio.
Difusão	Movimento de moléculas devido ao movimento térmico aleatório.
Dobra, dobradura ou retroprojeção (*wrap*)	Ver *aliasing*.
Dobradura ou retroprojeção de fase	*Aliasing* ao longo do eixo de codificação de fase.
Dobradura ou retroprojeção de frequência	*Aliasing* ao longo do eixo de codificação de frequência.
Driven equilibrium	Sequência de pulso que atinge uma intensidade de sinal muito alta da água mesmo quando utiliza TRs curtos.
DTPA	Ácido dietileno triamino pentacético, um quelato de gadolínio.

E

Eco
Sinal detectado na bobina receptora no tempo TE. É composto por momentos magnéticos refasados no plano transversal.

Eco fracionado
Ver **eco parcial**.

Eco parcial
Amostragem de apenas parte do eco e extrapolação do restante no espaço-k.

Ecos de Hahn
Ecos formados quando quaisquer dois pulsos de RF de 90° são utilizados em sequências no estado estacionário.

Ecos estimulados
Ecos formados quando quaisquer dois pulsos de RF são utilizados nas sequências no estado estacionário.

Efeito antena
Causa o aquecimento nos fios condutores de um comprimento crítico.

Efeito de influxo
Ver **fenômeno de corte de entrada**.

Eixo x-y
Ver **plano transversal**.

Eixo z
Ver **plano longitudinal**.

Eletromagnetos solenoides
Magnetos que utilizam a corrente passada através das bobinas de um fio para gerar um campo magnético.

Elétrons
Partículas que giram ao redor do núcleo.

Em fase
Momentos magnéticos que estão no mesmo local no caminho de precessão ao redor de B_0 em qualquer tempo.

Equação de Boltzmann
Equação que prevê o número de *spins* em cada nível de energia.

Equação de Larmor
Equação que determina a frequência de precessão de um núcleo ativo de RM.

Equilíbrio térmico
Assume que a temperatura do paciente é constante e, portanto, não influencia a energia térmica do hidrogênio durante a aquisição do exame de RM.

Erro de mapeamento de fase
Ver **artefato fantasma**.

Erro de mapeamento *inter-view* (entre aquisições)
Ver **artefato fantasma**.

Erro de mapeamento *view-view*
Ver **artefato fantasma**.

Espaçamento dos ecos
Tempo entre cada eco no trem de eco no TSE ou FSE.

Espaço-k
Uma área no processador matriz em que os dados das frequências espaciais são armazenados.

Estado estacionário
Condição em que o TR é menor do que os tempos de relaxação T1 e T2 dos tecidos. Também definido genericamente como condição estável que não muda ao longo do tempo.

Glossário

Excitação	Aplicação de um pulso de RF que causa ressonância – fornecimento de energia.
Excitação cruzada	Energia fornecida aos núcleos de cortes adjacentes pelo pulso de RF.

F

Fantasmas no meio do FOV	Visualizados na IEP, na qual um fantasma da imagem real aparece deslocado na direção de fase na metade do FOV.
Fase	Posição de um momento magnético em seu caminho de precessão em qualquer período determinado.
Fator de preenchimento	Determina o quão bem a forma e o tamanho da bobina são adequados à região anatômica em investigação. Esse fator é necessário para assegurar uma boa qualidade do sinal de uma bobina.
Fator turbo	Ver **comprimento do trem de ecos**.
Fator/valor *b*	Intensidade e duração dos gradientes na imagem ponderada em difusão.
Fenômeno do tempo de voo	Taxa de fluxo em um determinado tempo – faz com que os núcleos em fluxo recebam apenas um pulso de RF (excitação ou refasagem, mas não ambos) e, portanto, não produzam sinal.
Fenômenos de fluxo	Artefatos produzidos pelos núcleos em fluxo.
Fenômenos do corte de entrada	Diferença de contraste entre os núcleos em fluxo, em relação aos núcleos estacionários, pois os núcleos em fluxo entram em um corte adjacente. É mais provável que ocorra no primeiro corte em uma pilha de cortes.
FLAIR	Inversão-recuperação de atenuação líquida (*fluid-attenuated inversion recovery*). Uma sequência de pulso que suprime o sinal do LCR.
Fluxo cocorrente	Fluxo no mesmo sentido que a excitação do corte.
Fluxo em contracorrente	Fluxo no sentido oposto à excitação do corte.
Fora de fase	Quando os momentos magnéticos não estão no mesmo local no caminho de precessão.
Força eletromotriz (fem)	Energia disponível a partir de uma unidade de carga que viaja uma vez ao redor de uma alça de fio.
FOV assimétrico	Ver **FOV retangular**.
FOV retangular	Também conhecido como FOV assimétrico – utiliza um FOV que é diferente na direção de fase em relação à direção de frequência da imagem.
Frequência	Taxa de mudança de fase – a velocidade de rotação.

Frequência de Larmor	Ver **frequência de precessão**.
Frequência de Nyquist	Frequência mais alta que pode ser amostrada com precisão. Ocorre se a frequência de amostragem digital for pelo menos o dobro da frequência que está sendo amostrada.
Frequência de precessão	Velocidade de precessão.
Frequência espacial	Mudança de fase em relação à distância no paciente causada por um gradiente.
Frequência portadora	Frequência de *spins* localizados no meio de um corte. A RF é transmitida nessa frequência com um pequeno alcance em ambos os lados – ver também **largura de banda de transmissão**.

G

Gatilho (*triggering*)	Uma ação que desencadeia um evento tal como o movimento respiratório que estimula um pulso de excitação de RF.
Gauss	Unidade de densidade de fluxo magnético – geralmente para pequenas mudanças na intensidade do campo. Ver também **teslas**.
Giro para baixo	População de núcleos do hidrogênio de alta energia que alinham seus momentos magnéticos antiparalelos em relação a B_0.
Giro para cima	População de núcleos do hidrogênio de baixa energia que alinham seus momentos magnéticos paralelamente a B_0.
Gradiente	Uma mudança linear da intensidade do campo magnético.
Gradiente bipolar	Gradiente com dois lobos, positivo e negativo. Frequentemente utilizado para defasagem e, depois, para a refasagem de momentos magnéticos com o intuito de produzir um gradiente-eco.
Gradiente de anulação de momento	Sistema de gradientes que compensa a defasagem intravoxel (também denominado **refasagem do momento de gradiente** ou **compensação de fluxo**).
Gradiente *spoiling*	Uso de gradientes para defasar os momentos magnéticos – o oposto de rebobinagem (*rewinding*).
Gradiente-eco	Eco produzido como resultado de refasagem do gradiente.
Gradiente-eco balanceado	Sequência de pulso caracterizada por um esquema de gradiente balanceado que corrige o fluxo. Pulsos de RF alternados com ângulos de fase variáveis previnem a saturação e mantêm o estado estacionário.

Glossário

Gradiente-eco coerente	Sequência de pulso caracterizada por um gradiente rebobinador (*rewinder*). Toda a magnetização transversal (DIL e eco estimulado) é refasada para que todos os tipos de ponderação sejam possíveis.
Gradiente-eco de eco-reverso	Sequência de pulso caracterizada por um gradiente rebobinador que reposiciona o eco estimulado para que seja lido pelo sistema. A característica T2 do tecido faz uma contribuição significativa ao contraste da imagem, porque a magnetização transversal residual contém principalmente dados de contraste em T2.
Gradiente-eco incoerente	Sequência de pulso que utiliza o *spoiling* para eliminar a magnetização transversal residual, de modo que o DIL fornece a maior contribuição para o contraste da imagem. Utilizado para a ponderação em T1.
Gradiente-eco rebobinado	Ver **gradiente-eco coerente**.
Gradiente-eco *spoiled*	Ver **gradiente-eco incoerente**.
Gradiente-eco-IEP (GE-IEP)	Sequência gradiente-eco com leitura de IEP.
GRASE	Gradiente-eco e *spin*-eco.

H

Hidrogênio	O átomo mais abundante no corpo.
Homogeneidade de RF	A capacidade de uma bobina de fornecer RF na mesma amplitude ao longo do volume total da imagem.
Homogeneidade magnética	Uniformidade do campo magnético.

I

Imagem de acionamento único (*single-shot*)	Técnica que preenche o espaço-*k* em um acionamento.
Imagem de sangue brilhante	Aquisições nas quais os vasos sanguíneos são hiperintensos.
Imagem eco-planar	Aquisição de acionamento único ou de múltiplos acionamentos que preenche o espaço-*k* com dados de gradiente-eco.
Imagem em fase	Combinação de imagem subtraída de dados sensibilizados pelo fluxo.
Imagem em sangue negro ou escuro	Aquisições nas quais os vasos sanguíneos são hipointensos.
Imagem paralela	Técnica que utiliza múltiplas bobinas para preencher segmentos do espaço-*k*.
Imagem ponderada em difusão	Técnica que produz imagens cujo contraste ocorre devido a diferenças no coeficiente de difusão aparente (CDA) entre os tecidos.

Imagem ponderada em T1	Imagem que demonstra as diferenças nos tempos de recuperação T1 dos tecidos.
Imagem ponderada em T2	Imagem que demonstra as diferenças nos tempos de decaimento T2 dos tecidos.
Incoerente	Ver **fora de fase**.
Inomogeneidades	Áreas cuja intensidade do campo magnético não é exatamente a mesma que a intensidade do campo principal – desequilíbrio no campo magnético.
Interação de Zeeman	Acoplamento entre os núcleos do hidrogênio e o campo magnético externo B_0.
Intercalação	Um método de aquisição de dados a partir de cortes alternados e divisão da sequência em duas aquisições – não é necessário um espaço ou intervalo no corte.
Intervalo de amostragem	Tempo entre cada ponto de dados em uma linha do espaço-k.
Inversão-recuperação	Sequência de pulso que começa com um pulso de inversão de 180° para suprimir o sinal de determinados tecidos.
Inversão-recuperação espacial (SPIR)	Método utilizado para a saturação de gordura.
Ionização	O processo de eliminação de elétrons do átomo, causando assim um desequilíbrio elétrico.
Íons	Átomos com excesso ou déficit de elétrons.
Isocentro	Ver **isocentro magnético**.
Isocentro magnético	Centro do orifício (*bore*) do magneto em todos os planos.
Isótopos	Átomos com o mesmo número atômico, mas com número de nêutrons e massa diferentes.
Isotrópicos	Voxels que possuem a mesma dimensão em todos os três planos.

J

Janela de amostragem	Ver **tempo de amostragem**.
Janela de aquisição	Ver **tempo de amostragem**.

L

Largura de banda	Faixa de frequências. Ver também **largura de banda de transmissão** e **largura de banda de recepção**.
Largura de banda de recepção	Faixa de frequências que são amostradas durante a leitura. Também denominada largura de banda receptora.
Largura de banda de transmissão	Faixa de frequências transmitida em um pulso de excitação de RF.

Glossário

Lei de Faraday
Lei que descreve a conexão de um campo magnético e elétrico com o movimento.

Lei de Lenz
Lei que afirma que a força eletromotriz (fem) induzida está em uma direção que se opõe à mudança no campo magnético que a provoca.

Linhas centrais
Área do espaço-*k* preenchida com as inclinações codificadoras de fase mais rasas ou superficiais.

Linhas externas
Área de espaço-*k* preenchida com as inclinações de gradiente de codificação de fase mais íngremes.

Lobos
Denotam a amplitude, a duração e a polaridade do gradiente em um diagrama de sequência de pulso.

M

Magnetização transversal residual
Magnetização transversal deixada por pulsos de RF anteriores em condições de estado estacionário.

Magnetos permanentes
Magnetos que retêm seu magnetismo.

Magnetos supercondutores
Eletromagnetos solenoides que utilizam bobinas de fio super-refrigeradas, de maneira que não existe resistência inerente no sistema. O fluxo de corrente e, portanto, o magnetismo, é gerado sem uma tensão condutora.

Magnitude da imagem
Combinação de imagem não subtraída de dados sensibilizados pelo fluxo.

Matriz
Ver **matriz de imagem**.

Matriz de fase
O número de pixels no eixo de fase da imagem.

Matriz de frequência
Número de pixels no eixo de frequência da imagem.

Matriz de imagem
Número de pixels nos eixos de frequência e de fase da imagem.

Matriz fina
Matriz que resulta em um grande número de pixels no FOV.

Matriz grosseira
Matriz que resulta em um baixo número de pixels no FOV.

Média fracionada
Ver **média parcial**.

Média parcial
Preenchimento de apenas uma proporção do espaço-*k* com dados e colocação de zeros no restante.

Meia-Fourier
Ver **média parcial**.

Modelo de gaiola
Arranjo simétrico em gaiola de vários elementos eletricamente condutores em uma bobina transceptora.

Modulação da frequência
Modulação ou simplificação de formas de onda de acordo com suas frequências.

Modulação de amplitude
Modulação ou simplificação de formas de onda de acordo com sua amplitude.

Módulo gerador de pulso (MGP)	Responsável (entre outras coisas) pelo envio de instruções relacionadas aos pulsos de RF transmitidos e o tempo e duração dos gradientes.
Moiré	Artefato causado por uma combinação de *aliasing* (dobradura) e inomogeneidades nas sequências de pulso gradiente-eco.
Moléculas	Onde dois ou mais átomos estão agrupados.
Momento angular	Giro (*spin*) de núcleos ativos em RM que depende do equilíbrio entre o número de prótons e nêutrons no núcleo.
Momento magnético	Denota a direção do eixo norte/sul de um magneto e a amplitude do campo magnético.
MOTSA (*multiple overlapping thin slab acquisition*; aquisição com múltiplos cortes finos sobrepostos)	Método que combina um número de aquisições 3D de alta resolução para produzir uma imagem que tem boa resolução e uma grande área de cobertura.

N

Nêutron	Elemento neutralmente carregado em um núcleo atômico.
NEX	Ver **número de médias de sinal (NMS)**.
Núcleons	Partículas no núcleo.
Núcleos ativos de RM	Núcleos que possuem um número de massa ímpar.
Núcleos de alta energia	Núcleos que apresentam energia suficiente para alinhar seus momentos magnéticos em oposição ao campo magnético B_0.
Núcleos de baixa energia	Núcleos que não possuem energia suficiente para alinhar seus momentos magnéticos no sentido contrário ao campo principal B_0.
Número atômico	Soma de prótons no núcleo – este número fornece a um átomo sua identidade química.
Número de excitações (NEX)	Ver **número de médias de sinal (NMS)**.
Número de massa	Soma de nêutrons e prótons no núcleo.
Número de médias de sinal (NMS)	Número de vezes que uma linha do espaço-*k* é preenchida com dados.
Nutação	Um movimento em espiral descendente do VME do plano longitudinal para o transversal.

O

Orifício (*bore*) aquecido	Área no interior do cilindro do criostato. Contém o orifício do paciente e componentes do sistema de RM que operam à temperatura ambiente.

Glossário

P

Parâmetros de contraste extrínsecos
Os parâmetros que podem ser alterados pelo operador.

Parâmetros de contraste intrínsecos
Parâmetros que não podem ser alterados porque são inerentes aos tecidos corporais.

Parcialmente saturado
Ocorre quando o VME é inclinado além de 90° (91°-179°).

Perda de sinal de alta velocidade
Aumento no fenômeno tempo de voo (*time-of-flight*) devido a um aumento na velocidade de fluxo.

Permissividade relativa
Grau no qual os diferentes tecidos reduzem o campo de RF.

Peso atômico
Ver **número de massa**.

Pixel
Localização bidimensional dentro de um corte.

Plano longitudinal
Eixo paralelo a B_0.

Plano transversal
Eixo perpendicular a B_0.

Polaridade
Direção de um gradiente, ou seja, qual extremidade é maior que B_0 e qual extremidade é inferior a B_0. Depende da direção da corrente através da bobina de gradiente.

Ponderação em densidade de prótons
Imagem que demonstra as diferenças nas densidades de prótons dos tecidos.

Ponderação em suscetibilidade
Técnica que utiliza diferenças na suscetibilidade magnética entre os tecidos para gerar o contraste da imagem.

Ponderação em T2*
Utilizada em sequências gradiente-eco para indicar a ponderação em T2. Reconhece que o decaimento $T2^*$ proporciona uma grande contribuição ao contraste da imagem.

Ponderação para patologia
Alcançada em sequência de pulso IR com um TE longo – a patologia parece brilhante mesmo que a imagem seja ponderada em T1.

Ponto nulo
O ponto no qual não existe magnetização longitudinal em um tecido em uma sequência de inversão-recuperação.

Pontos de dados
Ponto no espaço-*k* que contém informação digitalizada da codificação espacial.

Precessão
Giro secundário de momentos magnéticos ao redor de B_0.

Preenchimento cartesiano
Preenchimento linear do espaço-*k*.

Preparação de IR dupla
Sequência na qual dois pulsos de 180° são utilizados para a saturação do sangue na imagem de sangue negro ou escuro.

Preparação de IR tripla
Adiciona mais um pulso invertido a uma sequência de preparação de IR dupla para anular em conjunto a gordura e o sangue.

Projeção de intensidade máxima (*maximum intensity projection* – MIP)	Técnica que emprega a passagem de um raio em um volume de imagens para atribuir a intensidade de sinal de acordo com sua proximidade com o observador.
Protocolo	Um conjunto de regras. Um algoritmo.
Próton	Elemento de carga positiva de um núcleo atômico.
Pseudofrequência	Frequência que é indiretamente derivada de um padrão de mudança de fase em uma localização espacial durante a varredura no exame de RM.
Pulso de excitação de RF	Curta descarga de energia de RF que excita os núcleos para um estado de alta energia.
Pulso de refasagem de RF	Pulso de RF adicional (geralmente com uma magnitude de 180°) que promove a refasagem de momentos magnéticos no plano transversal para produzir um *spin*-eco.
Pulsos preparatórios	Primeiros pulsos de excitação de RF em uma sequência que são utilizados para obter o estado estacionário.
Pulsos simulados	Ver **pulsos preparatórios**.

Q

Quadro estacionário de referência	Refere-se ao observador que vê algo em movimento. Você é um estranho olhando para dentro.
Quadro rotativo de referência	Refere-se ao observador sendo parte de um sistema rotativo.
Quenching	Perda súbita de supercondutividade das bobinas de magneto, de modo que o magneto se torna resistivo.

R

Radianos	Outra unidade em graus (em um círculo).
Radiofrequência (RF)	Radiação eletromagnética de baixa energia, de baixa frequência. Utilizada para excitar núcleos do hidrogênio na RM.
Ramping (subida de campo)	O processo de energização de um solenoide de RM.
RARE	Aquisição rápida com realce de relaxação (*rapid acquisition with relaxation enhancement*). Outro termo para *spin*-eco rápido ou **turbo *spin*-eco**.
Razão contraste-ruído ou relação contraste-ruído (RCR)	Diferença na RSR entre dois pontos.
Razão giromagnética	A frequência de precessão de um elemento a 1,0 T.
Razão sinal-ruído ou relação sinal-ruído (RSR)	Razão do sinal em relação ao ruído.

Glossário

Realce relacionado ao fluxo
Diminuição do fenômeno do corte de entrada devido à redução na velocidade de fluxo.

Rebobinadores (*rewinders*)
Gradientes que realizam a refasagem.

Recuperação T1
Crescimento de magnetização longitudinal como consequência da relaxação *spin*-rede (*spin-lattice*).

Refasagem de eco par
Técnica que utiliza dois ecos de um múltiplo do mesmo TE para reduzir o artefato de fluxo.

Refasagem do momento de gradiente
Ver **gradiente de anulação de momento**.

Região de interesse (ROI, *region of interest*)
Uma pequena área de volume tecidual que o sistema pode mensurar. Utilizada para calcular a RSR, por exemplo, e também para acionar os dados de aquisição.

Relaxação
Processo pelo qual os *spins* perdem energia.

Relaxação *spin-spin*
Processo pelo qual as interações entre os campos magnéticos de núcleos adjacentes causam defasagem.

Relaxatividade
Efeito de uma substância na taxa de relaxação.

Reobase
Corrente mínima necessária para despolarizar a membrana celular de um neurônio ou célula muscular.

Reordenamento de fase
Processo pelo qual a amplitude e a polaridade dos passos de codificação de fase são variadas em vez de aplicadas linearmente.

Resolução de frequência
Refere-se à resolução das frequências espaciais no espaço-*k*.

Resolução espacial
Refere-se à resolução na imagem. A capacidade para distinguir dois pontos na imagem como separados.

Ressonador
Uma antena dipolo é uma haste condutora que foi desenvolvida para ser metade do comprimento de onda de RF máximo a ser transmitido/recebido.

Ressonância
Fenômeno que ocorre quando um objeto oscilatório é exposto à mesma frequência ou frequência semelhante àquela do objeto.

RF em rampa
Pulsos de RF espacialmente variáveis que melhoram a penetração de sinal em angiografias de influxo.

RF *spoiling*
Utilização de um circuito de bloqueio de fase de RF digitalizada para transmitir e receber em uma fase diferente a cada TR. A magnetização transversal residual é diferenciada da nova magnetização transversal pelo seu valor de fase.

RM funcional (fRM)
Permite que a RM seja utilizada para avaliar a função e a fisiologia baseada no nível de oxi-hemoglobina no fluxo cerebral.

Ruído
Frequências que saem aleatoriamente em tempo e espaço.

S

Sapatos polares
Discos de liga ferromagnética, tais como neodímio, boro e ferro ou alumínio, níquel e cobalto (alnico), utilizados em magnetos permanentes.

SAT TR
Intervalo de tempo entre cada pulso de pré-saturação.

Saturação
Ocorre quando o VME é inclinado para um ângulo de 180°.

Saturação de água
Técnica que anula o sinal da água através da aplicação de um pulso de RF na frequência de água, ao volume da imagem, antes da excitação de corte.

Saturação de gordura
Técnica que anula o sinal da gordura com a aplicação de um pulso de RF na frequência de gordura, ao volume da imagem, antes da excitação do corte.

***Scanners* de RM resistivos**
Empregam solenoides envoltos por cobre que operam logo abaixo da temperatura ambiente normal.

Seleção de corte
Seleção de um corte utilizando um gradiente.

Sequência de pulso gradiente-eco
Sequência que utiliza um gradiente para gerar um eco.

Sequência de pulso *spin*-eco
Sequência que utiliza um pulso de refasagem de 180° para gerar um eco.

Sequência de pulsos
Uma série de pulsos de RF, aplicações de gradiente e períodos de tempo intermediários.

Sequências híbridas
Combinação de sequências *spin*-eco rápida e IEP, na qual uma série de gradientes-ecos é intercalada a sequências *spin*-ecos.

***Shimming* ativo**
Magnetos solenoides adicionais para ajustar a homogeneidade de campo.

***Shimming* (homogeneização)**
Processo pelo qual a uniformidade do campo magnético é otimizado.

***Shimming* passivo**
Utiliza *shims* (peças de metal) para ajustar grandes mudanças na homogeneidade de campo.

Simetria conjugada
Simetria dos dados no espaço-*k*.

Sinal
Tensão induzida na bobina receptora.

Sincronização (*gating*)
Técnica de redução do erro do mapeamento de fase a partir do movimento periódico causado pelo movimento de fluxo respiratório, cardíaco e pulsátil.

Sincronização/gatilho respiratório
Sincroniza as sequências aos movimentos da parede torácica para reduzir os artefatos de movimento respiratório.

Glossário

Single-shot FSE (SS-FSE, spin-eco rápido de acionamento único)
Sequência *spin*-eco rápida na qual todas as linhas do são adquiridas durante um único período de TR.

Spin-eco
Eco produzido como resultado de um pulso de RF de refasagem de 180°.

Spin-eco rápido (FSE, *fast spin-echo*)
Ver **turbo *spin*-eco (TSE)**.

Spin-eco-IEP (SE-IEP)
Sequência *spin*-eco com leitura de IEP.

Spoilers
Gradientes que defasam.

STIR (*short tau inversion recovery*)
Inversão-recuperação com tau curto (tempo de inversão curto). Uma sequência de pulso que suprime o sinal da gordura.

Superamostragem de fase
Técnica empregada para reduzir o *aliasing* – ver ***antialiasing***.

Supressão da dobra ou dobradura
Ver ***antialiasing***.

Suscetibilidade magnética
Capacidade de uma substância de se magnetizar e se ela é atraída ou repelida pelo campo externo.

T

T2*
Defasagem em virtude das inomogeneidades do campo magnético.

TAE
Taxa de absorção específica – um modo de mensurar o limite de exposição de RF pela Food and Drug Administration (EUA).

Tau
Tempo entre o pulso de excitação de RF e o pulso de refasagem de RF de 180° e o tempo entre este e o eco. Às vezes utilizado em sequências STIR como uma alternativa para o TI.

Taxa de absorção específica
Ver **TAE**.

Taxa de variação
Intensidade do gradiente em relação à distância.

Taxa ou frequência de amostragem
Ver **taxa ou frequência de amostragem digital**.

Taxa ou frequência de amostragem digital
Taxa na qual uma forma de onda é amostrada por segundo.

TE efetivo
TE selecionado em TSE. Utilizado para ponderar a imagem da forma mais precisa possível, visto que são usados ecos com diferentes TEs para determinar a ponderação da imagem. (Nota: o TE efetivo também é usado no gradiente-eco de eco-reverso, no qual é o tempo entre o gradiente-eco e o pulso de RF anterior).

TE real
Tempo entre o eco e o próximo pulso de RF em sequências de pulso gradiente-eco de eco-reverso.

Técnica de Dixon	Utiliza o fato de que os momentos magnéticos estão normalmente fora de fase por causa de seu deslocamento químico.
Tempo de amostragem	Período de tempo em que o gradiente de leitura está ligado.
Tempo de decaimento T2	Tempo necessário para o decaimento de 63% da magnetização transversal.
Tempo de eco (TE)	Período de tempo, em milissegundos, da aplicação do pulso de RF até o pico do sinal induzido na bobina. O TE determina a quantidade permitida de decaimento da magnetização transversal.
Tempo de escaneamento	Tempo da aquisição total. O tempo para preencher o espaço-*k*.
Tempo de elevação	Tempo que um gradiente leva para ligar, alcançar a inclinação de gradiente necessária e desligar novamente.
Tempo de inversão (TI)	Intervalo de tempo entre o pulso de inversão de RF de 180° e o pulso de excitação de RF de 90°, em sequências de pulso de inversão-recuperação.
Tempo de recuperação T1	Tempo necessário para a recuperação de 63% da magnetização longitudinal.
Tempo de repetição (TR)	Tempo entre cada pulso excitatório.
Tempo morto	Tempo em uma sequência de pulso na qual a recuperação T1 ocorre em *spins* dentro de um corte, enquanto aguarda o próximo pulso de excitação de RF.
Tempo para o eco (TE)	Ver **tempo de eco (TE)**.
Teorema de Nyquist	Afirma que uma frequência deve ser amostrada pelo menos duas vezes para ser reproduzida de forma confiável.
Teoria clássica	Física newtoniana que utiliza variáveis, tais como massa, velocidade e força para explicar como o universo funciona.
Teoria quântica	Baseada na compreensão subatômica de como o universo funciona.
Teslas	Unidade de densidade de fluxo magnético usada geralmente para grandes campos magnéticos. Ver também **Gauss**.
Torque	Uma força rotacional que causa o alinhamento de um objeto às linhas do fluxo magnético.
Totalmente saturado	Quando o VME é deslocado para um ângulo de 180° completos.
TR	Ver **tempo de repetição (TR)**.

Glossário

Trade-offs — Consequências da alteração dos parâmetros dos protocolos.

Transceptor — Bobina que transmite RF e também recebe o sinal de RM.

Transferência de energia por *spin*-rede — Processo pelo qual a energia é cedida de *spins* para a rede molecular circundante.

Transformada rápida de Fourier (TRF) — Conversão matemática de frequência/domínio de tempo para frequência/amplitude.

Trem de ecos — Série de pulsos de refasagem de RF de 180° e ecos em uma sequência de pulso rápida ou turbo.

Turbo *spin*-eco (TSE) — Sequência de pulso que utiliza múltiplas aplicações do gradiente de codificação de fase para codificar diversas linhas do espaço-k em um TR. Também denominado **RARE** e ***spin*-eco rápido (*fast spin-eco*)**.

V

Valor de cronaxia — Parâmetro que determina a excitabilidade do tecido biológico.

Vetor magnético efetivo — Vetor magnético produzido como resultado do alinhamento da maior parte dos núcleos de hidrogênio com B_0.

Volume de voxel — Volume de tecido em um voxel.

Volume parcial — Perda de resolução espacial quando grandes voxels são utilizados.

Volumetria bidimensional — Aquisição na qual uma linha de dados é adquirida em cada corte antes de repetir o TR.

Volumetria tridimensional — Aquisição na qual todo o volume de imagens é excitado para que as imagens possam ser vistas em qualquer plano.

Voxel — Localização tridimensional no paciente.

Índice Alfabético

A

Acionamento único, 201
Ácido dietiltriaminopenta-acético (DTPA), 55
Acoplamento J, 71
Água, 32
- periodicidade da, 265
Algoritmo, 201
Aliasing, 168, 250, 255
- aparência, 250
- cálculo do, 252
- causa, 251
- de alta frequência, 251
- solução para correção ou redução, 252
- - *antialiasing*, 252, 254
- subamostragem, 251
Alinhamento, 6, 7, 10
- antiparalelo, 7, 9
- ao acaso, 6
- campo magnético externo, 6
- paralelo, 6, 9
- teoria
- - clássica, 6
- - quântica, 7
Alnico, 311
Amostragem, 167, 170, 175
- em rampa, 121
- equações de, 169
- intervalo de, 167
- janela de, 144, 172, 175
- tempo de, 144, 172
Amplitude
- de sinal, 183
- do gradiente de fase, 183
- modulação de, 164, 165
Angiografia(s)
- dependente de fluxo (sem uso de meio de contraste), 292
- por ressonância magnética (ARM), 292
- - de influxo, 293, 297
- - - sequenciais 2D, 293
- - - volumétricas 3D, 296
- - por contraste de fase (ARM-PC), 299, 300

Ângulo
- de Ernst, 102
- de inclinação (*flip angle*), 16, 211, 213, 277
- - imagem gradiente-eco no plano axial do cérebro, 213, 214
- - variável, 90
Aquisição de dados
- 3D (volumétrica), 203, 205
- métodos, 204
- sequencial, 203
- volumétrica bidimensional (2D), 204
Artefatos, 239-304
- de ângulo mágico, 275
- - aparência, 275
- - causa, 275
- - soluções para correção ou redução, 276
- de baixo-relevo, 258
- de deslocamento químico, 258, 260, 261
- - causa, 259
- - soluções para correção ou redução, 261
- - - largura de banda, 261
- de dobradura ou retroprojeção, 250
- - imagem sagital do cérebro, 250
- de fluxo, 276
- de moiré, 273, 274
- - aparência, 273
- - - de múltiplos picos de ruído, 274
- - - listras de zebra, 274
- de sombreamento, 272
- - aparência, 272
- - causa, 272
- - soluções para correção ou redução, 273
- de suscetibilidade magnética, 266
- - aparência, 266
- - causa, 266
- - soluções para correção ou redução, 266
- - - imagens *spin*-eco no plano sagital, 268
- de truncamento ou truncagem, 268, 269
- - aparência, 268
- - causa, 268
- - soluções para correção ou redução dos artefatos, 268
- fantasma, 240
- tipo zíper, 271, 272
- - aparência, 271

Índice Alfabético

- - causa, 271
- - soluções para correção ou redução, 272
Átomo, 2, 3
- movimento, 2
- noções básicas, 6
- núcleo do, 3

B

B_0, 6, 8, 16, 33, 34
B_1, 16
Blipping, 202
Bobina
- de compensação (*bucking coils*), 321
- posição da, 210
- tipo de, 209

C

Campo
- de visão (FOV), 218, 219, 221
- - mudança do, 218
- magnético, 132
- - homogêneo, 308, 309
- - intensidade, 209
- marginal, 311
Cancelamento do sinal fora de fase, 262-264
- aparência, 262
- causa, 263
- soluções para correção ou redução, 263
Características magnéticas de elementos, 12
Ciclo de funcionamento, 327
Codificação
- de cortes, 205
- de fase, 70, 136, 146-150
- - em sequência de pulso *spin*-eco, 148
- de frequência, 136, 141, 143-145
- - em sequência de pulso *spin*-eco, 144
- - *field of view* (FOV), 144
- de sensibilidade, 198
- de velocidade (VENC), 299, 301
- - *aliasing*, 302
- espacial, 129-156
Coeficiente de difusão aparente (CDA), 51
- valores característicos no cérebro, 52
Compostos
- diamagnéticos, 307
- ferromagnéticos, 308, 309
- paramagnéticos, 308, 309
Contraste
- agentes de, 55, 223
- - em T1, 55

- - em T2, 55
- da imagem, 24
- - definição, 51
- - técnicas específicas de, 55
- de transferência de magnetização (CTM), 223
- dependente do nível de oxigenação
  do sangue (DNOS ou BOLD), 53
- - imagem DNOS do cérebro, 54
- em T1, 35, 42
- - geração de, 35
- em T2, 39, 45
- - geração de, 39
- por densidade de prótons, 40
- por transferência de magnetização (CTM), 54
Conversão analógico-digital (CAD), 164, 165
Criogênicos, 314
- hélio líquido, 315
Criostato, 314
- de RM, 316

D

Decaimento
- de indução livre, 28
- T2, 25, 26, 34, 39
- - curva de, 29
- - na água, 33, 34, 44
- - na gordura, 33, 34, 44
- - tempo de, 28, 29
Defasagem
- intravoxel, 284-286
- T2, 28
- T2*, 59
Densidade de prótons (DP), 31, 209
- contraste em, 46
- imagem ponderada em, 45
- imagem sagital do tornozelo, 46
Design de gaiola, 333
Deslocamento químico (*chemical shift*), 224,
  260, 262
Dewar, 361
Diamagnetismo, 307, 308
Difusão, 51
- livre e restrita da água, 52
Dobradura (*wrap*)
- de fase, 251, 253, 254, 257
- de frequência, 251
Driven equilibrium, 75

E

Eco, 57
- de Hahn, 104

Índice Alfabético

- de navegadores respiratórios, 245
- deslocamento, 115
- estimulado, 104
- espaçamento do, 72
- formação, 105, 117, 118
- parcial, 198, 199

Efeito
- fantasma
- - no FOV, 124
- veneziana, 297

Eixo
- de referência
- - estacionário, 18
- - rotativo, 18
- x-y, 14
- z, 7

Eletromagnetos
- resistivos, 313
- solenoides, 310
- - segmentados, 317
- supercondutores, 314

Elétron, 2, 3
- giro, 3
- órbita, 3

Equação
- de Boltzmann, 8
- de Larmor, 10, 13

Equilíbrio térmico, 8

Erro de fase, 240
- imagem axial do abdome, 240

Espaço-*k*, 67, 157-205, 241, 246
- contraste, 186
- dados
- - de fase, 180
- - simétricos, 181
- dimensões, 188, 190
- eixos, 159
- fatos importantes, 181
- imagem, 181
- marcação, 162
- preenchimento, 70
- - em espiral, 202, 203
- - em hélice ou radial, 203
- - imagem ecoplanar, 202
- - opções de, 196, 197
- - sequências
- - - de pulsos, 194
- - - gradiente-eco, 195
- - - *spin*-eco, 163
- simetria do, 182
- - fase, 182

- - frequência, 182
- sinal e resolução, 184, 186
- tempo de escaneamento, 186
- trajetória, 196
- utilizando apenas dados de resolução, 185
- utilizando apenas dados de sinal, 185
- utilizando todos os dados, 185

Espectro eletromagnético, 12

Espessura de corte, 142, 220, 277
- mudança da, 218

Estado estacionário, 36, 100, 101, 103, 105, 106, 116, 120
- formação de eco, 103

Estrutura atômica, 2

Excitação, 14, 21
- ângulo de, 16
- cruzada/*cross-talk*, 269, 270
- - alteração de contraste entre os cortes, 270
- - aparência, 269
- - causa, 269
- - soluções para correção ou redução, 271
- transferência de energia, 15

F

Falhas no equipamento, 276

Fase, 13
- circuito de bloqueio de, 110
- de precessão, 13
- - coerente, 13, 15
- - incoerente, 13, 15
- matriz, 149, 150, 161, 166, 167, 187
- - imagem do cérebro no plano sagital, 220
- reordenamento de, 70, 71
- resolução de, 149, 150
- superamostragem de, 254

Fator
- *b*, 53
- de aceleração, 200
- de preenchimento, 334
- de redução, 200
- turbo, 67

Fenômeno
- do corte de entrada (ESP), 276-282
- do tempo de voo (TOF), 276, 280, 281, 283
- - em sequências de pulso
- - - gradiente-eco, 283
- - - *spin*-eco, 282
- - soluções para correção ou redução, 286

Ferromagnetismo, 308

Field of view (FOV), 144, 145, 189, 191-193, 219, 221

Índice Alfabético

- assimétrico, 231
- imagem do cérebro no plano sagital, 221, 222
- quadrado, 232
- retangular, 231, 232
FLAIR (*fluid attenuated inversion recovery*), 81
Fluxo, 278
- compensação de, 286
- - técnicas de, 290
- densidade de, 318
- de cocorrente, 277
- em contracorrente, 277
- em plano, 294
- influxo, 278
- magnético
- - densidade, 133
- sentido do, 277, 279
- tipos de, 285
- velocidade do, 277
Força
- de Lorentz, 322
- eletromotriz (fem), 19
Frequência, 13, 132
- de amostragem digital, 167
- de Larmor, 10, 170
- de Nyquist, 168
- espacial, 154, 156
- matriz de, 145, 166, 167, 172, 175
- modulação de, 164
- portadora, 140
- precessional, 10

G

Gadolínio, 85, 309
Gatilho (*triggering*)
- cardíaco, 249
- respiratório, 247, 248
Gordura, 32
- periodicidade da, 265
Gradiente, 67, 91, 130, 131, 325, 327
- amplificadores de, 325, 327
- amplitude, 133, 329
- balanceado, 119, 330
- bipolar, 93, 94
- bobina de, 130, 132, 325, 331
- - mecanismo, 326
- características, 328
- ciclo de funcionamento da potência do, 329
- compensatório, 151
- de anulação de momento, 286
- de campo magnético, 328
- de codificação

- - de fase, 156, 160, 180
- - - inclinação, 69
- - de frequência, 144
- - de velocidade, 299
- de leitura, 144, 166
- de medição, 144, 166
- de PCA (*phase-contrast angiography*), 299
- de refasagem, 91-93
- - de momento, 250, 286-288
- defasagem, 91, 92
- diagrama de sequência de pulso, 134
- eixos do, 135
- inclinações, 134, 142, 149
- marcação do, 135
- mecanismos do, 130, 134
- ruído acústico do, 330
- *spoiling*, 91, 110
- taxa de variação do, 329
- tempo de subida do, 329
- temporização em sequência de pulso *spin-eco*, 152
Gradiente-eco, 92, 94
GRASE (*gradiente and spin-echo*), 123

H

Hidrogênio, 2
- núcleo, 5, 7
- - momento magnético, 5
Homogeneidade, 323
- magnética, 338

I

Imagem
- aquisição, 151, 193
- de acionamento único (SS), 201
- de fase, 300
- de magnitude, 300
- de sangue negro, 298, 299
- ecoplanar (EPI), 122
- - aplicações e limitações, 124
- - gradiente-eco (GE-EPI), 122
- - *spin*-eco (SE-EPI), 122
- - - axial do abdome, 124
- - vantagens e desvantagens, 125
- matriz de, 191, 218
- - mudança da, 218
- movimento respiratório, 247
- paralela, 198, 200
- ponderada
- - em difusão (IPD), 51

Índice Alfabético

- - em DP
- - - imagem coronal TSE de um joelho, 74
- - em suscetibilidade (IPS), 54
- - em T1, 41
- - - imagem axial TSE de uma pelve masculina, 73
- - - imagem coronal do joelho, 42
- - - imagem sagital mediana do cérebro, 50
- - em T2, 43
- - - da nádega, 224
- - - imagem axial do punho, 44
- - - TSE de uma pelve feminina no plano sagital, 71
- volumétrica, 205, 222, 232
Inomogeneidades de campo, 27, 28
Instrumentação, 305-339
Intensidade do campo, 131, 318
Interação de Zeeman, 7
Intercalação, 271
Inversão-recuperação (IR), 77, 86
- aplicações, 80
- com atenuação líquida (FLAIR), 83
- - aplicações, 84
- - axial ponderada em T2 do cérebro, 84
- - gadolínio, 85
- - imagem coronal ponderada em T2 com TI para anular a substância branca, 85
- - mecanismo, 83
- - parâmetros sugeridos, 85
- de tau curta (STIR), 81
- - aplicações, 82
- - coronal do joelho, 83
- - mecanismo, 81
- - parâmetros sugeridos, 83
- - quando não utilizar, 82
- - sequência, 82
- mecanismo, 77
- parâmetros sugeridos, 80
- ponderação
- - em T1, 79
- - por DP, 79
- preparação
- - dupla, 86
- - tripla, 86
- pulso de RF de inversão 180°, 78
- rápida, 81
- reconstrução da imagem, 86
- seleção de parâmetros, 85
- sequência, 78
- - axial ponderada em T1 do cérebro, 80
- - preparatória de, 86

- vantagens e desvantagens, 84
Ionização, 2
Íons, 2
Isenção de responsabilidade, 341
Isocentro magnético, 130
Isótopos, 2

J

Janela de aquisição, 166, 174

L

Largura de banda, 139
- de recepção, 145, 170, 172, 175, 176, 217
- - reduzida, 217
- de transmissão, 139, 142
- frequência de, 170
Lei
- de Faraday, 18
- de Lenz, 19
Lobos, 134

M

Magnetismo, 306, 307
Magnetização
- longitudinal, 20
- transversal, 20, 31
- - residual, 103
Magneto
- blindagem do, 320
- - ativa, 320, 321
- - passiva, 320, 321
- permanente, 310, 311, 313
- *ramping*, 317
- - circuito paralelo e interruptor persistente, 319
- solenoide, 315
- supercondutor, 314, 320
Mapeamento de fase incorreto, 240, 250
- aparência, 240
- causa, 241, 242
- *inter-view* ou *view-to-view*, 241
- soluções para correção ou redução, 242
- - troca de fase e frequência, 243, 244
- - - imagem ponderada em T1 do tórax no plano axial, 243, 244
Matriz
- fina, 229
- grosseira, 229
Mecanismos de contraste, 30, 50
Média
- parcial, 197
- fracionada, 197

Índice Alfabético

Meia-Fourier, 197, 198
Módulo gerador de pulsos (MGP), 339
Moiré, 273
Moléculas, 2
Momento
- angular, 4
- magnético, 4, 7, 165
Movimento de primeira ordem, 285
- compensação de, 287
MOTSA (*multiple overlapping thin slab acquisition*), 297

N

Nêutron, 2
Núcleon, 2
Núcleos
- ativos de RM, 4, 6
- de alta energia, 7
- de baixa energia, 7
- giro para cima, 11
- giro para baixo, 11
Número
- atômico, 2
- de cortes, 176, 187
- de excitações (NEX), 187, 211
- de massa, 2
- de médias de sinal (NMS), 186-188, 211, 216, 249
- - imagem do cérebro no plano sagital, 216
Nutação, 14

O

Onda
- forma, 165
Orifício aquecido, 315
Otimização de protocolos, 207-237

P

Paramagnetismo, 308
Parâmetro
- de contraste
- - extrínseco, 24, 95, 126
- - intrínseco, 24
- de tempo de pulso, 21
- *trade-offs*, 236
Perda de sinal de alta velocidade, 276
Permissividade relativa, 357
Peso atômico, 2
Pixel, 130, 218
- deslocamento do, 260

- tamanho do, 190, 192, 229
- - fase, 191
- - frequência, 191
Plano
- longitudinal, 7
- transversal, 14
Polaridade, 93, 130
Ponderação, 40, 49
- da patologia, 81
- em T1, 41, 43
- em T2, 43, 45, 223
- em T2*, 94
- por densidade de prótons, 45, 47
Ponderação e contraste da imagem, 23-56
Ponto
- de dados, 162, 167, 189, 193
- nulo, 81
Precessão, 10, 11, 13
- caminho de, 10
- frequência de, 131
Preenchimento cartesiano, 160
Pré-saturação, 224, 290
- espacial, 288, 289
- pulsos de, 245, 289
Princípios básicos, 1-22
Projeção de máxima intensidade (PMI), 295
- reformatação de, 296
Prótio, 5
Protocolo, 207
- desenvolvimento e modificação, 234
Próton, 2
Pseudofrequência, 178, 179
Pulso
- preparatório, 36
- simulado, 36

R

Radianos, 158
Radiofrequência (RF), 12
- amplificador de, 333
- blindagem de, 332
- bobinas
- - receptoras, 335-337
- - - de superfície, 335, 336
- - - de volume, 335, 337
- - transmissoras, 333, 334
- cadeia de transmissão e recepção de, 333
- de *spoiling* (deterioração), 110, 111
- em rampa, 297
- pulso excitatório de, 14
- sistema

Índice Alfabético

- - de transmissão, 332
- - receptor, 334
Ramping, 318
Razão giromagnética, 10
Rebobinadores (*rewinders*), 92
Recuperação T1, 25, 33, 36
- curva de, 26
- na água, 32, 33, 41
- na gordura, 32, 41
- tempo de, 25
Refasagem de RF, 58
- de 180°, 60
- pulso de, 59
Relação
- contraste-ruído (RCR), 207, 223, 224, 228
- - parâmetros, 228
- sinal-ruído (RSR), 207, 208, 210, 213,
    214, 216, 217, 219-223, 318
- - parâmetros, 222
- - relações, 222
Relaxação, 20, 24, 30
- definições, 50
- em diferentes tecidos, 31
Relaxividade, 55
Reobase, 358
Resolução, 232
- de frequência, 191
- espacial 190, 229, 232, 233
- - parâmetros, 232
Ressonador, 356
Ressonância, 13
- resultados, 14
- - teoria clássica, 14
- - teoria quântica, 14
RM funcional (RMf), 53
Ruído, 208

S

Sapatos polares (*pole shoes*), 311
SAT TR, 225
Saturação, 17, 35
- ausência com TR longo, 38
- com TR curto, 37
- de água, 224, 226
- de gordura, 224, 225
- - imagem ponderada da pelve no
    plano sagital, 227
- - imagem do tornozelo no
    plano sagital com, 226
Scanner de RM
- configuração do equipamento, 309

- resistivo, 314
- sistema de magneto, 311
- - aberto, 310, 312, 313
- - configuração do solenoide, 312
- - fechado, 306, 310, 312
- sistema para exames das extremidades, 310
Segurança em RM, 341-364
- campo estático com variação espacial, 346, 349
- - corpos estranhos no, 352
- - efeitos biológicos transitórios, 346
- - riscos de projéteis, 347, 350
- - torque em dispositivos implantados, 350, 351
- campos eletromagnéticos
    (radiofrequência), 352
- - aquecimento, 353, 357
- - - limites da SAR, 354
- - correntes induzidas em
    dispositivos implantados, 358
- - efeito antena, 357
- campos magnéticos com gradientes
    variáveis no tempo, 358
- - efeito em dispositivos implantados, 359
- - estimulação nervosa, 358
- - ruído acústico, 359, 360
- comprimento de onda, 357
- criogênicos, 361
- - asfixia, 361
- - explosão, 362
- - resfriamento (*quench*), 362
- - sensibilidade térmica, 361
- efeitos psicológicos, 345
- pessoal, 343
- segurança,
- - dicas de, 363
- - dispositivo de, 344
- - - símbolos de rotulagem, 344
- - zonas de, 342, 343
Seleção de corte, 136-139, 141
- em sequência de pulso *spin*-eco, 139
- espessura de corte, 139, 140
- gradientes X, Y e Z, 138
Sequência de pulso, 20, 21, 24
- diagrama, 58
- DRIVE, 76
- - imagem axial através do meato
    auditivo interno, 77
- gradiente-eco, 57, 89-127
- - acrônimos, 90
- - balanceado, 118, 119, 121
- - - aplicações, 119
- - - estado estacionário, 120

Índice Alfabético

- - - mecanismo, 118
- - - parâmetros sugeridos, 121
- - - plano axial da coluna lombar, 120
- - - vantagens e desvantagens, 121
- - coerente ou rebobinado (*coherent or rewound gradiente-echo*), 106, 107, 109, 117
- - - aplicações, 107
- - - estado estacionário, 106
- - - mecanismo, 106
- - - parâmetros sugeridos, 108
- - - plano axial do abdome, 108
- - - plano sagital do joelho, 108
- - - vantagens e desvantagens, 109
- - com eco reverso, 113, 114, 116, 118
- - - aplicações, 115
- - - estado estacionário, 116
- - - mecanismo, 113
- - - parâmetros sugeridos, 116
- - - plano axial do cérebro, 115
- - - vantagens e desvantagens, 116
- - contraste
- - - em T1, 96
- - - em T2*, 97
- - incoerente ou *spoiled*, 109, 111, 112, 117
- - - aplicações, 110
- - - estado estacionário, 116
- - - mecanismo, 109
- - - parâmetros sugeridos, 112
- - - plano coronal, 112
- - - plano sagital do tornozelo, 111
- - - vantagens e desvantagens, 112
- - parâmetro de contraste extrínseco, 96-98
- - ponderação, 94, 97
- - - em DP, 97, 100
- - - em T1, 96, 99
- - - em T2*, 97, 99
- - - mecanismo de, 95, 98, 100, 103
- - prós e contras, 93
- - rápido, 121
- híbridas, 123
- *spin*-eco, 57-87
- - acrônimos comuns, 59
- - básica, 61
- - convencional, 63, 66
- - - aplicações, 65
- - - codificação espacial, 67
- - - com um eco, 64
- - - com dois ecos, 64, 65
- - - mecanismo, 63
- - - parâmetros
- - - - extrínsecos, 98

- - - - sugeridos, 66
- - - vantagens e desvantagens 65
- - rápido ou turbo (FSE/TSE), 66, 67, 75
- - - 3D com sincronização com eletrocardiograma (ECG), 302
- - - - imagem de subtração, 303
- - - aplicações, 71
- - - de acionamento único (*single-shot fast* ou *turbo spin-echo*; SS-TSE), 75
- - - diferentes ângulos de refasagem, 76
- - - mecanismo, 66
- - - parâmetros sugeridos, 72
- - - - seleção, 74
- - - ponderação em, 68
- - - RARE (aquisição rápida com reforço de relaxamento), 66
- - - seleção do TR, 74
- - - vantagens e desvantagens, 72
Shiming, 323
- ativo, 324
- para compensação do gradiente (dinâmico), 324
- passivo, 323, 324
Shims, 323
Simetria conjugada, 181
Sinal, 19, 21
- amplitude do, 31, 70
- de decaimento de indução livre (DIL), 20
- de RM, 18
- geração, 19, 21
- intensidade, 101
Sincronização (*gating*)
- na imagem cardíaca, 249
- respiratória, 247, 248
Sistema
- de computador e interface gráfica do usuário, 338
- de gradiente, 325
- de RF, 331
- de transporte do paciente, 338
- *shim* (sistema de homogeneização), 322
SPIR (*spatial inversion recovery*), 228
STIR (*short tau inversion recovery*), 81, 228
Supercondutividade, 316
Supressão de dobras, 254
Suscetibilidade magnética, 266
- distorção da imagem, 266, 267

T

T2*, 30, 113
Tau, 63

Taxa
- de absorção específica (SAR), 341
- de amostragem digital, 167
- de variação, 328
Técnica
- de compensação respiratória, 245, 246
- de Dixon, 228, 263
- de imagem rápida, 125
- relacionadas ao fluxo, 223
Tempo
- de amostragem, 144, 172, 174
- de eco (TE), 21, 172, 174, 176, 211, 214, 215, 230, 283
- - efetivo, 114
- - eficaz, 68
- - mudança do, 215
- - real, 114
- de elevação, 230
- de escaneamento, 188, 207, 233
- - resolução, 234
- de relaxação
- - T1, 101
- - T2, 101
- de repetição (TR), 21, 154, 186, 187, 211, 212, 277
- - mudança do, 212
- de sequência de pulso, 152
- morto, 154
Tempo a partir da inversão (TI), 77

Teorema de Nyquist, 168, 169
Teoria
- clássica, 1, 6
- quântica, 1, 7
Torque, 350, 351
Trade-offs, 208, 234
Transceptor, 333
Transferência de energia *spin*-rede, 25
Transformação rápida de Fourier (TRF), 155, 175, 176
Traveling SAT band, 293
Trem de eco, 67, 68
- comprimento do (CTE), 67

V

Valor *b*, 53
Valor de cronaxia, 358
Vetor magnético
- efetivo (VME), 7-9
- - parcialmente saturado, 35
- - totalmente saturado, 35
Vetores, 20
Volume parcial, 229
Voxel, 129, 178, 179, 218, 219
- isotrópico, 232
- volume, 218, 219

W

Wrap, 250
- de fase, 251, 253, 257